药食百种概要

主　编　刘　群
副主编　王晓波　张先祥　潘园园

浙江工商大学出版社
ZHEJIANG GONGSHANG UNIVERSITY PRESS

图书在版编目（CIP）数据

药食百种概要 / 刘群主编. — 杭州 : 浙江工商大学出版社, 2015.12

ISBN 978-7-5178-0962-3

Ⅰ. ①药… Ⅱ. ①刘… Ⅲ. ①药用植物—食用植物—高等学校—教材 Ⅳ. ① R282.71

中国版本图书馆 CIP 数据核字（2015）第 043983 号

药食百种概要

刘 群 主编

出品人 鲍观明
丛书策划 钟仲南 王艳艳 郑 建
责任编辑 梁春晓 庞铁博 尤锡麟
封面设计 王好驰
责任印制 包建辉
出版发行 浙江工商大学出版社
（杭州市教工路 198 号 邮政编码 310012）
（E-mail: zjgsupress@163.com）
（网址：http://www.zjgsupress.com)
电话：0571-88904980，88831806（传真）
印 刷 浙江云广印业股份有限公司
开 本 710mm × 1000mm 1/16
印 张 33.5
字 数 620 千
版 印 次 2015 年 12 月第 1 版 2015 年 12 月第 1 次印刷
书 号 ISBN 978-7-5178-0962-3
定 价 92.00 元

“卫生法学系列丛书”总主编

吴崇其

“卫生法学系列丛书”副总主编

徐勤耕	张以善	刘　群	王　毅	蒲　川
张　静	张际文	田　侃	石俊华	罗　刚
王　萍	赵　敏	李冀宁	邓　虹	郑雪倩
陈志华	王梅红	仇永贵	石　悦	杨淑娟
丁朝刚	冯正骏	戴金增	解　放	胡晓翔
崔高明	古津贤	王国平		

“卫生法学系列丛书”工作指导委员会

“卫生法学系列丛书”编委会

本书作者

主　编　刘　群

副主编　王晓波　张先祥　潘园园

前　言

随着中国经济的增长，人民生活水平的不断改善提高，以及近年来频发的食品安全事件的警示，“回归自然，药食同源”已成为广大群众的一种养生观念。中医学是中华民族源远流长的瑰宝，至今仍在人类医疗和养生事业中发挥着重要作用。中医学自古就有“药食同源”的理论——很多动植物药，按照传统既是食品又是中药材，且生活中的一些食物同时也具有药物的性能。“民以食为天”，吃是一门艺术，也是一门学问。如果食用不当，日积月累，对身体的危害就会凸显，所以应根据自身状况，有针对性地选择适宜的药食同源物品来达到养生保健之功效。

近年来，人们对药食同源物品给予更多关注，一些按照传统既是食品又是中药材的食品、药品被广泛开发，如山药、山楂、枣、桑叶、金银花、葛粉等用于食品及药膳中，另如灵精胶囊、银参通络胶囊、参芪益肺丸等口服中成药。中国的药食同源食品、药品产业前景非常广阔。

2014 年 11 月 6 日，国家卫生和计划生育委员会发布了《关于征求〈按照传统既是食品又是中药材物质目录管理办法〉（征求意见稿）意见的函》（国卫办食品函〔2014〕975 号）。该文件坚持以科学合理、公开透明为原则，旨在保障食品安全和公众健康。对比《卫生部关于进一步规范保健食品原料管理的通知》（卫法监发〔2002〕51号）文件，此次新增人参、山银花、芫荽、玫瑰花、松花粉、粉葛、布渣叶、夏枯草、当归、山奈、西红花、草果、姜黄、荜茇共14种中药材物质。为了更好地服务于大众，我们对《按照传统既是食品又是中药材物质目录》中的100种药食同源药材的基本性状、禁忌、现代研究、药理作用、药用价值、食疗价值等方面内容做了整理，编撰了本书。

本书是“卫生法学系列丛书”中内容丰富的一本科普读物，我们在本书的编写中拜读并收集了众多专家学者的著作、文献及网上公开发表的研究成果，恕我们不能一一署名，在此，对书中所及专家、教授致以诚挚谢意。虽然我们在本书编写中付出了很多努力，但难免有不足甚或错漏之处，敬请各位专家学者和广大读者给予批评指正，以便修改完善。

编　者

2015年1月于重庆

目录

【贮藏】置于干燥处保存。

现代研究

【性状鉴别】干燥的花蕾略呈研棒状，长 1～2 厘米，红棕色至暗棕色；下部为圆柱状略扁的萼管，长 1～1.3 厘米，宽约 5 毫米，厚约 3 毫米，基部渐狭小，表面粗糙，萼管上端有 4 片三角形肥厚的萼；上部近圆球形，径约 6 毫米，具花瓣 4 片，互相抱合。将花蕾剖开，可见多数雄蕊，花丝向中心弯曲，中央有一粗壮直立的花柱，质坚实而重，入水即沉；断面有油性，用指甲划之可见油质渗出；芳香强烈，味辛。以个大、粗壮、鲜紫棕色、香气强烈、油多者为佳。

【化学成分】花蕾含挥发油即丁香油。油中主要为丁香油酚、乙酰丁香油酚及少量 α-与β-丁香烃；其次为葎草烯、胡椒酚、α-衣兰烯。花蕾中尚含有 4 种黄酮衍生物，皆为黄酮苷元，其中两种为鼠李素及山萘酚；另有齐墩果酸、番樱桃素、番樱桃素亭、异番樱桃素亭及其去甲基化合物异番樱桃酚。

【提取工艺】除去丁香药材的杂质，筛去灰屑，捣碎。将 40 克捣碎后的丁香投入提取罐中，加入 240 毫升纯化水，浸泡 2 小时，加热至 100℃蒸馏 7 小时，收集油层。然后在温度为 70～80℃、蒸汽压力为 0.1MPa 的条件下减压浓缩，将收集的挥发油静置 24 小时，过滤得丁香油 6.76 克（产率 16.9%）。

药理作用

1. 抗病原微生物作用：丁香浸出物对白喉杆菌、炭疽杆菌、副伤寒杆菌、痢疾杆菌、金黄色葡萄球菌、白色葡萄球菌、霍乱弧菌均有抑制作用。

2. 对消化系统的作用：丁香为芳香健胃剂，可缓解腹部气胀、增强消化能力、减轻恶心呕吐。

3. 驱虫作用：丁香乙醇浸剂、水煎剂及丁香油可将猪蛔虫麻痹或杀死。

4. 其他作用：丁香还具有抗菌、抗真菌、驱虫、健胃及止痛作用。另外，丁香提取物可影响动物的耐缺氧、胆汁分泌、腹泻、肝损伤和代谢。

药（毒）理学

大量服用出现中毒反应，如呼吸抑制、后肢麻痹、昏睡、尿失禁等。

药用禁忌

热病及阴虚内热者忌服。

药用案例

1. 丁香油消毒龋洞引起过敏：1 例，男 19 岁，Ⅱ度龋，探之酸痛感，用丁香油小棉球消毒龋洞，吹干，行磷酸锌粘固粉垫底、银汞合金充填时，患者牙根发痒、舌头发麻，待充填完毕后，突然头晕心慌、胸闷而晕倒，对症治疗后恢复。3 周后用汞合金、丁香油分别做皮肤贴敷试验，24 小时为阴性，再用丁香油棉球做口唇龈黏膜试验，约 1 分钟症状又出现，给予对症处理，15 分钟后恢复，诊断为丁香油引起全身重度过敏性反应。

2. 丁香酚引起过敏反应：4 例，2 例因龋齿制洞后用氧化锌丁香糊剂发生过敏；1 例重复使用时再度出现过敏，经对症治疗后恢复；1 例因残髓炎用丁香酚安抚开放，3 小时后局部刺痒，口腔组织红肿，对症治疗后恢复。

3. 治癣：丁香 15 克，加入 70% 的酒精至 100 毫升，浸 48 小时后去渣。每日外搽患处 3 次，观察 31 例病史在 2 年以上的体癣及足癣患者，一般在治疗 1 日后症状即见消退，2 日后患处开始有皮屑脱落。病史较长或曾经其他癣药治疗而不能控制者，则于治疗后 2～3 日症状才开始消退，一般经 3～5 日亦能治愈。但有 20% 左右治愈后仍反复发作。

药用选方

1. 治伤寒咳噫不止，及哕逆不定：丁香 50 克，干柿蒂 50 克。焙干，捣罗为散。每服 5 克，煎人参汤下，无时服。(《简要济众方》)

2. 治小儿吐逆：丁香、半夏（生用）各 50 克。同研为细末，姜汁和丸，如绿豆大。姜汤下三二十丸。(《百一选方》)

3. 治朝食暮吐：丁香十五个研末，甘蔗汁、姜汁和丸莲子大，噙咽之。(《摘元方》)

4. 治霍乱，止吐：丁香十四枚，以酒五合，煮取二合，顿服之。用水煮之亦佳。(《千金翼方》)

5. 治久心痛不止：丁香 25 克，桂心 50 克。捣细，罗为散，每于食前，以热酒调下 5 克。(《圣惠方》)

6. 治痈疽恶肉：丁香末敷之，外用膏药护之。(《怪证奇方》)

7. 治食蟹致伤：丁香末，姜汤服 2.5 克。(《证治要诀》)

8. 治鼻中息肉：丁香绵裹纳之。(《圣惠方》)

各家论述

1.《雷公炮炙论》：凡使（丁香）。有雌雄，雄颗小，雌颗大，似枣核。方中多使雌，力大，膏煎中用雄。

2.《开宝本草》：丁香，二月、八月采。按广州送丁香图，树高丈余，叶似栎叶，花圆细，黄色，凌冬不雕。医家所用惟用根。子如钉子，长三四分，紫色，中有粗大如山茱萸者，俗呼为母丁香，可入心腹之药尔。……温脾胃，止霍乱。（治）壅胀，风毒诸肿。

3.《本草经疏》：丁香，其主温脾胃、止霍乱壅胀者，盖脾胃为仓廪之官，饮食生冷，伤于脾胃，留而不去，则为壅塞胀满，上涌下泄，则为挥霍撩乱，辛温暖脾胃而行滞气，则霍乱止而壅胀消矣。齿疳者，亦阳明湿热上攻也，散阳明之邪，则疳自除。疗风毒诸肿者，辛温散结，而香气又能走窍除秽浊也。

4.《本草通玄》：丁香，温中健胃，须于丸剂中同润药用乃佳。独用多用，易于僭上，损肺伤目。

5.《本草新编》：丁香，有雌雄之分，其实治病无分彼此。直中阴经之病，最宜用之，但不可用之于传经之伤寒也。

6.《得配本草》：丁香，得五味子治奔豚，配甘蔗、姜汁治干呕。肉桂温能发表，丁香温能和胃。

7.《药性论》：治冷气腹痛。

8.《日华子本草》：治口气，反胃，疗肾气，奔豚气，阴痛，壮阳，暖腰膝，杀酒毒，消痃癖，除冷劳。

9.《本草蒙筌》：诸香能发，凡气善驱。口舌气，奔豚气殊功，且止噫忒、气逆。

10.《本草纲目》：治虚哕，小儿吐泻，痘疮胃虚灰白不发。

11.《本草正》：温中快气。治上焦呃逆，除胃寒泻痢，七情五郁。

12.《本草汇》：疗胸痹、阴痛，暖阴户。

13.《医林纂要》：补肝、润命门，暖胃、去中寒，泻肺、散风湿。

14.《本草再新》：开九窍，舒郁气，去风，行水。

15.《药材学》：治慢性消化不良，胃肠充气及子宫疝痛。

16.《海药本草》：主风疳匿，骨槽劳臭。治气，乌髭发，杀虫，疗五痔，辟恶去邪。治奶头花，止五色毒痢，正气，止心腹痛。

2. 八角茴香 *Illicium verum Hook.f.*

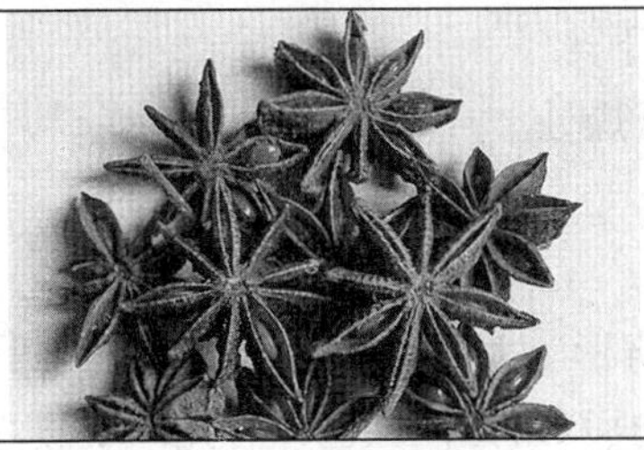

药材概述

八角茴香为木兰科八角茴香的成熟果实。常绿乔木，高 10～20 米，树皮灰色至红褐色，有不规则裂纹。枝密集，呈水平伸展；叶柄短而粗壮；叶片革质，长椭圆形或椭圆状披针形，先端渐尖或急尖，基部楔形，全缘，上面深绿色，有光泽和油点，下面浅绿色，疏生柔毛。花两性，单生叶腋或近顶生，花蕾球形，花被片 7～12，数轮，覆瓦状排列，内轮粉红色；雄蕊 11～19，排成 1～2 轮；心皮 7～9，离生。聚合蓇葖果，多由 8 个蓇葖果放射状排列成八角形，直径 3.5～4 厘米，红褐色，木质；蓇葖果先端钝尖或钝，成熟时沿腹缝线开裂。种子 1，扁卵形，亮棕色。花期 2～5 月及 8～10 月，果实成熟期 9～10 月及翌年 3～4 月。在调味品中也称“八角”。

药材性味

【药名】八角茴香

【英文名】Chinese Star Anise

【别名】舶上茴香、舶茴香、八角珠、八角香、八角大茴、八角、原油茴、八月珠、大料、五香八角、大茴香、茴香八角珠、大八角。

【来源】木兰科植物八角茴香的成熟果实。

【性味】辛，温。

【归经】归肝、肾、脾、胃经。

【功效】温阳散寒，理气止痛。

【主治】寒疝腹痛，肾虚腰痛，胃寒呕吐，脘腹冷痛。

【用法用量】内服：煎汤，3～6 克；或入丸、散。外用：适量，研末调敷。

【产地】分布于中国福建、台湾、广西、广东、贵州、云南及越南等地。

采制、炮制与贮藏

【采制】栽培 8 年有少量结果，10 年进入盛果期，可连续采收 50～70 年。

春果在 4 月间果实老熟落地时拾取，晒干。秋果在 10 ~ 11 月采收。

【炮制】筛去泥屑，种子拣去果柄、杂质后置沸水锅中煮沸，搅拌 5 ~ 10 分钟后捞出，晒干或烘干。

【贮藏】置于通风干燥处。

现代研究

【性状鉴别】（1）辨形：大料八角果肥大，角尖平直；假八角莽草瘦长，角尖弯曲。（2）辨色：真八角为棕红色并有光泽；假八角色较浅，带土黄色。（3）辨味：真八角香味浓烈，尝之辛甜；莽草有花露水或樟脑的气味，尝之有麻舌感。（4）辨角：真八角荚角为 7 ~ 10 只，以 8 只居多；莽草则有 11 ~ 12 只荚角。

【化学成分】果实主含黄酮类化合物，内有槲皮素 –3–O– 鼠李糖苷、槲皮素 –3–O– 葡萄糖苷、槲皮素 –3–O– 半乳糖苷、槲皮素 –3–O– 木糖苷、槲皮素、山奈酚、山奈酚 –3–O– 葡萄糖苷、山奈酚 –3–O– 半乳糖苷、山奈酚 –3– 芸香糖苷，还含有机酸类化合物、挥发油等。

【提取工艺】将八角茴香材料于 80℃烘箱中干燥 2 小时，粉碎，过 40 目筛，制成粉末样品待用。精密称取 5.4 克八角茴香粉末样品，包入滤纸包中，置于索氏提取筒中。将 40 毫升丙酮溶液倒入抽提瓶中，于 78.6℃下回流提取 2.3 小时。将提取液转入蒸馏装置，将溶剂蒸出，馏分加入 50 毫升蒸馏水，再加入等体积乙醚进行萃取，有机相转入蒸馏装置，将乙醚蒸馏完全，馏分得八角茴香油 0.57 克（产率 10.56%）。

药理作用

1. 抑菌作用：该品提取物对金黄色葡萄球菌、肺炎球菌、白喉杆菌、枯草杆菌、霍乱弧菌、伤寒杆菌、痢疾杆菌、大肠杆菌及常见致病菌均有较强的抑制作用。

2. 刺激作用：挥发油中的茴香醚具有刺激作用，能促进肠胃蠕动，可缓解腹部疼痛；对呼吸道分泌细胞有刺激作用而促进分泌。可用于祛痰。

3. 升白细胞作用：该品提取物甲基胡椒酚，对化疗和放疗病人的白细胞减少症有较好疗效。

4. 具雌激素活性：该品所含茴香脑具有雌激素活性。

药用禁忌

阴虚火旺者慎服。

药用选方

1. 治小肠气坠：八角茴香、小茴香各三钱[1]，乳香少许。水（煎）服取汗。（《仁斋直指方》）

2. 治腰重刺胀：八角茴香，炒，为末，食前酒服二钱。（《仁斋直指方》）

3. 治腰病如刺：八角茴香（炒研）每服二钱，食前盐汤下。外以糯米一二升，炒热，袋盛，拴于痛处。（《简便单方》）

4. 治大小便皆秘，腹胀如鼓，气促：大麻子（炒，去壳）半两，八角茴香七个。上作末，生葱白三七个，同研煎汤，调五苓散服。（《永类钤方》）

5. 治风毒湿气，攻疰成疮，皮肉紫破脓坏，行步无力，皮内热：舶上茴香（炒）、地龙（去土，炒）、川乌头（炮，去皮尖）、乌药（锉）、牵牛（炒）各一两。研杵匀细，酒煮糊为丸，如梧桐子大。每服空心盐汤下十五丸，日二。（《脚气治法总要》茴香丸）

各家论述

1.《本草求真》：大茴香，据书所载，功专入肝燥肾，凡一切沉寒痼冷而见霍乱。寒疝、阴肿、腰痛，及干、湿脚气，并肝经虚火，从左上冲头面者用之，服皆有效。盖茴香与肉桂、吴茱萸，皆属厥阴燥药，但萸则走肠胃，桂则能入肝肾，此则体轻能入经络也。必得盐引入肾，发出阴邪，故能治疝有效。余细嚼审八角茴味，其香虽有，其味甚甘，其性温而不烈，较之吴茱萸、艾叶等味，更属不同，若似八角大茴甘多之味，而谓能除沉寒痼冷，似于理属有碍。盐水炒用，得酒良。

2.《品汇精要》：主一切冷气及诸疝痛。

3.《本草蒙筌》：主肾劳疝气，小肠吊气挛疼，干、湿脚气，膀胱冷气肿痛。开胃止呕，下食，补命门不足。（治）诸瘘，霍乱。

4.《医学入门》：专主腰痛。

5.《本草正》：除齿牙口疾，下气，解毒。

6.《医林纂要》：润肾补肾，舒肝木，达阴郁，舒筋，下除脚气。

[1] 中药的计量单位，古今有别。明清以来，普遍采用 16 位进制，即 1 斤 =16 两 =160 钱。现在对中药生药计量采用公制，即 1 千克 =1000g。为了方便处方和配药，特别是古方剂量的换算，通常按规定以近似值进行换算，即 1 两（16 位进制）=30g，1 钱 =3g，1 分 =0.3g，1 厘 =0.03g。

3. 刀豆 *Canavalia gladiate* (*Jacq.*) *DC.*

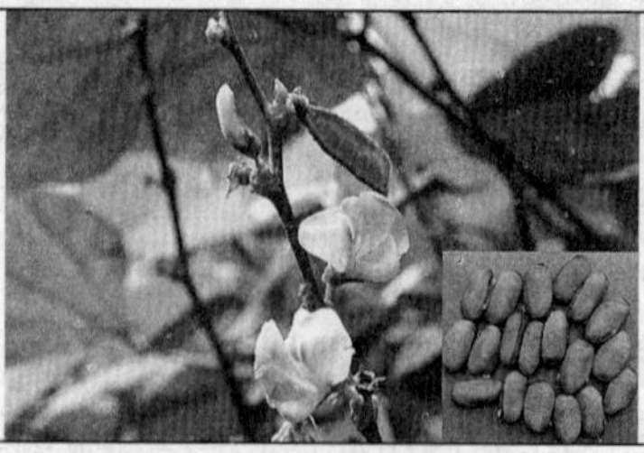

药材概述

刀豆为豆科植物刀豆的干燥成熟种子。刀豆为一年生缠绕性草本植物，三出复叶；顶生小叶通常宽卵形或卵状长椭圆形，顶端渐尖，基部宽楔形或近圆形，全缘，两面无毛，侧生小叶基部圆形、偏斜。总状花序腋生，花疏，有短梗，常 2～3 朵簇生于花序轴上；花冠蝶形，淡红色或淡紫色，长 3～4 厘米，旗瓣宽椭圆形，顶端凹入，基部具不明显的耳及宽爪，翼瓣较短，约与龙骨瓣等长，和龙骨瓣均弯曲，具向下的耳；雄蕊 10 枚，合生，对旗瓣的 1 枚基部稍离生；子房线状，具短柄，有疏长硬毛，有胚珠多枚。荚果线形，扁而略弯曲，先端弯曲或钩状，边缘有隆脊，内含种子 10～14 粒，呈扁卵形或扁肾形。表面淡红色至红紫色，微皱缩，略有光泽。边缘具眉状黑色种脐，长约 2 厘米，上有白色细纹 3 条。质硬，难破碎。种皮革质，内表面棕绿色而光亮；子叶 2，黄白色，油润。无臭，味淡，嚼之有豆腥味。

药材性味

【药名】刀豆

【英文名】Jack Bean

【别名】挟剑豆、野刀板藤、葛豆、刀豆角。

【来源】豆科植物刀豆的成熟种子。

【性味】性温，味甘。

【归经】归脾、胃、大肠、肾经。

【功效】理气，温里。

【主治】种子：虚寒呃逆，呕吐，肾虚，腰痛，胃痛。果壳：腰痛，久痢，闭经。根：跌打损伤，腰痛。

【用法用量】内服：煎汤，9～15 克；或烧存性研末。种子 6～9 克，果壳及根 1～2 两。

【产地】北京、长江流域及南方各省均有栽培，广东、海南、广西、四川、云南、湖南、江西、湖北、江苏、山东、浙江、安徽、陕西普遍栽培。

采制、炮制与贮藏

【采制】本品于秋季 9～11 月间摘取成熟荚果。

【炮制】剥取种子，晒干，除去杂质，用时捣碎。

【贮藏】置于通风干燥处，防蛀。

现代研究

【化学成分】刀豆种子含蛋白质 28.75%、淀粉 37.2%、可溶性糖 7.50%、类脂物 1.36%、纤维 6.10% 及灰分 1.90%。还含刀豆氨酸、刀豆四胺、γ－胍氧基丙胺、氨丙基刀豆四胺、氨丁基刀豆四胺、刀豆球蛋白 A 和凝集素。

【提取工艺】将洋刀豆干豆粒粉碎，过 60 目筛，脱脂剂选用 30～60℃沸程的石油醚，脱脂剂与原料的料液比（W/V）为 1 ： 8.88，脱脂时间 8.65 小时，样品浸提液选用 pH=7.4，0.01mol/L 的 PBS 缓冲液（NaCl 的离子强度为 0.17mol/L）。离心转速为 10000r/g，得到的刀豆球蛋白 A（ConA）比活力为 167.61HU/mg。用 70% 饱和度的固体（NH_4）$_2SO_4$ 进行分级盐析，ConA 比活力提高至 237.43HU/mg。采用 DEAE－52 离子交换层析和 SephadexG－100 凝胶过滤层析进一步分离纯化刀豆凝集素粗提物，得到 ConA 纯品。

药理作用

1. 抗肿瘤作用：刀豆酸 A 对于用病毒或化学致癌剂处理后而得的变形病毒的毒性大于对正常细胞的毒性。

2. 经胰蛋白处理后之刀豆酸 A 还能使肿瘤细胞重新恢复到正常细胞的生长状态，但其对正常细胞也有凝聚作用。

药用禁忌

胃热盛者慎服。

一旦发生中毒可采用及早主动呕吐、洗胃等，据病情可服复方樟脑酊、阿托品、颠茄、维生素 B 或中成药等，重者静滴 10% 葡萄糖及维生素 C 以促进排泄毒物，纠正水和电解质紊乱。

治病验方

1. 百日咳：刀豆 10 粒打碎，甘草 5 克，加冰糖水煎，去渣频服；或者刀豆 25 克，水煎，加冰糖，每日服 3 回。

2. 喘咳：刀豆炒干研粉，用红糖、生姜汤送服，每日3回。

3. 肾虚腰疼：刀豆6～8粒，猪腰1个，盐适量。猪腰切块洗干净，剔除白色筋膜，以祛除异味，加刀豆，加水适量，煮汤。放盐调味，饮汤吃猪腰。

4. 虚寒呃逆：刀豆15～30克，生姜3片，水煎去渣，加适量红糖，每天2～3回分服。

5. 胃寒呕吐：刀豆壳30克，水煎后加红糖，每天两回分服。

6. 鼻炎：刀豆带壳，研为细粉，每回6克，以黄酒调服。

7. 腰疼：刀豆荚、绵瓜茎各15克，烧存性，以温黄酒调服，此为1回服用量，每天服两回。

8. 小儿小肠疝气：将刀豆研细，每回3克，以白糖生姜汤送下，每天3回。

9. 怀孕期腰疼：带壳刀豆30克，同猪腰子1个共同煮食。

10. 头疼，肋间神经痛，跌打伤痛：大刀豆烧存性，研为细末，每回3克，每日2～3回，用温黄酒送服。

11. 晚期消化道肿瘤：刀豆30克，煮食，每天1回。

12. 肾癌：刀豆子30～60克，薏米60克，赤小豆60克，黑豆60克，用水煎后服用，每天1剂。

13. 老年喘咳：刀豆子15克，水煎去渣后加冰糖，适量饮服。

食疗选方

1. 老刀豆30克，生姜3片，红糖适量。将刀豆、生姜洗净，加水300毫升，煮约10分钟，去渣取汤汁，再加红糖，调匀即成。每日2～3次，服饮汤汁。此汤具有温中降逆、止呃止呕的功效，适用于虚寒性呕吐、呃逆等病症。

2. 刀豆60克，炒干研末，每次6克，开水送服，或用刀豆子15克，水煎服，每日1剂，连续3日，亦治呃逆，小儿疝气。

3. 刀豆壳烧灰搽患处，治鹅口疮。口服10克，治虚寒呃逆。

4. 鲜刀豆荚，放饭上蒸熟后白糖蘸食，治久痢。

5. 刀豆150克，洗净晒干研粉末，温开水冲服，每日3次，每次4.5克。此粉具有散寒止痛之功，治小儿疝气疼痛。若用红糖生姜汤送服，每日3次，可治喘咳。

6. 刀豆50克，冰糖适量。先将刀豆洗净，加水500毫升，煎煮约10分钟，去渣加冰糖，每日分3次饮用。此糖水具有下气止咳平喘之功效，对小儿百日咳、老年痰多喘咳等病症亦有效。

7. 刀豆20粒，猪腰子1个。先将猪腰子横切两半，如法治净，然后把刀豆放入其内，又将两半腰子合拢，外用荷叶包裹，入炭灰中煨熟猪腰子，取出刀豆，将猪腰子切片装盘即可。食用时少加佐料，味更鲜美。此肴具有补肾健腰之功，适宜肾虚、腰膝酸软疼痛、活动不利患者食之。或用刀豆壳 60 克，鸡蛋 1 个，加水同煮，饮汤食蛋，治肾虚或妊娠腰疼。

8. 刀豆壳 7 个，烧炭存性研末，拌糯米饭，每日一剂，分两次服，治老年腰痛。

9. 大刀豆烧存性，研细末，每次 3 克，每日 3 次，用温黄酒送服，治头痛、肋间痛、跌打伤痛。

10. 带壳老刀豆，焙干研末，每次 6 克，或用老刀豆蔓焙干研末，每次 10 克，用黄酒调服三至五次，治鼻窦炎。

11. 刀豆根 30 克，加黄酒或红茶 3 克，水煎服，治头风痛。

12. 刀豆根 60 克，糯米 30 克，黑豆 1 杯，芝麻 10 克，白果 10 克去心，装猪膀胱内炖熟食，治阴囊疝气。

13. 鲜刀豆壳 30 克，鸡蛋 1 个，酒、水煎服，治颈淋巴结核初起。

14. 刀豆子 20 克，猪腰 1 个，精盐适量。将猪腰剖开，去白色筋膜部分，洗净；刀豆子洗净。然后将刀豆包在猪腰内，用线扎紧，放入锅中，加水适量，用武火煮沸后，改用文火煮熟，加精盐调味。可佐餐食用。

15. 刀豆子 25 克，甘草 3 克，冰糖或蜂蜜适量。将刀豆子洗净，打碎，与洗净的甘草一起放入砂锅中，加水适量，用武火煮沸后，改用文火，加冰糖或蜂蜜，调匀。每日 2 次，温服。治肺气虚寒所致的小儿咳嗽、老年咳喘。

16. 刀豆 500 克。将刀豆洗净，用文火焙干，研为细末，每日 1 次，每次 9 克，用酒送服。治肺气虚寒所致的头昏头痛、鼻塞流涕。

17. 刀豆 15 克，粳米 50 克，生姜 2 片。将刀豆洗净，捣碎（或炒研末），与淘净的粳米、生姜一起放入砂锅中，加水适量，用武火煮沸后，改用文火熬煮成稀粥。每日早晚餐，温热服食。对脾胃虚寒、胃痛呃逆、呕吐、腹痛腹泻、肾阳不足、腰痛均有效果。若用于呃逆，可加大剂量。

各家论述

1.《本草纲目》：刀豆，《本草》失载，惟近时小书载其暖而补元阳也。又有人病后呃逆不止，声闻邻家，或令取刀豆子烧存性，白汤调服二钱，即止。此亦取其下气归元而逆自止也。……温中下气，利肠胃，止呃逆，益肾补元。

2.《滇南本草》：健脾。

3.《中药材手册》：补肾，散寒，下气，利肠胃，止呕吐。治肾气虚损，肠胃不和，呕逆，腹胀，吐泻。

4.《四川中药志》：治胸中痞满及腹痛，疗肾气不归元及痢疾。

4. 小茴香 *Foeniculum vulgare Mill.*

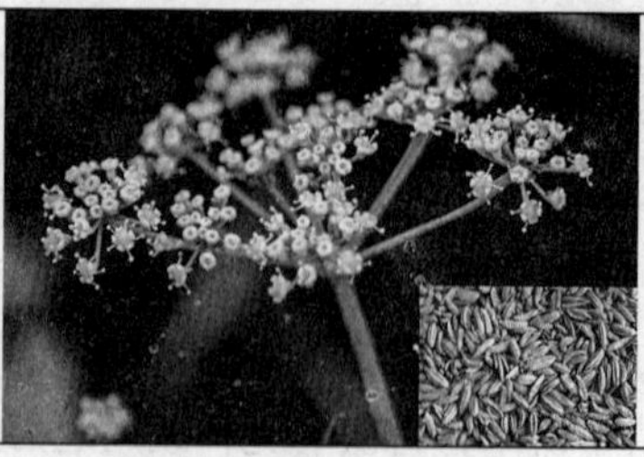

药材概述

小茴香是伞形科植物茴香的干燥成熟果实。小茴香具有特殊的香味，是人们常用的调料，也是一种中药材，其根、叶和全草都可入药。茴香为多年生草本，高 0.4～2 米，全株表面有粉霜，具强烈香气。茎直立，上部分枝。基生叶丛生，有长柄；茎生叶互生，叶柄基部扩大呈鞘状抱茎，三至四回羽状复叶，最终小叶片线形。夏季开金黄色小花，为顶生或侧生的复伞形花序，无总苞或小总苞；伞幅 5～25，长 2～7 厘米不等；花梗 5～30，长 4～10 毫米；花两性，萼齿缺，花瓣 5，上部向内卷曲，微凹；雄蕊 5；子房下位，2 室。双悬果卵状长圆形，长 4～8 毫米，分果常稍弯曲，具 5 棱，具特异芳香气。花期 5～6 月，果期 7～9 月。

药材性味

【药名】小茴香

【英文名】Fennel

【别名】蘹香、香丝菜。

【来源】伞形科植物茴香的成熟果实，用于调味时还可用叶和梗。

【性味】辛，温。

【归经】归肝、肾、脾、胃经。

【功效】散寒止痛，理气和胃。

【主治】中焦有寒，食欲减退，恶心呕吐，腹部冷痛，疝气疼痛，睾丸肿痛，脾胃气滞，脘腹胀满作痛。

【用法用量】作调味品，煎汤，或入丸、散剂。

【产地】原产地中海地区，欧洲、地中海沿岸、中国各地均产。

采制、炮制与贮藏

【采制】夏末、秋初果实成熟时采收。

【炮制】除杂质，晒干用。

【贮藏】置于干燥处，密封、阴凉、避光保存。

现代研究

【性状鉴别】干燥的果实，呈小圆柱形，两端稍尖，长5～8毫米，宽约2毫米。基部有时带小果柄，顶端残留黄褐色的花柱基部。外表黄绿色。分果呈长椭圆形，有5条隆起的棱线、横切面呈五边形、背面的四边约等长，结合面平坦。分果中有种子1粒，横切面微呈肾形。气芳香，味甘微辛。以颗粒均匀、饱满、黄绿色、香浓味甜者为佳。莳萝子与本品形极相似，甘肃、广西等部分地区有以莳萝子作茴香使用者，但二者名实不宜混淆。莳萝子较小而圆，分果呈广椭圆形，扁平，长3～4毫米，直径2～3毫米；气味较弱。

【化学成分】小茴香果实含挥发油，其中主要成分为反式-茴香脑（63.4%），其次为柠檬烯（13.1%），小茴香酮（12.1%），其他有爱草脑（4.7%），γ-松油烯（2.7%），α-蒎烯（1.9%），月桂烯（0.7%），β-蒎烯（0.4%），樟脑（0.2%），樟烯（0.1%），甲氧苯基丙酮（0.1%）及微量的香桧烯，α-水芹烯，对-聚伞花素，1，8-桉叶油素，4-松油醇，茴香醛等。果实脂肪油中经鉴定的十六种脂肪酸有：10-十八碳烯酸（38.0%），花生酸（31.4%），棕榈酸（21.2%），山嵛酸（2.8%），肉豆蔻酸（2.2%），硬脂酸（2.2%），月桂酸（0.2%），十五碳酸（0.2%），二十一碳酸（0.2%）等。

【提取工艺】（1）水蒸气蒸馏法提取小茴香挥发油：取小茴香100克，粉碎，过筛，连续蒸馏8小时，收集挥发油2.3克（产率2.3%）。（2）超临界CO_2流体萃取小茴香挥发油：将小茴香饮片100克投入萃取釜中。萃取条件：压力30Mp，温度35℃，CO_2流量为3L/kg·h。萃取4小时，收集挥发油7.1克（产率7.1%）。

药理作用

1. 对消化道系统的作用：小茴香有促进胃肠运动、抗溃疡和利胆的作用。

2. 对气管的作用：小茴香挥发油对豚鼠气管平滑肌有松弛作用。

3. 对肝的作用：对部分肝摘除大鼠，给小茴香挥发油，利于肝组织再生。

4. 性激素样作用：有报道，小茴香有雌激素样作用，其有效成分为茴香脑及其聚合物如二聚茴香脑。

5. 其他作用：小茴香挥发油、茴香脑对青蛙有中枢麻痹作用，对蛙心肌开始稍有兴奋，接着引起麻痹。小茴香提取的植物聚多糖有抗肿瘤作用。挥发油对真菌孢子、鸟型结核杆菌、金黄色葡萄球菌有灭菌作用。

药用禁忌

阴虚火旺者禁服。不良反应为过敏。多食茴香有损伤视力的副作用，不宜短期大量使用，每天应以 10 克为上限。

实用附方

1. 小茴香丸：小茴香 16 克，胡椒 10 克，研末，酒糊为丸，每次服 3～6 克，温酒送下。源于《三因方》。本方散寒理气、止痛作用较强。用于疝气，小腹冷痛、胀满。

2. 小茴枳壳散：小茴香 30 克，枳壳 15 克，微炒研末，每次服 6 克，温开水送下。源于《袖珍方》。小茴香配伍理气行滞的枳壳，共奏理气止痛之效。用于肝胃气滞，脘腹胁下胀痛。

冲泡方式

1. 叶：以开水冲泡即可。

2. 种子：将种子压碎，用开水冲泡，焖约 10 分钟后，加入蜂蜜即可饮用。取半匙茴香以汤匙背压碎，浸泡于热水中 10 分钟。每日 3 杯，建议在两餐之间饮用。

药用配伍

小茴香可与玫瑰花、矢车菊、蓝锦葵、玫瑰果、芙蓉花、柠檬草、马鞭草、覆盆子叶、薄荷叶、马黛茶、甘草搭配。其中，搭配薄荷可排除体内多余水分。

各家论述

1.《本草图经》:《本经》不载所出，今交、广、诸番及近郡皆有之。入药多用番舶者，或云不及近处者有力。三月生叶，似老胡荽，极疏细，作丛，至五月高三四尺；七月生花，头如伞盖，黄色，结实如麦而小，青色，北人呼为土茴香。茴、蘹声近，故云耳。八九月采实，阴干，今近道人家园圃种之甚多。

2.《本草衍义》: 蘹香子，今人止呼为茴香。《唐本》注似老胡荽，此误矣。胡荽叶如蛇床，蘹香徒有叶之名，但散如丝发，特异诸草。

3.《救荒本草》: 今处处有之，人家园圃多种，苗高三四尺，茎粗如笔管，旁有淡黄袴叶，抪茎而生。袴叶上发生青色细叶，似细蓬叶而长，极疏细如丝发状。袴叶间分生叉枝，梢头开花，花头如伞盖，结子如莳萝子，微大而长，亦有线瓣。采苗叶炸热，换水淘净，油盐调食。

4.《本草纲目》：茴香宿根深，冬生苗，作丛，肥茎丝叶，五六月开花如蛇床花而色黄，结子大如麦粒，轻而有细棱，俗呼为大茴香，今惟以宁夏出者第一。其他处小者，谓之小茴香。自番舶来者，实大如柏实，裂成八瓣，一瓣一核，大如豆，黄褐色，有仁，味更甜，俗呼舶茴香，又曰八角茴香（广西左右江峒中亦有之），形色与中国茴香迥别，但气味同耳。北人得之，咀嚼荐酒。

5.《植物名实图考长编》：按胡荽结子时，极与茴香相类，《衍义》未细考老胡荽形状，以斥《唐本》注，殊误。但力稍缓耳。(《医林纂要·药性》)

6.《本草正义》：茴香始见于《唐本草》，据苏颂谓结实如麦而小，青色，此今之所未见者。苏又谓入药多用番舶者，则今市肆之所谓八角茴香也。但八角者大辛大温，其性最烈，濒湖《本草纲目》称其气味辛平，必非舶来品八角茴香可知。故李亦谓结子大如麦粒，轻而有细棱，俗呼为大茴香。……据此，则《本草纲目》中所引古书一切主治，皆子如麦粒之茴香。《唐本草》、马志、大明、东垣、吴绶当皆指宁夏产品而言。惟李引诸方，有明言八角茴香、舶茴香者，则舶来品耳。按今肆中之大茴香，即舶来之八角者，以煮鸡鸭豕肉及诸飞禽走兽，可辟腥臊气，入药殊不常用。

相关故事

清朝末年，俄罗斯富商米哈伊洛夫乘船游览杭州西湖，正当他尽情欣赏秀丽风光之时，突然疝气发作，痛得他捧腹大叫。这时，随行的俄罗斯医生束手无策，幸好船夫向他推荐了一位老中医。老中医用中药小茴香一两，研成粗末，让米哈伊洛夫用二两浙江绍兴黄酒送服，大约过了20分钟，他的疝痛奇迹般地减轻，并很快消失。得知自己的疼痛是被小茴香治好，米哈伊洛夫大呼神奇，此事一时也被传为佳话。

5. 小蓟 *Cirsium setosum* (*Willd.*) *MB.*

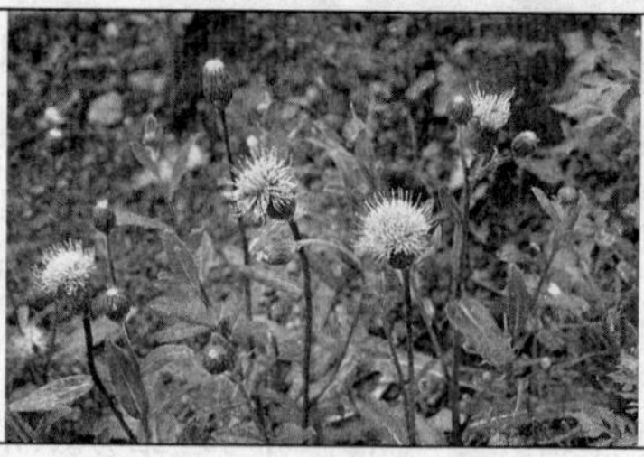

药材概述

小蓟为菊科植物刺儿菜的全草或根茎，多年生草本，高 25～50 厘米，具匍匐根茎。茎直立，有纵槽，质脆，易折断，断面中空，幼茎被白色蛛丝状毛。叶互生，椭圆形或长椭圆状披针形，先端钝，边缘齿裂，有不等长的针刺，上表面绿褐色，下表面灰绿色，两面均被蛛丝状绵毛。头状花序顶生，雌雄异株；总苞钟状，总苞片 5～6 层，雄花序总苞长 1.8 厘米，雌花序总苞长约 2.3 厘米；花管状，淡紫色，雄花花冠长 1.7～2 厘米，雌花冠长约 2.6 厘米。瘦果椭圆形或长卵形，具纵棱，冠毛羽状。花期 5～6 月，果期 5～7 月。

药材性味

【药名】小蓟

【英文名】Herba Cirsii

【别名】野红花、小刺盖、刺菜、猫蓟、青刺蓟、千针草、刺蓟菜、刺儿菜、青青菜、萋萋菜、枪刀菜、刺角菜、刺角芽、木刺艾、刺杆菜、刺刺芽、刺杀草、荠荠毛、小恶鸡婆、刺萝卜、小蓟姆、刺儿草、牛戳刺、刺尖头草、萋萋芽、刺牙菜。

【来源】菊科植物刺儿菜的地上部分。

【性味】甘、苦，凉。

【归经】归心、肝经。

【功效】凉血止血，祛瘀消肿。

【主治】衄血，吐血，尿血，便血，崩漏下血，外伤出血，痈肿疮毒。

【用法用量】4.5～9 克。外用鲜品适量，捣烂敷患处。

【产地】分布于除广东、广西、云南、西藏外的全国各地。

采制、炮制与贮藏

【采制】夏、秋二季花开时采割，割取全草晒干或鲜用。除去杂质，晒干。

可连续收获 3～4 年。

【炮制】小蓟除去杂质，洗净，稍润，切段，干燥。小蓟炭取净小蓟段，照炒炭法炒至黑褐色。

【贮藏】置通风干燥处。

现代研究

【性状鉴别】茎圆柱形，长 30～45 厘米，直径 2～4 毫米，表面绿色或微带紫棕色，有纵棱和柔毛；质脆，易折断，断面纤维性，中空。叶多皱缩或破碎，完整者展平后呈长椭圆形长圆状披针形，长 3～12 厘米，宽 0.5～3 厘米；全缘或微波状，有细密的针刺，上表面绿褐色，下表面灰绿色，两面均有白色蛛丝状毛。头状花序顶生，总苞钟状，苞片黄绿色，5～6 层，线形或披针形，花冠多脱落，冠毛羽状常外露。气弱，味微苦。以色绿、叶多者为佳。

【化学成分】带花全草含芸香苷，原儿茶酸，绿原酸，咖啡酸，氯化钾。蒙花苷即刺槐苷，也即刺槐素 –7– 鼠李糖葡萄糖苷，刺槐素，酪桉，蒲公英甾醇，ϕ –蒲公英甾醇乙酸酯，薄公英甾醇，ϕ –蒲公英甾醇乙酸酯，三十烷醇，β –谷甾醇，豆甾醇。

【提取工艺】小蓟中芦丁的提取：取小蓟药材，加药材重量 9 倍量的水煎煮提取 3 次，每次 0.5 小时，过滤，滤液备用。滤液减压浓缩至相对密度为 1.05～1.15，静置 6～48 小时，滤过，滤液为所得。

药理作用

1. 止血作用：能收缩血管，并能使凝血时间和凝血酶原时间缩短。

2. 对心血管系统的作用：小蓟煎剂对离体蛀心和离体兔心有明显的兴奋作用，并能使兔耳及大鼠下肢血管收缩。

3. 抑菌作用：水煎剂对白喉杆菌、肺炎球菌、溶血性链球菌、金黄色葡萄球菌、绿脓杆菌、变形杆菌、大肠杆菌、伤寒杆菌、副伤寒杆菌、福氏痢疾杆菌等均有不同程度的抑制作用。

4. 其他作用：煎剂或酊剂对家兔、猫和鼠的子宫有作用。煎剂对肠平滑有抑制作用，对支气管平滑肌有收缩作用。对大鼠四氯化碳中毒性肝炎有预防和治疗作用。对大鼠甲醛性“关节炎”有一定的消炎作用。对小鼠有镇静作用，但无镇痛作用。小蓟浸液给小鼠灌服有止血作用。

药用禁忌

脾胃虚寒而无瘀滞者忌服。

常用配方

1. 治九窍出血：用小蓟一握捣汁，水半盏和顿服。如无青者，以干蓟末，冷水调三钱匕服。(《卫生易简方》)

2. 治卒吐血及泻鲜血：小蓟叶，捣汁，温服。(《梅师集验方》)

3. 治吐血：小蓟、大蓟、侧柏叶各 9 克，仙鹤草、焦栀子各 12 克，水煎服。(《常用中草药图谱》)

4. 治下焦结热，尿血成淋：生地黄、小蓟根、通草、滑石、山栀仁、蒲黄（炒）、淡竹叶、当归、藕节、甘草各等份。上嚼咀，每服半两，水煎，空心服。(《济生方》小蓟饮子）

5. 治崩中下血：小蓟茎叶（洗、切）研汁一盏，入地黄汁一盏，白术半两，煎减半，温服。(《本草纲目》引《千金要方》)

6. 治妊娠胎坠后出血不止：小蓟根叶（锉碎)、益母草（去根茎，切碎）各五两。以水三大碗，煮二味烂熟，去滓，至一大碗，将药于铜器中煎至一盏，分作二服，日内服尽。(《圣济总录》)

7. 治妇人阴痒不止：小蓟，不拘多少，水煮作汤，热洗，日三用之。(《妇人良方》)

8. 治一切极痛下疳：鲜小蓟、鲜地骨皮各五两。煎浓汁浸之，不三四日即愈。(《医学广笔记》)

9. 治小儿浸淫疮，疼痛不可忍，发寒热：小蓟末，新水调敷，干即易。(《卫生易简方》)

10. 治鼻窒、气息不通：小蓟一把，㕮咀，以水三升，煮取一升，分二服。(《千金要方》)

11. 治高血压：小蓟、夏枯草各 15 克，煎水代茶饮。(《安徽中草药》)

12. 治急性肾炎、泌尿系统感染、尿疼浮肿：小蓟 15 克，生地 9 克，茅根 60 克，水煎服。(《天津中草药》)

13. 治哮喘时发，发时声如曳锯，头上汗出，口干作渴（热喘）：鲜小蓟 120 克，精猪肉 120 克。共煮，待肉烂，去渣，吃肉喝汤。可 3～5 天吃 1 次，连用 3～5 次。(《江苏中医杂志》)

14. 治传染性肝炎，肝肿大：鲜小蓟根 60 克，水煎服，10 天为一疗程。(《常用中草药图谱》)

15. 治青竹蛇咬伤：刺儿菜根 9～15 克，徐长卿 3～9 克，水地服。外用鲜根适量，捣烂，敷患处。(《福建药物志》)

药方选录

1. 治疗心热吐血口干：生藕汁、生牛蒡汁、生地黄汁、小蓟根汁各二合，白蜜一匙。上药相和，搅令匀，不计时候，细细呷之。(《太平圣惠方》)

2. 治疗舌上出血兼治大衄：刺蓟一握，研绞取汁，以酒半盏调服。如无生汁，只捣干者为末，冷水调下 15 克。(《圣济总录》清心散)

3. 治疗崩中下血：小蓟茎、叶（洗切）研汁一盏，入生地黄汁一盏，白术 25 克，煎减半，温服。(《备急千金要方》)

4. 治疗妊娠胎堕后出血不止：小蓟根叶（锉碎）、益母草（去根、切碎）各 250 克。以水三大碗，煮二味烂熟去滓至一大碗，将药于铜器中煎至一盏，分作二服日内服尽。(《圣济总录》小蓟饮)

食疗选方

1. 小蓟根汁：鲜小蓟根 150 克，捣烂绞取汁液服，或沸水冲服。源于《食疗本草》《衷中参西录》。鲜根凉血止血作用较强。用于血热所致的衄血、吐血、便血，或血热所致的月经先期、月经过多。

2. 凉血五汁饮：鲜藕、鲜地黄、鲜小蓟根、鲜牛蒡根各等份。绞汁，每次 1 杯，加蜂蜜 1 匙，搅和均匀，不拘时少少饮之。源于《圣惠方》。鲜藕、地黄和牛蒡根能清热生津止渴，而除牛蒡外，余药又均能凉血止血。适用于血热吐血，口干而渴。

3. 小蓟饮：小蓟（全草）、益母草各 60 克。加水煎汤，去渣再煎至浓稠服。源于《圣济总录》。该品与祛瘀止血要药益母草配伍，共奏祛瘀止血之效。用于胎堕后或产生瘀血不尽，出血不止。

4. 刺儿菜汁：鲜小蓟幼嫩全草（小蓟苗）150 克，切段捣汁服。亦可煮汤作菜食。源于《食疗本草》《日华诸家本草》。该品偏于清热除烦。用于夏月烦热口干，小便不利。

5. 血热咳血、鼻出血、尿血：鲜根或全草 2～4 两捣烂绞汁，调蜜或冰糖炖热服。

6. 慢性肝炎午后潮热、失眠：鲜根 1 两水煎，调白糖服。

7. 乳痈：鲜全草和蜂蜜捣烂外敷。

8. 疔疮：鲜全草 1～2 两，水煎服；另用鲜根和冷饭、食盐少许，捣烂外敷。

各家论述

1.《唐本草》：大、小蓟皆能破血，但大蓟兼疗痈肿，而小蓟专主血，不能消肿也。

2.《日华子本草》：小蓟力微，只可退热，不似大蓟能补养下气……根，治热毒风并胸膈烦闷，开胃下食，退热，补虚损。苗，去烦热，生研汁服。

3.《本草汇言》：沈则施云，按二蓟治血止血之外无他长，不能益人。如前人云养精保血，补虚开胃之说，不可依从。

4.《本草求原》：大蓟、小蓟二味根、叶，俱苦甘气平，能升能降，能破血，又能止血。小蓟则甘平胜，不甚苦，专以退热去烦，使火清而血归经，是保血在于凉血。

5.《医学衷中参西录》：鲜小蓟根，性凉濡润，善入血分，最清血分之热，凡咳血、吐血、衄血、二便下血之因热者，服着莫不立愈。又善治肺病结核，无论何期，用之皆宜，即单用亦可奏效。并治一切疮疡肿疼，花柳毒淋，下血涩疼。盖其性不但能凉血止血，兼能活血解毒，是以有以上诸效也。其凉润之性，又善滋阴养血，治血虚发热。至女子血崩赤带，其因热者用之亦效。

6.《食疗本草》：取菜煮食之，除风热。根，主崩中，又女子月候伤过，捣汁半升服之。金疮血不止，挼叶封之。夏月热，烦闷不止，捣叶取汁半升服之。

7.《本草纲目拾遗》：清火疏风豁痰，解一切疔疮痈疽肿毒。

8.《分类草药性》：治血淋胀痛，跌打损伤，红崩，白带。

9.《上海常用中草药》：清热，止血，降压，散瘀消肿。治各种出血症，高血压，黄疸，肝炎，肾炎。

10.《本草拾遗》：破宿血，止新血，暴下血，血痢（“痢”一作“崩”），金疮出血，呕吐等，绞取汁温服；作煎和糖，合金疮及蜘蛛蛇蝎毒，服之亦佳。

6. 山药 *Dioscorea opposita Thunb.*

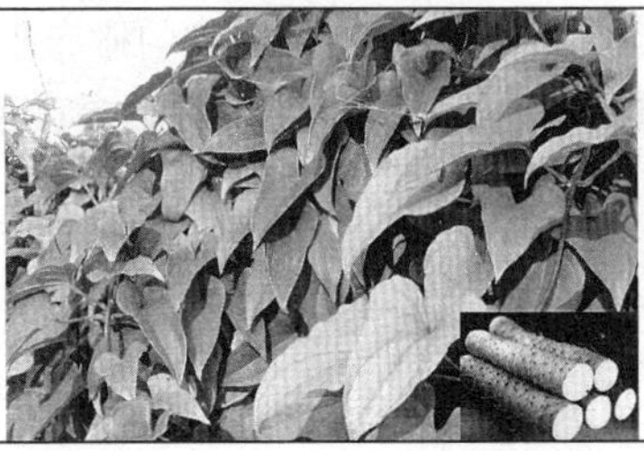

药材概述

山药为薯蓣科植物薯蓣的根茎。薯蓣为多年生草本植物，茎蔓生，长可达1米，常带紫色。块根圆柱形，叶子对生，卵形或椭圆形，花乳白色，雌雄异株。蒴果有3翅。块根含淀粉和蛋白质，可食用。该品略呈圆柱形，弯曲而稍扁，长15～30厘米，直径1.5～6厘米。表面黄白色或淡黄色，有纵沟、纵皱纹及须根痕，偶有浅棕色外皮残留。体重，质坚实，断面白色，粉性。无臭，嚼之发黏。光山药呈圆柱形，两端平齐，长9～18厘米，直径1.5～3厘米。表面光滑，白色或黄白色。花期6～8月，果期8～10月。

药材性味

【药名】山药

【英文名】Nagaimo，Yamaimo，Chinese Yam，Japanese Mountain Yam，Korean Yam

【别名】山药、三角、怀山药、淮山药、药蛋、土薯、山薯、玉延。

【来源】薯蓣科植物薯蓣的根茎。

【性味】味甘，性平。

【归经】归脾、肺、肾经。

【功效】补脾养胃，生津益肺，补肾涩精。

【主治】脾虚食少，久泻不止，肺虚喘咳，肾虚遗精，带下，尿频，虚热消渴。

【用法用量】15～30克。

【产地】原产山西平遥、介休，现分布于中国华北、西北及长江流域的江西、湖南等地区。

采制、炮制与贮藏

【采制】冬季茎叶枯萎后采挖，切去根头，洗净，干燥。

【炮制】除去外皮及须根，用硫黄熏后，干燥。光山药：选择肥大顺直的干燥山药，置清水中，浸至无干心，闷透，用硫黄熏后，切齐两端，用木板搓成圆柱状，晒干，打光。炒山药：先将麸皮均匀撒布于热锅内，俟烟起，加入山药片拌炒至淡黄色为度，取出，筛去麸皮，放凉（每山药片100片，用麸皮10斤）。

【贮藏】置于通风干燥处，防蛀。

现代研究

【提取工艺】取山药饮片，切碎，并用无水乙醇浸泡72小时（重复一次），挥干乙醇。用药材重量10倍量的水，于100℃煎煮提取3次，每次4小时，待溶液冷却后过滤，合并3次滤液备用。滤液减压浓缩至黏稠状，再用无水乙醇沉淀，离心，将沉淀物干燥，即得粗山药多糖。

药理作用

1. 山药水提液有抗关节炎、消除尿蛋白、抑制突变细胞产生的作用。

2. 铁棍山药因富含18种氨基酸、10余种微量元素及其他矿物质，所以有健脾胃、补肺肾、补中益气、补虚、固肾益精、益心安神等作用。

3. 中医治疗虚劳消渴（糖尿病）处方中常有山药单味使用，或与其他药物合用，效果更佳。

4. 由于鲜山药富含多种维生素、氨基酸和矿物质，可以防治人体脂质代谢异常，以及动脉硬化，有增强人体免疫力、益心安神、宁咳定喘、延缓衰老等保健作用。

5. 山药对滋养皮肤、健美养颜有独特疗效。

6. 山药中的铜离子对血管系统疾病有明显疗效。铁棍山药中的钙，对伤筋损骨、骨质疏松、牙齿脱落有极好的疗效，对冻疮、糖尿病、肝炎、小儿泻泄、遗尿症、婴儿消化不良、溃疡性口腔炎、肺结核、妇女月经带下等也有很好的疗效，久用可耳聪目明，延年益寿。

7. 山药中还有许多营养成分，薯蓣皂是合成女性荷尔蒙的先驱物质，有滋阴补阳、增强新陈代谢的功效；而新鲜块茎中的黏液质、消化酵素等，可预防心血管脂肪沉积，有助于胃肠的消化和吸收。

8. 近年研究发现山药具有镇静作用，可抗肝昏迷。

药用禁忌

湿盛中满或有积滞、有实邪者不宜。感冒、大便燥结者忌用。

药方选录

1. 治脾胃虚弱、不思饮食：山药、白术各50克，人参1.5克。上三味，捣罗为细末。煮白面糊为丸，如小豆大，每服三十丸，空心食前温米饮下。(《圣济总录》山芋丸)

2. 治湿热腹泻：山药、苍术等份。饭丸、米饮服。(《濒湖经验方》)

3. 治噤口痢：干山药一半炒黄色，半生用。研为细末，水饮调下。(《百一选方》)

常用附方

1. 山药红枣粥：山药60克，切成颗粒，大枣30克，粳米适量，加水煮成稀粥。用糖调味服食。本方以山药、大枣补益脾胃，大枣又可滋养营血。用于脾胃虚弱、饮食减少、消化不良及营血虚亏。

2. 山药蔗汁糊：鲜山药60克，切碎，捣烂，加甘蔗汁半碗和匀，火上炖熟服用。源于《简便单方》。本方能润肺而化痰。用于久病咳喘、痰少或无痰、咽干口燥等。

3. 益气消渴颗粒：将山药与黄芪、山茱萸、何首乌、仙鹤草、玄参、天花粉、知母、苍术配伍。具有益气养阴、生津止渴之功效。适用于Ⅱ型糖尿病气阴两虚症候，改善倦怠乏力、口干舌燥、烦渴多饮等症。

食疗选方

1. 山药药膳汤：山药5克，玉竹10克，麦冬10克，枸杞5克，鸽子1只。先将氽过的鸽子肉放入锅中煎炒，然后加入高汤或开水；水煮沸后将肉捞至汤罐中，再把洗净的药料放入锅中，煮熟后将汤倒进罐中，文火煮9分钟；出锅前加入盐、味精、鸡精等调味料即可。鸽肉可以治疗肾精不足引起的身体虚弱，而山药、玉竹和麦冬的合用，又能起到滋养肺阴的作用。这道汤特别适合大病之后的病人。

2. 蜜汁山药：山药500克，枸杞20克，糖150克，桂花酱2茶匙（10毫升），油。

3. 山药排骨汤：山药、排骨、葱、姜、盐、黄酒。提示：山药蒸过后，可去除滑腻的汁，这样煮出的汤比较清。

食物相忌

【山药＋油菜】山药补气，油菜破气，同食会降低食疗功效。

【山药＋香蕉】引起腹部疼痛。

【山药 + 柿子】引起胃胀、腹痛、呕吐。

【山药 + 甘遂】不要同食，也不可与碱性药物同服。

【山药与猪肝】山药富含维生素 C，猪肝中含铜、铁、锌等金属微量元素，维生素 C 遇金属离子，则加速氧化而破坏，降低营养价值。

食物相宜

【山药 + 蜂蜜】健脾补肾，抗衰益寿。

【山药 + 莲子】健脾补肾，抗衰益寿。

【山药 + 黄芪】益气补肾。

【山药 + 杏仁】补肺益肾。

【山药 + 芝麻】补钙。

【山药 + 核桃】补中益气，强筋壮骨，健脑。

【山药 + 鸭肉】健脾养胃，固肾。

【山药 + 羊肉】补血，养颜，强身，通便。

【山药 + 乌鸡】补脾益肾。

【山药 + 扁豆】补脾益肾。

【山药 + 胡萝卜】健胃补脾。

【山药 + 牛肉】补虚养身，健脾开胃。

各家论述

1. 李杲：仲景八味丸用干山药，以其凉而能补也。亦治皮肤干燥，以此物润之。

2.《医经溯洄集》：干山药，虽独入手太阴经，然其功亦能强阴，且手太阴为足少阴之上原，原既有滋，流岂无益。

3.《本草正》：山药，能健脾补虚，滋精固肾，治诸虚百损，疗五劳七伤。其气轻性缓，非堪专任，故补脾肺必主参、术，补肾水必君茱、地，涩带浊须破故同研，固遗泄仗菟丝相济。诸丸固本丸药，亦宜捣末为糊。总之性味柔弱，但可用力佐使。

4.《药品化义》：山药，温补而不骤，微香而不燥，循循有调肺之功，治肺虚久嗽，何其稳当。因其味甘气香，用之助脾，治脾虚腹泻，怠惰嗜卧，四肢困倦。又取其甘则补阳，以能补中益气，温养肌肉，为肺脾二脏要药。土旺生金，金盛生水，功用相仍，故六味丸中用之治肾虚腰痛，滑精梦遗，虚怯阳痿。但性缓力微，剂宜倍用。

5.《本草求真》：山药，本属食物，古人用入汤剂，谓其补脾益气除热。

然气虽温而却平，为补脾肺之阴，是以能润皮毛、长肌肉，不似黄芪性温能补肺阳，白术苦燥能补脾阳也。且其性涩，能治遗精不禁，味甘兼咸，又能益肾强阴，故六味地黄丸用此以佐地黄。然性虽阴而滞不甚，故能渗湿以止泄泻。生捣敷痈疮，消肿硬，亦是补阴退热之意。至云补阳消肿，补气除滞，理虽可通，语涉牵混，似非正说。至入汤剂以治火虚危症，难图近功，必多用之方愈，以其秉性和缓故耳。入滋阴药中宜生用，入补脾宜炒黄用。

6.《本草经读》：山药，能补肾填精，精足则阴强、目明、耳聪。凡上品俱是寻常服食之物，非治病之药，故神农另提出久服二字，可见今人每取上品之药，如此物及人参、熟地、葳蕤、阿胶、菟丝子、沙苑蒺藜之类，合为一方，以治大病，误人无算。盖病不速去，元气日伤，伤极则死。凡上品之药，法宜久服，多则终身，少则数年，与五谷之养人相佐，以臻寿考。若大病而需用此药，如五谷为养脾第一品，脾虚之人，强令食谷，即可毕补脾之能事，有是理乎！

7.《本经疏证》：薯蓣，主伤中补虚羸，即补中益气力也。

8.《唐本草》：薯蓣，日干捣细筛为粉，食之大美，且愈疾而补。此有两种：一者白而且佳；一者青黑，味亦不美。蜀道者尤良。

9.《本草图经》：薯蓣，今处处有之，以北都、四明者为佳。南中有一种生山中，根细如指，极紧实，刮磨入汤煮之，作块不散，味更珍美，云食之尤益人，过于家园种者。又江、湖、闽中出一种根如姜芋之类而皮紫，极有大者，一拔可重斤余，刮去皮，煎煮食之，俱美，但性冷于北地者耳。

10.《植物名实图考》：狂风藤，江西赣南山中有之。赭根绿茎，蔓生柔苒。参差生叶，长柄细韧，似山药叶而长，仅有直纹数道。土人以治风疾。

11.《本经》：主伤中，补虚，除寒热邪气，补中益气力，长肌肉，久服耳目聪明。

相关故事

相传在古代农村，有一对夫妇非常不孝，媳妇总盼着婆婆早亡，于是每天给婆婆喝一碗稀粥，不久这个婆婆便浑身无力，卧床不起。这件事被村里一个老中医知道了，老中医就想将计就计。有一天，他把这一对夫妇叫来，给了他们一种药粉，说是把这个药粉和在粥里给婆婆吃，保管她百日以后就死。结果这小两口就照做了，把这个药粉和在粥里边天天给她婆婆吃。没想到的是，十天以后，婆婆就能够起床活动了，百天以后，婆婆身体就养得白白胖胖的。后来，这个婆婆在村里边逢人就夸这媳妇对她好啊，再加上老中医的一番调教，这对夫妇变得十分孝顺。这个老中医用的是什么药粉呢？就是山药磨成的粉。

7. 山楂 *Crataegus pinnatifida Bge.*

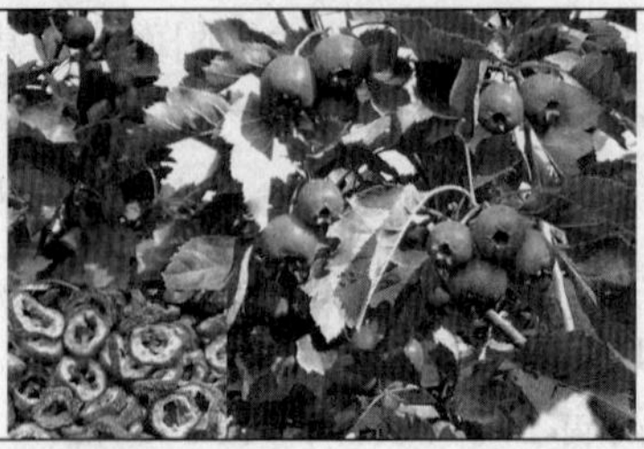

药材概述

山楂为可食用植物，核果类水果，质硬，果肉薄，味微酸涩。落叶小乔木，枝密生，有细刺，幼枝有柔毛。小枝紫褐色，老枝灰褐色。叶片三角状卵形至棱状卵形，长 2 ~ 6 厘米，宽 0.8 ~ 2.5 厘米，基部截形或宽楔形，两侧各有 3 ~ 5 羽状深裂片，基部 1 对裂片分裂较深，边缘有不规则锐锯齿。复伞房花序，花序梗、花柄都有长柔毛；花白色，有独特气味。直径约 1.5 厘米；萼筒外有长柔毛，萼片内外两面无毛或内面顶端有毛。果深红色，近球形，直径 0.8 ~ 1.4 厘米。花期 5 ~ 6 月，果期 9 ~ 10 月。

药材性味

【药名】山楂

【英文名】Hawthorn Fruit

【别名】山里果、山里红、酸里红、山里红果、酸枣、红果、红果子。

【来源】蔷薇科植物山楂的成熟果实。

【性味】味酸、甘，性微温。

【归经】归脾、胃、肝经。

【功效】健胃消食，化滞消积，活血散瘀，化痰行气。果实：煮汁服，止水痢，沐头洗身，治疮疡。核：吞之，化食磨积，治疝。木：治水痢，头风身痒。根：消积，治反胃。茎叶：煮汁，洗漆疮。

【主治】肉食滞积，症瘕积聚，腹胀痞满，瘀阻腹痛，痰饮，泄泻，肠风下血等。

【用法用量】生食，水煎，或榨汁服，每次 10 ~ 30 克。

【产地】南山楂主产于浙江、江苏、云南、贵州等地。北山楂主产于河南、河北、山东、辽宁和吉林等地。东山楂为山东所产。石板楂片产于河北省安国地区。

采制、炮制与贮藏

【采制】9～10月果实成熟后采收。果实采下后趁鲜横切或纵切成两半，晒干，或采用切片机切成薄片，在60～65℃下烘干。

【炮制】山楂取原药材，除去杂质及脱落的核和果柄。炒山楂：取净山楂，置炒制容器内，用中火加热，炒至颜色加深，取出放凉。焦山楂：取净山楂，置炒制容器内，用中火加热，炒至外表焦褐色，内部焦黄色，取出放凉。山楂炭：取净山楂，置炒制容器内，用武火加热，炒至表面焦黑色，内部焦褐色，取出放凉。

【贮藏】置于通风干燥处，防霉，防蛀。

现代研究

【化学成分】山楂的主要成分是黄酮类物质，从山楂中分离的黄酮成分有30余种，主要有含碳键的黄酮苷类、黄酮醇及其苷类、双氧黄酮苷类、聚合黄酮类。另一类重要成分是三萜类物质，有强心、增加冠脉血流、改善血流循环等重要作用。此外，山楂中含有绿原酸、咖啡酸、山楂酸、齐菊果酸、槲皮素、熊果酸、齐墩果酸、金丝桃苷、表儿茶精等。

【提取工艺】将干山楂果粉碎过20目筛，于105℃干燥2小时。取干燥的山楂粉末，用药材重量40倍量的70%无水乙醇浸泡，在频率为40KHz的超声波下超声3次，每次15分钟，间隔15分钟，合并提取液，回收乙醇，得山楂黄酮提取液。

药理作用

1. 山楂对蟾蜍心脏有一定强心作用，总黄酮有增加冠脉流量、抗实验性心肌缺氧、抗心律不齐等作用。

2. 山楂浸膏可使家兔血中胆固醇及甘油三酯含量明显降低。

3. 山楂中脂肪酶可促进脂肪分解；山楂酸等可提高蛋白分解酶的活性，有帮助消化的作用。

4. 山楂煎剂和乙醇提取物对福氏痢疾杆菌、宋内氏痢疾杆菌、变形杆菌、大肠杆菌均有抑制作用。

药物配伍

山楂配麦芽，消食导滞。

山楂配枳壳，消积散瘀，用于食滞脘腹饱满。

山楂配木香，消食、行气止痛。

山楂配川芎，行气活血。

山楂配当归，散瘀止痛，用于产后恶露不止、儿枕痛。

山楂配延胡索，行气活血散瘀。

山楂配白术，健脾燥湿。

临床应用

1. 治疗绦虫病：用鲜山楂 2 斤（干品半斤，小儿酌减），洗净去核。下午 3 时开始零食，晚 10 时吃完，晚饭禁食。次晨用槟榔 2 两加水煎至 1 茶杯，1 次服完，卧床休息。有大便感觉时尽量坚持一段时间再大便，即可排出完整绦虫。冬天应坐在温水便桶上大便，避免虫体遇冷收缩而不能完整排出。观察 40 例均有效。

2. 治疗急性细菌性痢疾：用 20% 山楂煎剂加糖矫味，每次服 200 毫升（小儿酌减），每日 3 次，7～10 天为 1 疗程。治疗 24 例，全部有效。又有用山楂 2 两煎服，治轻型及中型菌痢 30 例，除 3 例无效外均治愈或好转。或用生热山楂片各 1 两，加水 500 毫升煮开 5 分钟，分 2 次服（小儿酌减），4～6 天为一疗程，亦有效果。

3. 降低血清胆甾醇、降血压：每日用山楂 1 两，毛冬青 2 两，分 2 次煎服。观察 20 例，平均每例血清胆甾醇下降 46.2 毫克每 100 毫升。因毛冬青降低血清胆甾醇的效果，各地观察结果颇不一致，且本组病例中有 4 例曾单服山楂而未用毛冬青，亦取得效果，故认为山楂所起的作用是主要的。此外，将山楂的花和叶制成浸剂服用，有降低血压的功效。

药方选录

1. 治一切食积：山楂 200 克，白术 200 克，神曲 100 克，上为末，蒸饼丸，梧子大服七十丸，白汤下。(《丹溪心法》)

2. 治食肉不消：山楂肉 200 克，水煮食之并饮其汁。(《简便单方》)

3. 治产妇恶露不尽，腹中疼痛，或产后血瘀腹痛：山楂 60 克，打碎，加水煎汤，用少许红糖调味，空腹时温服。(《朱丹溪方》)

4. 治诸滞腹痛：山楂一味煎汤饮。(《方脉正宗》)

5. 治肠风：酸枣并肉核烧灰，米饮调下。(《百一选方》)

6. 治老人腰痛及腿痛：棠梂子、鹿茸（炙）等份。为末，蜜丸梧子大，每服百丸，日二服。(《本草纲目》)

食疗选方

1. 蜜山楂：将山楂洗净，去掉果柄、果核，放在铝锅内，加水适量，煎煮至七成熟、水将耗干时加入蜂蜜，再以小火煮熟透收汁即可。冷却后放入瓶罐中贮存。每天服用。功效：开胃、消食、活血化瘀。治疗冠心病以及肉食不消、腹泻。

2. 山楂蜜枣炖山药：山药 280 克，蜜枣 6 个，山楂 6 个，冰糖 30 克，蜂蜜适量。将山药去皮切滚刀块，蜜枣对切，山楂去核心切片。山药入锅中煮沸，至透明捞出备用。另起锅，加入适量水、冰糖，加入焯过的山药、蜜枣、山楂。然后大火煮开，转中小火慢炖，至汤汁黏稠、山药熟软时关火。放至微热，加入适量蜂蜜调味。功效：健脾益胃，滋肾益精，益肺止咳，降低血糖。

3. 山楂银花汤：山楂 30 克，金银花 6 克，白糖 20 克，先将山楂、金银花放在勺内，用文火炒热，加入白糖，改用小火炒成糖饯，用开水冲泡，日服一剂。功效：山楂有破气散瘀之功，银花有清热解毒之功效。二味同用，适用于风寒感冒患者。

4. 山楂首乌汤：山楂、何首乌各 15 克，白糖 60 克。先将山楂、何首乌洗净、切碎，一同入锅，加水适量，浸泡两小时，再熬煮约 1 小时，去渣取汤，日服一剂，分两次温服。功效：软化血管，降低血脂。

食物相克

山楂不宜与海鲜、人参、牛奶、柠檬同食。

各家论述

1. 朱震亨：山楂，大能克化饮食。若胃中无食积，脾虚不能运化，不思食者，多服之，反克伐脾胃生发之气也。

2.《本草通玄》：山楂，味中和，消油垢之积，故幼科用之最宜。若伤寒为重症，仲景于宿滞不化者，但用大、小承气，一百一十三方中并不用山楂，以其性缓不可为肩弘任大之品。核有功力，不可去也。

3.《本草求真》：山楂，所谓健脾者，因其脾有食积，用此酸咸之味，以为消磨，俾食行而痰消，气破而泄化，谓之为健，止属消导之健矣。至于儿枕作痛，力能以止；痘疮不起，力能以发；犹见通瘀运化之速。有大小二种，小者入药，去皮核，捣作饼子，日干用。出北地，大者良。

4.《本草纲目》：赤爪、棠梂、山楂，一物也。古方罕用，故《唐本草》虽有赤爪，后人不知即此也。自丹溪朱氏始著山楂之功，而后遂为要药。其类有二种，皆生山中：一种小者，山人呼为棠梂子、茅楂、猴楂，可入药用。树高数尺，叶有五尖，椏间有刺。三月开五出小白花，实有赤、黄二色，肥者如小林檎，小者如指头，九月乃熟。其核状如牵牛子，黑色，甚坚；一种大者，山人呼为羊杌子。树高丈余，花叶皆同，但实稍大而黄绿，皮涩肉虚为异尔。初甚酸涩，经霜乃可食，功应相同而采药者不收。按《物类相感志》言，煮老鸡硬肉，入山楂数颗即易烂，则其消肉积之功，盖可推矣。化饮食，消肉积，症瘕，痰饮痞满吞酸，滞血痛胀。

5.《医学衷中参西录》：山楂，若以甘药佐之，化瘀血而不伤新血，开郁气而不伤正气，其性尤和平也。

6. 陶弘景：煮汁洗漆疮。

7.《唐本草》：汁服主利，洗头及身上疮痒。

8.《本草图经》：治痢疾及腰疼。

9.《履巉岩本草》：能消食。

10.《日用本草》：化食积，行结气，健胃宽膈，消血痞气块。

11.《滇南本草》：消肉积滞，下气；治吞酸，积块。

12.《本草蒙筌》：行结气，疗症疝。

13. 宁原《食鉴本草》：化血块，气块，活血。

14.《本草再新》：治脾虚湿热，消食磨积，利大小便。

15.《本草撮要》：冻疮涂之。

相关故事

南宋绍熙年间，宋光宗最宠爱的黄贵妃生了怪病，她突然变得面黄肌瘦，不思饮食。御医用了许多贵重药品，都不见效。眼见贵妃一日日病重起来，皇帝无奈，只好张榜招医。一位江湖郎中揭榜进宫，他在为贵妃诊脉后说："只要将'棠球子'（即山楂）与红糖煎熬，每饭前吃5～10枚，半月后病准会好。"贵妃按此方服用后，果然如期病愈了。光宗龙颜大悦，命如法炮制。后来，这酸脆香甜的山楂传到民间，就成了冰糖葫芦。

8. 马齿苋 *Portulaca oleracea L.*

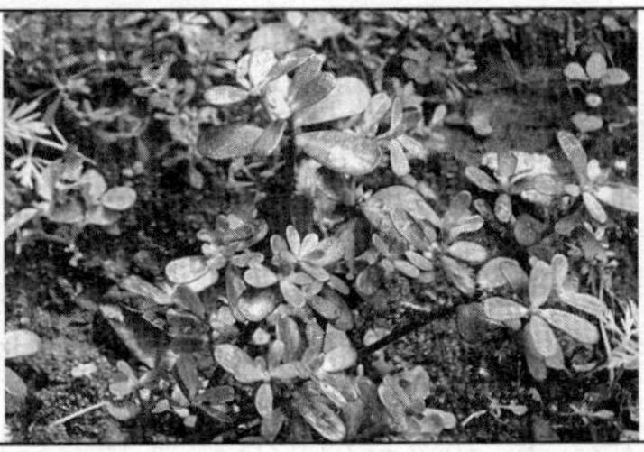

药材概述

马齿苋为马齿苋科一年生草本植物。肥厚多汁，无毛，高 10～30 厘米。常生于田野路边及庭园废墟等向阳处，在国内各地均有分布，花期 5～8 月，果期 6～9 月。全草供药用，有清热利湿、解毒消肿、消炎、止渴、利尿作用；种子能明目。现代研究表明，马齿苋还含有丰富的 SL3 脂肪酸及维生素 A 样物质。SL3 脂肪酸是形成细胞膜必需的物质；维生素 A 样物质能维持上皮组织如皮肤、角膜及结合膜的正常机能，参与视紫质的合成，增强视网膜感光性能，也参与体内许多氧化过程。此外，马齿苋还可作兽药和农药；嫩茎叶可作蔬菜等。

药材性味

【药名】马齿苋

【英文名】Purslane Herb

【别名】长命菜、长寿菜、五行草、马蜂菜、马马菜。

【来源】马齿苋科植物马齿苋的地上部分。

【性味】性寒，味甘酸。

【归经】归心、肝、脾、大肠经。

【功效】清热解毒，利水去湿，散血消肿，除尘杀菌，消炎止痛，止血凉血。

【主治】痢疾，肠炎，肾炎，产后子宫出血，便血，乳腺炎等。

【用法用量】内服、煎汤：3～5 钱（鲜者 2～4 两）；或捣汁饮。外用：捣敷、烧灰研末调敷。

【产地】中国南北各地均产。

采制与贮藏

【采制】马齿苋是 1 次播种多次采收，采收是挑采。采摘应在花前，以保持茎叶鲜嫩，新长出的小叶是最佳的食用部分。嫩茎的顶端可连续掐取，掐取中上部，留茎基部抽生新芽使植株继续生长，直至霜降。采收时也可间拔，收大留小。

【贮藏】置于通风干燥处。

现代研究

【性状鉴别】全草多皱缩卷曲成团。茎圆柱形，长 10～25 厘米，直径 1～3 厘米，表面黄棕色至棕褐色，有明显扭曲的纵沟纹。叶易破碎或脱落，完整叶片倒卵形，绿褐色，长 1～2.5 厘米，宽 0.5～1.5 厘米，先端纯平或微缺，全缘。花少见，黄色，生于枝端。蒴果圆锥形，长约 5 毫米，帽状盖裂，内含多数黑色细小种子。气微，味微酸而带黏性。以株小、质嫩、整齐少碎、叶多、青绿色、无杂质者为佳。

【化学成分】全草含生物碱、香豆精类、黄酮类、强心苷和蒽醌苷，还含大量去甲肾上腺素和多量钾盐（包括硝酸钾、氯化钾、硫酸钾和其他钾盐）、多巴、多巴胺、甜菜素、异甜菜素、甜菜式、异甜菜苷、草酸、苹果酸、柠檬酸、谷氨酸、天冬氨酸、丙氨酸以及葡萄糖、果糖、蔗糖等，亦含有蛋白质、脂肪、糖、粗纤维、钙、磷、铁、维生素 C 等。

【提取工艺】马齿苋黄酮的提取：将新鲜马齿苋用清水洗净，沸水漂烫 3 分钟，然后用冷水迅速冷却，沥干水分，于 80℃干燥 5 小时，粉碎后过 60 目筛。将粉碎后的马齿苋粉末包好置于索氏提取器内，再将 20 倍药材重量的 70% 乙醇溶液倒入抽提瓶中，于 75℃下回流提取 2.5 小时。将提取液旋干，得黄酮提取物。

药理作用

1. 利水消肿、降血压：马齿苋含大量钾盐，有良好的利水消肿作用；钾离子还可直接作用于血管壁上，使血管壁扩张，阻止动脉管壁增厚，降低血压。

2. 消除尘毒、防治溃疡：马齿苋能防止吞噬细胞变性和坏死、淋巴管发炎，阻止纤维性变化，促进溃疡病的愈合，对白癜风也有一定的疗效。

3. 杀菌消炎：马齿苋对痢疾杆菌、伤寒杆菌和大肠杆菌有较强的抑制作用。

4. 防治心脏病：马齿苋中的 Y－3 脂肪酸能抑制人体内血清胆固醇和甘油三酯酸的生成，抑制血小板形成血栓素 A_2，可以预防血小板聚集、冠状动脉痉挛和血栓形成，有防治心脏病的作用。

临床应用

1. 预防菌痢：取鲜马齿苋茎叶，洗净切碎，1斤马齿苋加水3斤，煎取1斤，过滤。成人日服3次，每次70毫升，连服2～7天。儿童服60%马齿苋煎液，或把马齿苋切细做成馄饨、馒头馅，或煮粥吃；每斤鲜马齿苋可分给15个儿童服用，隔日吃1次。有些地区也作为副食食用，连续10天。经数千例观察，在菌痢流行季节服用，发病率明显下降。

2. 治疗菌痢、肠炎及痢疾带菌者：马齿苋对急、慢性菌痢有疗效。其中，对急性病例的有效率在90%以上，对慢性病例的有效率亦在60%上下。临床上常用50%煎剂（干草），每次50～100毫升，或100%煎剂（鲜草），每次40～70毫升，日服3～4次，小儿酌减，连续7～10天为一疗程。此外，马齿苋与白头翁、黄柏按3∶1∶1的比例制成合剂，治疗效果亦佳。

3. 治疗钩虫病：成人1次量为鲜马齿苋5～6两，煎汁，加食醋50毫升，也可加适量白糖，每天1次或分2次空腹服，连服3天为一疗程。如需行第二、三疗程，须间隔10～14天。临床观察192例，服药一至三个疗程后粪检虫卵转阴率占80%上下。马齿苋亦可制成片剂或1∶2流浸膏，以片剂疗效较好，流浸膏次之，水煎剂较差。

4. 治疗急性阑尾炎：干马齿苋、蒲公英各2两（亦可用鲜草，剂重加倍，水煎2次，煎液合并再浓煎成200毫升，上午、下午各服100毫升。经治疗31例，仅1例疗效不佳而改用手术治疗外，其他绝大多数在3～8天内体温及白细胞恢复正常。另法取马齿苋洗净捣碎，以纱布包裹压榨过滤，取原汁30毫升，加适量白糖及冷开水使成100毫升，为1次量，日服3次，也有疗效。

5. 治疗淋巴结核溃烂：取全草6两洗净晒干，加工成细粉，放入熬熟的猪板油8两中，趁热用铁勺不断搅拌，待冒白烟，将锅端下，放入蜂蜜8两，搅拌成糊状，冷却后即成软膏。用药前先将患处用淘米水（冷开水淘米）洗净，按疮口大小摊成小膏药敷于患处，纱布覆盖，放布固定，每2天换1次，以痊愈为度，不可间断。治疗期间忌食无鳞鱼、鳖，忌房事。此膏对其他骨结核溃破也有同样疗效。

6. 治疗疮疖及化脓性疾患：取鲜马齿苋4～6两，洗净捣碎，加水2～3斤，煮沸（不宜久煎），待水温降至40℃左右时，用毛巾蘸药液溻洗患处，每日2～4次；或用4～6层纱布浸药液湿敷患处。每日2～4次，每次20～60分钟；亦可用马齿苋捣成泥糊状敷于创面，外加敷料固定，每日换药4～6次。溻洗和捣敷适用于化脓性皮肤病和外科感染。

7. 用于收缩子宫：经500余例临床观察，马齿苋注射液可以代替麦角新碱，使子宫平滑肌收缩，其作用甚至较麦角新碱为强。注射液每毫升相当于生药 0.5～1.0 钱，对产后流血、功能性子宫出血，可肌注 2 毫升；对剖腹产、刮宫取胎可直接注射于子宫底两侧或注入宫颈。

8. 治疗小儿单纯性腹泻：取新马齿苋 0.5～1.0 斤，煎汤，加适量白糖调味，分次作饮料服下，当天服完，连服 2～3 天。或取鲜马齿苋洗净焙干研末，每次 3 克，温开水送服，每日 3 次。

9. 治疗小儿百日咳：取 50% 马齿苋糖浆 100 毫升，每日 4 次，3 天分服。一般服药 3 天后，即见咳嗽减少，发作时间缩短，症状减轻。

药方选录

1. 治疗血痢：马齿苋二大握（切），粳米三合，上以水和马齿苋煮粥，不着盐醋，空腹淡食。(《太平圣惠方》马齿粥)

2. 治疗痈久不瘥：马齿苋捣汁煎以敷之。(《备急千金要方》)

3. 治疗翻花疮：马齿苋一斤烧为灰，细研以猪脂调敷之。(《太平圣惠方》)

4. 治疗肛门肿痛：马齿苋叶、三叶酸草等份。煎汤熏洗，一日二次有效。(《濒湖集简方》)

5. 治疗小儿白秃：马齿苋煎膏涂之或烧灰猪脂和涂。(《太平圣惠方》)

6. 治疗小儿火丹：热如火绕腰即损，杵马齿苋敷之日二。(《广利方》)

7. 治产后血痢，小便不通，脐腹痛：生马齿苋，捣，取汁三大合，煎一沸，下蜜一合调，顿服。(《经效产宝》)

8. 治小便热淋：马齿苋汁服之。(《圣惠方》)

9. 治赤白带下：马齿苋捣绞汁三大合，和鸡子白一枚，先温令热，乃下苋汁，微温取顿饮之。(《海上集验方》)

10. 治阑尾炎：生马齿苋一握。洗净捣绞汁 30 毫升，加冷开水 100 毫升，白糖适量，每日服三次，每次一百毫升。[《福建中医药》1961，6（3）：113]

11. 治多年恶疮：马齿苋捣敷之。(《滇南本草》)

12. 治蛀脚臁疮：干马齿苋研末，蜜调敷上，一宿，其虫自出。(《海上方》)

13. 治耳有恶疮：马齿苋 50 克（干者），黄柏 25 克（锉）。捣罗为末，每取少许，绵裹纳耳中。(《圣惠方》)

14. 治甲疽：墙上马齿苋（阴干）100 克，木香、丹砂（研细）、盐（研细）各 0.5 克。上四味，除丹砂、盐外，锉碎拌令匀，于熨斗内，炭火烧过，取出细研，即入丹砂、盐末，再研匀，旋取敷疮上，日两三度。(《圣济总录》马齿散敷方)

15. 治瘰疬：马齿苋阴干烧灰，腊月猪膏和之，以暖泔清洗疮，拭干敷之，

日三。(《救急方》)

16. 治瘰疬未破：马齿苋同靛花捣掺，日三次。(《简便良方》)

17. 治蜈蚣咬伤：马齿苋汁涂之。(《肘后方》)

食疗选方

1. 马齿苋芡实瘦肉汤：马齿苋 50 克，芡实 100 克，瘦猪肉 150 克，精盐、味精各适量。将马齿苋摘去根、老黄叶片，用清水洗净，切成段；瘦猪肉切成丁，芡实洗净。把马齿苋、芡实、瘦猪肉丁同放入净锅内，加入适量清水，先用武火煮滚，再用文火煲 2 小时即可。食用时加入精盐、味精调味。功效：该品有清热解毒、祛湿止带功效。适用于湿热下注、带下色黄、黏稠味臭、小便短黄、口渴口苦、舌红苔黄、脉滑者，亦可用于湿热泄泻、痢疾等。

2. 糖醋马齿苋：马齿苋 200 ~ 250 克，食醋 30 克，白糖适量。马齿苋洗净后，煎取浓汁 250 克，去渣，加入食醋、白糖适量，调匀后即可饮用。以上为 1 日量，1 次或 2 次空腹温热饮用，连服 3 天为一个疗程。如需要进行第二、三个疗程，可间隔半月再服。功效：该品有驱虫功效，适用于小儿钩虫病。

3. 马齿苋炒鸡蛋：马齿苋 60 克，鸡蛋 4 个，精盐、料酒、花生油、酱油、味精各适量。将马齿苋用温水泡 10 分钟，摘去根、老黄叶片，清水洗净，切成段，备用。把鸡蛋打散，加入马齿苋调匀，加精盐、料酒、酱油、味精调味。炒锅洗净，加花生油，烧热，将马齿苋和鸡蛋倒入锅内炒熟，趁热佐餐食用。功效：该品有清热解毒、止泻痢、除肠垢、益气补虚功效，适用于治疗久痢。

4. 马齿苋粥：取 250 克马齿苋，60 克粳米。先将马齿苋切碎备用，在粳米中加适量的水煮成稀粥，然后放入切碎的马齿苋，煮熟即可。功效：该品主要用于痢疾便血、湿热腹泻。

5. 马齿苋蛋白羹：取 250 克马齿苋捣烂绞汁，2 个鸡蛋，取其蛋清与马齿苋搅匀，用沸水冲开。功效：该品每日分 2 次服用，主要用于赤白带下。

6. 马齿苋鲜藕汁：将马齿苋和鲜藕分别绞汁，然后取等量的汁液混匀。功效：该品每次服 2 匙，具有清热止血的作用，主要用于尿血、血淋、便血。

7. 马齿苋拌鸡丝：马齿苋 200 克，鸡肉丝 50 克，枸杞 10 克，黑芝麻 2 克，香油 5 毫升，盐 3 克。马齿苋、鸡肉丝分别洗净备用；将马齿苋、枸杞、鸡肉丝分别以滚水汆烫至熟后，立即捞起泡于冰水中冷却，再捞起沥干备用；将材料与黑芝麻、盐、香油拌匀即可。这道凉拌菜，除了清淡开胃外，还能促进子宫收缩并增加抵抗力，对于产后复原的效果甚佳，算是坐月子中的妈妈们最好的夏日美食。

8. 马齿苋葱花粥：鲜马齿苋 100 克，粳米 50 克，葱花 5 克。将马齿苋去杂洗净，入沸水中焯片刻，捞出洗去黏液，切碎；油锅烧热，放入葱花煸香，再投马齿苋，加精盐炒至入味，出锅待用；将粳米淘洗干净，放入锅内，加适量水煮熟，放入马齿苋煮成粥，出锅即成。本品清淡鲜香，风味独特，具有清热解毒、健脾养胃的功效。适用于肠炎、痢疾、泌尿系统感染、疮痈肿毒等。

9. 凉拌马齿苋：鲜嫩马齿苋 500 克，蒜瓣适量。将马齿苋去根、去老茎，洗净后下沸水锅体透捞出；用清水多次洗净黏液，切段放入盘中；将蒜瓣捣成蒜泥，浇在马齿苋上，倒入酱油，淋上麻油，食时拌匀即成。此菜碧绿清香，咸鲜可口，具有清热止痢，乌发美容的功效。可作为湿热痢疾、白癜风患者和因缺铜元素而造成白发患者的辅助食疗菜肴。

10. 马齿苋炒鸡丝：鲜马齿苋 400 克，鸡脯肉 100 克，葱、姜末各 10 克，蛋清 1 枚。将马齿苋摘洗干净，沥水备用；鸡脯肉切细丝，放碗内，加盐、味精、料酒抓匀，再放蛋清、湿淀粉抓匀；炒勺置中火上，加油烧至五成热，下入鸡丝划散，倒入漏勺沥油；炒勺置旺火上，加油烧至七成热时，煸葱、姜末，下马齿苋、料酒、清汤，炒至断生，下盐、味精、鸡丝炒匀，再放湿淀粉勾薄芡，最后淋香油，装盘即可。此菜白绿相间，鲜嫩脆爽，具有健脾益胃、解毒消肿的功效。对脾虚不欲饮食、疮疖肿毒、小便不利等病症患者有一定的辅助食疗作用。

11. 马齿苋猪肝汤：马齿苋 45 克，金针菜 30 克，熟猪肝 50 克，鸡蛋 5 枚。将马齿苋洗净，切碎；金针菜水发后切成段；猪肝洗净，切成薄片；将马齿苋、金针菜放入锅中，加水煮 15 分钟后，再加入猪肝稍炖，打入鸡蛋，待沸后调入精盐、味精即成。此汤细嫩清香，咸鲜味美，具有益肝明目、宽中下气的功效。适用于肝血不足、脾气壅滞、夜盲、身体疲乏等病症。

12. 马齿苋包子：面粉 500 克，干马齿苋 200 克，油豆腐 100 克，肥猪肉少许。调料：精盐、味精、素油。将马齿苋用温水泡发，去杂洗净，与油豆腐、肥猪肉一起切碎。三者同放入盆中，加精盐、味精、油、拌匀成馅。将面粉放入泡好酵头的盆内和成面团，放温暖处发酵，将发酵的面团兑上碱水中和酸味，揉匀搓成长条，揪成小面剂，擀成包子面皮，包馅成生包子，上笼蒸熟即成。

食用禁忌

马齿苋为寒凉之品，脾胃虚弱、受凉引起腹泻者及孕妇忌食。

忌与胡椒、蕨粉同食；不宜与鳖甲同食，否则会导致消化不良、食物中毒等症。

各家论述

1.《开宝本草》: 服之长年不白。治痈疮，杀诸虫。生捣汁服，当利下恶物，去白虫。

2.《本草纲目》: 散血消肿，利肠滑胎，解毒通淋，治产后虚汗。

3.《本草拾遗》: 马齿苋止消渴。

4.《滇南本草》: 益气，清暑热，宽中下气。滑肠，消积滞，杀虫，疗疮红肿疼痛。

9. 乌梅 *Prunus mume*（*Sieb.*）*Sieb. et Zucc.*

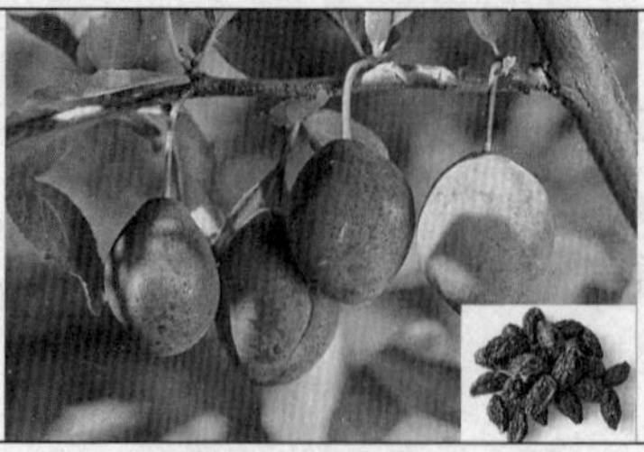

药材概述

乌梅为蔷薇科落叶乔木植物梅的近成熟果实，经烟火熏制而成。据现代研究，乌梅中钾多钠少，需要长期服用排钾性利尿药者宜食之；乌梅中含儿茶酸能促进肠蠕动，便秘之人宜食之；乌梅中含多种有机酸，有改善肝脏机能的作用，故肝病患者宜食之；乌梅中的梅酸可软化血管，推迟血管硬化，具有防老抗衰作用。

药材性味

【药名】乌梅

【英文名】Smoked Plum

【别名】酸梅、黄仔、合汉梅、干枝梅、梅实、熏梅、桔梅肉、梅、春梅。

【来源】蔷薇科植物梅的近成熟果实。

【性味】酸、涩，平。

【归经】归肝、脾、肺、大肠经。

【功效】敛肺，涩肠，生津，安蛔。

【主治】肺虚久咳，虚热烦渴，久疟，久泻，痢疾，便血，尿血，血崩，蛔厥腹痛，呕吐，钩虫病。

【用法用量】内服：煎汤，4～7.5 克；或入丸、散。外用：煅研干撒或调敷。

【产地】中国各地多已栽培，以长江流域以南各地最多。

采制、炮制与贮藏

【采制】5 月中旬，当梅果约八成熟时（果色由青绿转青黄色）即可采摘，将采摘的青梅按大、小分开，均匀地分别放入备好的焙炕中，用木炭作燃料，先以 60℃左右的温度烘烤 1 小时，再以 50℃左右的微火烘烤 24 小时，然后取出并小心翻动，以不翻破果皮为妥。

【炮制】（1）乌梅肉：取净乌梅微淋清水湿润，使肉绵软，略晾，敲碎，剥取净肉即成。或置蒸笼内蒸至极烂，放箩内揉擦，去核，取肉，晒干。（2）乌梅炭：取净乌梅用武火炒至皮肉鼓起，出现焦枯斑点为度，喷水焙干，取出放凉。（3）醋制：取净乌梅或乌梅肉，用醋拌匀，闷润至醋被吸尽时，置适宜的容器内密闭，隔水或用蒸气加热 2～4 小时，取出干燥。（4）蒸制：取乌梅放入瓶内盖紧，置开水锅中蒸至上气后，停火间 5 小时，取出晒干。

【贮藏】置于通风干燥处。

现代研究

【性状鉴别】核果类球形或扁球形，直径 2～3 厘米。表面棕黑色至乌黑色，皱缩于放大镜下可见茸毛，基部有圆形果梗痕。果肉柔软或略硬，果核坚硬，椭圆形，棕黄色，表面有凹点，内含卵圆形、淡黄色种子 1 粒。具焦酸气，味极酸而涩。以个大、肉厚、柔润、味极酸者为佳。

【化学成分】果实含枸橼酸、苹果酸、草酸、琥珀酸和延胡索酸，总酸量 4%～5.5%，以前两种有机酸的含量较多。还含无色油状物 5-羟甲基-2-糠醛。所含挥发性成分，主要有苯甲醛（62.40%）、4-松油烯醇（3.97%）、苯甲醇（3.97%）和十六烷酸（4.55%）。乌梅仁含苦杏仁苷约 0.5%，而梅仁含约 4.3%。另有报道乌梅中还含苦味酸和超氧化物歧化酶。

【提取工艺】将乌梅去核，梅肉捣碎，过 30 目筛。准确称取 200 克乌梅粉，用 200 毫升二氯甲烷超声萃取 3 小时，将二氯甲烷提取物在通风橱中自然挥发浓缩得浅黄色的透明液体。GS-MS 鉴定，该液体含 12 种化合物：脂肪酸类（3 种）占 34.75%，亚麻油酸占 12.86%，棕榈酸占 19.307%，苯酚类占 38.89%，烷烃类占 12.36%。

药理作用

1. 抗病原微生物作用：乌梅水煎液对炭疽杆菌、白喉和类白喉杆菌、枯草杆菌、葡萄球菌（金黄色、柠檬色、白色）、肺炎球菌、肠杆菌、变形杆菌、伤寒和副伤寒杆菌等肠内致病菌有抑制作用。

2. 对蛔虫的作用：乌梅对蛔虫有兴奋、刺激蛔虫后退的作用。

3. 对平滑肌的作用：乌梅煎剂对兔肠有抑制作用，对奥狄括约肌表现弛缓作用。

4. 利胆作用：乌梅汤对胆囊有促进收缩和利胆作用，利于引流胆道的胆汁、减少和防止胆道感染，亦利于减少胆石症的发生。

5. 抗过敏作用：乌梅有脱敏作用，可能由于非特异性刺激产生了更多的游离抗体、中和了侵入体内的过敏源所致。

6. 其他作用：乌梅有增强机体免疫功能、抗辐射、美肌美发及抗衰老的作用。乌梅有增加食欲、促进消化、刺激唾液腺、胃腺分泌消化液的作用；亦有促进肠蠕动，消除炎症，收缩肠壁的作用。

临床应用

1. 用于肺虚久咳：乌梅酸涩收敛，能敛肺止咳。适用于肺虚久咳少痰或干咳无痰之症。常与罂粟壳、杏仁等同用，如《世医得效方》一服散。

2. 用于干咳无痰，急、慢性咽喉炎：乌梅1个，洗净含服，上午、下午各1次。

3. 用于久泻、久痢：乌梅又能涩肠止泻痢。治久泻、久痢者，常与罂粟壳、诃子等同用，如《证治准绳》固肠丸。或乌梅炭15克，捣碎后水煎服，每日3次。

4. 用于蛔厥腹痛、呕吐：蛔虫得酸则伏，乌梅极酸，具有安蛔止痛，和胃止呕的功效。适用于蛔虫引起的腹痛、呕吐、四肢厥冷的蛔厥病症。常与细辛、川椒、黄连、附子等同用，如乌梅丸。或乌梅7个，苦楝树皮（白色、较薄而软的一层）6克，甘草6克，水煎，睡前服，小儿酌减。

5. 用于虚热消渴：乌梅味酸生津，故有生津止渴之功效。治虚热消渴，可单用煎服，或与天花粉、麦冬、人参等同用，如玉泉散。

6. 用于胆囊炎、胆结石：乌梅7个，五味子、四川金钱草各30克，水煎服。

7. 用于鸡眼、疣（鱼鳞子）：乌梅250克，用水煮烂，去核后浓煎成膏，加适量食盐、食醋调成稀糊，敷患处，每日1次。

8. 用于牛皮癣：乌梅500克，白糖少许。乌梅去核加水熬成膏状，每日3次，每次9克。

9. 用于脾虚久泻、脱肛不收：乌梅入药属酸涩收敛药，一般用于脾虚久泻、脱肛不收等症。

10. 治疗细菌性痢疾：取乌梅18克压碎，配合香附12克，加水150毫升文火煎熬，俟药液浓缩至50毫升时过滤，早晚分2次服。治疗50人，治愈48人。服药后大便恢复正常最短1天，最长5天；发热、恶心呕吐、腹痛，里急后重等症都在1～3天内消失；服药最短者2天，最长6天。治疗过程中未发现毒性反应，早期治疗效果较好。对个别病人加大剂量（乌梅、香附各1两）可以缩短疗程。

11. 治疗牛皮癣：取乌梅5斤水煎，去核浓缩成膏约1斤，每次服半汤匙（约3钱），每日3次，治疗12例，服药12～37天不等，基本治愈5例，显著好转4例。

现代应用

1. 皮肤瘙痒：乌梅能润肤止痒、抗过敏，对血虚风燥所致的皮肤瘙痒、瘾疹、顽癣等有很好的止痒作用。方用乌梅 6 克、生地黄 30 克、当归 12 克、赤芍 10 克、蝉蜕 6 克、益母草 15 克、川芎 5 克、白鲜皮 15 克、徐长卿 15 克，水煎服，每日 1 剂，10 剂为一疗程。

2. 糖尿病：乌梅、五味子、炙僵蚕各等份研末为丸，每次服 4 克，每日服 3 次，用药 1～3 周后“三多”症状可改善，血糖、尿糖可显著下降。

3. 胃酸缺乏：乌梅组方对慢性萎缩性胃炎所致的胃酸缺乏、食欲不振等症有很好的疗效。方用乌梅 6 克、木瓜 10 克、白芍 15 克、沙参 15 克、黄芪 20 克、太子参 12 克、莪术 6 克、绿萼梅 8 克、生麦芽 15 克、丹参 15 克、甘草 6 克，水煎服，每日 1 剂。

4. 慢性非特异性结肠炎：重用乌梅（一般不少于 30 克）对慢性非特异性结肠炎有一定疗效。方用乌梅 30 克、黄连 3 克、黄柏 9 克、细辛 3 克、花椒 6 克、干姜 6 克、桂枝 6 克、党参 10 克、当归 10 克、附子 6 克、白术 20 克、枸杞子 10 克、白花蛇舌草 30 克，水煎服，每日 1 剂，分 3 次服，一般 7 日可见效。

5. 神经衰弱：乌梅有除烦清热之功效，用于神经衰弱的治疗效果显著。方用乌梅 20 克、制附子 10 克、细辛 3 克、肉桂 6 克、黄连 6 克、琥珀 6 克、党参 15 克、干姜 15 克、茯苓 18 克、当归 12 克、酸枣仁 30 克、龙骨 20 克、牡蛎 30 克、大枣 10 枚，水煎服，每日 1 剂，一般 3 剂可见效。

6. 慢性肾炎：乌梅有助于肾小管上皮再生、增强肾小管重吸收的功能，可改善肾脏血液循环，促进肾脏功能恢复，对慢性肾炎引起的血尿、蛋白尿有效。方用乌梅炭、蝉蜕各 6 克，辨证加入其他中药，如玉屏风散合六味地黄汤等，每日 1 剂，水煎服。

7. 尖锐湿疣：用乌梅洗剂治疗尖锐湿疣收效明显。方用乌梅 15 克、马齿苋 60 克、蜂房 15 克、生薏米 30 克、紫草 20 克、生黄芪 15 克、枯矾 10 克，水煎外洗，1～2 周可见效。

8. 足跟痛：以乌梅煎汤加食醋，生铁热煅法治疗足跟痛取得良好止痛效果。方法：乌梅 200 克，加水 2000 毫升，水煎 40 分钟，过滤去渣，加食醋 200 毫升，用生铁块（300 克左右）烧红放入药液，2 分钟后取出。待药液温度适中，浸泡脚跟，每晚 1 次，每次 1 小时。一般 7 天可见效。

9. 霉菌性阴道炎：乌梅外洗，治疗霉菌性阴道炎疗效显著。方用乌梅 50 克、白鲜皮 15 克、贯众 30 克，根据临床辨证，还可在上方中加入龙胆泻肝汤。每剂药煎 2 次，每次取汁 200 毫升，每日洗 2 次，先熏后洗，再以带尾棉球浸药液（药液煎好后可先取出少许另存，以备浸棉球塞入用）后塞入阴道，

6 小时后取出棉球，每日 1 次。如能配合口服药，效果更好。乌梅口服剂量为 10～15 克。

10. 功能失调性子宫出血：单用乌梅或在辨证组方中加入乌梅，治疗功能失调性子宫出血常获良效。方用炒乌梅 30 克、人参 6 克、茯苓 15 克、木瓜 10 克、赤石脂 10 克、禹余良 10 克，水煎服，每日 1 剂。一般 2～3 剂可显效。

实用选方

1. 治疗尿血：乌梅烧存性，研末，醋糊丸，梧子大。每服四十丸，酒下。(《本草纲目》)

2. 治疗一切疮肉出：乌梅烧为灰，杵末敷上，恶肉立尽。(《刘涓子鬼遗方》)

3. 治疗小儿头疮、积年不差：乌梅肉烧灰细研以生油调涂之。(《太平圣惠方》)

食用禁忌

有实邪者忌服。感冒发热、咳嗽多痰、胸膈痞闷者忌食。菌痢、肠炎初期忌食。妇女正常月经期以及怀孕妇人产前、产后忌食之。忌与猪肉同食。

各家论述

1.《本经》：主下气，除热烦满，安心，肢体痛，偏枯不仁，死肌，去青黑痣、恶肉。

2.《别录》：止下痢，好唾口干。利筋脉，去痹。

3. 陶弘景：伤寒烦热，水渍饮汁。

4. 孟诜：大便不通，气奔欲死，以乌梅十颗，置汤中，须臾挼去核，杵为丸如枣大，纳下部，少时即通。擘破水渍，以少蜜相和，止渴。霍乱心腹不安，及痢赤、治疟方多用之。

5.《本草拾遗》：去痰，主疟瘴，止渴调中，除冷热痢，止吐逆。

6.《日华子本草》：除劳，治骨蒸，去烦闷，涩肠止痢，消酒毒，治偏枯皮肤麻痹，去黑点，令人得睡。又入建茶、干姜为丸，止休息痢。

7.《本草图经》：主伤寒烦热及霍乱躁渴，虚劳瘦羸，产妇气痢等方中多用之。

8.《用药心法》：收肺气。

9.《本草求原》：治溲血、下血、诸血证，自汗，口燥咽干。

10. 王好古：乌梅，能收肺气，治燥嗽，肺欲收，急食酸以收之。

11.《本草纲目》：乌梅、白梅所主诸病，皆取其酸收之义。惟张仲景治蛔厥乌梅丸，及虫里方中用者，取虫得酸即止之义，稍有不同耳。《医说》载曾鲁公痢血百余日，国医不能疗，陈应之用盐水梅肉一枚，研烂，合腊茶入醋服之，一啜而安。大丞梁庄肃公亦痢血，应之用乌梅、胡黄连、灶下土等份为末，茶调服亦效。盖血得酸即敛，得寒则止，得苦则涩故也。

12.《本草经疏》：梅实，即今之乌梅也，最酸。《经》曰：热伤气，邪客于胸中，则气上逆而烦满，心为之不安。乌梅味酸，能敛浮热，能吸气归元，故主下气，除热烦满及安心也。下痢者，大肠虚脱也；好唾口干者，虚火上炎，津液不足也；酸能敛虚火，化津液，固肠脱，所以主之也。其主肢体痛，偏枯不仁者，盖因湿气浸于经络，则筋脉弛纵，或疼痛不仁；肝主筋，酸入肝而养筋，肝得所养，则骨正筋柔，机关通利而前证除矣。

13.《本草新编》：乌梅，止痢断疟，每有速效。

14.《本草求真》：乌梅，酸涩而温，似有类于木瓜，但此入肺则收，入肠则涩，入筋与骨则软，入虫则伏，入于死肌、恶肉、恶痣则除，刺入肉中则拔，故于久泻久痢，气逆烦满，反胃骨蒸，无不因其收涩之性，而使下脱上逆皆治。且于痈毒可敷，中风牙关紧闭可开，蛔虫上攻眩仆可治，口渴可止，宁不为酸涩收敛之一验乎。不似木瓜功专疏泄脾胃筋骨湿热，收敛脾肺耗散之元，而于他症则不及也。但肝喜散恶收，久服酸味亦伐生气，且于诸症初起切忌。

15.《品汇精要》：梅，木似杏而枝干劲脆，春初时开白花，甚清馥，花将谢而叶始生，二月结实如豆，味酸美，人皆啖之。五月采将熟大于杏者，以百草烟熏至黑色为乌梅，以盐淹暴干者为白梅也。

16.《随息居饮食谱》：梅，生时宜蘸盐食，温胆生津，孕妇多嗜之，以小满前肥脆而不带苦者佳。多食损齿，生痰助热，凡痰嗽、疳膨、痞积、胀满、外感未清，女子天癸未行，及妇女汛期、产前、产后、痧痘后并忌之。

相关故事

元朝末年，朱元璋曾是个卖乌梅的小商贩，那时瘟疫横行，朱元璋也不幸被感染了，一病不起。当他挣扎着去库房取乌梅时，忽然闻到了乌梅的阵阵酸气，马上就感觉精神振作了许多。于是，他便以乌梅为主料，搭配山楂、甘草两味中药加水煮成汤，每天服用，过了几天，他的瘟疫竟然奇迹般痊愈了。从此，朱元璋改卖可以祛除瘟疫的酸梅汤了，人们纷纷购买，朱元璋也得以迅速致富，为他后来起兵反元奠定了经济基础。朱元璋称帝后，仍对酸梅汤情有独钟，酸梅汤于是也成了明朝宫廷里的日常养生保健饮品。不久，民间还出现了专营酸梅汤的店铺。酸梅汤行业更把朱元璋奉为祖师爷。

10. 木瓜 *Chaenomeles speciosa* (*Sweet*) *Nakai*

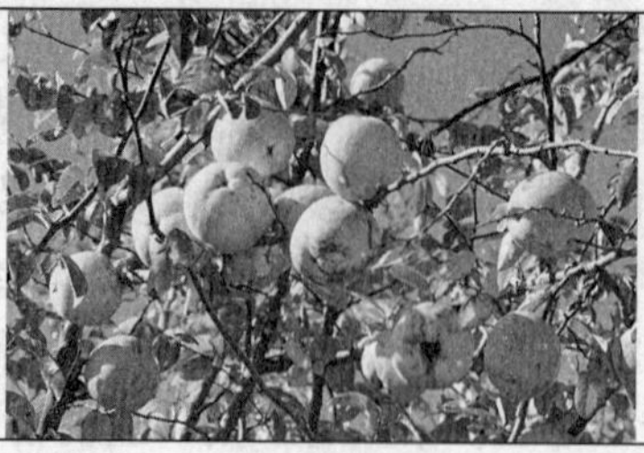

药材概述

木瓜为蔷薇科木瓜属植物贴梗海棠的近成熟果实。木瓜为落叶灌木，株高 2 ~ 3 米。枝常具刺；单叶互生，椭圆形，缘具齿；花色白、粉、红，花期 3 ~ 5 月；梨果，果期 9~10 月。托叶肾形，果贴梗而生，具芳香，可识别。喜光，耐瘠薄，较耐寒。

药材性味

【药名】木瓜

【英文名】Fructus chaenomelis

【别名】贴梗海棠、皱皮木瓜。

【来源】蔷薇科木瓜属植物贴梗海棠的近成熟果实。

【性味】味酸，性温。

【归经】归肝、脾经。

【功效】平肝舒筋，和胃化湿。

【主治】湿痹拘挛，腰膝关节酸重疼痛，吐泻转筋，脚气水肿。

【用法用量】内服：煎汤，6 ~ 9 克；或入丸、散。外用：煎水熏洗。

【产地】主产于中国西南、华中、华东地区。

采制、炮制与贮藏

【采制】一般于初熟期采摘比 10 月采摘更为合适，如果过早的话，水分多就味道淡；太晚容易果质松泡，品质就不高。

【炮制】晒干或炮干。

【贮藏】置于通风干燥处，防潮，防蛀。

现代研究

【性状鉴别】本品长圆形，多纵剖成两半，长 4 ~ 9 厘米，宽 2 ~ 5 厘米，厚1～2.5厘米。外表面紫红色或红棕色，有不规则的深皱纹；剖面边缘向内卷曲，果肉红棕色，中心部分凹陷，棕黄色；种子扁长三角形，多脱落。质坚硬。气微清香，味酸。

【化学成分】木瓜果实含苹果酸、酒石酸、枸橼酸、齐敦果酸、熊果酸、皂苷、黄酮类、鞣质、果胶、维生素C等。

【提取工艺】（1）水提：将粉碎过40目筛药用木瓜粉末100克加水1000毫升，用慢火煮3小时，重复2次，使三萜皂苷溶于水中，合并滤液并浓缩成浸膏500毫升。（2）水解：将500毫升浓缩液加入浓硫酸25毫升，使浓硫酸的浓度变为5%，加热水解3小时，水解温度为100℃，将三萜皂苷变为皂苷元，过滤，热水洗滤出水解液中的单糖、多糖、鞣质、有机酸等水溶物。

药理作用

1. 对肝脏的作用：木瓜冲剂能减轻大鼠皮下注射四氯化碳引起的肝细胞脂变及肝细胞坏死，防止肝细胞肿胀和气球样变，能促进肝细胞的修复。

2. 抗菌作用：木瓜有较强的抗菌作用，对多种肠道菌和葡萄球菌有显著抑制作用，对肺炎双球菌和结核杆菌亦有明显抑制作用。

3. 其他作用：木瓜能减缓细胞的生长，降低巨噬细胞的吞噬作用。其抗癌的有效成分为有机酸。

临床应用

1. 用于风湿痹痛、筋脉拘挛、脚气肿痛。木瓜有较好的舒筋活络作用，且能化湿，为治风湿痹痛所常用，筋脉拘挛者尤为要药。如木瓜煎，治筋急项强，不可转侧，即以本品配乳香、没香、生地。治脚气肿痛，冲心烦闷，常与吴茱萸、槟榔等配伍。

2. 用于吐泻转筋。木瓜治此症，一则使湿浊得化，中焦调和；二则舒筋活络，使吐利过多而致的足腓挛急得以缓解。如蚕矢汤治疗此症，即以本品与薏米、蚕沙、黄连、吴茱萸等同用。此外，本品有消食作用，可用于消化不良。

常用选方

1. 治吐泻转筋：（1）木瓜一枚（大者，四破），陈仓米一合。以水二大盏，煎至一盏半，去滓，时时温一合服之。（《圣惠方》）（2）木瓜汁一盏，木香末一钱匕。上二味，以热酒调下，不拘时。（《圣济总录》）（3）木瓜干一两，吴茱萸半两（汤七次），茴香一分，甘草（炙）一钱。上锉为散，每服四大钱，水一盏半，姜三片，紫苏十叶，煎七分，去滓，食前服。（《三因方》木瓜汤）

2. 止吐：木瓜（末）、麝香、腻粉，木香（末）、槟榔（末），各一字。上同研，面糊丸，如小黄米大，每服一二丸，甘草水下，无时服。(《小儿药证直诀》木瓜丸）

3. 治泻不止：米豆子二两，木瓜、干姜、甘草各一两。为细末，每服二钱，米饮调，不以时。(《鸡峰普济方》木瓜汤）

4. 治风湿客搏，手足腰膝不能举动：木瓜一枚，青盐半两。上用木瓜去皮脐，开窍填吴茱萸一两，去枝，将线系定，蒸热细研，入青盐半两，研令匀，丸梧桐子大，每服四十丸，茶酒任下，以牛膝浸酒服之尤佳。食前。(《杨氏家藏方》水瓜丸）

5. 治腰痛，补益壮筋骨：牛膝二两（温酒浸，切，焙），木瓜一枚（去顶、穰，入艾叶一两蒸熟），巴戟（去心）、茴香（炒）、木香各一两，桂心半两（去皮）。上为细末，入熟木瓜并艾叶同杵千下，如硬，更下蜜，丸如梧子大，每服二十丸，空心盐汤下。(《御药院方》木瓜丸）

6. 治脚膝筋急痛：煮木瓜令烂，研作浆粥样，用裹痛处，冷即易，一宿三、五度，热裹便差。煮木瓜时，入一半酒同煮之。(《食疗本草》)

7. 治筋急项强，不可转侧：宣州木瓜二个（取盖去穰），没药二两（研），乳香一两（研）。上二味纳木瓜中，用盖子合了，竹签定之，饭上蒸三、四次，烂，研成膏子，每服三、五匙，地黄酒化下（生地黄汁半盏，无灰上酝二盏和之，用八分一盏，热暖化膏）。(《本事方》水瓜煎）

8. 治一切脚气，腿膝疼痛：花木瓜一个（切下顶作盖，去穰），附子一只，炮去皮，晒，为细末。上将附子末安在木瓜内，再以熟艾实之，将顶盖之，用竹签签定，复以麻线缚之。用米醋不拘多少，于瓷器内煮烂，石器中烂研为膏，即用二、三只碗，以匙摊于碗内，自看厚薄得所，连碗覆于焙笼上慢火焙，时时以手摸，如不沾手，以匙抄转依前摊开，勿令面上焦干，恐成块子，如此数次，看干湿得所，方可为丸，空心用温酒送下三、五十丸。(《魏氏家藏方》木瓜丸）

9. 治干脚气，痛不可忍者：干木瓜一个，明矾一两，煎水，乘热熏洗，(《奇效良方》)

10. 治湿脚气，上攻心胸，壅闷痰逆：木瓜一两（干者），陈橘皮一两（汤浸，去白瓤，焙），人参一两（去芦头），桂心半两，丁香半两，槟榔二两。上件药，捣罗为末，炼蜜和捣三、二百杵，丸如梧桐子大，每服不计时候，以生姜汤下三十丸。(《圣惠力》木瓜丸）

各家论述

1. 李杲：木瓜，气脱能收，气滞能和。

2.《本草纲目》：木瓜所主霍乱吐利转筋、脚气，皆脾胃病，非肝病也。肝虽主筋，而转筋则由湿热、寒湿之邪袭伤脾胃所致，故筋转必起于足腓，腓及宗筋皆属阳明。木瓜治转筋，非益筋也，理脾而伐肝也，土病则金衰而木盛，故用酸温以收脾胃之耗散，而借其走筋以平肝邪，乃土中泻木以助金也。木平则土得令而金受荫矣。

3.《本草正》：木瓜，用此者用其酸敛，酸能走筋，敛能固脱，得木味之正，故尤专入肝益筋走血。疗腰膝无力，脚气，引经所不可缺，气滞能和，气脱能固。以能平胃，故除呕逆、霍乱转筋，降痰，去湿，行水。以其酸收，故可敛肺禁痢，止烦满，止渴。

4.《本草新编》：木瓜，但可臣、佐、使，而不可以为君，乃入肝益筋之品，养血卫脚之味，最宜与参、术同施，归、熟（地）并用。

5.《得配本草》：血为热迫，筋转而痛，气为湿滞，筋缓而软，木瓜凉血收脱，故可并治。

6.《本草求真》：木瓜，酸涩而温，止属收敛之品，何书备着其功曰理脾、舒筋、敛肺？缘暑湿伤人，挥霍撩乱，吐泻交作，未有不累脾胃而伤元气，损营卫而败筋骨。木瓜气味酸涩，既于湿热可疏，复于损耗可敛，故能于脾有补，于筋可舒，于肺可敛，岂真肺胃虚弱，可为常用之味哉？然使食之太过，则又损齿与骨及犯癃闭，以其收涩甚而伐肝极，奈人仅知理脚，而不审其虚实妄投，殊为可惜。陈者良。

7.《雷公炮炙论》：调营卫，助谷气。

8.《别录》：主湿痹邪气，霍乱大吐下，转筋不止。

9.《食疗本草》：治呕啘风气，吐后转筋，煮汁饮之。

10.《本草拾遗》：下冷气，强筋骨，消食，止水痢后渴不止，作饮服之。又脚气冲心，取一颗去子，煎服之，嫩者更佳。又止呕逆，心膈痰唾。

11.《海药本草》：敛肺和胃，理脾伐肝，化食止渴。

相关故事

安徽广德顾安中外出，偶然腿脚肿痛，不能行走，只好乘船回家。在船上，他将两脚放在一包装货的袋子上，下船时突然发现自己腿脚肿痛竟然好了许多，感到十分惊奇，就问船家袋中装的是何物？船家回答是木瓜。

顾安中回家后，就买了一些木瓜切片，装于袋中，每日将脚放在上面，不久，他患的腿脚肿痛病就痊愈了。

11. 火麻仁 *Cannabis sativa L.*

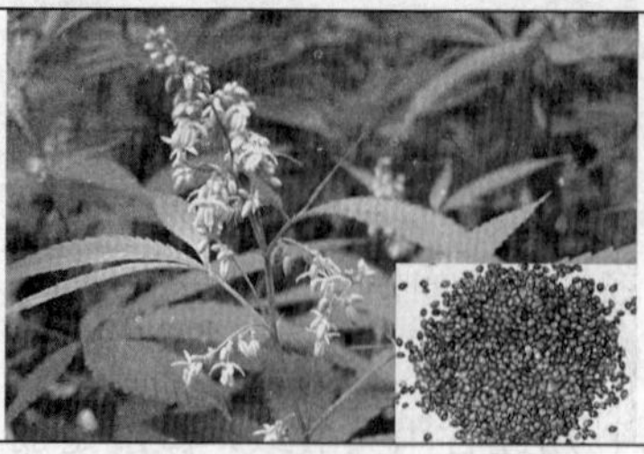

药材概述

火麻仁为桑科植物大麻的干燥成熟果实。火麻在中国大部分地区有栽培，喜温暖湿润气候，对土壤要求不严。大麻为一年生草本，高 1～3 米。茎直立，表面有纵沟，密被短柔毛，皮层富纤维，基部木质化。掌状叶互生或下部对生，全裂，裂片 3～11 枚，披针形至条状披针形，两端渐尖，边缘具粗锯齿，上面深绿色，有粗毛，下面密被灰白色毡毛；叶柄长 4～15 厘米，被短绵毛；托叶小，离生，披针形。花单性，雌雄异株；雄花序为疏散的圆锥花序，顶生或腋生；雄花具花被片 5，雄蕊 5，花丝细长，花药大；雌花簇生于叶腋，绿黄色，每朵花外面有一卵形苞片，花被小膜质，雌蕊 1；子房圆球形，花柱呈二枝。果卵圆形，长 4～5 毫米，质硬，灰褐色，有细网状纹，为宿存的黄褐色苞片所包裹。花期 5～6 月，果期 7～8 月。

药材性味

【药名】火麻仁

【英文名】Fructus Cannabis，Hemp Seed

【别名】大麻仁、火麻、线麻子。

【来源】桑科植物大麻的干燥成熟果实。

【性味】甘，平。

【归经】归脾、胃、大肠经。

【功效】润燥滑肠通便。

【主治】血虚津亏，肠燥便秘。

【用法用量】内服：煎汤，10～15 克；或入丸，散。外用：适量，捣敷或煎水洗。

【产地】黑龙江、辽宁、吉林、四川、甘肃、云南、江苏、浙江等地。

采制、炮制与贮藏

【采制】秋季果实成熟时采收，除去杂质，晒干。

【炮制】除去杂质及果皮。炒火麻仁：取净火麻仁，照清炒法炒至微黄色并有香气。

【贮藏】置于阴凉干燥处，防热，防蛀。

现代研究

【性状鉴别】（1）火麻仁：呈扁椭圆形，表面灰绿或灰褐色，具光泽样，种仁乳白色，富油性。味淡。（2）炒火麻仁：淡黄色，微具焦香气。

【化学成分】大麻种子含脂肪油约 30%。榨出的新油，绿黄色，经久则变褐黄色；碘价为 140 ~ 170（通常为 150 ~ 166），属于干性油。油的脂肪酸，饱和的为 4.5% ~ 9.5%；不饱和的脂肪酸中，油酸约为 12%，亚油酸 53%，亚麻酸 25%。油中含一些大麻酚、植酸钙镁。种子含胡卢巴碱及 dl-异白氨酸甜菜碱；此外含麻仁球朊酶及蛋白质等。另含微量生物碱，有毒蕈碱、葫芦巴碱、胆碱等。并含有葡萄糖醛酸、甾醇、卵磷脂及维生素 E_2、维生素 B_1 等。

【提取工艺】冷榨法提取火麻仁油：称取 330 克去壳火麻仁于 50℃恒温箱中干燥一定时间，调节入榨水分至 4.5%。然后从中取 300 克分装于自封袋中，置于 59℃恒温箱中保温 1 小时，迅速用医用脱脂纱布包扎，称量火麻仁和纱布总质量。再迅速放入小型香油液压压榨机进行压榨，压榨压力为 40MPa，压榨时间为 36 分钟，压榨完成后称量纱布和饼粕的总质量，得出该方法火麻仁油的提取率为 82.74%，产率为 24.8%。其中不饱和脂肪酸（亚油酸、亚麻酸、油酸、花生四烯酸、棕榈油酸等）总含量高达 89.80%。

药理作用

1. 缓泻作用：本品能刺激肠黏膜，使分泌增加，蠕动加快，减少大肠吸收水分，有泻下作用。因其含脂肪油较多，故为润滑性泻药。

2. 降血压作用：高血压病人试验服用火麻仁乳剂 4 周，血压由 18.62/13.3kPa（140/100mmHg）降至 15.9/10.6kPa（120/80mmHg），继续给予维持量 5 ~ 6 周，血压稳定于 15.295/10.64kPa（115/80mmHg），且无不良反应。

毒副作用

误食一定数量之火麻仁（炒熟者），可发生中毒。临床症状表现为恶心、呕吐、腹泻、四肢发麻、烦躁不安、精神错乱、手舞足蹈、脉搏增速、瞳孔散大、昏睡以致昏迷。解救方法：经洗胃、补液及一般对症治疗，均在 1 ~ 2 天内症状先后消失而愈，无 1 例死亡。

药用禁忌

畏牡蛎、白薇，恶茯苓。

多食损血脉，滑精气，妇人多食发带疾。肠滑者尤忌。

常用配方

1. 治伤寒趺阳脉浮而涩，浮则胃气强，涩则小便数，浮涩相搏，大便则硬，其脾为约：麻子仁二升，芍药半斤，枳实半斤（炙），大黄一斤（去皮），厚朴一尺（炙，去皮），杏仁一升（去皮，炙、熬，别作脂）。上六味，蜜和丸，如梧桐子大。饮服十丸，日三服，渐加，以知为度。(《伤寒论》麻子仁丸）

2. 治大便不通：研麻子，以米杂为粥食之。(《肘后方》)

3. 治虚劳，下焦虚热，骨节烦疼，肌肉急，小便不利，大便数少，吸吸口燥少气：大麻仁五合，研，水二升，煮去半分，服。(《外台》)

4. 治产后郁冒多汗，便秘：紫苏子、大麻仁各半合，净洗，研极细，用水再研，取汁一盏，分二次煮粥喂之。此粥不惟产后可服，大抵老人、诸虚人风秘，皆得力。(《本事方》麻子苏子粥）

5. 治大渴，日食数斗，小便赤涩者：麻子一升，水三升，煮三、四沸，取汁饮之。(《肘后方》)治五淋，小便赤少，茎中疼痛：冬麻子一升，杵研，滤取汁二升，和米三合，煮粥，着葱、椒及熟煮，空心服之。(《食医心镜》)

6. 治脚气肿渴：大麻子熬令香，和水研，取一大升，别以三大升水煮一大升赤小豆，取一升汁，即纳麻汁，更煎三、五拂，渴即饮之，冷热任取，饥时啖豆亦佳。(《外台》)

7. 治风水腹大，脐腰重痛，不可转动：冬麻子半升，碎，水研滤取汁，米二合，以麻子汁煮作稀粥，着葱、椒、姜、豉，空心食之。(《食医心镜》)治骨髓风毒疼痛，不可运动者：大麻仁水中浸取沉者一大升，漉出曝干，炒，待香热，即入木臼捣极细如白粉，平分为十帖。每用一帖，取无灰酒一大瓷汤碗研麻粉，旋滤取白酒，直令麻粉尽，余壳即去之，都合酒一处，煎取一半，待冷热得所，空腹顿服，日服一帖。(《箧中方》大麻仁酒）

8. 治白痢：麻子汁，煮取绿豆，空腹饱服。(孟诜《必效方》)治小儿赤白痢，体弱不堪，困重者：麻子一合，炒令香熟，末服 5 克，蜜、浆水和服。(《子母秘录》)

9. 治妇人月水不利，或至两三月、半年、一年不通者：桃仁二升，麻仁二升，合捣，酒一斗，渍一宿，服一升，日三夜一。(《肘后方》)

10. 治产后血不去：麻子五升，捣，以酒一斗渍一宿，明旦去滓，温服一升，先食服，不瘥，夜服一升。忌房事一月，将养如初产法。(《千金方》麻子酒)

11. 治妊娠损动后腹痛：冬麻子一升，杵碎熬，以水二斗，煮取汁，热沸，分为三、四服。(《食医心镜》)

12. 治寸白由：吴茱萸细根一把（熟捣），大麻子三升（熬，捣末）。上二味，以水三升和搦取汁，旦顿服之，至巳时，与好食令饱，须臾虫出，不瘥，明旦更合服之，不瘥，三日服。(《千金方》)

13. 治呕逆：麻仁三合，熬，捣，以水研取汁，着少盐吃。(《近效方》)

14. 治小儿头面疮疥：麻子五升末之，以水和绞取汁，与蜜和敷之。(《千金方》)

15. 治小儿疳疮：捣麻子敷之，日六七度。(《子母秘录》)

16. 治金疮腹中瘀血：大麻子三升，大葱白二十枚。各捣令熟，着九升水，煮取一升半，顿服之。若血出不尽，腹中有脓血，更合服，当吐脓血耳。（二物汤）

17. 治瘭疽着手足肩背，忽发累累如赤豆，剥之汁出者：麻子熬作末，摩上良。

18. 治赤流肿丹毒：捣大麻子水和敷之。(《千金方》)

19. 治汤火伤：火麻仁、黄柏、黄栀子，共研末，调猪脂涂。(《四川中药志》)

20. 治聤耳，脓水不止：麻子一合，花臙脂一分。都研为末，满耳塞药，以绵轻拥。(《圣惠方》)

食疗选方

1. 火麻仁酒：火麻仁 150 克，研为细末。用米酒 500 克浸泡，酌量服。源于《外台秘要》。本方取火麻仁补脾以利湿，米酒可以增强其滋养作用和药力。可用作脚气病的辅助治疗。

2. 麻仁苏子粥：火麻仁 15 克，紫苏子 10 克，粳米适量。前二者加水研磨，取汁分两次煮粥食。源于《本事方》。火麻仁与紫苏子均能润肠通便，故配用以增强疗效。用于妇女产后头昏、多汗、大便秘结；或老人、虚弱人之血虚津亏，肠燥便秘。《肘后方》将火麻仁研烂，同米煮粥食，治肠燥便秘，其意与本方同。

3. 火麻仁凉茶：将火麻仁和芝麻用慢火炒到金黄色后放入搅拌机，加水打成幼滑后，用纱布隔渣，再将火麻仁汁加糖调味后，煮滚就可以饮用了。火麻仁不能服用过量，否则会有中毒可能。

各家论述

1.《伤寒明理论》:《内经》曰，脾欲缓，急食甘以缓之。麻仁、杏仁润物也。《本草》曰，润可去枯。脾胃干燥，必以甘润之物为之主。

2.《本草经疏》: 麻子，性最滑利。甘能补中，中得补则气自益，甘能益血，血脉复则积血破，乳妇产后余疾皆除矣。风并于卫，则卫实而荣虚，荣者，血也、阴也。《经》曰，阴弱者汗自出。麻仁益血补阴，使调和，风邪去而汗自止也。逐水利小便者，滑利下行，引水气从小便而出也。

3.《药品化义》: 麻仁，能润肠，体润能去燥，专利大肠气结便闭。凡老年血液枯燥，产后气血不顺，病后元气未复，或禀弱不能运行皆治。大肠闭结不通，不宜推荡，亦不容久闭，以此同紫菀、杏仁润其肺气，滋其大肠，则便自利矣。

4.《本草述》: 麻子仁，非血药而有化血之液，不益气而有行气之用，故于大肠之风燥最宜。麻仁之所疗者风，然属血中之风，非漫治风也，而其所以疗风者，以其脂润而除燥，盖由于至阳而宣至阴之化，非泛泛以脂润为功也。

5.《本草思辨录》: 仲景麻仁丸证，是脾受胃强之累而约而不舒。于是脾不散精于肺，肺之降令亦失，肺与脾胃俱困而便何能下。麻仁甘平滑利，柔中有刚，能入脾滋其阴津，化其燥气。但脾至于约，其中之坚结可知，麻仁能扩之不能破之，芍药乃脾家破血中之气药，合施之而脾其庶几不约矣乎。夫脾约由于胃强，治脾焉得不兼治胃，胃不独降，有资于肺，肺亦焉得不顾，故又佐以大黄、枳、朴攻胃，杏仁抑肺，病由胃生，而以脾约标名者，以此为太阳阳明非正阳阳明也。兼太阳故小便数，小便数故大便难，治法以起脾阴化燥气为主。燥气除而太阳不治自愈，故麻仁为要药。

6.《本经》: 补中益气。

7.《别录》: 主中风汗出，逐水，利小便，破积血，复血脉，乳妇产后余疾。

8.《药性论》: 治大肠风热结涩及热淋。

9.《唐本草》: 主五劳。

10.《食疗本草》: 取汁煮粥，去五脏风、润肺。治关节不通、发落，通血脉。

11.《本草拾遗》: 下气，利小便，去风痹皮顽，炒令香捣碎，小便浸取汁服；妇人倒产吞二七枚。

12.《日华子本草》: 补虚劳，长肌肉，下乳，止消渴，催生。治横逆产。

13.《本草纲目》: 利女人经脉，调大肠下痢；涂诸疮癞，杀虫；取汁煮粥食，止呕逆。

14.《分类草药性》：治跌打损伤，去瘀血，生新血。

相关故事

在世界五大长寿村之一的广西巴马长寿村，沿袭着这样一个习俗：当有客人来到家中做客时，主人会亲自捧出一碗“火麻汤”，以供客人享用。火麻汤在巴马又被称为“长寿汤”，是最具特色的传统食品。火麻汤富含多种营养成分，而不饱和脂肪酸是其发挥功效的关键因素。经常食用，可以起到心脑血管保健的作用。它能提高心力储备、润肠通便，以达到延缓衰老的目的，是巴马当地人得以保持年轻外表与健康体态的一大关键因素。

12. 代代花 *Citrus aurantium L.var.amara Engl.*

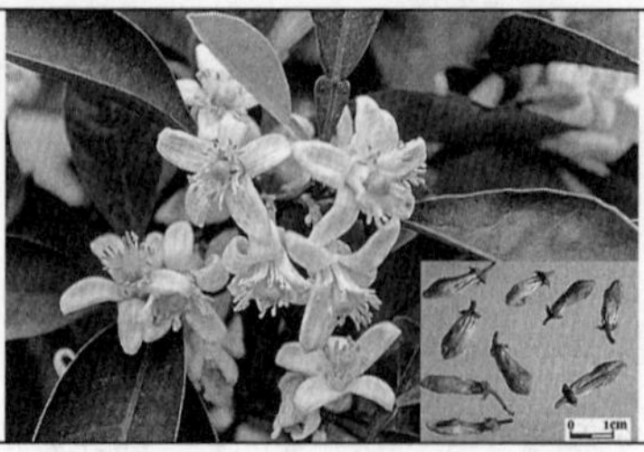

药材概述

代代花属芸香科柑橘属植物。它绿叶婆娑，金果悬垂，是家养花卉中难得的佳品。代代果实初呈深绿色，成熟后显橙黄色，不脱落至翌年春夏又变成青绿色，故有“回青橙”之称。如养护得法，果实可宿存到第三年，故又名“代代”。常绿小乔木，枝疏生短棘刺，嫩枝有棱角。叶椭圆形至卵状椭圆形，长 5～10 厘米，宽 2.5～5 厘米；叶柄长 2～2.5 厘米，叶翼倒心形。花总状花序；花萼 5 裂，裂片卵圆形；花白色，花瓣 5，长 2～2.5 厘米；雄蕊 21～24，常 3～5 枚结合。果实扁圆形，直径 7～8 厘米，不芳香。花期 5～6 月，果成熟期 12 月。

药材性味

【药名】代代花

【英文名】Flos Citri Aurantii

【别名】回青橙、玳玳。

【来源】芸香科柑橘属植物代代花的花蕾，果实地方常用作枳壳。

【性味】性微寒，味苦、酸。

【功效】行气宽中，消食，化痰。

【主治】胸腹闷胀痛，食积不化，痰饮，脱肛。

【用法用量】一般用量三分至一钱，煎服。

【产地】分布于中国南部各地，浙江、江苏、广东、贵州等地有栽培。

采制与贮藏

【采制】7～8 月摘取未成熟的绿色果实，自中部横切为两半，晒干或烘干。

【贮藏】置于通风干燥处，防潮，防蛀。

现代研究

【性状鉴别】加工后药材呈半球形，直径 3～4 厘米；表面绿黄色或灰黄棕色，有网状皱纹，果柄基有残存宿萼；外层果皮厚 0.5～1 厘米，略向外翻，瓤囊 9～11 瓣，每瓣有未熟种子 1 至数粒，中轴宽 4～8 毫米。味苦酸。

【化学成分】含挥发油，主要为柠檬烯，并含癸醛、壬醛、十二烷酸、乙酸芳樟酯、乙酸橙花酯、乙酸牻牛儿酯；另含橙皮苷、新橙皮苷等。

【提取工艺】（1）回流法提取代代花挥发油：将代代花粉碎，过 50 目筛，称取 50 克原料，将其倒入 1000 毫升锥形瓶中，加入 400 毫升乙酸乙酯，于 80℃回流提取 4 小时。将溶液抽滤，真空浓缩至无液滴流出，所得挥发油产率为 2.18%。（2）超声法提取代代花挥发油：分别取与回流法中等量的原料和乙酸乙酯，将锥形瓶置于超声仪中，超声功率为 100W，于 25℃超声 20 分钟。待提取完毕后，重复抽滤 3 次，合并滤液，真空浓缩至无液滴流出，所得挥发油产率为 2.34%。

药理作用

代代花全草都含有强心苷和非强心苷的多种成分，具有强心、利尿、镇静及减慢心率的功能，能降低神经系统的兴奋性和脊髓反射机能亢进，用于急性病和慢性心功能不全。主治充血性心力衰竭、心脏性水肿和心房纤维性颤动，与溴化银的合用能加强对癫痫病的治疗作用。

各家论述

1.《饮片新参》：理气宽胸，开胃止呕。

2.《福建药物志》：理气宽胸，开胃解酒。主治食欲不振，食后胀闷，恶心呕吐，酒醉。

3.《浙江药用植物志》：疏肝利气，止痛。主治气郁不舒，胃脘作痛，脘腹胀满。

13. 玉竹 *Polygonatum odoratum*（*Mill.*）*Druce*

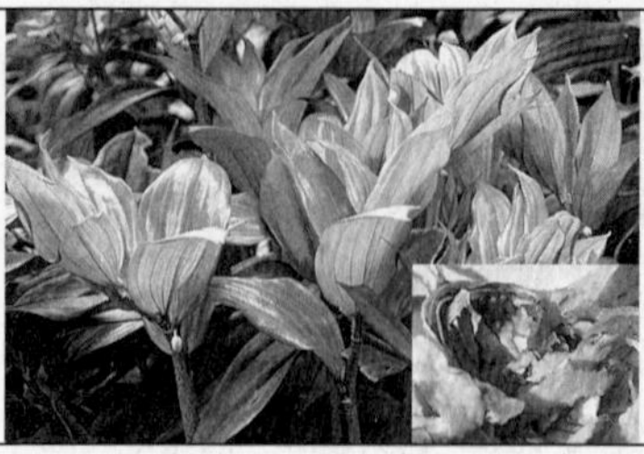

药材概述

玉竹为百合科多年生草本植物。根茎横走，肉质黄白色，密生多数须根。叶面绿色，下面灰色。花腋生，通常 1～3 朵簇生。根状茎圆柱形，直径 5～14 毫米。茎高 20～50 厘米，具 7～12 叶。叶互生，椭圆形至卵状矩圆形，先端尖，下面带灰白色，下面脉上平滑至呈乳头状粗糙。花序具 1～4 花（在栽培情况下，可多至 8 朵），总花梗（单花时为花梗）长 1～1.5 厘米，无苞片或有条状披针形苞片；花被黄绿色至白色，花被筒较直；花丝丝状，近平滑至具乳头状突起，花药长约 4 毫米；子房长 3～4 毫米，花柱长 10～14 毫米。浆果蓝黑色，直径 7～10 毫米，具 7～9 颗种子。花期 5～6 月，果期 7～9 月。

药材性味

【药名】玉竹

【英文名】Rhizoma Polygonati Odorati，Fragrant Solomonseal Rhizome

【别名】萎（《神农本草经》）、地管子（河北）、尾参（湖北）、铃铛菜。

【来源】百合科植物玉竹的根茎。

【性味】味甘，性平。

【归经】归肺、胃经。

【功效】滋阴润肺、养胃生津。

【主治】燥咳，劳嗽，热病阴液耗伤之咽干口渴，内热消渴，阴虚外感，头昏眩晕，筋脉挛痛。

【用法用量】内服：煎汤，6～12 克；熬膏、浸酒或入丸、散。外用：适量，鲜品捣敷或熬膏涂。

【产地】黑龙江、吉林、辽宁、河北、山西、内蒙古、甘肃、青海、山东、河南、湖北、湖南、安徽、江西、江苏、台湾及福建等地。

采制、炮制与贮藏

【采制】于栽后第三年的 8～9 月收获，割去茎叶，挖取根茎，抖去泥沙，晒或焙到发软时，边搓揉边晒，反复数次，至柔软光滑，无硬心、色黄白时晒干。有的地区，将鲜玉竹蒸透，边晒边搓，揉至软而透明时，晒干。

【炮制】除去杂质，洗净，润透，切厚片或段，干燥。

【贮藏】置于通风干燥处，防霉，防蛀。

现代研究

【性状鉴别】该品呈长圆柱形，略扁，少有分枝，长 4～18 厘米，直径 0.3～1.6 厘米。表面黄白色或淡黄棕色，半透明，具纵皱纹及微隆起的环节，有白色圆点状的须根痕和圆盘状茎痕。质硬而脆或稍软，易折断，断面角质样或显颗粒性。气微，味甘，嚼之发黏。

【化学成分】根状茎含玉竹黏多糖，由 D－果糖，D－甘露糖，D－葡萄糖及半乳糖醛酸所组成，摩尔比为 6 ∶ 3 ∶ 1 ∶ 1.5；玉竹果聚糖 A，B，C，D，糖的组成为果糖（%）：葡萄糖（%）（97.5 ∶ 2.6，96.2 ∶ 3.8，95.3 ∶ 4.8，90.4 ∶ 9.6），氮杂环丁烷－2－羧酸。还含黄精螺甾醇等系列甾族化合物。

【提取工艺】（1）玉竹多糖的提取：将玉竹原材料切片，烘干，粉碎。取 10 克玉竹粉，溶于 15 倍重量的水中，于 70℃回流提取 1 小时。然后离心分离，将滤液浓缩后再加入乙醇，待产物充分析出后，离心取沉淀。再分别用石油醚和丙酮沉淀，将所得沉淀溶于水，离心，取上清液，得多糖水溶液。玉竹多糖的提取率为 8.13%。（2）玉竹总皂苷的提取：取玉竹粗粉 2 克，置于烧瓶中，向烧瓶中加入 80% 乙醇 120 毫升，浸泡 30 分钟。然后在 60℃下超声 30 分钟（重复一次），合并滤液回收乙醇至干，得玉竹总皂苷粗提物。将粗提物用 3mol/L 的盐酸溶液 50 毫升溶解，定量转移至烧瓶中，加热回流水解 1 小时，冷却，用石油醚（60～90℃）萃取 5 次，每次 30 毫升，合并石油醚液，水洗至中性，回收石油醚至干。再加适量三氯甲烷溶解，定量转移至 50 毫升容量瓶中，用三氯甲烷定容摇匀，得玉竹总皂苷元。玉竹总皂苷的提取率为 0.5878%。

药理作用

1. 对心脏的作用：玉竹煎剂和酊剂小剂量可使离体蛙心搏动迅速增强，大剂量则使心跳减弱甚至停止。有报告认为，玉竹对心脏的作用与其中所含的铃兰苦苷、铃兰苷有关。

2. 对血压的作用：玉竹茎叶浸剂、煎剂等（品种未注明）对家兔和犬均有短暂的降压作用，切断两侧迷走神经及注射阿托品后，降压作用有所减弱。

3. 对血糖的影响：口服玉竹浸膏，则血糖先升后降，对肾上腺素引起的高血糖有显著的抑制作用，对葡萄糖、四氧嘧啶引起的大鼠高血糖也有抑制作用。

4. 对血管的作用：以玉竹煎剂对蛙全身及下肢灌流时，可使血管收缩。玉竹煎剂对小白鼠离体子宫略有刺激作用，对其肠管活动则先增强，而后逐渐弛缓，蠕动减弱。

5. 降血脂的作用：玉竹煎剂灌胃，对实验性高脂血症家兔的甘油三酯、胆固醇及 β-脂蛋白有降低作用。

临床应用

治疗心力衰竭：以玉竹为主，治疗风湿性心脏病、冠状动脉粥样硬化性心脏病、肺源性心脏病等引起的Ⅱ～Ⅲ型心力衰竭5例，服药后分别在5～10天内心衰得到控制。其中3例对洋地黄过敏，服用少量即出现明显的洋地黄过量反应，改用玉竹治疗后，心衰控制，未发生不良反应。用法：玉竹5钱，每日1剂，水煎服。5例均停用洋地黄，仅配合应用氨茶碱及双氢克尿塞。

制药应用

1. 玉竹膏：取玉竹500克，玉竹酌予碎断，加水煎煮3次，取滤液浓缩至清膏。另取蔗糖500克制成糖浆，加入清膏，搅匀，继续浓缩至稠膏，约制成1100克。本品为棕红色黏稠液体，具有玉竹香气，味甜。功能：补中益气，润肺生津。用于热病伤津、咽干口渴、肺痿干咳、气虚食少。口服，每次15克，每日2次。（《湖南省药品标准》1982）

2. 五竹冲剂（玉竹晶）：玉竹500克。取玉竹加水煎煮2次，合并煎液，滤过，滤液浓缩至相对密度约为1.30（热测）的清膏，加入蔗糖500克，混匀，制颗粒，干燥，约制成600克，分装每袋20克。本品为浅黄色的颗粒，气微香，味甜。功能：补中益气，润肺生津。用于热病伤津、咽干口渴、肺痿干咳、气虚食少。开水冲服，每次20克，每日3次。（卫生部《药品标准·中药成方制剂》第二册，1990）

3. 五楂冲剂：玉竹1000克，山楂1000克，山楂水煎煮2次；玉竹酌予碎断，水煎煮2次，合并两药煎液，静置，滤过，滤液浓缩至相对密度1.34～1.36（80℃）的稠膏。取稠膏1份，加蔗糖粉3份，白糊精1份，混匀，制粒，干燥，分装，每袋重22克。本品为棕黄色颗粒，味甜、微酸。功能：行气散瘀。用于冠心病引起的心绞痛及高脂血症。开水冲服，每次1袋，每日2～3次。（《黑龙江省药品标准》1986）

4. 玉丹片：丹参5000克，玉竹5000克。取丹参2500克粉碎成细粉，备用。粗渣与玉竹5000克、丹参2500克，共煎煮3次，取滤液浓缩成稠膏与丹参细粉混匀，制粒，干燥，压片，片重0.3克。用于神经衰弱。口服，每次6～8片，每日2次。（北京市卫生局《制剂手册》1978）

药用配伍

1. 用于阴虚肺燥有热的干咳少痰、咳血、声音嘶哑等症，常与沙参、麦冬、桑叶等品同用，如沙参麦冬汤（《温病条辨》）。治阴虚火炎，咳血，咽干，失音，可与麦冬、地黄、贝母等品同用。又因该品滋阴而不碍邪，与疏散风热之薄荷、淡豆豉等品同用，治阴虚之体感受风温及冬温咳嗽，咽干痰结等症，可使发汗而不伤阴，滋阴而不留邪，如加减葳蕤汤（《重订通俗伤寒论》）。

2. 用于燥伤胃阴、口干舌燥、食欲不振，常与麦冬、沙参等同用；治胃热津伤之消渴，可与石膏、知母、麦冬、天花粉等同用，共收清胃生津之效。

3. 用于热伤心阴之烦热多汗、惊悸等症，宜与麦冬、酸枣仁等清热养阴安神之品配伍。

药用禁忌

脾虚便溏者慎服。痰湿内蕴者禁服。

药用选方

1. 治发热口干、小便涩：萎蕤五两。煮汁饮之。（《外台》）

2. 治秋燥伤胃阴：玉竹15克，麦冬15克，沙参10克，生甘草5克。水五杯，煮取二杯，分二次服。（《温病条辨》玉竹麦门冬汤）

3. 治阳明温病，下后汗出，当复其阴：沙参15克，麦门冬25克，冰糖5克，细生地25克，玉竹7.5克（炒香）。水五杯，煮取二杯，分二次服，渣再煮一杯服。（《温病条辨》益胃汤）

4. 治阴虚体质感冒风温及冬温咳嗽、咽干痰结：生萎蕤10～15克，生葱白二至三枚，桔梗5～7.5克，白薇2.5～5克，淡豆豉15～20克，薄荷5～7.5克，甘草2.5克，红枣两枚。煎服。（《通俗伤寒论》加减萎蕤汤）

5. 治卒小便淋涩痛：芭蕉根200克（切），萎蕤50克（锉）。上药，以水二大盏，煎至一盏三分，去滓，入滑石末15克，搅令匀。食前分为三服，服之。（《圣惠方》）

6. 治男妇虚症、肢体酸软、自汗、盗汗：葳参25克，丹参12.5克。不用引，水煎服。（《滇南本草》）

7. 治赤眼涩痛：萎蕤、赤芍药、当归、黄连等份。煎汤熏洗。(《卫生家宝方》)

8. 治眼见黑花、赤痛昏暗：萎蕤（焙）200克。为粗末，每服5克，水一盏，入薄荷二叶，生姜一片，蜜少许，同煎至七分，去滓，食后临卧服。(《圣济总录》甘露汤）

9. 治虚咳：玉竹25～50克。与猪肉同煮服。(《湖南药物志》)

10. 治小便不畅、小便疼痛：玉竹30克，芭蕉120克，水煎取汁，冲入滑石粉10克，分作三次于饭前服。

11. 治心悸、口干、气短、胸痛或心绞痛：玉竹、党参、丹参各15克，川芎10克，水煎服，每日一剂。

12. 久咳、痰少、咽干、乏力等：玉竹、北沙参各15克，麦冬、北五味子各10克，川贝5克，水煎服，每日一剂。

13. 热病伤阴、大便干燥：玉竹、北沙参、石斛、麦冬各15克，乌梅5枚，水煎取汁，加冰糖适量代茶饮用，可治热病伤阴，或夏天出汗多引起的口干思饮、大便干燥。

14. 久咳痰少、气虚乏力等：玉竹20~50克，猪瘦肉250克，同煮汤服食。

15. 贫血萎黄、气阴两伤、病后体弱等：玉竹、首乌、黄精、桑椹子各10克，水煎服。

16. 冠心病：玉竹12克。水煎，代茶饮。适于心血管疾患，尤其是冠心病。

17. 心律失常：玉竹30克，红参5克，炙甘草20克。水煎服，每日1剂。适宜老年心动过缓，期前收缩者。

18. 中风半身不遂：玉竹60克，熟地10克，当归10克，天花粉10克，丹参15克，地龙10克。水煎服，每日1剂。对缺血性和出血性中风属气阴两虚者多获良效。单用玉竹30～60克，最多用到90克，水煎，常服。对中风病的预防和治疗均有良好的作用。

19. 慢性支气管炎：玉竹10克，川贝母10克，知母、枇杷叶各9克。水煎服，每日1剂。对表现为干咳无痰者有良效。

食疗选方

沙参玉竹莲子百合汤：沙参50克，玉竹、莲子、百合各25克，鸡蛋1个。将沙参、玉竹、莲子、百合洗净，同鸡蛋连壳一起下锅，同炖半小时，取出鸡蛋除壳，再同炖至药物软烂。食鸡蛋饮汤，可加糖调味。本汤所取中药均是润肺养阴、健脾和胃之品，特别是鸡蛋，不但食疗价值高，且能补阴除烦、益血安神，可治肺胃阴伤、失音咽痛之症，能滋阴清热，润肺止咳。用于治气虚久咳、肺燥干咳、咳嗽声低、痰少不利、体弱少食、口干口渴等。注意：脾虚湿盛或实热痰多、身热口臭者不宜选用。

各家论述

1.《本经》：主中风暴热，不能动摇，跌筋结肉，诸不足。久服去面黑野，好颜色，润泽，轻身不老。

2.《别录》：主心腹结气，虚热，湿毒腰痛，茎中寒，及目痛眦烂，泪出。

3.《药性论》：主时疾寒热，内补不足，去虚劳客热，头痛不安，加而用之良。

4.《本草拾遗》：主聪明，调血气，令人强壮。

5.《四声本草》：补中益气。

6.《日华子本草》：除烦闷，止渴，润心肺，补五劳七伤，虚损，腰脚疼痛，天行热狂。

7. 李东垣：润肺清热。……（主）风淫四肢不用。

8.《滇南本草》：补气血，补中健脾。……治男妇虚证，肢体酸软，自汗，盗汗。

9.《本草纲目》：主风温自汗灼热，及劳疟寒热，脾胃虚乏，男子小便频数，失精，一切虚损。

10.《广西中药志》：养阴清肺润燥。治阴虚，多汗，燥咳，肺痿。

相关故事

相传，唐代有一个宫女，因不堪忍受皇帝的蹂躏逃出皇宫，躲入深山老林之中。无食充饥，便采玉竹为食，久而久之，身体轻盈如燕，皮肤光洁似玉。后来宫女与一猎人相遇，结庐深山，生儿育女，到 60 岁才与丈夫子女回到家乡。家乡父老见她依然是当年进宫时的青春容貌，惊叹不已。

14. 甘草 *Glycyrrhiza uralensis Fisch.*

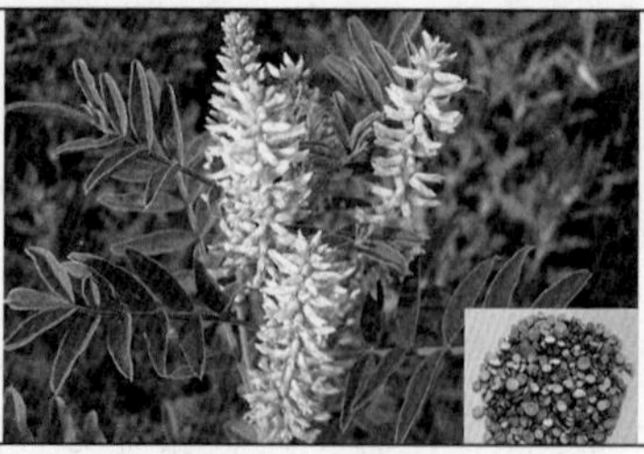

药材概述

甘草是一种补益中草药。药用部位是根和根茎，药材性状根呈圆柱形，长25～100厘米，直径0.6～3.5厘米。外皮松紧不一，表面红棕色或灰棕色。根茎呈圆柱形，表面有芽痕，断面中部有髓。甘草植株为直立属，叶互生，奇数现状复叶，小叶7～17枚，椭圆形卵状，总状花序腋生，淡紫红色，蝶形花。长圆形荚果，有时呈镰刀状或环状弯曲，密被棕色刺毛状腺毛。扁圆形种子。花期6～7月，果期7～9月。

药材性味

【药名】甘草

【英文名】Radix Glycyrrhizae，Liquorice Root

【别名】美草、密甘、密草、国老、粉草、甜草、甜根子、棒草、皮草。

【来源】豆科植物甘草、胀果甘草或光果甘草的根和根茎。

【性味】甘，平。

【归经】归心、肺、脾、胃经。

【功效】补脾益气，清热解毒，祛痰止咳，缓急止痛，调和诸药。

【主治】脾胃虚弱，倦怠乏力，心悸气短，咳嗽痰多，脘腹、四肢挛急疼痛，痈肿疮毒，缓解药物毒性、烈性。

【用法用量】内服：煎汤，3～9克（大剂量30～60克）。外用：适量，煎水洗渍；或研末敷。

【产地】主要分布于内蒙古、宁夏、新疆、甘肃。家种甘草主产于甘肃的河西走廊、陇西周边及宁夏部分地区。

采制、炮制与贮藏

【采制】种子繁殖3～4年，根状茎繁殖2～3年即可采收。在秋季9月下旬至10月初，地上茎叶枯萎时采挖。甘草根深，必须深挖，不可刨断或伤根皮，挖出后去掉残茎、泥土，忌用水洗，趁鲜分出主根和侧根，去掉芦头、毛须、支杈，晒至半干，捆成小把，再晒至全干。

【炮制】加工时做到皮净身干，单条顺直，两头见刀，口径整新，根茎分拢，按类归等。

【贮藏】置于通风干燥处，防蛀。

现代研究

【化学成分】甘草根和根茎主含三萜皂苷。其中，甘草甜素系甘草的甜味成分，是1分子的18β-甘草次酸和2分子的葡萄醛酸结合生成的甘草酸的钾盐和钙盐。其他的三萜皂苷有：乌拉尔甘草皂苷A，B和甘草皂苷A_3，B_2，C_2，D_3，E_2，F_3，G_2，H_2，J_2，K_2。又含黄酮素类化合物，香豆精类化合物，生物碱，甘草苯并呋喃等。另含甘草葡聚糖GBW，三种中性的具网状内皮活性的甘草多糖UA，UB，UC，多种具免疫兴奋作用的多糖GR-2a，GR-2Ⅱb，GR-2ⅡC和多糖GPS等。甘草的叶含黄酮化合物，乌拉尔新苷。甘草的地上部分分离得到东莨菪素，刺芒柄花素，黄羽扇豆魏特酮，乙形刺酮素B以及甘草宁A，B，C，D，E，L，M，N，O，P，Q，R，S，T，U，V。

【提取工艺】氨提法提取甘草酸：将甘草粉碎，过20目筛。准确称取50克甘草粉，加450毫升稀氨水加热提取2小时，过滤。重复提取1小时，过滤，合并滤液，浓缩至600毫升，再加入浓硫酸调至pH=2，充分搅拌，静置过滤，得沉淀物。将沉淀物水洗，2300～2600r/min离心3～5分钟，重复3次，将沉淀干燥，即得甘草酸粗品。将粗品加入70℃的50%乙醇中，搅拌均匀，静置14小时，抽滤。向滤液中加入活性炭脱色，过滤，浓缩至快干时加入适量乙醇，静置20小时，过滤，取滤液。再用活性炭脱色，过滤，将滤液浓缩，干燥，得甘草酸纯品2.2712克（产率4.54%）。

药理作用

1. 对消化系统的作用：除去甘草甜素的浸膏及甘草中黄酮苷类对大鼠实验性溃疡有明显保护作用。

2. 肾上腺皮质激素样作用：甘草浸膏、甘草甜素及甘草次酸对健康人及动物都有促进钠，水潴留的作用。小剂量甘草甜素（每只100微克）能使大鼠胸腺萎缩及肾上腺重量增加，产生糖皮质激素可的松样作用。大剂量只呈现盐皮质激素样作用。

3. 解毒作用：甘草浸膏及甘草甜素对某些药物中毒、食物中毒、体内代谢产物中毒都有一定的解毒能力。解毒作用的有效成分为甘草甜素。

4. 止咳平喘作用：甘草次酸有明显的中枢性镇咳作用，大剂量的甘草次酸可使小鼠呼吸抑制。此外，甘草甜素、甘草次酸盐尚有抗炎症及抗过敏、抗肝损伤、抗促癌、抗菌、抗艾滋病毒（甘草甜素）作用。

5. 调节机体免疫功能，抗心律失常。

药用禁忌

湿盛胀满，浮肿者不宜用。久服较大剂量的生甘草，可引起浮肿等。

甘草恶远志，反大戟、芫花、甘遂、海藻。

不可与鲤鱼同食，同食会中毒。

药用配伍

1. 抗菌药：甘草及其制剂中含糖皮质激素类物质，大剂量的甘草与四环素族、红霉素、氯霉素等抗菌药联用，可降低这些药物的吸收率，如长期配伍联用还可引起二重感染。甘草还忌与异烟肼、两性霉素 B 长期配伍，以避免药物毒副作用增大。黄连素与甘草同用抑菌作用呈降低趋势。另外，临床中将抗菌消炎的头孢氨苄片与具有止咳祛痰作用的甘草合剂同用，结果抗菌作用降低。

2. 水杨酸类及非甾体抗炎、解热、镇痛药：甘草所含的甘草酸经酶的作用可水解成甘草次酸和葡萄醛酸，若与水杨酸衍生物合用，能使消化道的溃疡率增加。故不宜联合应用。

3. 降糖药：口服降糖药甲苯磺丁脲、降糖灵、优降糖，胰岛素等若与甘草配伍同服可降低降糖药的效果。

4. 强心苷类药物：甘草具有去氧皮质酮样作用，可潴钠排钾，使体内钾离子减少，导致心脏对强心苷敏感性增加，从而发生中毒。应避免二者联用或联用时适当补充钾盐。

5. 利尿药：甘草的糖皮质激素样作用，能保钠排钾。若与排钾性利尿药如氢氯噻嗪、利尿酸、速尿、氯噻酮、乙酰唑胺等合用，能使血清钾离子浓度降低，易加重发生低血钾的危险，增加不良反应。应避免二者配伍使用或合用时加强补钾。

药用选方

1. 治荣卫气虚，脏腑怯弱，心腹胀满，全不思食，肠鸣泄泻，呕哕吐逆：人参（去芦）、茯苓（去皮）、甘草（炙）、白术各等份。上为细末，每服 10 克，水一盏，煎至七分，通口服，不拘时。入盐少许，白汤点亦得。

2. 治肺痿吐涎沫而不咳者：甘草 200 克（炙），干姜 100 克（炮）。上药细切，以水三升，煮取一升五合，去滓，分温再服。

3. 治少阴病二、三日，咽痛，与甘草汤不差者：桔梗 50 克，甘草 100 克。上二味，以水三升，煮取一升，去渣，温分再服。

4. 治失眠、烦热、心悸：甘草 5 克，石菖蒲 2.5 ～ 5 克。水煎服。每日一剂，分二次内服。

5. 治疟疾：甘草二份，甘遂一份。共研细末，于发作前二小时取用一份放肚脐上，以胶布或小膏药贴之。

6. 治妇人脏躁，喜悲伤，欲哭，数欠伸：甘草 150 克，小麦一升，大枣十枚。上三味，以水六升，取三升，温分三服。亦补脾气。

7. 治痘疮烦渴：粉甘草（炙）、栝楼根等份。水煎服之。

8. 治阴下湿痒：甘草一尺，并切，以水五升，煮取三升，渍洗之，日三、五度。

9. 治农药（1059，1605，4049 等有机磷制剂）中毒：甘草 200 克，滑石粉 25 克。用时将甘草煎汤，冷后冲滑石粉顿服。一日连服 3 次。

10. 治饮馔中毒，中砒毒：甘草伴黑豆煮汁，恣饮无虞。（《本草蒙筌》）

11. 治铅中毒：生甘草 15 克，杏仁（去皮、尖）20 克。二味煎服，每日 2 次，可连服 3 至 5 天。

12. 肺痿（头昏眩，吐涎沫，小便频数，但不咳嗽）：用炙甘草 200 克、炮干姜 100 克，水三升，煮成一半，分几次服。此方名甘草干姜汤。

13. 肺痿久嗽（恶寒发烧，骨节不适，嗽唾不止）：用炙甘草 150 克，研细。每日取 5 克，童便三合调下。

14. 原发性血小板减少性紫癜：甘草 12 ～ 20 克。水煎，早晚分服。

15. 低血压：甘草、五味子各 6 ～ 12 克，茯苓 15 克。每日 1 剂，分 2 次煎服或泡茶饮。

16. 肺结核：甘草 50 克。每日 1 剂，煎剂分 3 次服用。

17. 传染性肝炎：用 100% 甘草煎剂 15 ～ 20 毫升（小儿减半），每日 3 次。

18. 地贞颗粒：甘草加地骨皮、女贞子、墨旱莲、五味子、沙苑子、合欢皮、郁金。具有清虚热、滋肝肾、宁心养神之效。可用于女性更年期综合征阴虚内热证，症见烘热汗出、心烦易怒、手足心热、失眠多梦、腰膝酸软、口干、便秘等症。

各家论述

1. 李杲：甘草，阳不足者补之以甘，甘温能除大热，故生用则气平，补脾胃不足，而大泻心火；炙之则气温，补三焦元气，而散表寒，除邪热，去咽痛，缓正气，养阴血。凡心火乘脾，腹中急痛，腹皮急缩者，宜倍用之。其性能缓急，而又协和诸药，使之不争，故热药得之缓其热，寒药得之缓其寒，寒热相杂者，用之得其平。

2.《汤液本草》：附子理中用甘草，恐其僭上也；调胃承气用甘草，恐其速下也；二药用之非和也，皆缓也。小柴胡有柴胡、黄芩之寒，人参、半夏之温，其中用甘草者，则有调和之意。中不满而用甘为之补，中满者用甘为之泄，此升降浮沉也。凤髓丹之甘，缓肾急而生元气，亦甘补之意也。《经》云，以甘补之，以甘泻之，以甘缓之。所以能安和草石而解诸毒也。于此可见调和之意。夫五味之用，苦直行而泄，辛横行而散，酸束而收敛，咸止而软坚，甘上行而发。如何《本草》言下气？盖甘之味有升降浮沉，可上可下，可内可外，有和有缓，有补有泄，居中之道尽矣。

3.《本草衍义补遗》：甘草味甘，大缓诸火。下焦药少用，恐大缓不能直达。

4.《本草汇言》：甘草，和中益气，补虚解毒之药也。健脾胃，固中气之虚羸，协阴阳，和不调之营卫。故治劳损内伤，脾气虚弱，元阳不足，肺气衰虚，其甘温平补，效与参、芪并也。又如咽喉肿痛，佐枳实、鼠粘，可以清肺开咽；痰涎咳嗽，共苏子、二陈，可以消痰顺气。佐黄芪、防风，能运毒走表，为痘疹气血两虚者，首尾必资之剂。得黄芩、白芍药，止下痢腹痛；得金银花、紫花地丁，消一切疔毒；得川黄连，解胎毒于有生之初；得连翘，散悬痈于垂成之际。凡用纯热纯寒之药，必用甘草以缓其势，寒热相杂之药，必用甘草以和其性。高元鼎云，实满忌甘草固矣，若中虚五阳不布，以致气逆不下，滞而为满，服甘草七剂即通。

5.《本草通玄》：甘草，甘平之品，独入脾胃，李时珍曰能通入十二经者，非也。稼穑作甘，土之正味，故甘草为中宫补剂。《别录》云，下气治满，甄权云，除腹胀满，盖脾得补则善于健运也。若脾土太过者，误服则转加胀满，故曰脾病人毋多食甘，甘能满中，此为土实者言也。世俗不辨虚实，每见胀满，便禁甘草，何不思之甚耶？

6.《本草正》：甘草，味至甘，得中和之性，有调补之功，故毒药得之解其毒，刚药得之和其性，表药得之助其外，下药得之缓其速。助参、芪成气虚之功，人所知也，助熟地疗阴虚之危，谁其晓焉。祛邪热，坚筋骨，健脾胃，长肌肉。随气药入气，随血药入血，无往不可，故称国老。惟中满者勿加，恐其作胀；速下者勿入，恐其缓功，不可不知也。

7.《药品化义》：甘草，生用凉而泻火，主散表邪，消痈肿，利咽痛，解百药毒，除胃积热，去尿管痛，此甘凉除热之力也。炙用温而补中，主脾虚滑泻，胃虚口渴，寒热咳嗽，气短困倦，劳役虚损，此甘温助脾之功也。但味厚而太甜，补药中不宜多用，恐恋膈不思食也。

8.《本草备要》：甘草，胡洽治痰癖，十枣汤加甘草；东垣治结核，与海藻同用；丹溪治痨瘵，莲心饮与芫花同行；仲景有甘草汤、甘草芍药汤、甘草茯苓汤、炙甘草汤，以及桂枝、麻黄、葛根、青龙、理中、四逆、调胃、建中、柴胡、白虎等汤，无不重用甘草，赞助成功。即如后人益气、补中、泻火、解毒诸剂，皆倚甘草为君，必须重用，方能见效，此古法也。奈何时师每用甘草不过二三分而止，不知始自何人，相习成风，牢不可破，附记于此，以正其失。

9.《本草正义》：甘草大甘，其功止在补土，《本经》所叙皆是也。又甘能缓急，故麻黄之开泄，必得甘草以监之，附子之燥烈，必得甘草以制之，走窜者得之而少敛其锋，攻下者得之而不伤于峻，皆缓之作用也。然若病势已亟，利在猛进直追，如承气急下之剂，则又不可加入甘草，以缚贲育之手足，而驱之战阵，庶乎所向克捷，无投不利也。又曰，中满者忌甘，呕家忌甘，酒家亦忌甘，此诸证之不宜甘草，夫人而知之矣；然外感未清，以及湿热痰饮诸证，皆不能进甘腻，误得甘草，便成满闷，甚且入咽即呕，惟其浊腻太甚故耳。又按甘草治疮疡，王海藏始有此说，李氏《本草纲目》亦曰甘草头主痈肿，张路玉等诸家，皆言甘草节治痈疽肿毒。盖即从解毒一义而申言之。然痈疡之发，多由于湿热内炽，即阴寒之证，亦必寒湿凝滞为患，甘草甘腻皆在所忌。若泥古而投之，多致中满不食，则又未见其利，先见其害。

10.《本草新编》：甘草，味甘，气平，性温，可升可降，阳中阳也。无毒。入太阴、少阴、厥阴之经。

相关故事

从前，某乡村中有一老医生，医术精湛。一次他赴外地为人看病，临行给徒弟留了几包事先开好的药，准备应付家里来的病人。谁知他多日未回，留的那几包药快要用完了。徒弟无法，只好把院里烧水用的嚼起来甜丝丝的干柴切碎包起来，妄称是师傅走时留下的。谁知那些患了脾胃虚弱的病人、患有咳嗽痰多的病人、患有咽痛的病人、患有痈疽肿痛的病人、患有小儿胎毒的孩童吃了这些甜丝丝的干柴，病都好了。这种干柴，就是甘草。从此，甘草入药，沿用至今。

15. 白芷 *Angelica dahurica* (*Fisch.ex Hoffm.*) *Benth. et Hook.f.*

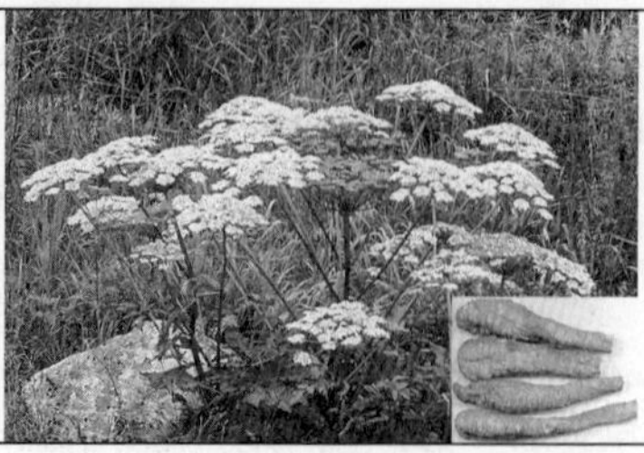

药材概述

白芷为伞型科植物白芷或杭白芷的根。白芷呈长圆锥形，表面灰棕色或黄棕色，根头部钝四棱形或正圆形，具纵皱纹，支根痕及皮孔样的横向突起，习称“疙瘩丁”。顶端有凹陷的茎痕。质坚实，断面白色或灰白色，粉性，形成层环棕色，近方形或近圆形，皮部散有多数棕色油室。气芳香，味辛。杭白芷与上述相似，不同的是呈类圆锥形，具4棱，横向皮孔样突起，多排列成纵行，而使全根具4纵棱，一般无侧根；质坚而重，断面灰棕色，形成层环略呈菱形。

药材性味

【药名】白芷

【英文名】Radix Angelicae Dahuricae，Dahurian Angelica Root

【别名】芷、芳香、苻蓠、泽芬、白臣、番白芷、兴安白芷、库页白芷、杭白芷、杜白芷、云南牛防风、川白芷、香棒、茝。

【来源】伞型科植物白芷或杭白芷的根。

【性味】辛，温。

【归经】归胃、大肠、肺经。

【功效】祛风除湿，通窍止痛，消肿排脓。

【主治】感冒头痛，眉棱骨痛，牙痛，鼻塞，鼻渊，湿胜久泻，妇女白带，痈疽疮疡，毒蛇咬伤，牙痛，疮疡肿痛。

【用法用量】内服：煎汤，4～10克；或入丸、散。外用：研末撒或调敷。

【产地】杭白芷产于浙江；川白芷产于四川；祁白芷产于河北安国、定县；禹白芷产于河南禹州、长葛；亳白芷产于安徽亳州。

采制、炮制与贮藏

【采制】夏、秋间叶黄时采挖，除去残茎、须根及泥沙（不用水洗），晒干或低温干燥。

【炮制】拣去杂质，用水洗净，浸泡，捞出润透，略晒至外皮无滑腻感时，再闷润后，切片干燥。

【贮藏】置干燥不通风处保存，防虫蛀或霉烂。

现代研究

【性状鉴别】（1）杭白芷：根圆锥形，长 10 ～ 20 厘米，直径 2 ～ 2.5 厘米。上部近方形或类方形，表面灰棕色，有多数皮孔样横向突起，长 0.5 ～ 1 厘米，略排成四纵行，顶端有凹陷的茎痕。质坚实，断面白色，粉性，皮部密布棕色油点，形成层环棕色，近方形。气芳香，味辛、微苦。（2）祁白芷：根圆锥形，长 7 ～ 24 厘米，直径 1.5 ～ 2 厘米。表面灰黄色或黄棕色，较光滑，皮孔样横向突起散生，并有支根痕。质硬，断面类白色，粉性，皮部散有棕色油点，形成层环圆形，棕色。以独支、条粗壮、质硬、体重、粉性足、香气浓者为佳。

【化学成分】白芷全草含挥发油，川白芷共鉴定出 69 种化学成分，其未经硫黄熏过的川白芷含 59 种，主要成分为 3－亚甲基－6（1－甲乙基）－环己烯、十六烷酸等；硫黄熏过的川白芷含 39 种，主要成分为 3－亚甲基－6（1－甲乙基）－环己烯、壬烯醇等。白芷挥发油中鉴定出 29 个化合物，主要成分为甲基环癸烷、1－十四碳烯等。

【提取工艺】将白芷粉碎，过 20 目筛。准确称取一定量的白芷粉末，加入 8 倍量的 75% 乙醇提取 3 次，每次 3 小时，过滤，合并滤液浓缩，得白芷粗提物。白芷香豆素的含量为 12.89mg/g。

药理作用

1. 抗炎作用：杭白芷煎剂可明显抑制二甲苯所致小鼠耳部的炎症。

2. 解热镇痛作用：杭白芷煎剂有明显的解热作用。

3. 解痉作用：本品所含的佛手柑内酯、花椒毒素、异欧前胡素乙对兔回肠具有明显的解痉作用。

4. 对心血管的作用：本品所含的异欧前胡素和印度榅桲素对猫有降血压的作用。异欧前胡素与 N－乙烯吡咯烷酮的共聚物可使猫动脉压降低的时间延长 5 ～ 10 倍。还能降低离体蛙心的收缩力。

5. 抗菌作用：白芷煎剂对大肠杆菌、痢疾杆菌、变形杆菌、伤寒杆菌、副伤寒杆菌、绿脓杆菌、霍乱弧菌、人型结核杆菌等均有抑制作用。

6. 光敏作用：本品所含的香柑内酯、花椒毒素、异欧前胡素乙等呋喃香豆素类化合物为光活性物质，可使受照射处皮肤发生日光性皮炎。

7. 抗癌作用：异欧前胡素和自当归素具有对 Hela 细胞的细胞毒作用。

8. 抗辐射作用：白芷甲醇提取物对小鼠皮肤损害有防护作用。

9. 其他作用：小量白芷毒对动物延髓血管运动中枢、呼吸中枢、迷走神经及脊髓都有兴奋作用，能使血压上升，脉搏变慢，呼吸加深，并能引起流涎呕吐，大量使用能引起强直性间歇性痉挛，继以全身麻痹。

毒　性

少量白芷毒素对动物延髓血管运动中枢、呼吸中枢、迷走神经及脊髓等都有兴奋作用，能引起血压上升、脉搏变慢、呼吸加深、呕吐等，大量可产生强迫性间歇性惊厥，继之全身麻痹。

临床应用

1. 用于感冒风寒，头痛，鼻塞。常配伍防风、羌活等。

2. 用于头痛、齿痛、鼻渊、风湿痹痛者。治疗阳明头痛、眉棱骨痛，头风痛等，外感风寒者，配伍荆芥、防风、川芎；外感风热者，配伍薄荷、菊花、蔓荆子。治疗齿痛，属风火者，配石膏、黄连。治鼻渊头痛、与苍耳子、辛夷、薄荷同用。治风湿寒痹、腰背疼痛，与羌活、独活、威灵仙同用。

3. 用于疮疡肿痛。如乳痈初起可配蒲公英、瓜蒌同用；脓出不畅配金银花、天花粉同用。

4. 用于带下过多。属寒湿带下，与鹿角霜、白术、炮姜等配伍；属湿热带下，配伍车前子、黄柏等。

5. 白芷又为治鼻渊要药，有化湿通鼻窍之功，多配合辛夷、鹅不食草等同用，既可内服，又可外用。还可用于毒蛇咬伤，有解蛇毒作用，古代有单用煎汤内服，用渣外敷的记载，现代有些蛇药解毒片即有本品配伍在内。

药方选录

1. 治头痛及目睛痛：白芷 20 克，生乌头 5 克。上为末，每服 10 克，茶调服。有人患眼睛痛者，先含水，次用此搐入鼻中，其效更速。（《朱氏集验医方》白芷散）

2. 治诸风眩晕，妇人产前产后乍伤风邪，头目昏重及血风头痛，暴寒乍暖，神思不清，伤寒头目昏晕等证：香白芷（用沸汤泡洗四、五遍）为末，炼蜜和丸如弹子大。每服一丸，多用荆芥点腊茶细嚼下。（《百一选方》都梁丸）

3. 治半边头痛：白芷、细辛、石膏、乳香、没药（去油）。上各味等份，

为细末，吹入鼻中，左痛右吹，右痛左吹。(《种福堂公选良方》白芷细辛吹鼻散)

4. 治眉框痛，属风热与痰：黄芩（酒浸炒），白芷。上为末，茶清调 10 克。(《丹溪心法》)

5. 治鼻渊：辛夷、防风、白芷各 4 克，苍耳子 5.1 克，川芎 2.5 克，北细辛 3.5 克，甘草 1.5 克。白水煎，连服四剂。忌牛肉。(《疡医大全》)

6. 治肠风：香白芷为细末，米饮调下。(《百一选方》)

7. 治大便风秘：香白芷炒为末，每服 10 克，米饮入蜜少许，连进二服。(《十便良方》)

8. 治痔疮肿痛：先以皂角烟熏之，后以鹅胆汁调白芷末涂之。(《医方摘要》)

9. 治带下，肠有败脓，淋露不已，腥秽殊甚，脐腹冷痛，须此排脓：白芷 50 克，单叶红蜀葵根 100 克，芍药根（白者）、白矾各 25 克（矾烧枯，别研）。为末，同以蜡丸如梧子大，空肚及饭前，米饮下十丸或十五丸，候脓尽，仍别以他药补之。(《本草衍义》)

10. 治肿毒热痛：醋调白芷末敷之。(《卫生易简方》)

11. 治痈疽赤肿：白芷、大黄等份。为末，米饮服 10 克。(《经验方》)

12. 治刀箭伤疮：香白芷嚼烂涂之。(《濒湖集简方》)

食疗选方

1. 川芎白芷鱼头汤：鱼头 1 个，猪瘦肉适量，川芎 3 克，白芷 5 克，山药 5 克，枸杞 5 克，党参。先将鱼头和氽过的猪肉过油煎炒，然后加入高汤或开水，水开后将鱼头和肉捞至汤罐中，再把洗净的药料放入锅中，煮熟后将汤和药料倒进罐中，文火煮 90 分钟，出锅前加入盐、味精等调味料。功效：健脾益气，增加肾精，健脑。

2. 白芷当归鲤鱼汤：白芷 15 克，北芪 12 克，当归、杞子各 8 克，红枣 4 个，鲤鱼 1 条，生姜 3 片。各药材洗净，稍浸泡且红枣去核；鲤鱼宰洗净，去肠杂等，置油镬慢火煎至微黄。一起与生姜放进瓦煲里，加入清水 2000 毫升（约 8 碗量），武火煲沸后，改为文火煲约 1 个半小时，调入适量食盐便可。功效：通经活血，滋补肝肾，散风除湿，通窍止痛，消肿排脓，对女士有丰胸、健体的作用。

各家论述

1. 李杲：白芷，疗风通用，其气芳香，能通九窍，表汗不可缺也。

2. 王好古：白芷同辛夷、细辛用治鼻病，入内托散用长肌肉，则入阳明可知矣。

3.《本草纲目》：白芷，色白味辛，行手阳明；性温气厚，行足阳明；芳香上达，入手太阴肺经。如头、目、眉、齿诸病，三经之风热也；如漏、带、痈疽诸病，三经之湿热也；风热者辛以散之，湿热者温以除之。为阳明主药，故又能治血病、胎病，而排脓生肌止痛。治鼻渊、鼻衄、齿痛、眉棱骨痛，大肠风秘，小便出血，妇人血风眩晕，反胃吐食；解砒毒，蛇伤，刀箭金疮。

4.《本草经疏》：白芷，味辛气温无毒，其香气烈，亦芳草也。入手足阳明、足太阴，走气分，亦走血分，升多于降，阳也。性善祛风，能蚀脓，故主妇人漏下赤白。辛以散之，温以和之，香气入脾，故主血闭阴肿，寒热，头风侵目泪出。辛香散结而入血止痛，故长肌肤。芬芳而辛，故能润泽。辛香温散，故疗风邪久泻，风能胜湿也。香入脾，所以止呕吐。疗两胁风痛，头眩目痒，祛风之效也。

5.《本草汇言》：白芷，上行头目，下抵肠胃，中达肢体，遍通肌肤以至毛窍，而利泄邪气。如头风头痛，目眩目昏；如四肢麻痛，脚弱痿痹；如疮溃糜烂，排脓长肉；如两目作障，痛痒赤涩；如女人血闭，阴肿漏带；如小儿痘疮，行浆作痒，白芷皆能治之。第性味辛散，如头痛、麻痹、眼目、漏带、痈疡诸症，不因于风湿寒邪，而因于阴虚气弱及阴虚火炽者，俱禁用之。

6.《本草经百种录》：凡驱风之药，未有不枯耗精液者，白芷极香，能驱风燥湿，其质又极滑润，能和利血脉，而不枯耗，用之则有利无害者也。盖古人用药，既知药性之所长，又度药性之所短，而后相人之气血，病之标木，参合研求，以定取舍，故能有显效而无隐害，此学者之所殚心也。

7.《本草正义》：白芷，气味辛温，芳香特甚，最能燥湿。《本经》所谓长肌肤而润泽颜色者，以温养为义，初非谓通治外疡，可以生肌长肉；乃《大明本草》竟以治乳痈、发背、瘰疬、痔瘘、疮痍、疥癣，谓为破宿血，生新血，排脓止痛云云。洁古亦谓治头面皮肤风痹燥痒。濒湖且谓色白味辛，性温气厚，阳明主药，痈疽为阳明湿热，湿热者温以除之，故排脓生肌止痛。颐谓辛温上升之品，可治寒湿，必不可治湿热，而溃疡为病，湿热者十之九而有余，寒湿者十之一而不及，胡可以统治痈疡，抱薪救火。

8.《滇南本草》：祛皮肤游走之风，止胃冷腹痛寒痛，周身寒湿疼痛。

9.《别录》：疗风邪久渴（久渴或疑作久泻），呕吐，两胁满，风痛头眩，目痒。

10.《药性论》：治心腹血刺痛，除风邪，主女人血崩及呕逆，明目、止泪出，疗妇人沥血、腰腹痛；能蚀脓。

11.《日华子本草》：治目赤胬肉，及补胎漏滑落，破宿血，补新血，乳痈、发背、瘰疬、肠风、痔瘘，排脓，疮痍、疥癣，止痛生肌，去面部疵瘢。

相关故事

据说北宋初年，南方有一富商的女儿，每逢行经腹痛剧烈，致形体日衰。富商带她欲往京都寻求名医，到汴梁时女儿经期适至，腹痛难忍。正遇一采药老人，仔细询问病情后，老人从药篓中取出白芷一束相赠，嘱咐洗净水煎饮服。富商谢过，按法煎制，一煎服了痛缓，二煎服了痛止，再服几剂，来月行经安然无恙。从此，妇女行经不舒，煎服白芷，在民间广为使用。

16. 白果 *Ginkgo biloba L.*

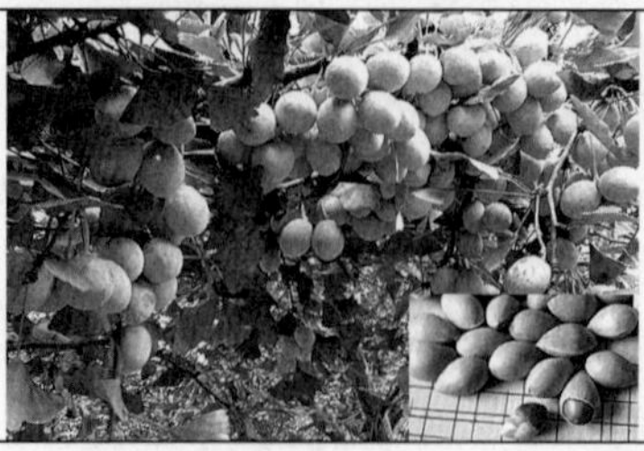

药材概述

白果即银杏科植物银杏的成熟种子。银杏，落叶乔木，高可达40米，有长枝与短枝，幼树树皮淡灰褐色，浅纵裂，老则灰褐色，深纵裂。叶在长枝上螺旋状散生，在短枝上3～8簇生；柄长4～12厘米；叶片扇形，淡绿色，无毛，有多数2叉状并列的细脉，上缘宽5～8厘米，浅波状，有时中央浅裂或深裂。雌雄异株，花单性，稀同株；球花生于短枝顶端的鳞片状叶的腋内；雄球花成柔荑花序状，下垂；雌球花有长梗，梗端常分2叉，每叉顶生一盘状珠座，每珠座生一胚珠，仅一个发育成种子。种子核果状，椭圆形至近球形，长2.5～3.5厘米，径约2厘米；外种皮肉质，有白粉，熟时淡黄色或橙黄色；中种皮骨质，白色，具2～3棱；内种皮膜质，胚乳丰富。花期3～4月，种子成熟期9～10月。

药材性味

【药名】白果

【英文名】Ginkgo Seed

【别名】鸭脚子、灵眼、佛指甲、佛指柑。

【来源】银杏科植物银杏的成熟种子。

【性味】甘、苦、涩，性平，小毒。

【归经】归肺、肾经。

【功效】敛肺定喘，止带缩尿。

【主治】哮喘痰嗽，白带，白浊，遗精，尿频，无名肿毒，齇鼻，癣疮。

【用法用量】内服：煎汤，3～9克；或捣汁。外用：捣敷或切片涂。

【产地】北自沈阳，南达广州，东起华东，西南至贵州、云南都有栽培。

采制、炮制与贮藏

【采制】秋末种子成熟后采收，除去肉质外种皮，洗净，晒干，用时打碎取种仁。

【炮制】（1）白果仁：拣净杂质，除去硬壳。（2）熟白果：取拣净的白果，蒸熟、炒熟或煨熟，去壳。

【贮藏】置于通风干燥处，防潮，防蛀。

现代研究

【性状鉴别】除去外种皮的种子卵形或椭圆形，长 1.5 ～ 3 厘米，宽 1 ～ 2.2 厘米。中种皮骨质，光滑，表面黄白色或淡棕黄色，基部有一圆点状突起，边缘各有 1 条棱线，偶见 3 条棱线。内种皮膜质，红褐色或淡黄棕色。种仁扁球形，淡黄色，胚乳肥厚，粉质，中间有空隙；胚极小。气微，味微甘、苦。以壳色黄白、种仁饱满，断面色淡黄者为佳。

【化学成分】种子含有毒成分 4–O– 甲基吡哆醇，称为银杏毒素。还含 6–（8–十五碳烯基）–2、4–二羟基苯甲酸、6–十三烷基–2、4–二羟基苯甲酸、腰果酸和钾、磷、镁、钙、锌、铜等 25 种元素。种仁含蛋白质、脂肪、碳水化合物、糖等。

【提取工艺】将白果原料磨浆，喷雾干燥后成干粉。准确称取 100 克白果粉，放入超临界萃取罐中，萃取温度为 40℃，压力为 20MPa，流速为 15L/h，萃取过程中每隔 30 分钟取一次样，经 6 次取样后，收集样品并用石油醚溶解。抽滤除去采样时夹带的原料粉末，真空浓缩回收石油醚即得白果油，不同品种白果干粉中油脂得率为 3.6% ～ 7.11%。

药理作用

1. 抗菌作用：白果肉、白果汁、白果酚对人型结核杆菌和牛型结核杆菌有抑制作用。油浸白果之果浆对若干种革兰氏阳性及阴性细菌均有作用。

2. 对呼吸系统的作用：白果乙醇提取物可使呼吸道酚红排泌增加，似有祛痰作用。对离体豚鼠气管平滑肌表现有微弱的松弛作用。

3. 对循环系统的作用：白果二酚对兔有短暂的降压作用。白果二酚有组胺释放作用，引起毛细管通透性增加，导致水肿，此作用又为扑尔敏所对抗。

4. 对自由基的清除作用：银杏外种皮水溶性成分能清除在有氧存在下黄嘌呤氧化酶系统产生的超氧自由基，抑制化学发光。

5. 其他作用：新鲜白果中提取的白果酚甲，对离体兔肠有麻痹作用，使离体子宫收缩，对蛙心无影响。白果肉尚有收敛作用。

药（毒）理学

外种皮中含有引起皮炎的银杏毒，与斑蝥素类似。非洲人榨果汁后，往往引起皮肤刺激症状如脱皮、触痛，口服产生强烈胃肠道刺激。白果酸有溶血作用，白果仁所含的中性成分，可引起惊厥和死亡。

药用禁忌

有实邪者忌服。生食或炒食过量可致中毒，或有不良反应。

急救方法

在服后 2～3 小时内，应洗胃，导泻，利尿，服鸡蛋清或活性炭，以减轻毒素的继续吸收；呼吸困难及紫绀者，给氧，并予呼吸兴奋剂；惊厥抽搐者，给予安定、苯巴比妥等镇静、抗惊厥药，静脉注射高渗葡萄糖，及其他对症处理。最后等待专业人员救治，尽快就医。

预防措施

教育儿童不可生食，即使熟食也要煮透，不可过量食用，吃时要除去肉中绿色的胚。采集时避免与种皮接触。

经典药方

1. 治齁喘：白果 21 枚（去壳砸碎，炒黄色），麻黄三钱，苏子二钱，甘草一钱，款冬花三钱，杏仁一钱五分（去皮尖），桑皮三钱（蜜炙），黄芩一钱五分（微炒），法制半夏三钱（如无，用甘草汤泡七次，去脐用）。上用水三盅，煎二盅，作二服，每服一盅，不拘时。（《摄生众妙方》定喘汤）

2. 治梦遗：银杏三粒。酒煮食，连食四至五日。（《湖南药物志》）

3. 治慢性淋浊、妇女带下及晕眩：白果仁（炒熟去壳）、淮山药等份，焙燥研细粉，混合。每日 40 克，分三四回，米汤或温开水调服。（《现代实用中药》）

4. 治小儿腹泻：白果二个，鸡蛋一个。将白果去皮研末，鸡蛋打破一孔，装入白果末，烧熟食。（内蒙古《中草药新医疗法资料选编》）

5. 治诸般肠风脏毒：生银杏四十九个。去壳膜，烂研，入百药煎末，丸如弹子大。每服三丸，空心细嚼米饮下。（《证治要诀》）

6. 治牙齿虫露：生银杏，每食后嚼一个，良。（《永类钤方》）

7. 治鼻面酒皶：银杏、酒酵糟。同嚼烂，夜涂旦洗。（《医林集要》）

8. 治头面癣疮：生白果仁切断，频擦取效。（《秘传经验方》）

9. 治下部疳疮：生白果，杵，涂之。(《济急仙方》)

10. 治乳痈溃烂：银杏半斤。以四两研酒服之，以四两研敷之。(《救急易方》)

11. 治小便白浊：生白果仁十枚，擂水饮，日一服取效止。(《濒湖集简方》)

12. 治赤白带下、下元虚惫：白果、莲肉、江米各五钱，胡椒一钱半。为末，用乌骨鸡一只，去肠盛药，瓦器煮烂，空心食之。(《濒湖集简方》)

13. 治小便频数、遗尿：陈白果 5 粒，蜗牛 3 个（焙干），研末冲服。(《陕甘宁青中草药选》)

制药应用

1. 银杏露：白果仁 476.2 克，蔊菜 714.3 克。以上二味，将白果仁打碎，用 60% 乙醇渗漉，漉液回收乙醇；蔊菜水煮两次，合并煎液滤过，浓缩成清膏（每 1 毫升相当于总药材 2 克），冷后加等量乙醇混匀，静置 24 小时，滤过并回收乙醇；与白果仁提取液合并混匀，静置 3 日，滤过；取蔗糖 314.3 克制成单糖浆，与杏仁香精、薄荷脑、防腐剂适量加入上述滤液混匀，加水至 1000 毫升即得。本品为淡棕色液体；气香，味甜。相对密度应为 1.15 ~ 1.18。功能：镇咳化痰，定喘。用于急、慢性支气管炎，排痰不爽，久咳气喘。口服，每次 10 ~ 15 毫升，每日 3 ~ 4 次。(《中华人民共和国卫生部药品标准中药成方制剂》第二册，1990)

2. 百咳宁片：白果（去皮）1200 克，青黛 600 克，平贝母 600 克。以上三味，除青黛外，粉碎成粗粉，照浸渍法用 70% 乙醇浸渍 3 次，合并浸出液，回收乙醇，浓缩成膏，干燥，粉碎，过筛；将浸膏粉、青黛加适量辅料，混合，粉碎，过筛，制粒，干燥，整粒，加润滑剂，混匀，压片，包衣。片重 0.1 克。除去糖衣后呈棕褐色；味淡。功能：清热化痰，止咳定喘。用于小儿百日咳。口服，1 周岁以内，每次 2 片；1 ~ 3 周岁，每次 3 ~ 4 片，每日 3 次。(《吉林省药品标准 1986》)

食疗选方

1. 艾煨白果：鲜白果 10 个，煨熟，去壳以仁；陈艾 5 克，捣蓉，同适量米饭混合作团，将白果捏合其中，外用菜叶包裹，放火灰中煨香。只取白果食之。每日 2 次。用于肺部虚寒，喘咳上气。慢性支气管炎，哮喘属虚寒症而较轻者，用之颇有效验。

2. 白果炖鸡：白果仁、莲子各 15 克，糯米 50 克，胡椒 3 克（略捣）；乌骨鸡一只，去毛和内脏，洗净，将各物装入鸡腹内，外以线缚定，加水适量，用水火炖至烂熟，调以食盐，空腹食之。亦可佐餐用。白果、莲子、糯米均能补益脾气，白果、莲子并能收涩止带，乌骨鸡最擅益阴血，合而用之，则大补气血，收涩止滞。佐以胡椒，温中健胃。用于身体虚弱，气血不足，少食体倦，带下色白。

3. 烤鸡蛋白果：白果仁 2～4 粒，研成细末；鸡蛋 1 个，将一端敲破呈一小孔，将白果粉末装入蛋内，竖放在火上烤熟。每日服 2～3 次。本法有补脾和涩肠止泻之功。民间用于小儿脾虚腹泻。此外，也有将白果粉末装入蛋内煮熟食的。可用于脾虚带下，量多色白。

4. 应用于喘咳痰稀：白果种仁 30 克，冰糖 15 克，水煎至白果种仁熟透，连渣服，每天 1～2 次。

5. 治疗美尼尔综合征：白果 30 克，有恶心呕吐者加干姜 6 克，共研细末，分 4 等份，早晚饭后各服 1 份。

6. 治疗粉刺：先用温水洗脸，后将白果种仁去外壳，用刀片切出平面，频搓患部。

各家论述

1.《本草纲目》：银杏，宋初始著名，而修本草者不收，近时方药亦时用之。其气薄味厚，性涩而收，益肺气，定喘嗽，缩小便，又能杀虫消毒。然食多则收令太过，令人气壅胪胀昏顿。故《物类相感志》言银杏能醉人，而《三元延寿书》言昔有饥者，同以白果代饭食饱，次日皆死也。熟食温肺益气，定喘嗽，缩小便，止白浊；生食降痰，消毒杀虫；（捣）涂鼻面手足，去疹泡，皱皱及疥癣疳、阴虱。

2.《三元延寿书》：生食解酒。

3.《滇南本草》：大疮不出头者，白果肉同糯米蒸合蜜丸；与核桃捣烂为膏服之，治噎食反胃，白浊、冷淋；捣烂敷太阳穴，止头风眼疼，又敷无名肿毒。

4.《品汇精要》：煨熟食之，止小便频数。

5.《医学入门》：清肺胃浊气，化痰定喘，止咳。

6.《本草再新》：补气养心，益肾滋阴，止咳除烦，生肌长肉，排脓拔毒，消疮疥疽瘤。

7.《本草便读》：上敛肺金除咳逆，下行湿浊化痰涎。

8.《现代实用中药》：核仁治喘息，头晕，耳鸣，慢性淋浊及妇人带下。果肉捣碎作贴布剂，有发泡作用；菜油浸一年以上，用于肺结核。

17. 白扁豆 *Dolichos lablab L.*

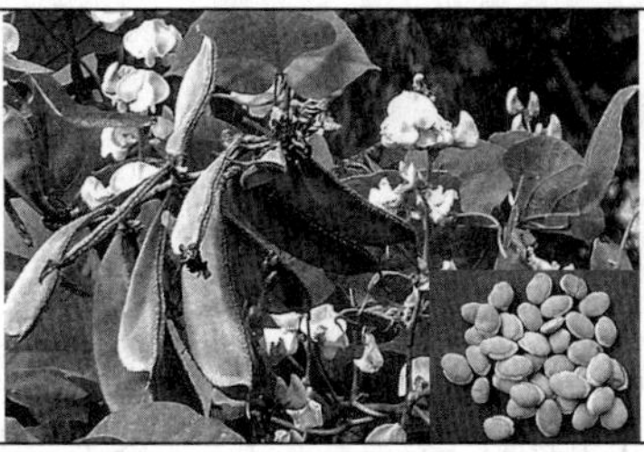

药材概述

白扁豆为一年生缠绕草本。三出复叶，先生小叶菱状广卵形，侧生小叶斜菱状广卵形，顶端短尖或渐尖，两面沿叶脉处有白色短柔毛。总状花序腋生，花 2～4 朵丛生于花序轴的节上。花冠白色或紫红色，花柱近顶端有白色髯毛。种子扁椭圆形或扁卵圆形，表面淡黄白色或淡黄色，平滑，略有光泽，一侧边缘有隆起的白色半月形种阜。质坚硬，种皮薄而脆，子叶 2，肥厚，黄白色。气微，味淡，嚼之有豆腥气。荚果扁，镰刀形或半椭圆形，长 5～7 厘米，种子 3～5 颗，白色或紫黑色。花果期 7～10 月。白扁豆成熟的种子、种皮和扁豆花都可作药用。同时，白扁豆还是保健佳品，对习惯性便秘、高血脂、高血压有医疗保健作用。

药材性味

【药名】白扁豆

【英文名】Hyacinth Bean

【别名】藊豆、白藊豆、南扁豆、沿篱豆、蛾眉豆、羊眼豆、凉衍豆、白藊豆子、膨皮豆、茶豆、小刀豆、树豆、藤豆、火镰扁豆、眉豆。

【来源】豆科植物扁豆的成熟种子。

【性味】味甘、淡，性微温。

【归经】归脾、胃经。

【功效】健脾，化湿，消暑。

【主治】脾虚生湿，食少便溏，白带过多，暑湿吐泻，烦渴胸闷。

【用法用量】煎服，10～15 克。用于健脾止泻及作散剂服用时宜炒用。

【产地】全国各地均有栽培。

采制、炮制与贮藏

【采制】秋季种子成熟时，摘取荚果，剥出种子，晒干，拣净杂质。

【炮制】白扁豆除去杂质。用时捣碎。炒白扁豆取净白扁豆，照清炒法炒至微黄色具焦斑。用时捣碎。

【贮藏】置于通风干燥处，防止鼠食和虫蛀。

现代研究

【性状鉴别】种子扁椭圆形或扁卵圆形，长 0.8～1.3 厘米，宽 6～9 毫米，厚约 7 毫米。表面淡黄白色或淡黄色，平滑，稍有光泽，有的可见棕褐色斑点，一侧边缘有隆起的白色半月形种阜。长 7～10 毫米，剥去后可见凹陷的种脐，紧接种阜的一端有珠孔，另端有种脊。质坚硬，种皮薄而脆，子叶 2 片，肥厚，黄白色。气微，味淡，嚼之有豆腥气。以粒大、饱满、色白者为佳。

【化学成分】含蛋白质、蔗糖、葡萄糖、麦芽糖、水苏糖、棉子糖、L-哌可酸、植物凝集素等。种子含油 0.62%，内有棕榈酸、亚油酸、反油酸、油酸、硬脂酸、花生酸、山萮酸。又含胡芦巴碱、蛋氨酸、亮氨酸、苏氨酸、维生素 B_1、维生素 C、胡萝卜素，有毒性的植物凝集素和甾体。

【提取工艺】将白扁豆打成粉，准确称取足够量的白扁豆粉末，加入 8 倍量 95% 乙醇回流脱脂 2 次，每次 2～3 小时。将乙醇提取后的药渣挥发至无醇味。每次取白扁豆适量，加适量的水，于 70℃超声提取 100 分钟，抽滤，滤液冷却后浓缩至 50～100 毫升。向浓缩后的滤液中加入适量的乙醇，使乙醇的最终体积分数为 80%，室温静置 24 小时，然后 4000r/min 离心 10 分钟，将沉淀用适量水溶解，得白扁豆粗多糖溶液。粗品中多糖的产率为 0.98%，纯化后多糖的产率为 0.94%。

药理作用

1. 抗菌、抗病毒作用：100% 白扁豆煎剂对痢疾杆菌有抑制作用；对食物中毒引起的呕吐、急性胃肠炎等有解毒作用。

2. 对免疫功能的影响：20% 白扁豆冷盐浸液 0.3 毫升，可增强 T 淋巴细胞的活性，提高细胞的免疫功能。

毒　　性

白扁豆中含对人的红细胞非特异性植物凝集素，有抗胰蛋白酶活性，可抑制实验动物生长，属毒性成分。另含一种非竞争性抑制胰蛋白酶，可抑制枸橼酸血浆的凝固。

药用选方

1. 脾气虚证。本品能补气以健脾，兼能化湿，药性温和，补而不滞，适用于脾虚湿滞、食少、便溏或泄泻。唯其“味轻气薄，单用无功，必须同补气之药共用为佳”，如参苓白术散（《和剂局方》），以本品作为人参、白术等药物的辅助。本品还可用于脾虚湿浊下注之白带过多，宜与白术、苍术、芡实等补气健脾除湿之品配伍。

2. 暑湿吐泻。夏日暑湿伤中，脾胃不和，易致吐泻。本品能健脾化湿以和中，性虽偏温，但无温燥助热伤津之弊，故可用于暑湿吐泻。如《千金方》单用本品水煎服。偏于暑热夹湿者，宜与荷叶、滑石等清暑、渗湿之品配伍。若属暑月乘凉饮冷，外感于寒，内伤于湿之“阴暑”，宜配伍散寒解表，化湿和中之品，如香薷散（《和剂局方》）以之与香薷、厚朴同用。

药用禁忌

患寒热病者不可食。

营养知识

1. 扁豆的营养成分相当丰富，包括蛋白质、脂肪、糖类、钙、磷、铁及食物纤维、维生素 A、B 族维生素、氰苷、酪氨酸酶等，扁豆衣的维生素 B 含量特别丰富。

2. 扁豆含有对病毒的抑制成分，这种活性成分在水溶性的高分子和低分子部分都有，能有效地抑制病毒的生长。

3. 扁豆中所含的淀粉酶抑制物在体内有降低血糖的作用。

4. 扁豆含有多种微量元素，能刺激骨髓造血组织，减少粒细胞的破坏，提高造血功能，对白细胞减少症有效。

5. 扁豆中的植物血细胞凝集素能使癌细胞发生凝集反应，肿瘤细胞表面发生结构变化，从而发挥细胞毒的作用，并可促进淋巴细胞的转化，增强对肿瘤的免疫能力，抑制肿瘤的生长，起到防癌抗癌的效果。

6. 扁豆中含有血球凝集素，可增加脱氧核糖核酸和核糖核酸的合成，抑制免疫反应和白细胞与淋巴细胞的移动，故能激活肿瘤病人的淋巴细胞产生淋巴毒素，有显著的消退肿瘤的作用。肿瘤患者常吃扁豆，有一定辅助食疗功效。

食疗选方

白扁豆大米粥：白扁豆 25 克，大米 50 克。白扁豆洗净后泡 8 ~ 10 小时，大米洗净，用清水泡 1 小时。大米与白扁豆放入砂锅中，砂锅中加入适量清水，大火煮开，小火炖至扁豆熟软即可。提示：白扁豆炖至熟烂食用更佳。功效：补脾暖胃，化湿消暑，补虚止泻，能治疗暑热湿气。

各家论述

1.《本草纲目》：止泄痢，消暑，暖脾胃……

2.《本草新编》：味轻气薄，单用无功，必须同补气之药共用为佳。

相关诗歌

清诗人黄树谷《咏扁豆羹》："负郭无农课，他乡学圃能。短墙堪种豆，枯树惜沿藤。带雨繁花重，垂条翠荚增。烹调滋味美，惭似在家僧。谷雨方携子，梅天已发秧。枝枝盘作盖，叶叶暗遮旁。伏日炎风减，秋晨露气凉。连朝憧仆善，采摘报盈筐。"扁豆一生正如诗人所说，却也优雅和潇洒，是一种未经雕琢的新鲜。

18. 白扁豆花 *Dolichos lablab L.*

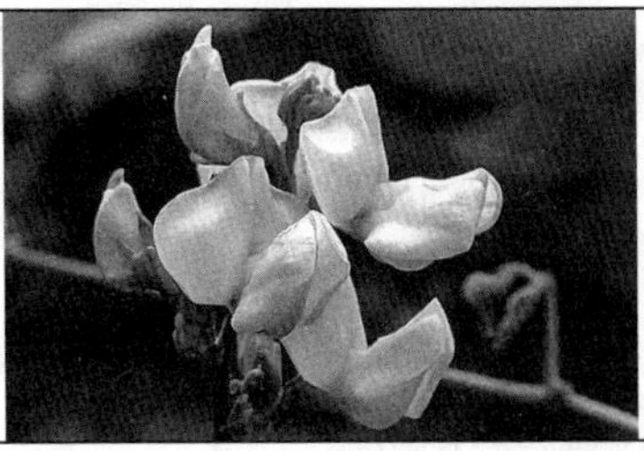

药材概述

白扁豆的干燥花呈扁平不规则三角形。下部有绿褐色钟状的花萼，萼齿5，外面被白色短毛。花瓣5片，皱缩，黄白色或黄棕色，有脉纹，未开放的花外为旗瓣所包，开放后即向外反折，翼瓣位于两侧，龙骨瓣镰钩状；雄蕊10，其中9枚基部联合；里面有一黄绿色柱状的雌蕊，弯曲，先端可见白色细毛茸。质软、体轻、气微香、味淡，以朵大、色白、干燥者为佳。

药材性味

【药名】白扁豆花

【英文名】Flower of Hyacinth Dolichos

【别名】南豆花

【来源】豆科植物扁豆的花。

【性味】性平，味甘淡，无毒。

【功效】健脾和胃，消暑化湿。

【主治】痢疾，泄泻，赤白带下。

【用法用量】内服：煎汤，1.5～3钱；或研末。外用：捣敷。

【产地】全国大部分地区有产，主产于浙江、安徽、河南。

采制、炮制与贮藏

【采制】7～8月间采收未完全开放的花，晒干或阴干。

【炮制】去柄，筛去泥土，拣去杂质及黑色花朵。

【贮藏】置于通风干燥处，防潮，防蛀。

药理作用

1. 抗菌消炎：白扁豆花有抗菌消炎的作用，可以治疗肠炎、腹泻、痢疾等肠道疾病及赤白带下。

2. 补脾和中：白扁豆花能健脾化湿，对胃炎、胃溃疡、萎缩性胃炎也有较好的疗效。

3. 化湿消暑：夏日暑湿伤中，脾胃不和，易致吐泻。白扁豆花能健脾化湿以和中，性虽偏温，但无温燥助热伤津之弊，故可用于暑湿吐泻。

4. 抗毒：白扁豆花不仅能起到抗病毒的作用，对食物中毒引起的呕吐、急性胃肠炎等有解毒作用。

5. 调节免疫：白扁豆花能够增强 T 淋巴细胞的活性，因此能够起到提高免疫力、抗癌等调节人体机能的作用。

临床应用

治疗细菌性痢疾：干白扁豆花 100 克，制成 100% 煎液。口服剂量按每次每千克体重 0.5～1 毫升计算，每 6 小时 1 次，7 天为一疗程。观察 13 例，经治 3～7 天后，痊愈（临床症状消失，大便培养连续二次阴性）7 例，进步（临床症状部分消失或减轻）3 例，无效 3 例。治疗过程中未见副作用。

药用选方

1. 治一切泄痢：白扁豆花正开者，择净勿洗，以滚汤瀹过，和小猪脊肉一条，葱一根，胡椒七粒，酱汁拌匀，就以瀹豆花汁和面包小馄饨，炙熟食之。

2. 治妇人白崩：白扁豆花（紫者勿用）焙干为末，炒米煮饮入烧盐，空心服。

食疗选方

白扁豆粥：白扁豆 60 克（鲜品增至 120 克），粳米 100 克同煮粥，可健脾养胃、清暑止泻，适用于脾虚腹胀、慢性泄泻、疰夏等症。也可用粳米 60 克煮粥，粥熟加入白扁豆花 15 克，稍煮即成，可清热化湿，健脾和胃，适用于暑热心烦、吐泻及赤白带下等症。

各家论述

1.《本草图经》：主女子赤白下，干末，米饮和服。

2.《本草纲目》：焙研服，治崩带；作馄饨食，治泄痢；擂水饮，解中一切药毒。功同扁豆。

3.《岭南采药录》：敷跌打伤，去瘀生新，消肿散青黑。

4.《四川中药志》：和胃健脾，清热除湿。治暑热神昏，湿滞中焦，下痢脓血，夏口腹泻及赤白带下。

19. 龙眼肉（桂圆） *Dimocarpus longan Lour.*

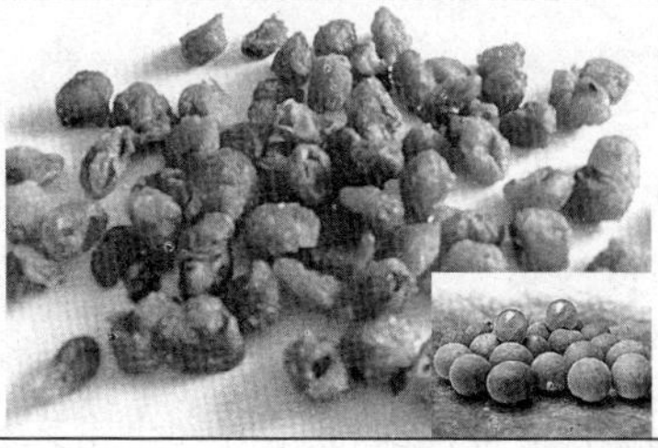

药材概述

龙眼因其种圆黑光泽，种脐突起呈白色，看似传说中“龙”的眼睛而得名。新鲜的龙眼肉质极嫩，汁多甜蜜，美味可口，实为其他果品所不及。鲜龙眼烘成干果后即成为中药里的桂圆。生药龙眼肉为由顶端纵向裂开有不规则块片，长约 1.5 厘米，宽 1.3～3.5 厘米，厚不及 1 毫米。表面黄棕色，半透明；靠近果皮的一面皱缩不平，粗糙，靠近种皮的一面，光亮而有纵皱纹。质柔软而微有黏性，常黏结呈块状。7～10 月果熟时采摘，烘干或晒干，取肉去核晒至干爽不黏。

药材性味

【药名】龙眼肉（桂圆）

【英文名】Dried Longan Pulp，Arillus Longan

【别名】益智、蜜脾、龙眼干、桂圆肉、元肉、龙目、比目、荔枝奴、绣木团、川弹子、亚荔枝、木弹、骊珠、燕卵、鲛泪、圆眼、海珠丛、桂圆。

【来源】无患子科植物龙眼的假种皮。

【性味】甘、温。

【归经】归心、肾、肝、脾经。

【功效】补益心脾，养血安神。

【主治】气血不足，心悸怔忡，神经衰弱，健忘失眠，血虚萎黄。

【用法用量】内服：煎汤，10～15 克，大剂量 30～60 克；或熬膏；或浸酒；或入丸、散。

【产地】主产于广西、福建、广东、四川、台湾等地。

采制、炮制与贮藏

【采制】7～10 月果实成熟时采摘。干燥，除去壳、核，晒至干爽不黏。

【炮制】烘干或晒干，剥去果皮，取其假种皮。或将果实入开水中煮 10 分钟，捞出摊放，使水分散失，再烤一昼夜，然后剥取假种皮，晒干。

【贮藏】置于通风干燥处，防虫防蛀。

现代研究

【性状鉴别】（1）元肉色泽：野生大树“鸡眼”、果眼明黄剔透澄白；人工种植石硖明黄亮白、储良沙黄、大乌圆沙黄。（2）颗粒大小：野生果眼直径 0.8～1.3 厘米，只有女性末指大小；人工种植石硖直径 1.5 厘米左右，女性中指大小；储良直径 2.1 厘米左右，女性拇指大小；大乌圆直径 2.3 厘米左右，属于龙眼肉颗粒最大的一种。（3）颗粒厚薄：野生果眼最薄，玲珑剔透；人工种植石硖薄，明黄透亮；储良厚实；大乌圆敦厚。（4）龙眼香味：野生果眼清甜，龙眼香味浓烈；人工种植石硖清甜，龙眼香味浓；储良甜，龙眼香味淡；大乌圆甜，龙眼香味淡或者没有。

【化学成分】果肉（干）含水分 0.85%，可溶性物质 79.77%，不溶性物质 19.39%，灰分 3.36%。可溶性物质中，有葡萄糖 24.91%、蔗糖 0.22%、酸类（酒石酸）1.26%、含氮物（其中含腺嘌呤和胆碱）6.309% 等。尚含蛋白质 5.6%、脂肪 0.5%。

【提取工艺】微波前处理—热浸法提取龙眼肉多糖：将龙眼剥壳去核，准确称取 20 克龙眼肉（干重为 3.792 克），充分捣碎匀浆，加入 15 倍量的超纯水搅匀。将混合物置于微波炉中，700W 处理 60 秒后取出。再将其置于 100℃水浴中，240r/min 的转速下提取 7 小时。提取液经两层尼龙布过滤，得滤液，浓缩至原体积的 1/4，再向浓缩液中加入 4 倍量无水乙醇以沉淀多糖。将混合液于冰箱中静置 1 小时，离心得淡黄色沉淀。所得沉淀用无水乙醇反复洗涤（4～5 次），以除去粗多糖中的单糖杂质。可以用 TCA 法脱除粗多糖提取液中的蛋白质，并用透析去除小分子及盐类物质。最终所得多糖的产率为 0.9%。

药理作用

1. 抑菌作用：龙眼肉的水浸剂（1 ∶ 2），在试管内对奥杜盎小芽胞癣菌有抑制作用；煎剂对痢疾杆菌有抑制作用。

2. 抗衰老作用：龙眼肉能抑制使人衰老的黄素蛋白酶——脑 B 型单胺氧化酶（MAO-B）的活性，因此龙眼肉可能会成为潜在的具有抑制 MAO-B 活性的抗衰老食品。

3. 其他作用：龙眼肉水浸剂对人宫颈癌细胞 JTC-26 的抑制率达 90% 以上。龙眼肉和蛤蚧提取液能显著延长小鼠在常压下的耐缺氧时间和耐高温时间；明显减轻利血平化后小鼠出现的消瘦、倦卧、毛松、自由活动减少等虚弱症状；亦可显著增加小鼠脾重；并能显著提高小鼠对碳粒的廓清指数。

理疗效果

1. 益气补血，增强记忆：桂圆（龙眼干）含丰富的葡萄糖、蔗糖及蛋白质等，含铁量也较高，可在提高热能、补充营养的同时，促进血红蛋白再生以补血。桂圆肉（龙眼干）除对全身有补益作用外，对脑细胞特别有益，能增强记忆，消除疲劳。

2. 安神定志：桂圆（龙眼干）含有大量的铁、钾等元素，能促进血红蛋白的再生以治疗因贫血造成的心悸、心慌、失眠、健忘。桂圆（龙眼干）中含尼克酸高达 2.5 毫克（每 100 克），可用于治疗尼克酸缺乏造成的皮炎、腹泻、痴呆，甚至精神失常等。

3. 养血安胎：桂圆（龙眼干）含铁及维生素比较多，可减轻宫缩及下垂感，对于加速代谢的孕妇及胎儿的发育有利，具有安胎作用。

4. 抗菌，抑制癌细胞：桂圆（龙眼干）对 JTC–26 肿瘤抑制率达 90% 以上，对癌细胞有一定的抑制作用。此外，桂圆（龙眼干）水浸剂（1 ∶ 2）在试管内对奥杜盎小芽孢癣菌有抑制作用。

5. 降脂护心，延缓衰老：桂圆肉（龙眼干）可降血脂，增加冠状动脉血流量。对与衰老过程有密切关系的黄素蛋白——脑 B 型单胺氧化酶（MAO–B）有较强的抑制作用。

药用选方

1. 脾虚泄泻：龙眼干 14 粒，生姜 3 片，煎汤服。(《泉州本草》)

2. 产后浮肿：龙眼干、生姜、大枣，煎汤服。(《泉州本草》)

3. 思虑过度、劳伤心脾、虚烦不眠：龙眼干 15 克，粳米 60 克，莲子 10 克，芡实 15 克，加水煮粥，并加白糖少许。(《食疗粥谱》)

4. 贫血、神经衰弱、心悸怔忡、自汗盗汗：龙眼肉 4 至 6 枚和莲子、芡实等，加水炖汤于睡前服。(《食物中药与便方》)

5. 大补气血：剥好龙眼肉，盛竹筒式瓷碗内，每次一两，加入白糖 3 克，素体多火者，再加入西洋参片 3 克，碗口罩以丝绵一层，日日于饭锅上蒸之。(《随息居饮食谱》玉灵膏)

6. 温补脾胃，助精神：龙眼肉不拘多少，上好烧酒内浸百日，常饮数杯。(《万氏家抄方》龙眼酒)

药用禁忌

若内有痰火及食滞停饮者忌服，以免使瘀痰堵塞在胸口而引起哮喘。

食疗选方

1. 桂圆肉 30 克，加水 500 毫升煮沸约 10 分钟，加鸡蛋 2 个，白糖或红糖适量，稍煮片刻即可食用。可提神醒脑，为熬夜者之首选。

2. 桂圆肉 20 克，红枣 5～10 颗（去核），加水 300 毫升煮沸约 10 分钟，加白糖适量，稍煮片刻即可食用。对心悸不安、失眠者有较好作用。

3. 桂圆肉 200 克，加纯正白酒 500 毫升，泡 1 个月，每晚睡前饮 15 毫升，可消除疲劳，养心安神。

4. 桂圆肉 30 克，红枣 10 颗（去核），粳米 100 克加水煮粥（稀饭），加适量红糖，早晚各吃一碗，可补心脾、益气血，提高记忆力。

5. 桂圆肉 20 克，莲子（去心）15 克，糯米 30 克加水煮粥（稀饭）食用，可美容养颜，治体虚贫血。

6. 桂圆肉 10 克，酸枣仁 9 克，芡实 15 克，水煮，睡前服，可用于治疗失眠症。

7. 桂圆肉 30 克，加入炖好的汤中煮 5 分钟，可煮出更鲜美的汤。

8. 桂圆肉 30 克，红枣 10 颗（去核），黑芝麻（炒）约 20 克，煮沸 10 分钟，加红糖或白糖适量，鸡蛋 2 个，稍煮片刻食用，可养心补肾。

9. 桂圆肉 15 克，红枣 15 克，粳米 100 克。粳米淘洗干净，红枣洗净备用；将粳米和桂圆肉、红枣放入清水，大火煮沸后再用文火熬 30 分钟，直至米煮烂，加适量白糖。有健脾养心、补血安神功效。孕妇应慎食。

各家论述

1.《本草纲目》：食品以荔枝为贵，而资益则龙眼为良，盖荔枝性热，而龙眼性和平也。严用和《济生方》治思虑劳伤心脾有归脾汤，取甘味归脾，能益人智之义。

2.《药品化义》：桂圆，大补阴血，凡上部失血之后，入归脾汤同莲肉、芡实以补脾阴，使脾旺统血归经。如神思劳倦，心经血少，以此助生地、麦冬补养心血。又筋骨过劳，肝脏空虚，以此佐熟地、当归，滋补肝血。

3.《本经》：主五脏邪气，安志、厌食，久服强魂魄，聪明。

4.《别录》：除虫，去毒。

5.《开宝本草》：归脾而能益智。

6.《日用本草》：益智宁心。

7.《滇南本草》：养血安神，长智敛汗，开胃益脾。

8.《本草通玄》：润肺止咳。

9.《得配本草》：益脾胃，葆心血，润五脏，治怔忡。

10.《泉州本草》：壮阳益气，补脾胃。治妇人产后浮肿，气虚水肿，脾虚泄泻。

相关故事

很久以前，有一位姓钱的员外，非常勤政爱民，不出几年，就把洪水泛滥的穷乡僻壤变成了一个百姓安居乐业的鱼米之乡。但钱员外结婚3年仍然膝下无子，当地百姓深为钱员外的实干所感动，都愿意把自己的女儿纳给钱员外做妾。终于，钱员外在53岁时得了个儿子，钱员外阖家欢喜。

由于先天不足加上后天娇生惯养，钱员外的儿子长得又瘦又小，经常发烧、咳嗽，10岁的孩子看上去像是四五岁似的。钱员外四处为他求医问药，仍无济于事。远房亲戚王夫人闻讯赶来，对钱员外说："龙眼能治虚劳羸弱，若贵公子要强身健体，我看非吃龙眼不可呢！"

钱员外不解地问："为什么呢？夫人。"王夫人解释说："当年哪吒打死了东海龙王的三太子，还挖了龙眼。这时，恰好有位叫海子的穷人家孩子身体羸弱，常患病，经调补多月仍不见好转。哪吒闻讯后，便立即把龙眼给海子吃了。海子吃了龙眼后，不再患病，而且渐渐地长成彪形大汉，结婚后还生了13个子女，自己也活了130多岁。海子过世后，他的坟上长出一棵龙眼树，树上结满了龙眼。东海边上的百姓闻讯后，家家户户都种龙眼树，吃龙眼肉，个个都身强体健，不患疾病。"

钱员外听闻大喜，立即命人去东海边采摘了大量的龙眼，连续让儿子吃了1个月，并把吃不完的龙眼取肉晒干，让儿子进食，还把龙眼核在院前屋后大量种植。儿子身体渐渐地变得强壮起来，后来在钱员外的教诲下学文习武，并考取状元，成为一名像父亲一样热心为百姓谋福祉的好官。

20. 决明子 *Cassia obtusifolia L.*

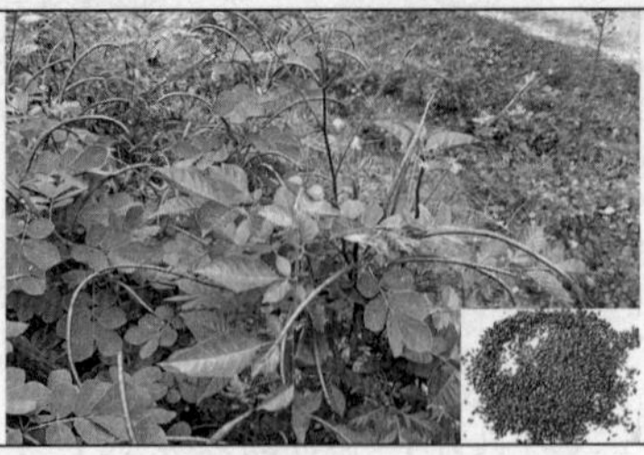

药材概述

决明子为豆科一年生草本植物决明或小决明的干燥成熟种子。决明花黄色，荚果细长，四棱柱形；小决明植株较小，荚果较短。以其有明目之功而名之。草决明为直立、粗壮草本，高 1～2 米。偶数羽状复叶，长 4～8 厘米，叶柄上无腺体，小叶 3 对，倒心形或倒卵状长椭圆形，长 2～6 厘米，宽 1.5～2.5 厘米，顶端钝而有小尖头，基部渐狭，两面被柔毛，小叶柄长 1.5～2 毫米，托叶线形，被柔毛，早落。花盛夏开放，腋生，通常 2 朵聚生，总梗长 6～10 毫米，花梗长 1～1.5 厘米，丝状，萼片 5 枚，花瓣 5，黄色，发育雄蕊 7 枚，子房无柄，被白色柔毛。荚果纤细，近线形，有四直棱，两端渐尖，长达 5 厘米，宽 3～4 毫米，种子菱形，光亮。

药材性味

【药名】决明子

【英文名】Semen Cassiae

【别名】决明，马蹄决明、假绿豆、金鼓豆。

【来源】豆科植物决明或小决明的干燥成熟种子。(需经过炮制方可使用。)

【性味】甘、苦、咸，微寒。

【归经】归肝、大肠经。

【功效】清热明目，润肠通便，减肥。

【主治】风热赤眼，青盲，雀目，高血压，肝炎，肝硬化腹水，习惯性便秘。

【用法用量】内服：煎汤，1.5～3 钱；或研末。外用：研末调敷。

【产地】热带地区均有。中国安徽、广西、四川、浙江、广东等省，南北各地均有栽培。

采制、炮制与贮藏

【采制】秋季采收成熟果实，晒干，打下种子。

【炮制】取净决明子，置锅内炒至微有香气，取出，放凉。

【贮藏】置于阴凉干燥处。

现代研究

【化学成分】含大黄素、大黄酚、大黄素甲醚、决明素、钝叶决明素及其苷类。

【提取工艺】先将决明子破碎成粗粉，准确称取决明子粗粉 100 克投料，先用 8 倍量的 60% 乙醇提取 2.5 小时，再用 7 倍量的 60% 乙醇提取 2 小时，合并滤液，旋干。干浸膏得率为 17.35%，大黄酚提取率为 89.13%。

药理作用

1. 抗菌作用：决明子醇提取物对葡萄球菌、白喉杆菌、伤寒杆菌、副伤寒杆菌、大肠杆菌均有抑制作用，而水提取物则无效。

2. 抗真菌：水浸剂用试管稀释法，1 ∶ 20 对奥杜盎小孢子菌，1 ∶ 10 对许兰黄癣菌及石膏样小孢子菌均有抑制作用。

3. 降压：水浸剂和乙醇浸液对麻醉狗、猫、兔均有降压作用。

4. 降血脂：决明子煎剂或决明子散剂 6 克 / 只喂饲大鼠 8 周，对实验性高血脂症大鼠能降低血浆胆甾醇、甘油三酯，并降低肝中甘油三酯的含量。

5. 抗血小板聚集：决明子煎剂或散剂 6g/kg 喂饲大鼠 8 周，对 ADP 诱导的大鼠血小板聚集有抑制作用。

6. 对免疫功能的影响：决明子水煎醇沉剂可使小鼠胸腺萎缩，使 2，4-二硝基氯苯（DNCB）所致小鼠皮肤迟发型超敏反应受抑。

7. 保肝作用：决明子热水提取物对四氯化碳中毒小鼠肝脏有弱的解毒作用。决明子甲醇提取物有显著的护肝作用，保肝成分为大黄酚-1-O-三葡萄糖苷、大黄酚-1-O-四葡萄糖苷和芦荟大黄素。

8. 泻下作用：决明子具有缓泻作用。活性组分用酸水解，得到有效成分为大黄酚、二蒽酮及 d-葡萄糖。

9. 对胃液分泌的影响：对做了胃瘘的狗，空腹时给决明子流浸膏可促进胃液的分泌。

10. 抑制 15-羟基前列腺素脱氢酶（15-OH PGDH）作用：决明子水提取液具有抑制 15-OH PGDH 活性，使利尿作用延长。

药用禁忌

孕妇忌服。脾胃虚寒、气血不足者不宜服用。

决明子主要含有大黄酚、大黄素等化合物，长期服用可引起肠道病变。

使用该品口服降血脂，服药后有 9% 的病例，初期有不良反应，但不影响继续服药。

药方选录

1. 治急性结膜炎：决明子、菊花、蝉蜕、青葙子各 15 克，水煎服。(《青岛中草药手册》)

2. 治急性角膜炎：决明子 15 克，菊花 9 克，谷精草 9 克，荆芥 9 克，黄连 6 克，木通 12 克，水煎服。(《四川中药志》1979)

3. 治习惯性便秘：决明子 18 克，郁李仁 18 克，沸水冲泡代茶。(《安徽中草药》)

4. 治夜盲症：决明子、枸杞子各 9 克，猪肝适量。水煎，食肝服汤。(《浙江药用植物志》)

5. 治雀目：决明子 100 克，地肤子 50 克。上药捣细罗为散，每于食后以清粥饮调下 5 克。(《圣惠方》)

6. 治慢性便秘及卒中后顽固便秘：决明子一升，炒香，研细末，水泛为丸，每日三回，每回 5 克，连服三五天。大便自然通顺，且排出成形粪便而不泄泻，此后继续每日服少量，维持经常通便，并能促进食欲，恢复健康。(《本草推陈》)

7. 治风热偏头痛：决明子、野菊花各 9 克，川芎、蔓荆子、全蝎各 6 克，水煎服。(《浙江药用植物志》)

8. 治高血压：(1) 决明子适量炒黄，捣成粗粉，加糖泡开水服，每次 3 克，每日 3 次。(2) 决明子 15 克，夏枯草 9 克，水煎连服 1 个月。(《全国中草药汇编》)

9. 决明子花草茶：决明子可以和其他花草茶搭配，具有不错的排毒排油腻、清肝泻火、养阴明目、降压降脂功效。但夜晚最好少饮。提醒：炒时有香气溢出即可，不可炒煳。

各家论述

1.《本经》：治青盲，目淫肤赤白膜，眼赤痛，泪出，久服益精光。

2.《别录》：疗唇口青。

3.《药性论》：利五脏，除肝家热。

4.《日华子本草》：助肝气，益精水；调末涂，消肿毒，熁太阳穴治头痛，又贴脑心止鼻衄；作枕胜黑豆，治头风，明目。

5.《本草衍义补遗》：解蛇毒。

6.《生草药性备要》：治小儿五疳，擦癣癞。

7.《湖南药物志》：明目，利尿。治昏眩，脚气，浮肿，肺痈，胸痹。

8《本草考汇》：决明，味咸走血，气寒治热，故治青盲肤膜泪出之因热伤血分者，倘系气分及风寒而致目中诸证，非其宜矣。

9.《本草经疏》：决明子，其味咸平，《别录》益以苦甘微寒而无毒。咸得水气，甘得土气，苦可泄热，平合胃气，寒能益阴泄热，足厥阴肝家正药也。亦入胆肾。肝开窍于目，瞳子神光属肾，故主青盲目淫，肤赤白膜，眼赤痛泪出。《别录》兼疗唇口青。《本经》久服益精光者，益阴泄热、大补肝肾之气所致也。

10.《本草正义》：决明子明目，乃滋益肝肾，以镇潜补阴为义，是培本之正治，非如温辛散风，寒凉降热之止为标病立法者可比，最为有利无弊。

相关故事

相传，古时有一位老翁，年过八旬耳不聋、眼不花，且身体轻健。有人向老翁请教长寿秘诀，他回答：常饮决明茶。老翁还赋诗一首："愚翁八十目不瞑，日书蝇头夜点灯，并非生得好眼力，只缘常年食决明……"

21. 百合 *Lilium brownie F. E. Brown var. viridulum Baker*

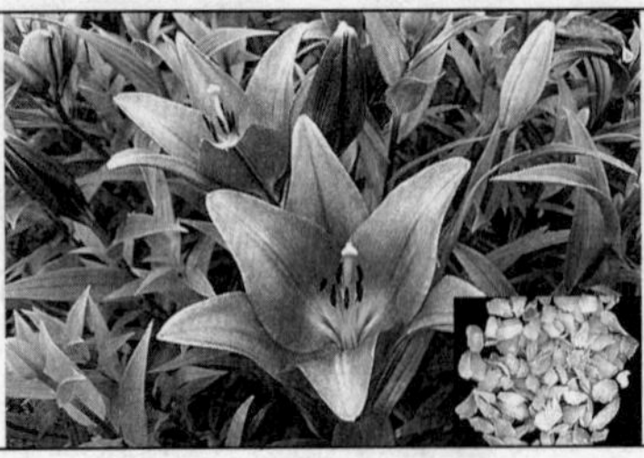

药材概述

百合是百合科百合属多年生草本球根植物，全球已发现有100多个品种，中国是其最主要的起源地，原产50多种。百合的主要应用价值在于观赏，有些品种可作为蔬菜食用和药用。百合花素有“云裳仙子”之称，百合的鳞茎由鳞片抱合而成，有“百年好合”“百事合意”之意。百合株高40～60厘米，甚至1米以上。茎直立，不分枝，草绿色，茎秆基部带红色或紫褐色斑点。花着生于茎秆顶端，呈总状花序，簇生或单生，花冠较大，花筒较长，呈漏斗形喇叭状，六裂无萼片，因茎秆纤细，花朵大，开放时常下垂或平伸；花色因品种不同而多样。花瓣有平展的，有向外翻卷的，故有“卷丹”美名。有的花味浓香，故有“麝香百合”之称。花落结长椭圆形蒴果。

药材性味

【药名】百合

【英文名】Lily

【别名】强瞿、番韭、山丹、倒仙。

【来源】百合科植物卷丹、百合或细叶百合（山丹百合）的肉质鳞叶。

【性味】甘，寒。

【归经】归心、肺经。

【功效】养阴润肺，清心安神。

【主治】阴虚久咳，痰中带血，虚烦惊悸，失眠多梦，精神恍惚。

【用法用量】药用时煎服，10～30克。清心宜生用，润肺蜜炙用。

【产地】百合分布很广，主产于江苏、湖南、甘肃和浙江等地。其中，江苏宜兴、湖南邵阳、甘肃兰州、浙江湖州为全国“四大百合产区”。

采制、炮制与贮藏

【采制】秋季采挖，洗净，剥取鳞叶，置沸水中略烫，干燥。

【炮制】取净百合，以蜜炙法炒至不黏手。每100千克百合，用炼蜜5千克。

【贮藏】置于通风干燥处，防潮，防蛀。

现代研究

快速鉴别：（1）卷丹：鳞叶呈长椭圆形，顶端较尖，基部较宽，边缘薄，微波状，常向内卷曲；长2～3.5厘米，宽1～1.5厘米；表面乳白色或淡黄棕色，光滑、半透明，有纵直脉纹3～8条；质硬脆，易折断，断面较平坦，角质样；无臭，味微苦。（2）百合：鳞叶较上种小，长1.5～3厘米，宽0.5～1厘米，厚约4毫米，有脉纹3～5条，有的不明显。（3）山丹：鳞叶较大，长5.5厘米，宽2.5厘米，厚3.5毫米，色较暗，或带黑紫色，脉纹多不明显。

【化学成分】百合鳞茎含岷江百合苷A，D，3，6'-O-二阿魏酰蔗糖，1-O-阿魏酰甘油，1-O-对-香豆酰甘油，26-O-β-D-吡喃葡萄糖基-奴阿皂苷元-3-O-α-L-吡喃鼠李糖基-（1→2）-β-D-吡喃葡萄糖苷，26-O-β-D-吡喃葡萄糖基-奴阿皂苷元-3-O-α-L-吡喃鼠李糖基-（1→2）-O-[β-D-吡喃葡萄糖基（1→4）]-β-D-吡喃葡萄糖苷，百合皂苷，去酰百合皂苷，27-O-（3-羟基-3-甲基戊二酸单酰基）-异呐索皂苷元-3-O-α-L-吡喃鼠李糖基-（1→2）-O-[β-D-吡喃葡萄糖基-（1→4）]-β-D-吡喃葡萄糖苷，澳洲胺-3-O-α-L-吡喃葡萄糖苷及β1-澳洲茄边碱等。卷丹茎、叶含百合苷C。

【提取工艺】（1）百合总皂苷的提取：用6倍量的70%乙醇，在60℃回流提取3次，3小时/次。再用AB-8大孔吸附树脂柱分离，无水乙醇、丙酮-乙醚混合液沉淀干燥得百合皂苷，产率为0.253%。（2）热水提取白合多糖：加水比70：1，浸提时间6小时，浸提温度60℃，在此条件下提取率可达10.87%。

药理作用

1. 镇咳祛痰作用：（1）镇咳作用：小鼠用SO_2引咳法，均有明显的镇咳作用。（2）祛痰作用：用酚红比色法，表明有显著的祛痰作用。

2. 镇静作用：百合能显著地增加戊巴比妥钠睡眠时间及阈下剂量的睡眠率，表明有明显的镇静作用。

3. 滋阴润肺作用：百合、卷丹能显著延长游泳时间，延长小鼠耐缺氧能力。百合对肾上腺皮质功能衰竭起显著性的保护作用。对2，4-二硝基氯苯（DNCB）所致迟发型过敏反应亦有显著的抑制作用。

4. 强壮作用：卷丹可显著延长小鼠游泳时间、明显延长小鼠耐缺氧时间。

5. 抗癌作用：该品所含秋水仙碱能抑制癌细胞的增殖。

临床应用

中医认为百合具有润肺止咳、清心安神的作用，尤其是鲜百合更甘甜味美。百合特别适合养肺、养胃的人食用，比如慢性咳嗽、肺结核、口舌生疮、口干、口臭的患者，一些心悸患者也可以适量食用。但由于百合偏凉性，胃寒的患者少用。另外，在服药的同时可配合一些行为疗法，包括食疗。患者应该培养起较好的生活习惯，以利于症状的恢复。

百地滋阴丸：百合（炙）、地黄、地骨皮、白芍、山药、山茱萸、茯苓、女贞子、北沙参、麦冬、泽泻、知母、五味子（蒸）、鳖甲（制）、牛膝、黄芪、百部、香附、炮姜、砂仁、木香、川贝母。有滋补肺肾、凉血除蒸之功效。用于肺痨属肺肾不足、气阴两伤所致的咳喘少气、干咳少痰、潮热盗汗、形寒自汗、声嘶失音、心慌肢冷、形体消瘦的辅助治疗。脾胃虚弱者慎服。

食疗作用

1. 润肺润燥止咳：百合鲜品含黏液质，甘凉清润，主入肺心，长于清肺润燥止咳，清心安神定惊，为肺燥咳嗽、虚烦不安者所常用。

2. 宁心安神：百合入心经，性微寒，能清心除烦，宁心安神，用于热病后余热未消、神思恍惚、失眠多梦、心情抑郁、悲伤欲哭等病症。

3. 美容养颜：百合洁白娇艳，鲜品富含黏液质及维生素，对皮肤细胞新陈代谢有益，常食百合，有一定美容作用。

4. 防癌抗癌：百合含多种生物碱，对白细胞减少症有预防作用，能升高血细胞，对化疗及放射性治疗后细胞减少症有治疗作用。百合在体内还能促进和增强单核细胞系统和吞噬功能，提高机体的体液免疫能力，因此百合对多种癌症均有较好的防治效果。

食用禁忌

风寒咳嗽、虚寒出血、脾胃不佳者忌食。

即使是食用百合也有一定毒性，建议使用前向医师咨询。

直接接触生的球茎可能会引起皮肤瘙痒，吞食生的球茎可能会引起呕吐、腹泻等症状。

食疗选方

1. 百合银花粥：百合 50 克，洗净；再取银花 10 克，焙干为末备用。先将 100 克粳米淘净，煮至粥浓稠时再放百合煮 10 分钟，起锅前放入药末及适量白糖即可食用。功效：清热消炎、生津解渴。适合于咽喉肿痛，易于“内火”旺盛的人群。

2. 绿豆百合粥：绿豆 100 克，粳米或糯米适量，加水适量煮熟，再加入 50 克洗净的鲜百合略煮片刻即可。在食用之前，加入白砂糖或者冰糖调味。功效：清热解毒、利水消肿。适用于咽喉干咳、热病后余热未尽、烦躁失眠等症的治疗。

3. 清蒸百合：鲜百合适量洗净，蒸熟食用。功效：益气养阴润肺。适合肝炎、胃病、贫血、体虚等症。

4. 蜜汁百合：百合 60 克、蜂蜜 30 克放碗内拌匀，隔水蒸熟食用。功效：滋润心肺、润肠通便。百合、蜂蜜两者同用适用于秋冬肺燥咳嗽咽干、肺结核咳嗽、痰中带血、老年人慢性支气管炎干咳及大便燥结等症。

5. 百合莲子粥：净百合 30 克，莲子 25 克，糯米 100 克，加红糖适量，共煮粥食。功效：养胃缓痛、补心安神。适用于治疗脾胃虚弱的胃脘痛、心脾虚或心阴不足的心烦不眠症。

养生花茶

1. 百合花茶：干百合 2 朵、蜂蜜 10 毫升。将干百合以沸水冲泡 10 分钟，饮用时加入蜂蜜即可。功效：排毒、美容养颜。

2. 百合金菊茶：干百合 2 朵、菊花 3 朵、绿茶 1 克、金银花 0.5 克、薄荷 0.5 克。所有原料混合后用沸水冲泡 5 分钟。代茶饮，每日一剂。功效：清肝明目、利咽消肿，适用于内热、咽喉肿痛、肝热目赤等。

3. 百合洋参茶：干百合 5 朵、西洋参 1 克、枸杞子 3 克、竹叶 1 克。将原料混合后以沸水冲泡 10 分钟即可。功效：清热润肺、养心安神、养颜抗衰。

百合美食

1. 百合粥：取百合粉 50 克、粳米 60 克，先将百合与粳米分别淘洗干净，放入锅内，加水，用小火煨煮。等百合与粳米熟烂时，加糖适量，即可食用。对中老年人及病后身体虚弱而有心烦失眠、低热易怒者尤为适宜。另外，在百合粥内加入银耳，有较强的滋阴润肺之用；加入绿豆，可加强清热解毒之效。

2. 百合汤：将百合除去杂质，反复漂洗后加水入锅，用水煮至极烂，加入适量白糖，带汤一并食用，可作结核病患者的食疗佳品。食用时虽略带苦味，但细细品味则苦中带甜，令人回味；若放入冰箱存放一会儿，又是极好的冰镇饮料。

3. 百合煎：取百合粉30克、麦冬9克、桑叶12克、杏仁9克、蜜炙枇杷叶10克，加水煮，有养阴解表、润肺止咳的功效。另取鲜百合与莲心共煎水，每日频频饮其汁，可治口舌生疮。

4. 百合蒸：用鲜百合瓣与蜂蜜拌和，蒸熟后嚼食可治肺热咳嗽。

5. 百合炒：取百合粉50克、里脊片50克，用盐、蛋清、湿淀粉拌和，同入油锅翻炒至热，加入适量的调味品即成。此菜味醇而不腻，脆甜清香，具有补益五脏、养阴清热的作用；胃口不开、食欲下降者食用此菜，还能增进食欲。

6. 冰糖炖百合：百合、冰糖各60克，款冬花15克。将百合洗净后，一瓣瓣撕开，与款冬花一同放入瓦锅内，加水适量，文火炖，快熟时，加入冰糖，炖至百合熟烂时即可服食。此菜具有润燥清火、清心养肺的功效，适用于肺燥干咳、心烦口渴等症。

7. 清蒸百合：百合鲜品500克，白糖适量。将百合洗净后掰成片状；置于盘中，加白糖蒸熟即可。此谱出自《素食说略》，具有润肺止咳、清心安神的功效，可治疗干咳、久咳、失眠、心烦等病症。

8. 百合冬瓜汤：百合50克，鲜冬瓜400克，鸡蛋1枚。将百合洗净撕片，冬瓜切薄片，加水煮沸后，倒入鸡蛋清，酌加油、盐拌匀熬汤，至汤呈乳白色时装碗。此汤有清凉、祛热、解暑的功效，是暑季食疗佳肴，常人亦可食。

各家论述

1.《神农本草经》：百合味甘，平。主治邪气腹胀，心痛，利大、小便，补中益气。

2.《药性论》：百合，使，有小毒。主百邪鬼魅，涕泣不止，除心下急满痛，治脚气，热咳逆。

3.《日华子本草》：安心，定胆，益志，养五藏，治癫邪，啼泣，狂叫，惊悸，杀蛊毒气，胁痈乳痈发背及诸疮肿，并治产后血狂运。

4.《本草衍义》：张仲景用治伤寒坏后百合病须此也。

5.《本草》：主邪气腹胀心痛，利大小便，补中益气，除浮肿胪胀，痞满寒热，遍身疼痛，及乳难喉痹，止涕泪。

6. 仲景治百合病，百合知母汤、百合滑石代赭石汤，有百合鸡子汤、百合地黄汤。或百合病已经汗者，或未经汗下吐者，或病形如初，或病变寒热并见。

7.《活人书》：治伤寒腹中疼，百合一两，炒黄为末，米饮调服。

8. 孙真人：治百合阴毒，煮百合浓汁，服一升。

9.《本草经疏》：百合得土金之气，而兼天之清和，故味甘平，亦应微寒无毒。入手太阳、阳明，亦入手少阴。故主邪气腹胀，所谓邪气者即邪热也，邪热在腹故腹胀，清其邪热则胀消矣。解利心家之邪热，则心痛自瘳。肾主二便，肾与大肠二经有热邪，则不通利，清二经之邪热，则大小便自利。甘能补中，热清则气生，故补中益气。清热利小便，故除浮肿胪胀，痞满寒热，通身疼痛，乳难，足阳明热也。喉痹者，手少阳三焦，手少阴心家热也。涕泪，肺肝热也。清阳明、三焦、心部之热，则上来诸病自除。

22. 肉豆蔻 *Myristica fragrans Houtt.*

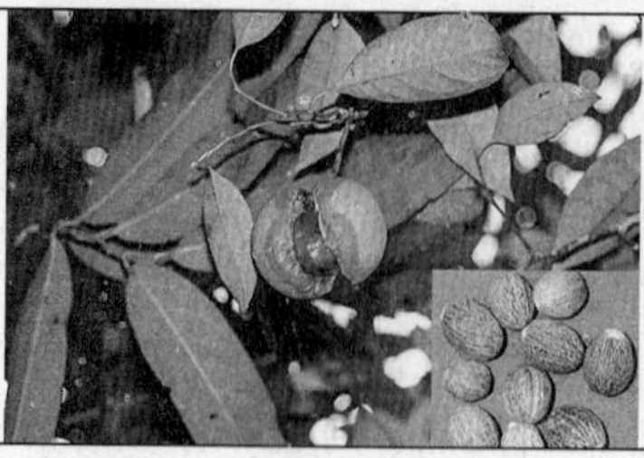

药材概述

肉豆蔻为肉豆蔻科常绿乔木植物，是热带著名的香料和药用植物。其种仁入药，可治虚泻冷痢、脘腹冷痛、呕吐等；外用可作寄生虫驱除剂，治疗风湿痛等。果仁可制作香精油。此外，还可作调味品、工业用油原料等。肉豆蔻为小乔木，幼枝细长。叶近革质，椭圆形或椭圆状披针形，先端短渐尖，基部宽楔形或近圆形，两面无毛；侧脉 8～10 对；叶柄长 7～10 毫米。雄花序长 1～3 厘米，无毛，着花 3～20，稀 1～2，小花长 4～5 毫米；花被裂片 3～4，三角状卵形，外面密被灰褐色茸毛；花药 9～12 枚，线形，长约雄蕊柱的一半；雌花序较雄花序为长；总梗粗壮、着花 1～2 朵；花长 6 毫米，直径约 4 毫米；花梗长于雌花；小苞片着生在花被基部，脱落后残存通常为环形的疤痕。果通常单生，具短柄，有时具残存的花被片；假种皮红色，至基部撕裂；种子卵珠形；子叶短，卷曲，基部连合。

药材性味

【药名】肉豆蔻

【英文名】Myristica Fragrans

【别名】肉蔻、肉果、玉果。

【来源】肉豆蔻科植物肉豆蔻的种仁、种皮（种皮仅作为调味品使用）。

【性味】味辛、微苦，性温，有小毒。

【归经】归脾、胃、大肠、肾经。

【功效】温中行气，涩肠止泻，开胃消食。

【主治】心腹胀痛，虚泻冷痢，呕吐，宿食不消。

【用法用量】内服：煎汤，3～6 克；或入丸、散。

【产地】主产于马来西亚、印度尼西亚；中国广东、广西、云南亦有栽培。

采制、炮制与贮藏

【采制】冬、春两季果实成熟时采收。

【炮制】(1)肉豆蔻：除去杂质，洗净，干燥。(2)煨肉豆蔻：取净肉豆蔻用面粉加适量水拌匀，逐个包裹或用清水将肉豆蔻表面湿润后，如水泛丸法裹面粉3～4层，倒入已炒热的滑石粉或沙中，拌炒至面皮呈焦黄色时，取出，过筛，剥去面皮，放凉。每100千克肉豆蔻，用滑石粉50千克。

【贮藏】贮干燥容器内，密闭，置阴凉干燥处，防蛀。

现代研究

【性状鉴别】肉豆蔻种仁呈卵圆形或椭圆形，长2～3.5厘米，宽1.5～2.5厘米。表面灰绿色或暗棕色，有网状沟纹，两端间有明显纵沟。质坚硬，碎断面可见大理石纹理。以个大、体重、坚实，破开后香气浓者为佳。

【化学成分】种仁含脂肪油25%～46%，挥发油8%～15%，内含有毒物肉豆蔻醚约4%。挥发油主含香桧烯，α-及β-蒎烯，松油-4-烯醇，γ-松油烯，柠檬烯，冰片烯，β-水芹烯，对聚伞花素，α-异松油烯，α-松油醇，δ-荜澄茄烯，肉豆蔻醚，榄香脂素，还含樟烯，月桂烯，α-水芹烯，3，4-二甲基苏合香烯，芳樟醇，顺式辣薄荷醇，反式辣薄荷醇等。脂肪油中主含三肉豆蔻酸甘油酯和少量的三油酸甘油酯等。种子还含木脂素：1-(3，4-亚甲二氧基苯基)-2-（4-烯丙基-2，6-二甲氧基苯氧基)-1-丙醇，1-(3-甲氧基-4-乙酰氧基苯基)-2-（4烯丙基地，6-二甲氧苯氧基)-1-丙醇乙酸酯等。脱酯种仁含肉豆蔻酸及三萜皂苷，苷元为齐墩果酸。

【提取工艺】将肉豆蔻药材粉碎，使其粒径为20～40目。准确称取一定量的肉豆蔻粉末，加12倍量的水，浸泡1.5小时，再提取5小时。所得挥发油的收率为7ml/g。

药理作用

1. 镇静催眠作用：该品挥发油中所含的甲基异丁香酚有抑制中枢神经作用，有加强戊巴比妥的安眠作用。

2. 抗菌作用：马拉巴酮B对金黄色葡萄球菌、枯草杆菌和坚忍链球菌有较强的抑制作用。

3. 麻醉作用：该品挥发油中的甲基丁香酚和榄香脂素对小鼠、兔、猫和狗有麻醉作用。

4. 抗肿瘤作用：肉豆蔻对MCA和DMBA诱发的小鼠子宫癌及皮肤乳头状瘤有抑制作用。

5. 其他作用：(1) 对胃肠道刺激作用：该品所含挥发油对胃肠道有刺激作用，且具有祛风作用。少量能促进胃液的分泌和刺激胃肠蠕动，大剂量则抑制。(2) 降低谷丙转氨酶作用。

临床应用

1. 肉豆蔻散（《圣济总录》）治水泻无度，肠鸣腹痛：肉豆蔻（去壳，为末）30 克，生姜汁 2 合，白面 60 克。上 3 味，将姜汁和面做饼子，裹肉豆蔻末煨令黄熟，研为细散，每服 4 克。空心米饮调下，日午再服。

2. 养脏汤（《太平惠民和剂局方》）治脾肾俱虚所致的虚泻，冷痢：煨肉豆蔻、罂粟壳（蜜炙）、煨诃子肉各 4.5 克，白芍、白术、当归各 15 克，党参、炙甘草各 8 克，肉桂、木香各 3 克。研为粗末，每服 6 克，加生姜 2 片、大枣 1 枚，水煎服。

食用禁忌

1. 该品忌铜器。

2. 该品用量不宜过大，过量可引起中毒，出现神昏、瞳孔散大及惊厥。人服肉豆蔻粉 7.5 克，可引起眩晕，甚至谵语、昏睡，大量可致死亡。

食用配伍

1. 凡寒凝气滞、脘腹胀痛者，可与木香、丁香、干姜、厚朴等配伍，以温散寒，行气消胀。

2. 凡虚寒泄泻、肠鸣腹痛者，可合姜汁或乳香面煨为末服。

3. 凡饮食积滞、食少纳呆者，可与神曲、麦芽、木香等配伍。

烹调用途

作调味料，可去异味、增辛香。供制酱肉之用，豆蔻瓣粉末亦用作制甜品，如布丁和巧克力等。

各家论述

1.《药性论》：能主小儿吐逆不下乳，腹痛；治宿食不消，痰饮。

2.《海药本草》：主心腹虫痛，脾胃虚冷气并，冷热虚泄，赤白痢等。凡痢以白粥饮服佳；霍乱气并，以生姜汤服良。

3.《日华子本草》：调中，下气，止泻痢，开胃，消食。皮外络，下气，解酒毒，治霍乱。

4.《开宝本草》：温中，治积冷心腹胀痛，霍乱中恶，呕沫，冷气，消食止泄，小儿乳霍。

5.《本草纲目》：暖脾胃，固大肠。

6.《本草经读》：治精冷。

7.《本草求原》：治肾泄，上盛下虚，诸逆上冲，元阳上浮而头痛。

相关故事

元朝，意大利人马可·波罗经历“丝绸之路”后出版了《马可·波罗游记》（也叫《东方见闻录》），其中记载了印尼的班达群岛为“香料之岛”。他说：“这个岛上生长着胡椒、肉豆蔻、薰衣草和世上所有的名贵香料。”后来，怀抱百万富翁之梦的人开始寻找“香料岛”，这更刺激了欧洲人“到东方去”的强烈冲动。

其实，受雇于西班牙的葡萄牙人麦哲伦，其环球航行的目的之一，并不是为了证明地球是圆的，而是为了寻找一种珍贵的香料——肉豆蔻，为了寻找“香料岛”。麦哲伦的5艘航船抵达了传说中的“香料岛”，买好香料后，绕过非洲南端的好望角，于1522年回到西班牙。以后许多国家的人蜂拥而至，为争夺香料还发动了多次战争。

肉豆蔻传到中国后，人们不光把它当成一种香料，还把它当成名贵的中药，曾载于《药性论》《开宝本草》《本草经疏》等古典医籍中。现代医学认为，肉豆蔻性辛温，有温中行气、收敛固涩作用。主治腹满胀痛、脾肾虚寒腹泻、积食不化等症，此外，还有兴奋、矫臭、祛风、抗菌功效。

23. 肉桂 *Cinnamomum cassia Presl*

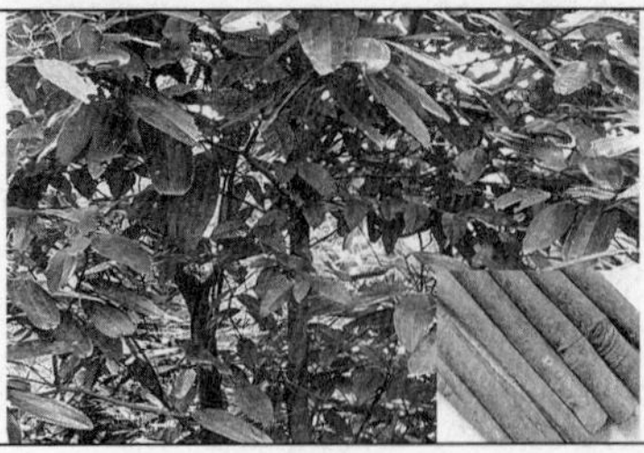

药材概述

肉桂亦称中国肉桂，在调味品中也称“桂皮”。肉桂为常绿乔木，高12～17米。树皮灰褐色，芳香，可作香料，幼枝略呈四棱形。叶互生，革质；长椭圆形至近披针形，先端尖，基部钝，全缘，上面绿色，有光泽，下面灰绿色，被细柔毛；具离基3出脉，于下面明显隆起，细脉横向平行；叶柄粗壮，长1～2厘米。圆锥花序腋生或近顶生，被短柔毛；花小，直径约3厘米；发育雄蕊9，3轮，花药矩圆形，4室，瓣裂，花药内向，第3轮雄蕊外向，花丝基部有2腺体，最内尚有1轮退化雄蕊，花药心脏形；雌蕊稍短于雄蕊，子房椭圆形，1室，胚珠1。浆果椭圆形或倒卵形，暗紫色，长约12～13毫米，外有宿存花被。种子长卵形，紫色。花期5～7月。果期至次年2～3月。

药材性味

【药名】肉桂

【英文名】Chinese Cinnamon，Cassia Bark

【别名】玉桂、牡桂、菌桂、筒桂、大桂、薄桂、辣桂、桂。

【来源】樟科植物肉桂的树皮。

【性味】辛、甘，大热。

【归经】归肾、脾、心、肝经。

【功效】补火助阳，引火归源，散寒止痛，活血通经。暖脾胃，除积冷，通血脉。

【主治】阳痿，宫冷，心腹冷痛，虚寒吐泻，经闭，痛经。

【用法用量】内服：煎汤，0.5～1.5钱；或入丸、散。外用：研末调敷或浸酒涂擦。

【产地】福建、台湾、海南、广东、广西、云南等地的热带及亚热带地区均有栽培，其中尤以广西栽培为多。

采制、炮制与贮藏

【采制】多于秋季剥取栽培 5～10 年的树皮和枝皮，晒干或阴干。

【炮制】拣净杂质，刮去粗皮，用时打碎；或刮去粗皮，用温开水浸润片刻，切片，晾干。

【贮藏】置于通风干燥处，防潮，防蛀。

现代研究

【性状鉴定】(1) 肉桂"企边桂"：呈两侧略内陷的浅槽状，两端斜削；(2)"油筒桂"：多呈卷筒状，长 30～50 厘米，宽或筒径 3～10 厘米，厚 2～8 毫米。外表面灰棕色，稍粗糙，有多数微突起的皮孔及少数横裂纹，并有灰色地衣斑块；内表面棕红色，平滑，有细纵纹，指甲刻划显油痕。质坚实而脆，折断面颗粒性，外层棕色，内层红棕色而油润。香气浓烈特异。

【化学成分】桂皮含挥发油 1.98%～2.06%，其主要成分为桂皮醛 (52.92%～61.20%)，还有乙酸桂皮酯、桂皮酸乙酯、苯甲酸苄酯、苯甲醛、香豆精、β－荜澄茄烯、菖蒲烯、β－榄香烯、原儿茶酸、反式桂皮酸等。桂皮还含 3'－甲基－左旋－表儿茶精，5，3'－二甲基－左旋－表儿茶精，4'－甲基－右旋－儿茶精，消旋－丁香树脂酚，5，7－二甲基－3'，4'－二氧亚甲基－消旋－表儿茶精，肉桂醛环甘油－1，3－缩醛（9，2'－反式），肉桂苷，桂皮苷和桂皮多糖 AX 等化合物。

【提取工艺】(1) 肉桂挥发油的提取：将肉桂粉碎，准确称取一定量的肉桂粉，加 8 倍量的水，提取 6 小时，挥发油收率为 0.85ml/g。(2) 肉桂总黄酮的提取：将干燥的肉桂粉碎，过 60 目筛，先用石油醚索氏回流脱脂脱色，风干。精确称取一定量的脱脂肉桂粉，加入 60 倍量的 60% 乙醇，70℃回流提取 6 小时，冷却，抽滤，浓缩。肉桂总黄酮提取率为 16.10%。

药理作用

1. 小量桂皮醛引起小鼠运动抑制，眼睑下垂，大量则引起强烈痉挛，运动失调，耳血管扩张，呼吸促迫，翻正反射消失，死亡。外观表现镇静，但对声音及触觉刺激反应仍敏感。

2. 肉桂中含有黄烷醇多酚类抗氧化物质，能提高胰岛素对血糖水平的稳定作用和降低胰岛素抵抗。

毒　性

小剂量的桂皮醛使动物运动抑制；大量则引起强烈痉挛，运动失调，呼吸急迫，最终麻痹而死。

临床应用

1. 用于老年人肾阳不足，畏寒肢冷，脾阳不振，脘腹冷痛，食少溏泄，完谷不化等症。

2. 用于老年人久病体弱，气衰血少。该品能振奋脾阳，又能通利血脉。用少量肉桂配入补气补血药如党参、白术、当归、熟地黄等药中，有鼓舞气血生长之功。

药用禁忌

1. 阴虚火旺，里有实热，血热妄行出血及孕妇均禁服。

2. 畏赤石脂。

药方选录

1. 治脑头痛：桂（去粗皮）、荜茇、细辛（去苗叶），上三味等份捣罗为散，每用一字先满含温水一口即畜药于鼻中；偏头痛随痛左右用之。(《圣济总录》桂辛散）

2. 治一切冷嗽：皂荚（去皮、子涂酥炙）、干姜（炮裂）、桂（去粗皮）各50克，上三味等份捣罗为末，炼蜜丸如梧桐子大，每服十丸米饮下不拘时。(《圣济总录》五嗽丸）

3. 治九种心痛，妨闷：桂心25克。末，以酒一盏，煎至半盏，去滓，稍热服。(《圣惠方》)

4. 治濡泻水利久不止：桂（去粗皮）、附子（炮裂，去皮、脐）、干姜（炮）、赤石脂各50克。上四味，捣罗为末，炼蜜丸，如梧桐子大。每服二十丸，空心食前米饮下，日三服。(《圣济总录》桂附丸）

5. 治寒疝气，来往冲心腹痛：桂心200克，生姜150克，吴茱萸100克。上三味，切，以酒一大升，煎至三合，去滓，分温三服，如人行六、七里，一服。忌生葱。(《姚僧坦集验方》桂心汤）

6. 治奔豚疝瘕冲筑：肉桂、干姜、小茴香各25克，牡丹皮、木香、槟榔各10克，甘草2.5克。水煎服。(《方脉正宗》)

7. 治真寒腰痛，六脉弦紧，口舌青，阴囊缩，身战栗：肉桂15克，附子15~20克（急则用生附子），杜仲10克。热服。(《会约医镜》桂附杜仲汤）

8. 治产后腹中瘕痛：桂（末），温酒服方寸匕，日三。(《肘后方》)

9. 治产后余寒，下痢便脓血赤白，日数十行，腹痛时时下血：桂心、甘草各100克，白蜜一升，干姜100克，当归150克，赤石脂500克（绵裹），附子50克（炮，去皮，破）。上七味，以水六升，煮取三升，纳蜜，再沸，分三服。(《千金翼方》桂心汤)

10. 治小儿下痢赤白，腹痛不可食：桂心、黄连各等份。上为末，白糊丸小豆大三十丸，米汤送下。(《普济方》桂连丸)

11. 治小儿睡中遗尿，不自觉者：官桂（为末）、雄鸡肝一具，等份。捣烂，丸如绿豆大，温汤送下，日三服。(《万病回村》桂肝丸)

12. 治鹤膝风，贴骨疽及一切阴疽：熟地50克，肉桂5克（去粗皮，研粉），麻黄2.5克，鹿角胶15克，白芥子10克，姜炭2.5克，生甘草5克。煎服。(《外科全生集》阳和汤)

13. 治打扑伤破，腹中有瘀血：桂心、当归各100克，蒲黄一升。上三味，治下筛。以酒服方寸匕，日三，夜一。(《千金方》)

14. 治牛皮癣：官桂、良姜、细辛各2.5克，斑螯10个（研碎），白酒150克，浸渍7天，每天震摇一次，浸出有效成分，滤取清汁，为缓和白酒的局部刺激，加入甘油30毫升。先将患处用温水洗软，再用药水涂搽，每日或隔日1次。不宜饮酒和吃刺激性食品。(《中药通报》1957，1：19)

15. 治虚寒阴火之喉痛、喉痹：肉桂、干姜、甘草各2.5克。各研极细末，滚水冲焯，将碗放于滚水内，再焯，慢以咽下。但先以鹅毛蘸桐油，入喉卷痰，痰出服药更效。(《外科全生集》桂姜汤)

食疗选方

1. 羊肉肉桂汤：将6克桂皮放在1斤左右的炖羊肉中，炖熟之后，无论吃羊肉还是喝汤，都可以起到温中健胃、暖腰膝、治腹冷、气胀的作用。

2. 肉桂粉：桂皮3克，研细末，1日2次，温水送服，可治疗胃气胀、胃寒痛；将肉桂皮粉末加入菜中烹调，有助于控制血糖和胆固醇。

3. 肉桂红糖茶：桂皮3～6克，红糖12克，水煎去渣，分2次温服。可治妇女产后腹痛：在月经前用3克桂皮、9克山楂肉、30克红糖，适量水煎煮三五分钟，分2次服下。可治月经来潮时腹胀痛。

4. 肉桂膏：桂皮6克，丁香6克，共研细末，放入膏药中，贴患儿肚脐，可治疗小儿腹泻。

5. 肉桂附子鸡蛋汤：桂皮3克，附子9克，鸡蛋1个，水煎桂皮、附子，去渣后，打入鸡蛋，熟后食蛋饮汤，1日2次。可治疗白带过多。

6. 肉桂蜂蜜茶：每天早餐前30分钟及睡前，用两勺蜂蜜、一勺肉桂粉冲开水一杯，定期喝，即使吃高卡路里的食物，也不会让身体堆积脂肪。

7. 生姜砂仁肉桂炖猪肚：猪肚350克，砂仁3克，肉桂5克，生姜30克。将猪肚洗净，切块；生姜洗净，切片；砂仁、肉桂洗净备用。将四味一同放入砂锅，加适量水，炖至猪肚块熟烂，再加盐、味精调味即可。

各家论述

1.《本经》: 主上气咳逆，结气喉痹吐吸，利关节，补中益气。

2.《别录》: 主心痛，胁风，胁痛，温筋，通脉，止烦，出汗。主温中，利肝肺气，心腹寒热、冷疾，霍乱转筋，头痛，腰痛，止唾，咳嗽，鼻齆；能堕胎，坚骨节，通血脉，理疏不足；宣导百药，无所畏。

3.《药性论》: 主治九种心痛，杀三虫，主破血，通利月闭，治软脚，痹、不仁，胞衣不下，除咳逆，结气、痈痹，止腹内冷气，痛不可忍，主下痢，鼻息肉。杀草木毒。

4.《日华子本草》: 治一切风气，补五劳七伤，通九窍，利关节，益精，明目，暖腰膝，破痃癖症瘕，消瘀血，治风痹骨节挛缩，续筋骨，生肌肉。

5.《珍珠囊》: 去卫中风邪，秋冬下部腹痛。

6.《医学启源》: 补下焦不足，治沉寒痼冷及表虚自汗。

7.《用药心法》: 散寒邪，治奔豚。

8. 王好古：补命门不足，益火消阴。

9.《主治秘要》: 渗泄，止渴。

10.《汤液本草》: 诸桂数等，皆大小老壮之不同。……《本草》所言有小毒，亦从类化，与黄芩、黄连为使，小毒何施；与乌、附为使，止是全得热性；若与有毒者同用，则小毒既去，大毒转甚；与人参、麦门冬、甘草同用，能调中益气，则可久服。可知此药能护荣气而实卫气，则在足太阳经也，桂心入心，则在手少阴也。若指荣字立说，止是血药，故《经》言通血脉也。若与巴豆、硇砂、干漆、川山甲、水蛭、虻虫如此有毒之类同用，则小毒化为大毒。其类化可知矣。

11. 朱震亨：桂心，入二、三分于补阴药中，则能行血药凝滞而补肾，由味辛属肺而能生水行血，外肾偏肿痛者亦验。

12.《药性类明》: 桂，导引阳气，调和荣卫之气，只是辛热助气上行阳道。血为营，气为卫，营卫不相合谐，桂能导引阳气宣通血脉，使气血同行。《局方》十全大补汤用四君子与黄芪补气，四物汤补血，内加桂者，是要其调和营卫之气，使四君子、四物皆得以成补之之功也。

13.《药性辨疑》: 桂心，性最烈，不可多服，配二陈则行气之效大，配四物则行血之功速。

14.《本草纲目》：肉桂下行，益火之原，此东垣所谓肾苦燥，急食辛以润之，开腠理，致津液，通其气者也。《圣惠方》言，桂心入心，引血化汗、化脓。盖手少阴君火，厥阴相火，与命门同气者也。《别录》云，桂通血脉是矣。曾世荣言，小儿惊风及泄泻，并宜用五苓散以泻丙火，渗土湿，内有桂能抑肝风而扶脾土。又《医余录》云，有人患赤眼肿痛，脾虚不能饮食，肝脉盛，脾脉弱，用凉药治肝则脾愈虚，用暖药治脾则肝愈盛，但于温平药中倍加肉桂，杀肝而益脾，故一治两得之。《传》云，木得桂而枯，是也。此皆与《别录》桂利肝肺气，牡桂治胁痛胁风之义相符，人所不知者，今为拈出。又桂性辛散，能通子宫而破血，故《别录》言其堕胎，庞安时乃云炒过则不损胎也。又丁香、官桂治痘疮灰塌，能温托化脓。

15.《本草汇言》：肉桂，治沉寒痼冷之药也。凡元虚不足而亡阳厥逆，或心腹腰痛而吐呕泄泻，或心肾久虚而痼冷怯寒，或奔豚寒疝而攻冲欲死，或胃寒蛔出而心膈满胀，或气血冷凝而经脉阻遏，假此味厚甘辛大热，下行走里之物，壮命门之阳，植心肾之气，宣导百药，无所畏避，使阳长则阴自消，而前诸证自退矣。

16.《本草正》：桂，善平肝木之阴邪，而不知善助肝胆之阳气，惟其味甘，故最补脾土，凡肝邪克土而无火者，用此极妙。与参、附、地黄同用，最降虚火，及治下焦元阳亏乏；与当归、川芎同用，最治妇人产后血瘀儿枕痛，及小儿痘疹虚寒，作痒不起。

17.《玉楸药解》：肉桂，温暖条畅，大补血中温气。香甘入土，辛甘入木，辛香之气，善行滞结，是以最解肝脾之郁。凡经络堙瘀，藏腑症结，关节闭塞，心腹疼痛等症，无非温气微弱，血分寒冱之故，以至上下脱泄，九窍不守，紫黑成块，腐败不鲜者，皆此症也。女子月期、产后，种种诸病，总不出此。悉用肉桂，余药不能。肉桂本系树皮，亦主走表，但重厚内行，所走者表中之里，究其力量所至，直达脏腑，与桂枝专走经络者不同。

18.《本草求真》：肉桂，气味甘辛，其色紫赤，有鼓舞血气之能，性体纯阳，有招导引诱之力。昔人云此体气轻扬，既能峻补命门，复能窜上达表，以通营卫，非若附子气味虽辛，复兼微苦，自上达下，止固真阳，而不兼入后天之用耳。故凡病患寒逆，既宜温中，及因气血不和，欲其鼓舞，则不必用附子，惟以峻补血气之内，加以肉桂，以为佐使，如十全大补、人参养荣之类用此，即是此意。

19.《本草新编》：肉桂，味辛、甘、香、辣，气大热，沉也，阳中之阴也，有小毒。肉桂数种，卷筒者第一，平坦者次之，俱可用也。入肾、脾、膀胱、心胞、肝经。养精神，和颜色，兴阳耐老，坚骨节，通血脉，疗下焦虚寒，治秋冬腹痛、泄泻、奔豚，利水道，温筋暖脏，破血通经，调中益气，实卫护营，安吐逆疼痛。此肉桂之功用也，近人亦知用之，然而肉桂之妙，不止如斯。

相关故事

相传古代四大美女之一的西施，抚琴吟唱自编的《梧叶落》时，忽感咽喉疼痛，遂用大量清热泻火之药，症状得以缓和，但药停即发。后另请一名医，见其四肢不温，小便清长，六脉沉细，乃开肉桂一斤。药店老板对西施之病略有所知，看罢处方，不禁冷笑："喉间肿痛溃烂，乃大热之症，岂能食辛温之肉桂？"便不予捡药，侍人只得空手而归。

西施道："此人医术高明，当无戏言。眼下别无他法，先用少量试之。"西施先嚼一小块肉桂，感觉香甜可口，嚼完半斤，疼痛消失，进食无碍，大喜。药店老板闻讯，专程求教名医。名医答曰："西施之患，乃虚寒阴火之喉疾，非用引火归元之法不能治也。肉桂用于治喉间痈疮，属特殊情况。"

24. 余甘子 *Phyllanthus emblica L.*

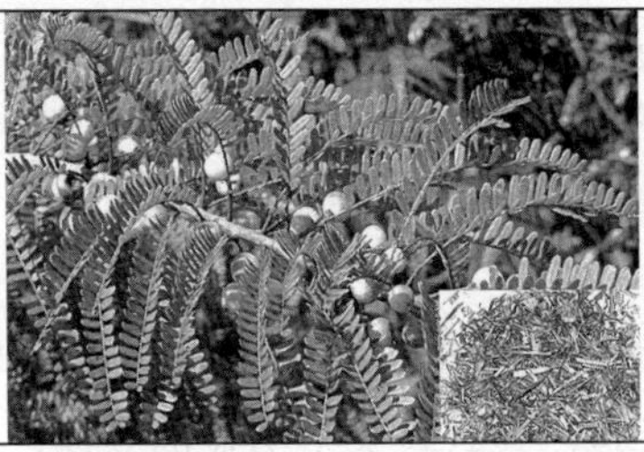

药材概述

余甘子属大戟科叶下珠属植物，其果鲜食酸甜酥脆而微涩，回味甘甜，故名余甘。余甘子有一个奇特的地方，就是果实 8～9 月份成熟，可在树上挂果保鲜到次年 2～3 月份，而不影响次年产量。余甘子为乔木，高达 23 米；树皮浅褐色；枝条具纵细条纹，被黄褐色短柔毛。多朵雄花和 1 朵雌花或全为雄花组成腋生的聚伞花序；雄蕊 3；花粉近球形，具 4～6 孔沟，内孔多长椭圆形；雌花：花梗长约 0.5 毫米；萼片长圆形或匙形，顶端钝或圆，较厚，边缘膜质，多少具浅齿；子房卵圆形，长约 1.5 毫米，3 室。蒴果呈核果状，圆球形，直径 1～1.3 厘米，外果皮肉质，绿白色或淡黄白色，内果皮硬壳质；种子略带红色，长 5～6 毫米，宽 2～3 毫米。花期 4～6 月，果期 7～9 月。

药材性味

【药名】余甘子

【英文名】Fructus Phyllanthi

【别名】滇橄榄、橄榄（云南、四川）、庵摩勒、庵摩落迦果、余甘果、余柑子、牛甘、油柑子、油甘、油甘果、油甘子。

【来源】大戟科植物余甘子的成熟果实。

【性味】果：甘、酸、涩、凉。根：淡，平。叶：辛，平。

【归经】归肺、胃经。

【功效】果：清热凉血，消食健胃，生津止咳。叶：祛湿利尿。

【主治】果：血热血瘀，消化不良，腹胀，咳嗽，喉痛，口干。根：高血压，胃痛，肠炎，淋巴结结核。叶：水肿，皮肤湿疹。

【用法用量】果 3～9 克，多入丸散服。根 25～50 克，叶 15～30 克，外用适量，煎水洗患处。

【产地】野生余甘子分布在云南、广西、福建、海南、台湾、四川、贵州等地，江西、湖南、浙江等部分地区也有。

采制与贮藏

【采制】冬季至次春果实成熟时采收，除去杂质，干燥。根、树皮全年可采，鲜用或晒干；叶春夏采，鲜用或浸渍用。

【贮藏】置于通风干燥处。

现代研究

【性状鉴别】果实球形或扁球形，直径1.2～2厘米。表面棕褐色至墨绿色，有淡黄色颗粒状突起，具皱纹及不明显的6棱，果梗长约1毫米，果肉（中果皮）厚1～4毫米，质硬而脆。内果皮黄白色，硬核样，背缝线的偏上部有数条维管束，干后裂成6瓣。种子6颗，近三棱形，棕色。气微，味酸涩，回甘。以个大、肉厚、回甜味浓者为佳。

【化学成分】余甘子果实富含鞣质及酚酸类化合物，含量高达45%，未成熟果实中仍可达30%～35%，干燥果实中，鞣质含量尚为14%，其中包括没食子酸，鞣花酸，葡萄糖没食子鞣质，3，6–二–O–没食子酰基–β–D–葡萄糖，诃子酸，余甘子酸，余甘子酚等。余甘子果实中还含有黄酮类化合物，如槲皮素，山奈酚–3–O–葡萄糖苷，槲皮素–3–O–葡萄糖苷。又含生物碱，萜、甾醇和苷类，维生素，氨基酸，微量元素等。另外，余甘子种子含26%的脂肪酸，主要包括亚麻酸、亚油酸、油酸、硬脂酸、棕榈酸、肉豆蔻酸等。

【提取工艺】余甘子鲜果于40℃烘干，粉碎，过80目筛。准确称取一定量的余甘子粉，加入20倍量的52.4%乙醇，在60℃回流提取2.37小时，离心分离，取上清液旋干。余甘子总皂苷提取率为2.814%。

药理研究

1. 抗艾滋病逆转录酶（HIV–1 RT）作用：余甘子中的鞣质对HIV–1 RT有很强抑制作用，可以预防艾滋病。

2. 防癌作用：余甘子果实提取物能够阻断强致癌物N–亚硝基化合物的合成，其阻断率在90%以上，表明余甘子具有防癌作用。

3. 抗诱变、抗致畸作用：余甘子的水提取物能明显地减弱由重金属盐$Pb(NO_3)_2$和$Al_2(SO_4)_3 \cdot 18H_2O$所引起的小鼠骨髓细胞的细胞毒作用，可以抗镍、镉、铯等引起的诱变。

4. 抗炎作用：余甘子能显著抑制组胺所致的毛细血管通透性增强和白细胞游出，表明余甘子有抗炎和抗渗出作用，其抗炎作用随剂量增大而增强。

5. 降血脂及抗动脉粥样硬化作用：余甘子是一种较好的天然降脂药物，对糖尿病脂代谢紊乱所引起的高血脂有良好疗效，对微血管病变和神经系统并发症也有疗效。

6. 抗氧化作用：余甘子具有较强的抗脂质过氧化作用，能提高机体抗氧化能力，具有保护血管内皮功能的作用。

7. 抗衰老作用：余甘子果实提取物能抑制连苯三酚和肾上腺素的自氧化作用，表明余甘子可能具有延缓衰老进程的作用。

8. 保肝作用：余甘子的水提醇沉物对扑热息痛、硫代乙酰胺所致的急性肝损伤有预防作用，对 D－半乳糖胺所致的急性肝损伤有明显的保护作用，对四氯化碳引起的慢性肝损伤有保护肝细胞、抗肝纤维化作用。

9. 对胃肠道的作用：余甘子果实水提物有抗溃疡作用，对小儿腹泻具有良好疗效。

10. 免疫调节作用：余甘子对非特异性免疫功能有调节作用，增强特异性免疫功能。

11. 解毒作用：余甘子有解金属毒作用，如铜、镍、钙、锌、铯、亚铁等有毒金属。有效成分为维生素 C 及没食子酸。

12. 抗菌作用：余甘子果实提取物对葡萄球菌、伤寒杆菌、副伤寒杆菌、大肠杆菌及痢疾杆菌均有抑制作用。

毒　性

余甘子无明显急性毒性，且连续给药对大鼠无任何明显的毒副反应。

药用选方

1. 治感冒发热，咳嗽，咽喉痛，口干烦渴，维生素 C 缺乏症：鲜余甘子果十至三十个。水煎服。（广州部队《常用中草药手册》）

2. 治白喉：滇橄榄一斤，玄参、甘草各一两。冷开水泡至起霜花，取霜用棉纸铺开晒干后，加马尾龙胆粉二钱，冰片五分，炒白果仁粉五钱，吹喉用。（《昆明民间常用草药》）

3. 治哮喘：滇橄榄二十个，先煮猪心肺，去浮沫再加橄榄煮熟连汤吃。（《昆明民间常用草药》）

4. 治河豚鱼中毒：滇橄榄生吃吞汁，并可治鱼骨梗喉。（《昆明民间常用草药》）

食药价值

果实（余甘子）：甘、微涩，凉。清热利咽，润肺止咳。用于感冒发热，咽喉痛，咳嗽，口干烦渴，耳痛，维生素 C 缺乏症。

根（油柑根）：辛，寒。有毒。消食，利水，化痰，杀虫。用于高血压症，胃痛，泄泻，瘰疬。

叶（油柑叶）：辛，平。祛湿利尿。用于水肿，皮肤湿疹。

树皮（油柑木皮）：甘、酸，寒。杀菌祛腐，止血。用于口疮，疔疮，痔疮，阴囊湿疹，外伤出血。

树枝的虫瘿（油柑虫节）：用于胃痛，疝气，遗精，小儿疳积，牙痛。

各家论述

1.《唐本草》：主风虚热气。

2.《本草拾遗》：主补益，强气力。取子压取汁和油涂头生发，去风痒，初涂发脱，后生如漆。

3.《海药本草》：主上气咳嗽。

4.《南宁市药物志》：清凉解毒，治喉痹。

5. 广州部队《常用中草药手册》：润肺化痰，生津止渴。

相关故事

从前，在云南西部赤都山下寨子里，有个叫余甘的小伙子与母亲相依为命。余甘是有名的大孝子，冬天，他先帮母亲被窝，自己再钻凉被窝。母亲年岁大了，牙齿不中用，余甘都是先嚼着喂饱母亲，自己常常吃凉饭。余甘知道母亲特别喜欢吃甜食，则买来冰糖，做饭时添加到母亲饭里。但母亲长期食用大量甜食，出现了饮食倍增、饥渴难耐、人越来越消瘦的症状。当地的郎中说这是消渴症（糖尿病），与过量吃糖有关，目前还没有好的方法治疗。

余甘非常着急，打听到赤都山的寺院里有个德高望重的老僧人，对藏医藏药及山上的稀有药材颇有研究。于是，余甘把母亲托付给邻居照顾，背上一袋干粮就上了赤都山。余甘历尽千辛万苦终于找到了寺院，见到了那个高僧。高僧告诉他，治消渴症的药材很难采集。余甘当即表示，即使付出生命也在所不惜。

高僧被余甘的孝心与诚意打动，便告诉他，山上有一种奇特的药材，果实形状似橄榄，微酸，实之甘甜，对消渴症很有效。只是这种药材树稀少，且多分布在悬崖峭壁和山涧深处。高僧叮嘱余甘一定要注意安全，采到果子后马上送过来，他好配治病的药方。

余甘在深山里一直转到天黑，终于在一个陡峭的崖壁上发现了这种药材树。药材树距地面有十几丈高，从下面攀援根本不可能。于是，余甘绕到崖顶上，拔了些草搓成绳子系在腰上，另一头拴在崖顶的一棵树上，就慢慢溜了下去。结果在下到距离那药材树还有两米远的时候，绳子到头了。余甘毅然把绳子斩断，他顺利地落在树上，但同时给自己断了后路。余甘看了看药材树，果然如高僧所说，便把采摘的果子用衣服包起来。然后他站在树上大声呼喊，希望有人从崖下经过能够听到，好把他采集的果子带给母亲。可是，余甘等了三天也没有行人经过。他实在支撑不住了，一不小心跌到了崖下，怀里还紧紧抱着那一包果子……

后来，高僧见余甘未回，就进山寻找，最后找到的是余甘已经腐烂的尸体和那包果子。高僧就地把余甘掩埋，然后带着那包果子下山了。他辗转打听到余甘的家，用果子配成药方，嘱咐老婆婆按时服用。不几天，老婆婆的消渴症就明显减轻了，一段时间后，就完全康复了。那些果子配药方没有用完，老婆婆一看见那些果子，就想起儿子。便把剩下的果子全都种在房后的山坡上，几年后，树上结满了状如橄榄的果子。老婆婆只要想儿子了，就去看看树上结的果子。

周围乡亲们有谁得了消渴症，都来找老婆婆要果子，老婆婆来者不拒，免费送给乡亲们服用，治一个好一个。乡亲们感念余甘的好处，就管这种果子叫余甘果，或余甘子。就这样，用余甘子治疗消渴症的方法在藏区流传开来，后被藏医名家琼布孜孜和琼布丹凑制成“渴康复散”，并收录进《月王药珍》。

25. 佛手 *Citrus medica L. var. sarcodactylis Swingle*

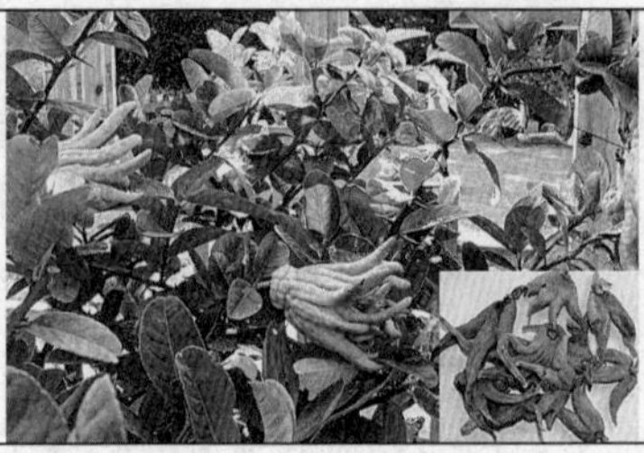

药材概述

佛手为芸香科柑橘属植物佛手的干燥果实。佛手为常绿小乔木或灌木，叶色泽苍翠，四季常青。老枝灰绿色，幼枝略带紫红色，有短而硬的刺。单叶互生；叶柄短，长3～6毫米，无翼叶，无关节；叶片革质，长椭圆形或倒卵状长圆形，先端钝，基部近圆形或楔形，边缘有浅波状钝锯齿。花单生、簇生或为总状花序；花瓣5，内面白色，外面紫色；雄蕊多数；子房椭圆形，上部窄尖。柑果卵形或长圆形，先端分裂如拳状，或张开似指尖，其裂数代表心皮数，表面橙黄色，粗糙，果肉淡黄色。种子数颗，卵形，先端尖，有时不完全发育。花期4～5月，果成熟期10～12月。

药材性味

【药名】佛手

【英文名】Finger Citron

【别名】九爪木、五指橘、佛手柑。

【来源】芸香科植物佛手的干燥果实。

【性味】辛、苦、酸，温。

【归经】归肝、脾、肺经。

【功效】舒肝理气，和胃止痛。

【主治】肝胃气滞，胸胁胀痛，胃脘痞满，食少呕吐。

【用法用量】一日5～10克。煎汤，浸酒，泡茶。

【产地】主产于闽粤、川、江浙等省。

采制与贮藏

【采制】药用部分是近成熟果实。7月间果皮由深绿色变为浅绿色（不宜变黄熟）时采收，顺指纵切成约1厘米厚的薄片，晒干或焙干即可。

【贮藏】置阴凉干燥处，防霉，防蛀。

现代研究

【性状鉴别】果实卵形或长圆形，先端裂瓣如拳或指状，常皱缩或卷曲。外表面橙黄色、黄绿色或棕绿色，密布凹陷的窝点，有时可见细皱纹。质硬而脆，受潮后柔软。气芳香，果皮外部味辛微辣，内部味甘而后苦。以皮黄肉白、香气浓郁者为佳。其中浙江金华佛手最为著名，被称为“果中之仙品，世上之奇卉”，雅称“金佛手”。

【化学成分】成熟佛手果实中含柠檬油素，6，7-二甲氧基香豆精，3，5，8-三羟基-4’，7-二甲氧基黄酮门，柠檬苦素，闹米林，胡萝卜苷，β-谷甾醇，对-羟基苯丙烯酸，棕榈酸，琥珀酸，顺式-头-尾3，4，3’，4’-柠檬油素二聚体，还含香叶木苷和橙皮苷。

【提取工艺】(1)佛手黄酮的提取：将新鲜佛手切成均匀薄片，60℃鼓风干燥，自然冷却后粉碎，过60目筛备用。准确称取一定量的佛手粉，先用乙醚脱脂2小时，风干。向脱脂的佛手中加入15倍量的30%乙醇，于80℃提取2小时，过滤，浓缩。黄酮物质产率为3%。(2)佛手挥发油的提取：准确称取一定量的佛手，加入20倍量的水，于550W的功率下微波提取8分钟（重复1次）。向提取液中加入5倍量的95%的乙醇，静置过夜，3000r/min离心3分钟得沉淀。所得沉淀依次用30毫升无水乙醇、丙酮、乙醚洗涤至洗涤液无色，即得粗多糖（收率8.18%）。

药理作用

佛手醇提取物对肠道平滑肌有明显的抑制作用，有扩张冠状血管、增加冠脉血流量的作用，高浓度时能抑制心肌收缩力、减缓心率、降低血压、保护实验性心肌缺血。

佛手有一定的平喘、祛痰作用。

佛手多糖对多环节免疫功能有明显促进作用，可促进腹腔巨噬细胞的吞噬功能，明显对抗环磷酰胺所致的免疫功能低下。

药用禁忌

阴虚有火，无气滞症状者慎服。

临床应用

1. 治痰气咳嗽：陈佛手6～9克。水煎饮。方中佛手和胃化痰，为君药。(《闽南民间草药》)

2. 治妇女白带：佛手15～30克，猪小肠1尺。水煎服。方中佛手行气，

燥湿，疏肝解郁，为君药。(《闽南民间草药》)

3. 佛手露治胁肋疼痛，心烦易怒，胸闷不舒，嗳气泛恶，纳谷不香，消化不良等症：佛手 120 克，五加皮 30 克，木瓜、青皮各 12 克，栀子、陈皮各 15 克，良姜、砂仁、肉桂各 9 克，木香、公丁香各 6 克，当归 18 克，白酒 20 斤，冰糖 5 斤。上药为粗末，装入绢袋内，入酒浸，文火煮之，滤清入冰糖即成。每服约 30 克，1 日 3 次。孕妇忌服。方中佛手行气止痛，和胃化痰，为君药。(《全国中药成药处方集》)

药用选方

1. 肝气郁结，胃腹疼痛：佛手 10 克，青皮 9 克，川楝子 6 克，水煎服，早晚各一次。

2. 恶心呕吐：佛手 15 克，陈皮 9 克，生姜 3 克，水煎服。

3. 哮喘：佛手 15 克，藿香 9 克，姜皮 3 克，水煎服。

4. 白带过多：佛手 20 克，猪小肠适量，共炖，食肉饮汤。

5. 慢性胃炎，胃腹寒痛：佛手 30 克，洗净，清水润透，切片成丁，放瓶中，加低度优质白酒 500 毫升，密闭，泡 10 日后饮用，每次 15 毫升。

6. 老年胃弱、消化不良：佛手 30 克，粳米 100 克，共煮粥，早晚分食。

食疗选方

1. 年老胃弱，胸闷气滞，消化不良，食欲不振，嗳气呕吐等：佛手 10 克，大米 50 克，冰糖适量。将佛手洗净，水煎取汁，加大米、冰糖一起煮粥即可。具有健脾养胃、理气止痛的作用。

2. 痰湿咳嗽：鲜佛手 10 克，生姜 6 克，水煎去渣，加白砂糖温服，每日 1 次。

3. 急、慢性支气管炎，哮喘等：佛手 30 克，丹参 15 克，麻黄 0.5 克，杏仁 15 克，五味子 3 克，细辛 3 克，六神曲 15 克，炙甘草 3 克。先用武火将药烧开，再文火煎 10 分钟，每次量约 200 毫升。趁温服用。每日 1 服，日煎 2 次。具有理气宽胸、化痰平咳功效。

4. 慢性胃炎、肝肿大、慢性肠炎、消化功能低下等：佛手片适量，用开水冲泡，代茶饮，有舒肝理脾、和胃定痛功效。

5. 黄疸病等：佛手片 10 克，黄柏 6 克，六神曲 10 克，红花 6 克，赤茯苓 10 克，茵陈 20 克，每日一剂。

6. 肝胃疼痛（包括慢性胃炎、胃神经痛等）：鲜佛手 12～15 克（干的 6 克），开水冲泡，代茶饮。或佛手、玄胡索各 6 克，水煎服。

7. 佛手玫瑰茶：佛手 10 克，玫瑰花 5 克。沸水浸泡饮。本方以佛手、玫瑰花舒肝理气。用于肝郁气滞，胸胁胀痛，饮食减少。

8. 佛手姜糖饮：佛手、生姜各 10 克。加红糖适量，煎水饮；或以沸水浸泡，代茶饮。本方以佛手舒肝理气、健胃和中，生姜健胃止呕。用于肝胃气滞，胁肋、脘腹胀痛，呕逆少食。

各家论述

1.《滇南本草》：补肝暖胃，止呕吐，消胃寒痰，治胃气疼痛，止面寒疼，和中行气。

2.《本草纲目》：煮酒饮，治痰气咳嗽。煎汤，治心下气痛。

3.《本经逢原》：专破滞气。治痢下后重，取陈年者用之。

4.《本草再新》：治气舒肝，和胃化痰，破积，治噎膈反胃，消症瘕瘰疬。

5.《随息居饮食谱》：醒胃豁痰，辟恶，解酲，消食止痛。

26. 杏仁 *Prunus armeniaca L.*

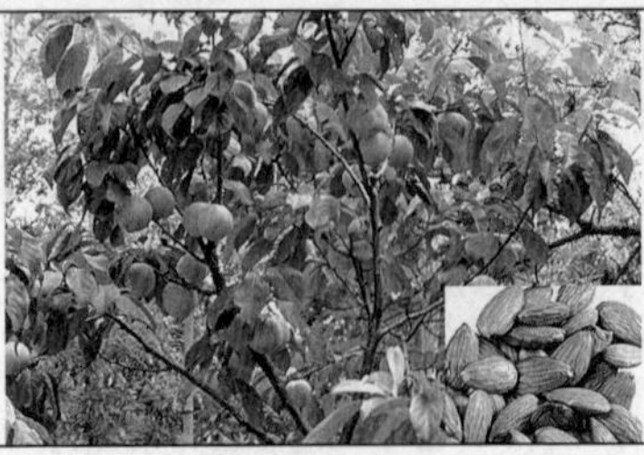

药材概述

杏仁果实成熟时，它绿色的外壳会裂开，而显露出包在粗糙外壳中的核仁，核仁为黄色且有很多小洞，外壳为坚硬的木质。杏仁果为扁平卵形，一端圆，另一端尖，覆有褐色的薄皮。核仁含有 20% 的蛋白质，不含淀粉，磨碎、加压后，榨出的油脂，大约是本身重量的一半，杏仁油为淡黄色，虽然没有香味，但具有软化皮肤的功效。杏树为落叶小乔木，高 4～10 米；树皮暗红棕色，纵裂。单叶互生；叶片圆卵形或宽卵形，长 5～9 厘米，宽 4～8 厘米。春季先叶开花，花单生枝端，着生较密，稍似总状；雄蕊多数，着生萼筒边缘；雌蕊单心皮，着生萼筒基部。核果圆形，稀倒卵形，直径 2.5 厘米以上。种子 1，心状卵形，浅红色。花期 3～4 月，果期 6～7 月。

药材性味

【药名】杏仁（苦、甜）

【英文名】Apricot Kernel

【别名】杏核仁、杏子、木落子、苦杏仁、杏梅仁、杏、甜梅。

【来源】蔷薇科植物山杏、西伯利亚杏、东北杏或杏的成熟种子。

【性味】甜杏仁性味甘、辛，苦杏仁性味苦、温。

【归经】归肺、大肠经。

【功效】宣肺止咳，降气平喘，润肠通便，杀虫解毒。

【主治】咳嗽，喘促胸满，喉痹咽痛，肠燥便秘，虫毒疮疡。

【用法用量】煎服，3～10 克，宜打碎先煎。苦杏仁需经过炮制方可使用。

【产地】原产于中亚、西亚、地中海地区。在中国除广东、海南等热带区外的全国各地，多系栽培。

采制、炮制与贮藏

【采制】常规品种在 6～7 月果实成熟时采摘。

【炮制】杏仁：拣净杂质，置沸水中略煮，俟皮微皱起时捞出，浸凉水中，脱去种皮，晒干，簸净。炒杏仁：取净杏仁置锅内用文火炒至微黄色，取出放凉。

【贮藏】密封，干燥，避光。

现代研究

【化学成分】杏仁含苦味氰苷——苦杏仁苷（4%）和野樱苷；脂肪油约50%，油中有8种脂肪酸，主要的是亚油酸（27%）、油酸（67%）及棕榈酸（5.2%）。还含绿原酸，5'-阿魏酰奎宁酸，3'-对香豆酰奎宁酸，肌醇，豆甾醇，β-谷甾醇，雌性酮，17β-雌二醇，甘油三油酸酯。另含有抗炎和镇痛活性的2种蛋白质成分：KR-A（4.44%）和KR-B（0.41%）。又含与杏仁香味有关的挥发性成分：本甲醛，芳樟醇，4-松油烯醇，α-松油醇。

【提取工艺】（1）醇提苦杏仁苷：准确称取苦杏仁苷含量为3.104%的苦杏仁150克，水上蒸馏30分钟，去皮，烘干，压榨去油，饼渣粉碎并过2号筛，加入索氏提取器，再加入600毫升乙醇，提取5小时。趁热抽滤，将滤液浓缩，两次重结晶，得苦杏仁苷粗品。所得苦杏仁苷的提取率为64.88%，产率为2.01%。（2）苦杏仁油的提取：准确称取一定量的苦杏仁油含量为56.92%的苦杏仁，漂烫，冷却后去仁衣，85℃烘干，粉碎。将苦杏仁用10倍量的正己烷，在60℃提取1小时，过滤，浓缩，得苦杏仁油。苦杏仁油的提取率为96.46%，产率为54.90%。

药（毒）理学

过量服用苦杏仁，可发生中毒。若不及时抢救，可因呼吸衰竭而死亡。中毒者内服杏树皮或杏树根煎剂可以解救。

药理作用

1. 镇咳、平喘作用：本品主入肺经。味苦能降，且兼疏利开通之性，降肺气之中兼有宣肺之功而达止咳平喘，为治咳喘之要药。

2. 对消化系统的作用：杏仁味苦下气，富含的脂肪油能提高肠内容物对黏膜的润滑作用，故有润肠通便之功能。

3. 抗炎、镇痛作用：苦杏仁苷分解产生的苯甲醛静安息香缩合酶作用生成具有镇痛作用的安息香。

4. 抗肿瘤作用：一种观点认为，苦杏仁苷能帮助体内胰蛋白酶消化癌细胞的透明样黏蛋白膜，使体内白细胞更易接近并吞噬癌细胞。

5. 降血糖作用：苦杏仁苷具有防治因抗肿瘤药阿脲引起的糖尿病的作用。

6. 降血脂作用：杏仁中的单不饱和脂肪酸有助于降低患者轻度升高的血脂。

7. 美容作用：苦杏仁中所含的脂肪油可使皮肤角质层软化，润燥护肤，可保护神经末梢血管和组织器官，并可抑杀细菌。

8. 用于肠燥便秘：本品含有油脂而质润，味苦而下气，故能润肠通便。

9. 其他作用：苦杏仁苷具有抗突变、抗溃疡作用。苦杏仁油还有驱虫、杀菌作用，抗蛲虫和滴虫感染，治疗再生障碍性贫血作用。

药用禁忌

阴虚咳嗽及大便溏泄者忌服。

如肺结核、支气管炎、慢性肠炎、干咳无痰等症禁忌单味药久服。

本品有小毒，用量不宜过大，产妇、幼儿、湿热体质的人和糖尿病患者，不宜吃杏仁及其制品。

药用选方

1. 治疗久病大肠燥结不利：杏仁 400 克，桃仁 300 克（俱用汤泡去皮），蒌仁 500 克（去壳净），三味总捣如泥；川贝 400 克，陈胆星 200 克（经三制者），同贝母研极细，拌入杏、桃、蒌三仁内。神曲 200 克研末打糊为丸，梧子大，每早服 15 克淡姜汤下。(《方脉正宗》)

2. 治疗诸疮肿痛：杏仁去皮研滤取膏，入轻粉、麻油调搽，不拘大人小儿。(《本草纲目》)

3. 治疗鼻中生疮：捣杏仁乳敷之，或烧核压取油敷之。(《备急千金要方》)

4. 萝卜猪肺止咳汤：萝卜 1 个，猪肺 1 个，杏仁 15 克。加水共煮 1 小时，吃肉饮汤；清热化痰，止咳平喘，治久咳不止，痰多气促。

5. 百咳静颗粒：苦杏仁（炒）、陈皮、麦冬、前胡、清半夏、黄芩、百部（蜜灸）、黄柏、桑白皮、甘草、麻黄（蜜炙）、葶苈子（炒）、紫苏子（炒）、天南星（制）、桔梗、瓜蒌子（炒）。有清热化痰、止咳平喘之功效。用于外感风热所致的咳嗽、咯痰；感冒，急、慢性支气管炎，百日咳见上述症候者。寒痰停饮者不宜服用，运动员慎用。

食物相宜

杏仁与牛奶同食，可美容润肤。

食物相忌

1. 杏仁不可与小米同食。

2. 杏仁不可与黄芪、黄芩、葛根等药同用。

3. 杏仁不可与栗子同食，会胃痛。

4. 杏仁、菱与猪肺同食，不利于蛋白质的吸收。

5. 杏仁不可与狗肉同食，杏仁富含蛋白质，而且油腻；狗肉大热，二者同食，易损伤肠胃。

6. 杏仁不可与猪肉同食，会引起腹痛。

各家论述

1.《名医别录》：杏核仁，五月采之。其两仁者杀人，可以毒狗。生晋山川谷。

2. 孙思邈：杏仁作汤，如白沫不解者，食之令气壅身热；汤经宿者，动冷气。

3.《本草拾遗》：杏酪浓煎如膏，服之润五脏，去痰嗽。

4.《养性要钞》：治食杏仁中毒，下利烦苦，方以梅子汁解之。又方以蓝青汁服之。

5.《神农本草经》：主咳逆上气雷鸣，喉痹，下气，产乳金疮，寒心奔豚。

6.《本草经集注》：解锡、胡粉毒。

7.《名医别录》：主惊痫，心下烦热，风气去来，时行头痛，解肌，消心下急，杀狗毒。

8. 崔禹锡《食经》：理风噤及言吮不开。

9.《医学启源》：除肺中燥，治风燥在于胸膈。《主治秘诀》云，润肺气，消食，升滞气。

10.《滇南本草》：止咳嗽，消痰润肺，润肠胃，消面粉积，下气。治疳虫。

11.《本草纲目》：杀虫，治诸疮疥，消肿，去头面诸风气皶疱。

12. 李杲：杏仁下喘，治气也。桃仁疗狂，治血也。桃、杏仁俱治大便秘，当以气血分之。昼则难便，行阳气也；夜则难便，行阴血也。故虚人大便燥秘不可过泄者，脉浮在气，用杏仁、陈皮；脉沉在血，用桃仁、陈皮；所以俱用陈皮者，以手阳明与手太阴为表里也。贲门上，主往来，魄门下，主收闭。故王氏言，肺与大肠为通道也。

13.《本草纲目》：杏仁能散能降，故解肌、散风、降气、润燥、消积，治伤损药中用之。治疮杀虫，用其毒也。治风寒肺病药中，亦有连皮尖用者，取其发散也。

14.《长沙药解》: 肺主藏气，降于胸膈而行于经络，气逆则胸膈闭阻而生喘咳，藏病而不能降，因以痞塞，经病而不能行，于是肿痛。杏仁疏利开通，破壅降逆，善于开痹而止喘，消肿而润燥，调理气分之郁，无以易此。其诸主治，治咳逆，调失音，止咯血，断血崩，杀虫儿，除杂刺，开耳聋，去目翳，平胬肉，消停食，润大肠，通小便，种种功效，皆其降浊消郁之能事也。

15.《本草求真》: 杏仁，既有发散风寒之能，复有下气除喘之力，缘辛则散邪，苦则下气，润则通秘，温则宣滞行痰。杏仁气味俱备，故凡肺经感受风寒，而见喘嗽咳逆、胸满便秘、烦热头痛，与夫蛊毒、疮疡、狗毒、面毒、锡毒、金疮，无不可以调治。东垣论杏仁与紫菀，均属宣肺除郁开溺，而一主于肺经之血，一主于肺经之气；杏仁与桃仁，俱治便秘，而一治其脉浮气喘便秘，于昼而见；一治其脉沉狂发便秘，于夜而见。冯楚瞻论杏仁、栝蒌，均属除痰，而一从腠理中发散以祛，故表虚者最忌；一从肠胃中清利以除，故里虚者切忌。诸药貌虽相同，而究实有分辨，不可不细审而详察也。但用杏仁以治便秘，须用陈皮以佐，则气始通。

16.《药征》: 杏仁主治胸间停水，故治喘咳，而旁治短气结胸，心痛，形体浮肿。

17.《本草便读》: 凡仁皆降，故（杏仁）功专降气，气降则痰消嗽止。能润大肠，故大肠气闭者可用之。考杏仁之性似无辛味，似乎止有润降之功，而无解散立力，但风寒外束，肺气壅逆，不得不用此苦降之品，使气顺而表方得解，故麻黄汤用之，亦此意耳。桃仁、杏仁，其性相似，一入肝经血分，一入肺经气分。至于解毒杀虫，彼此均可，在乎用者之神明耳。

27. 沙棘 *Hippophae rhamnoides L.*

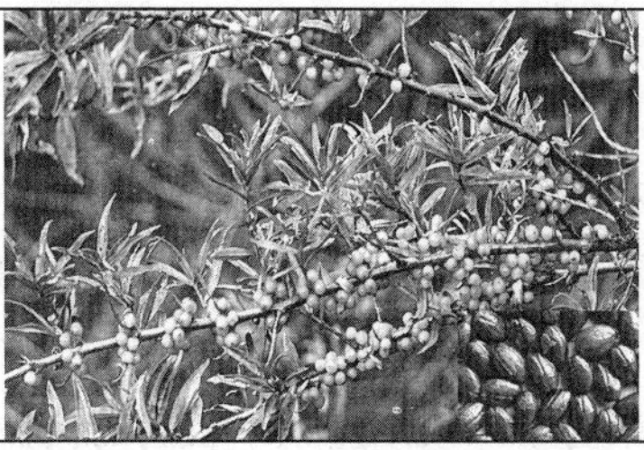

药材概述

沙棘是植物沙棘和其果实的统称。植物沙棘为胡颓子科沙棘属，是一种落叶性灌木，其特性是耐旱，抗风沙，可以在盐碱化土地上生存，因此被广泛用于水土保持。沙棘的根、茎、叶、花、果，特别是沙棘果实含有丰富的营养物质和生物活性物质，可以广泛应用于食品、医药、轻工、航天、农牧渔业等国民经济的许多领域。中国沙棘为落叶灌木或乔木，棘刺较多，粗壮，顶生或侧生；嫩枝褐绿色，密被银白色而带褐色鳞片或有时具白色星状毛，老枝灰黑色，粗糙；芽大，金黄色或锈色。花黄色，花瓣4，花蕊淡绿色，花苞球状，嫩绿色；果实圆球形，直径4～6毫米，橙黄色或橘红色；果梗长1～2.5毫米。种子小，黑色或紫黑色，有光泽。花期4～5月，果期9～10月。

药材性味

【药名】沙棘

【英文名】Sea－buckthorn Fruit

【别名】醋柳（山西）、酸柳柳（张家口、山西长治）、黄酸刺、酸刺柳（陕西）、黑刺（青海）、刺柳（河北承德）、酸刺（内蒙古）、水沙子（四川西南部地区）。

【来源】胡颓子科植物沙棘的成熟果实。

【性味】味酸、涩，性温。

【归经】归脾、胃、肺、心经。

【功效】止咳化痰，健胃消食，活血散瘀。

【主治】咳嗽痰多，肺脓肿，消化不良，食积腹痛，胃痛，肠炎，闭经，跌打瘀肿。

【用法用量】内服：煎汤，3～9克；或入丸、散。外用：适量，捣敷或研末撒。

【产地】沙棘的地理分布很广，在中国分布区面积最大，种类最多。在山西、陕西、内蒙古、河北、甘肃、宁夏、辽宁、青海、四川、云南、贵州、新疆、西藏等地都有分布。

采制与贮藏

【采制】中国沙棘来自不同种群，其成熟期也有区别，产于华北地区的，如涿鹿、丰宁等地，果成熟期多在 8 月下旬至 9 月上旬；产于西北地区的，如甘肃、青海等地，则多在 9 月中下旬成熟。手工采收法：摘果、钩果、抖果或结合整形剪枝，连枝带果剪下。或采用效率较高的机械采收法和化学采收法。

【贮藏】置于通风干燥处。

现代研究

【性状鉴别】果实类球形或扁球形，单个或数个黏连，单个直径 5～8 毫米；表面棕红色或黑褐色，皱缩，多具短小果柄；果肉油润，质柔软。种子扁卵形，长 2.5～4 毫米，宽约 2 毫米，表面褐色，种脐位于狭端，另一端有珠孔，两侧各有一条纵沟；种皮较硬，击破后，子叶乳白色，油性。气微，味酸、涩。以粒大、肉厚、油润者为佳。

【化学成分】沙棘果实含黄酮类成分：异鼠李素，异鼠李素-3-O-β-D-葡萄糖苷，异鼠李素-3-O-β-芸香糖苷，芸香苷，紫云英苷以及槲皮素和山奈酚为苷元的低糖苷。还含维生素 A，B_1，B_2，C，E，叶酸，胡萝卜素，类胡萝卜素等。种子含油，其中脂肪酸为：棕榈酸，硬脂酸，油酸，亚油酸，亚麻酸，非皂化部分有：玉蜀黍黄质，隐黄质，a-，γ-和δ-胡萝卜素，谷甾醇，β-谷甾醇-β-D-葡萄糖苷及磷脂。皮含 5-羟色胺，葡萄糖欧鼠李苷。叶含抗坏血酸，去氢抗坏血酸，异鼠李素，胡萝卜素。根皮合生物碱，根瘤含氯化血红素。

【提取工艺】将沙棘果去杂质后捣碎成果渣，于 40℃真空干燥。向沙棘果渣中加入 8 倍量的石油醚，浸泡 1 小时后，70℃加热回流 1.5 小时，过滤，保留滤渣；再加入 6 倍量的石油醚加热回流 1 小时，过滤，回收滤渣，将乙醚挥干。准确称取一定量脱脂沙棘果渣，加入 20 倍量的 65% 乙醇溶液，超声功率为 60%，78℃提取 40 分钟，过滤，取滤液浓缩。沙棘果渣总黄酮的产率为 0.4829%。

药理作用

沙棘果和油具有很高的药用价值，可降低胆固醇，缓解心绞痛发作，还有防治冠状动脉粥样硬化性心脏病的作用；有祛痰、止咳、平喘和治疗慢性气管炎的作用；能治疗胃和十二指肠溃疡以及消化不良等，对慢性浅表性胃炎、萎缩性胃炎、结肠炎等病症疗效显著；对烧伤、烫伤、刀烧、冻伤有很好的治疗作用；对妇女宫颈糜烂有良好的治疗效果。

食疗价值

沙棘叶片含粗蛋白 15.75%、粗脂肪 9.48%、粗纤维 14.04%、无氮浸出物 54.84%，用沙棘叶可制作保健茶。沙棘种子含油率 10% ~ 12%，果肉含油率 14% ~ 18%，是提取沙棘油很好的原料。沙棘果实除鲜食外，还可加工成果汁、果酒、果酱、果脯、果冻、饮料、保健品等。通常所说的沙棘油，都是指的沙棘果油。

相关故事

据史书记载，在一次远征途中，三国时期的蜀军，因长时间在崎岖的山路上艰苦跋涉而人困马乏。于是，有些士兵就在荒山野岭中采摘“棘果”充饥解渴。吃了“棘果”后，士兵们的疲劳马上神奇地消除了，体力很快得到了恢复。诸葛亮发现后，号召全军人人服用，终于渡过难关。他们服用的“棘果”正是当今的沙棘。

28. 芡实 *Euryale ferox Salisb.*

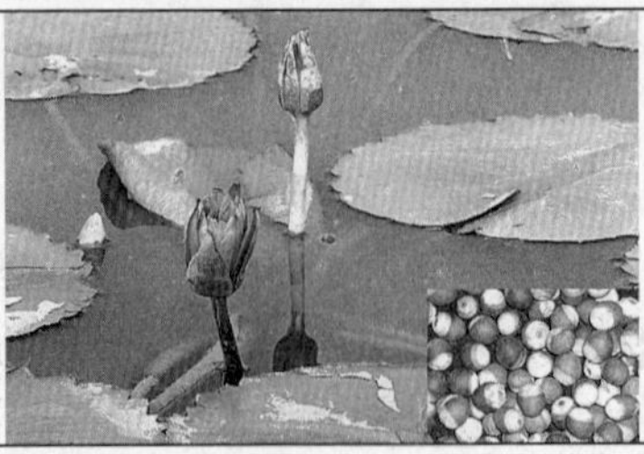

药材概述

芡实是睡莲科的一种水生植物芡的果实。在长江流域一带，4月上、中旬，当气温升至15℃以上，种子在浅水中萌发，经20～30天，即可长出定型圆叶。芡茎3月生，叶贴在水面上，比荷叶大，有皱纹，叶面呈青色而背面呈紫色，茎、叶都有刺。茎中间也有孔有丝，嫩时剥皮可食。水深以80～120厘米为宜，最深不可超过2米。五六月开紫花，花开时面向阳光结苞，苞上有青刺。花在苞顶，也如鸡喙。剥开后有软肉裹子，壳内有白米，形状如鱼目。七八月成熟。以颗粒饱满，均匀，粉性足，无破碎、干燥无杂质者为佳。果实可食用，根、茎、叶、果均可入药。外壳可作染料。嫩叶柄和花柄剥去外皮可当菜吃。全草可作绿肥，煮熟后又可作饲料。

药材性味

【药名】芡实

【英文名】Gordon Euryale Seed

【别名】鸡头米、鸡头苞、鸡头莲、刺莲藕、肇实、鸡流子、鸡头实、鸡头子、鸡头果、鸡头、鸡痈、鸡嘴莲、雁头、雁啄实、鸿头、乌头、水鸡头、水流黄、刺莲蓬、刺莲蓬实、刀芡实、黄实、苏黄、芡实米、卵菱、剪芡实。

【处方名】芡实、芡实米、鸡头米、生芡实、炒芡实。

【来源】睡莲科植物芡的成熟种仁。

【性味】味甘、涩，性平，无毒。

【归经】归脾、肾经。

【功效】补中益气，提神强志，使人耳目聪明，还能开胃助气及补肾。

【主治】风湿性关节炎，腰背膝痛。煮食根则主治小腹结气痛。

【用法用量】内服：煎汤，15～25克；或入丸、散。

【产地】主产于广东、江苏、湖南、湖北、山东、福建、河北、河南、江西、浙江、四川等地。

采制、炮制与贮藏

【采制】采收适期，随产品规格要求而异。芡果成熟的标志为：柔软、饱满，紫红色，光滑无毛，无黏液。芡果采回后要及时进行加工。芡种必须放在水中保存。芡果全部收完后，立即彻底清除衰老植株（可作饲料或肥料）。

【炮制】芡实：取原药材，除去杂质及残留硬壳，用时捣碎。炒芡实：取净芡实，置预热炒制容器内，用文火加热，炒至微黄色，具香气时，取出晾凉，用时捣碎。麸炒芡实：先将麸皮放热锅内，用中火加热，炒至烟起，再将净芡实倒入，拌炒至鲜黄色，取出，筛净麸皮，放凉，用时捣碎。（每 100 千克芡实，用麸皮 15 千克）

【贮藏】置于通风干燥处保存，防蛀。

现代研究

【化学成分】种子含多量淀粉，每 100 克中含蛋白质 4.4 克，脂肪 0.2 克，碳水化合物 78.7 克，粗纤维 0.4 克，灰分 0.5 克，钙 9 毫克，磷 110 毫克，铁 0.4 毫克，硫胺素 0.4 毫克，核黄素 0.08 毫克，尼克酸 2.5 毫克，抗坏血酸 6 毫克，胡萝卜素微量。

【提取工艺】将芡实米粉碎，在 100℃烘干 3 小时，用无水乙醚脱脂后备用。取一定量的脱脂芡实渣，加入 25 倍量的水，于 90℃回流提取 2 小时，过滤，浓缩。芡实多糖的得率为 2.18%。

药用功效

1. 补中益气，为滋养强壮性食物，和莲子有些相似，但芡实的收敛固精作用比莲子强，适用于慢性泄泻和小便频数，梦遗滑精，妇女带多腰酸等。

2. 遗精滑精，虚弱小儿遗尿，老年人小便频数：芡实 15 克，金樱子 12 克，菟丝子、车前子各 9 克，水煎服。

3. 慢性泄泻（包括慢性肠结核、五更泄泻等）：芡实、莲肉、淮山药、白扁豆等份，磨研成细粉，每次 30 ～ 60 克，加白糖蒸熟作点心吃。

4. 芡实性味甘涩平，具有固肾涩精、补脾止泄的功效。

5. 芡实在中国自古作为永葆青春活力、防止未老先衰之良物。

6. 白浊。用芡实粉、白茯苓粉。化黄蜡和蜜作丸子。如梧子大。每服百丸，盐汤送下。此方名“分清丸”。

临床应用

1. 治疗慢性前列腺炎：芡实、熟地、金樱子各 15 克，覆盆子、仙灵脾、锁阳各12克，五味子、山萸肉、刺猬皮各10克，制首乌30克，随症加减，水煎服，治疗肾阳损伤型慢性前列腺炎，效果良好。[《浙江中医杂志》1987（2）：65]

2. 治疗遗精：锁阳、芡实、沙苑蒺藜、莲须、金樱子各31克，煅龙骨、煅牡蛎各21克，知母、黄柏各15克。水煎服，每日1剂。治疗青少年遗精120例，结果：6～10剂而止者57例，11～15剂而止者43例，16～20剂而止者8例，无效12例。[《新中医》1990，22（12）：23]

3. 治疗带下症：（1）白果、芡实、薏米、山药各30克，土茯苓20克，地骨皮、车前子各12克，黄柏9克，治疗湿热下注型带下38例，痊愈35例，显效2例，无效1例。[《浙江中医杂志》1984（1）：32]（2）白术、苍术、薏米、山药各30克，芡实、乌贼骨各15克，杜仲10克，茜草8克，随症加减。治疗白带60例，其中痊愈45例，有效13例，无效2例。[《湖北中医杂志》1990，7（3）：7]

4. 治疗婴幼儿腹泻：泽泻、芡实、滑石、炒车前子各20克，焦楂15克，炒苍术5克，砂仁3克。实热证见便脓血，加黄连6克，公英、白头翁各15克；腹胀加草果6克。虚寒型加肉桂、制附子各3克。上药加水500毫升，煎成100～150毫升，分6次在24小时内服完。治疗110例，治疗4天，其中痊愈者100例，好转6例，无效4例。[《中原医刊》1990，17（4）：42]

药用禁忌

大小便不利者禁服。食滞不化者慎服。

食疗选方

1. 用于脾肾气虚、精气不固而引起的遗精、滑泄、腰膝无力等：芡实粉30克，核桃肉（打碎）15克，红枣（去核）5～7枚，糖适量。芡实粉先用凉开水打糊，放入滚开水中搅拌，再拌入核桃肉、红枣肉，煮熟成糊粥，加糖。不拘时服。功效：滋补脾肾，固涩精气。

2. 治疗贫血：芡实60克，红枣10克，花生30克，煮熟后加入适量红糖食用，每日1次。

3. 美容养颜：莲子30克，芡实30克，薏米50克，桂圆肉10克，蜂蜜适量，小火煎煮约1小时，熟后食用，每日1次。

4. 治疗遗精：芡实、金樱子各等份，水泛为丸，每次服9克，每天2次。

5. 治疗小儿消化不良：芡实500克，山药500克，糯米粉500克，白糖500克。先把芡实、山药一同晒干后，碾为细粉，与糯米粉及白糖一并拌和均匀，用时取混合粉适量，加水烧熟后食用。

6. 治疗遗尿：生芡实 50 克，金樱肉 20 克，糯米 100 克，加水慢火熬粥食用。

食用禁忌

芡实宜用慢火炖至烂熟，细嚼慢咽，一次不要吃太多。

各家论述

1.《神农本草经》：主湿痹腰脊膝痛，补中除暴疾，益精气，强志，令耳目聪明。

2.《本草纲目》：止渴益肾。治小便不禁，遗精，白浊，带下。

3.《本草新编》：芡实，佐使者也，其功全在补肾去湿。夫补肾之药，大多润泽者居多，润泽者则未免少湿矣。芡实补中去湿，性又不燥，故能去邪水而补真水，与诸补阴药同用，尤能助之以添精，不虑多投以增湿也。芡实不特益精，且能涩精补肾。与山药并用，各为末，日日米饭调服。

4.《本草经百种录》：鸡头实，甘淡，得土之正味，乃脾肾之药也。脾恶湿而肾恶燥，鸡头实淡渗甘香，则不伤于湿，质黏味涩，而又滑泽肥润，则不伤干燥，凡脾肾之药，往往相反，而此则相成，故尤足贵也。

5.《本草求真》：芡实如何补脾，以其味甘之故；芡实如何固肾，以其味涩之故。惟其味甘补脾，故能利湿，而泄泻腹痛可治；惟其味涩固肾，故能闭气，而使遗带小便不禁皆愈。功与山药相似，然山药之阴，本有过于芡实，而芡实之涩，更有甚于山药；且山药兼补肺阴，而芡实则上于脾肾而不及于肺。

相关故事

传说连年战乱，无人治理湘湖，湖下淤泥堆积，湖上葑草疯长，偏又遇上水灾，湘湖成了鱼鳖之地。百姓们难挨这荒凉的秋天，走的走，亡的亡，湘湖一片荒凉。

美女山下有个叫纤纤的寡妇，家中有四岁的儿子和卧床的婆婆，只得留在湘湖边挖野菜，捡田螺苦挨着日子。儿子已瘦得皮包骨，婆婆更是一日不如一日。

在一个淅淅沥沥的雨天，儿子饿得连哭都哭不动了，婆婆的呻吟声也微弱得可怜，纤纤只得提着篮子冒雨到湖滩去转悠，挖几颗慈姑本是小事一桩，可饥贫交加的纤纤却力不从心，想到儿子和婆婆，她咬着牙挖。忽然，不知从何处窜出一只兔子，这只兔子瘦骨嶙峋，但一双眼睛却极有神采，它伸出爪子帮她挖起慈姑来了。当挖出了一堆慈姑，人成了泥人，兔也成了泥兔。正当纤纤将慈姑放进篮子的时候，一边的兔子却跪下不走了。兔子示意跟着它走。纤纤迟迟疑疑地跟在它后面，来到一个草丛中，扒开一看，洞内有两只小兔子已饿得奄奄一息。纤纤被感动了，将两只兔子揣入怀中并对大兔说："走吧，让我们一起挨过饥荒吧！"

就这样，纤纤的三口之家变成了六口，生活就更艰难了，纤纤终于支持不住自己微弱的身子，她病倒了。迷糊中，她听到了窸窸窣窣的声音，睁眼一看，大兔子浑身湿淋淋守着几颗圆形的带刺的黑色果子。这种果子湘湖的浅滩中常有见到，可因它这副吓人的样子，谁也不敢去碰它。兔子见她醒了，马上引来小兔，咬开刺果，将白色的果肉分给小兔吃。纤纤看得稀奇，也拿起一只来吃，那味道竟甜滋滋的，还有一股淡淡的清香。知道这种果子可以食用，纤纤挣扎着起了身，让兔子带路来到湖滩，下到水中，捞了一篮子回来，儿子和婆婆吃了也精神见好。从此，这果子成了这一家六口的主食。

春天里，外出逃荒的人陆续回来了，他们看到纤纤一家不但没有饿死，而且气色极好，连那个病婆婆也支撑着起了床。纤纤拿出刺果回答了大家的疑问。于是刺果一时成了抢手的食材，因为是纤纤发现的，人们叫它"芡（纤）实"。后来，人们还知道芡实是一味药材，可治几种疾病。

29. 花椒 *Zanthoxylum bungeanum Maxim.*

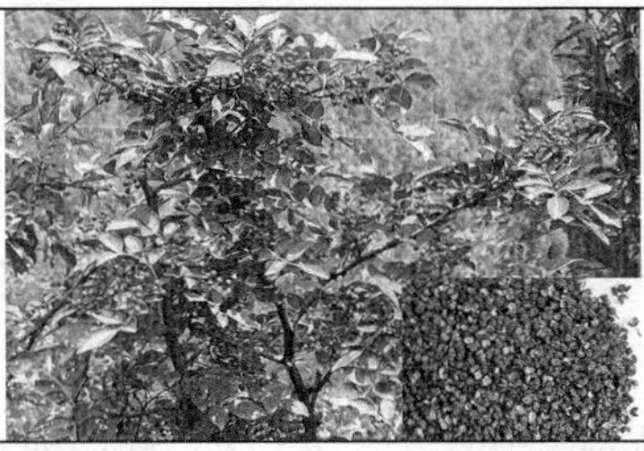

药材概述

花椒为芸香科植物青椒或花椒的干燥成熟果实。花椒，落叶灌木或小乔木，可孤植又可作防护刺篱。单数羽状复叶，互生，叶柄两侧常有皮刺；小叶 5～11，对生，近于无柄，纸质，卵形或卵状矩圆形，长 1.5～7 厘米，宽 1～3 厘米，边缘有细钝锯齿，齿缝处有粗大透明的腺点，下面中脉基部两侧常被一簇锈褐色长柔毛。聚伞状圆锥花序顶生；花单性，花被片 4～8，一轮，子房无柄。蓇葖果球形，红色至紫红色，密生疣状突起的腺点。果实为调味料，并可提取芳香油，入药有散寒燥湿、杀虫之效；种子可榨油；叶可制农药。花椒能除各种肉类的腥气；促进唾液分泌，增加食欲；还可使血管扩张，从而起到降低血压的作用。

药材性味

【药名】花椒

【英文名】Pricklyash Peel

【别名】青花椒、狗椒、蜀椒、红椒、红花椒、麻椒（四川、贵州）。

【来源】芸香科植物青椒或花椒的干燥成熟果皮、果实（果实可作为调味品使用）。

【性味】味辛，性温。有小毒。

【归经】归脾、胃、肾经。

【功效】芳香健胃，温中散寒，除湿止痛，杀虫解毒，止痒解腥。

【主治】呕吐，风寒湿痹，齿痛等症。

【用法用量】3～6 克。外用适量，煎汤熏洗。

【产地】分布于中国北部至西南、华北、华中、华南等。

采制与贮藏

【采制】秋季采收成熟果实，晒干，除去种子及杂质。

【贮藏】置于通风干燥环境中储存。

现代研究

【化学成分】花椒果实含挥发油，挥发油中含柠檬烯、枯醇。亦含有牻牛儿醇、植物甾醇及不饱和脂肪酸。青川椒果实含挥发油，挥发油中含异茴香脑、草蒿脑、佛手柑内酯和苯甲酸。两种花椒挥发油中尚含 α-蒎烯、β-蒎烯、香桧萜、β-水芹烯、β-罗勒烯-X、α-萜品醇、樟醇、萜品烯醇-4、反式-石竹烯、乙酸萜品醇、葎草烯、β-荜澄茄油烯、橙花椒醇异构体等。

【提取工艺】将花椒籽置于60℃烘箱中干燥4小时，将干燥过的花椒籽粉碎，过40目筛。用分析天平准确称取花椒籽，转入滤纸筒内，将滤纸筒置于索氏提取器的抽提筒内，加入6倍量的石油醚，85℃回流提取2小时，过滤，浓缩抽提液。花椒籽油的提取率为20.56%。

药理作用

1. 抗病原微生物作用：川椒对一些革兰阳性菌和革兰阴性杆菌均有抑制作用。

2. 对胃肠道的作用：花椒水提取物能明显抑制应激或吲哚美辛加乙醇所引起的溃疡，对结扎幽门性溃疡的形成有明显抑制作用。

3. 驱虫作用：川椒油能使猪蛔虫严重中毒，且较其他驱虫药为优。牻牛儿醇对豚鼠蛔虫亦有驱虫作用。

4. 麻醉作用：花椒稀醇液有局部麻醉作用，在家兔角膜之表面麻醉，效力较地卡因稍弱；对豚鼠的浸润麻醉，其效力比普鲁卡因强。

5. 抗应激性心肌损伤作用：花椒对血小板聚集和心肌损伤有保护作用，能减少心肌内酶及能量的消耗，同时提高机体活动水平。

6. 其他作用：花椒能延迟实验性大鼠体内血栓的形成，明显抑制ADP和胶原诱导的血小板聚集。

药用配方

1. 老人衰弱，病后脾肾阳虚，腰冷脚弱，齿牙浮动：椒红、小茴香等份，微炒后研细末，炼蜜为丸，每服3～6克，1日2次。

2. 肋节风痹，关节肿病，肌肉瘦削，四肢不遂：椒红500克，炒研末，嫩松叶、嫩柏枝各250克，微炒后研末，酒泛为丸，食后服，每服3克，1日2～3次。

3. 慢性萎缩性胃炎，肥厚性胃炎，消化不良，胀闷：椒红（微炒）、干姜、橘皮、甘草等份，研末（或为丸），食后服，每服 3～6 克，1 日 2 次。

4. 慢性肾炎或肾病综合征的浮肿腹水：椒目 60 克，炒后研细，车前子、草劳子等份共研细，枣肉为丸，每服 3～6 克，一日 2 次。

5. 蛔虫腹病，胆道蛔虫，呕吐腹病：川椒 6 克（微炒），乌梅 9 克，水煎，一日 2～3 次分服。

6. 蛀牙病：川椒 9 克，烧酒 30 克，浸泡 10 天，滤过去渣，用棉球蘸药酒，塞蛀孔内可止痛。

7. 断奶回乳：取花椒 6 克，加水 400 毫升，浸泡后煎水煮浓缩成 200 毫升，再加红糖 30～60 克，于断乳当天趁热一次饮下，每日 1 次，1～3 天可回乳。

8. 治痛经：花椒 10 克，胡椒 3 克，二味共研细粉，用白酒调成糊状，敷于脐眼，外用伤湿止痛膏封闭，每日 1 次，此法最适宜于寒凝气滞之痛经。

9. 治秃顶：适量的花椒浸泡在酒精度数较高的白酒中，1 周后使用时，用干净的软布蘸此浸液搽抹头皮，每天数次，若再配以姜汁洗头，效果更好。

10. 治痔疮：花椒 1 把，装入小布袋中，扎口，用开水沏于盆中，患者先是用热气熏洗患处，待水温降到不烫，再坐浴。全过程约 20 分钟，每天早晚各 1 次。

11. 治膝盖痛：花椒 50 克压碎，鲜姜 10 片，葱白 6 根切碎，三种混在一起，装在包布内，将药袋上放一热水袋，热敷 30～40 分钟，每日 2 次。

生活妙用

1. 粮食防虫：存放的粮食被蛀了，用布包上几十粒花椒放入，虫就会自已跑走或死去。

2. 油脂防“哈味”：在油脂中放入适量的花椒末，就可防止油脂“哈味”。

3. 菜橱防蚁：在菜橱内放置数十粒鲜花椒，蚂蚁就不敢进去。

4. 食品防蝇：在食品旁边和肉上放一些花椒，苍蝇就不会爬。

5. 沸油防溢：油炸食物时，如果油热到沸点，会从锅里溢出，但放入几粒花椒后，沸油就会立即消落。

6. 防牙痛：如果是冷热食物引起的牙痛，用一粒花椒放在患痛的牙上，痛感就会慢慢消失。

7. 炒菜时，在锅内热油中放几粒花椒，发黑后捞出，留油炒菜，菜香扑鼻。

8. 把花椒、植物油、酱油烧热，浇在凉拌菜上，清爽可口。

9. 腌制萝卜丝时放入花椒，味道绝佳。

食疗选方

1. 脾胃阳虚，寒湿阻滞，泻下稀水，食物不化：苍术60克，花椒30克。研为细末，醋糊为丸，每次服6～9克，温开水送下。该法源于《普济方》椒术丸。本方取苍术健脾燥湿，花椒散寒燥湿。

2. 蛔虫性肠梗阻：脂麻油适量，于锅内加热，放入花椒2克，煎至微香，滤去花椒，取油作两次服，间隔2～3小时。本方主要取花椒驱蛔、止痛，脂麻油能滑肠通便，有助于排除蛔虫。《寿域神方》治“冷虫心痛”，用花椒炒出油，趁热以酒淋之，服酒。用花椒之意与上方同。

3. 心胸中大寒痛，呕不能饮食，腹中寒，上冲皮起，出现有头足，上下痛而不可触近：蜀椒二合（去汗），干姜200克，人参100克。上三味，以水四升，煮取二升，去滓，纳胶饴一升，微火煮取一升半。分温再服，如一饮顷，可饮粥二升，后更服，当一日食糜，温覆之。（《金匮要略》大建中汤）

4. 呃噫不止：川椒200克。炒研，面糊丸，梧子大，每服十丸，醋汤下。（《秘传经验方》）

5. 齿痛：川椒50克（去目），捣罗为末，以好白面丸如皂角子大，烧令热，于所痛处咬之。（《圣惠方》）

6. 伤寒呕血，继而齿缝皆流血不止：开口川椒四十九粒，用醋同煎，临熟入白矾少许，漱口含在口中，少顷吐出，再啜漱而含。（《仁斋直指方》）

7. 寒湿脚气：川椒二、三升，稀布裹盛之，日以踏脚。（《妇人良方》）

8. 肾风囊痒：川椒、杏仁。研膏，涂掌心，合阴囊而卧。（《仁斋直指方》）

9. 妇人阴痒不可忍，非以热汤泡洗有不能已者：花椒、吴萸、蛇床各50克，藜芦25克，陈茶一撮，烧盐200克。水煎熏洗。（《医级》椒茱汤）

10. 手脚心风毒肿：生（花）椒末、盐末等份。以醋和敷。（《补缺肘后方》）

11. 久患口疮：蜀椒去闭口者，水洗，面拌，煮作粥，空腹吞之，以饭吞下，重者可再服，以瘥为度。（《食疗本草》）

12. 头上白秃：花椒末，猪脂调敷。（《普济方》）

13. 手足皲裂：（花）椒四合，水煮之，去滓。渍之半食顷，出令燥，须臾复浸，干涂羊、猪髓脑。（《僧深集方》）

14. 漆疮：汉椒汤洗之，（《谭氏小儿方》）

15. 元藏伤惫，耳聋目暗：蜀椒（去目及闭口者，暴干捣罗取红秤500克，再捣为末），生地黄3500克（肥嫩者）。上二味，先将地黄捣绞自然汁，铜器中煎取一升许，住火，候稀稠得所，即和前椒末为丸，如梧桐子大。每日空心暖酒下三十丸。（《圣济总录》椒红丸）

16. 好食生茶：（花）椒末不限多少，以糊丸如梧子大，茶下十丸。（《胜金方》）

17. 夏伤湿冷，泄泻不止：川椒50克（去目并闭口者，慢火炒香熟为度），肉豆蔻（面裹，煨）半两。上为细末，粳米饭和丸黍米大。每服十粒，米饮下，无时。（《小儿卫生总微论方》川椒丸）

各家论述

1.《子计然》：蜀椒，出武都，赤色者善。秦椒，出陇西天水，细者善。

2. 陶弘景：秦椒今从西来，形似椒而大，色黄黑，味亦颇有椒气，或呼为大椒。蜀椒，出蜀郡北部，人家种之，皮肉厚，腹里白，气味浓。凡用椒皆火微熬之，令汗出，谓为汗椒，令有势力。椒目冷利去水，别入药，不得相杂。

3.《药对》：蜀椒，得盐味佳。可收水银。中其毒者，凉水、麻仁浆解之。

4.《唐本草》：秦椒，树叶及子都似蜀椒，但味短实细。蓝田秦岭间大有。

5.《本草衍义》：此秦地所实者，故言秦椒，大率椒株皆相似，秦椒但叶差大，椒粒亦大而纹低。不若蜀椒皱纹高为异也。然秦地亦有蜀种。

6.《本草纲目》：秦椒，花椒也。始产于秦，今处处可种，最易蕃衍。其叶对生，尖而有刺，四月生细花，五月结实，生青熟红，大于蜀椒，其目亦不及蜀椒目光黑也。

7.《神农本草经》：主风邪气，温中，除寒痹，坚齿发，明目。主邪气咳逆，温中，逐骨节皮肤死肌，寒湿痹痛，下气。

8.《名医别录》：疗喉痹，吐逆，疝瘕，去老血，产后余疾腹痛，出汗，利五脏。除六腑寒冷，伤寒，温疟，大风汗不出，心腹留饮，宿食，肠僻下痢，泄精，女子字乳余疾，散风邪瘕结，水肿，黄疸，杀虫鱼毒，开腠理，通血脉，坚齿发，调关节，耐寒暑，可作膏药。

9.《药性论》：治恶风，遍身四肢顽痹，口齿浮肿摇动；主女人月闭不通，治产后恶血痢，多年痢，主生发，疗腹中冷痛。治头风下泪，腰脚不遂，虚损留结，破血，下诸石水，腹内冷而痛，除齿痛。

10.《食疗本草》：灭瘢，下乳汁。

11.《日华子本草》：破症结，开胃，治天行时气温疾，产后宿血，治心腹气，壮阳，疗阴汗，暖腰膝，缩小便。

12.《本草经疏》：蜀椒，其主邪气咳逆，皮肤死肌，寒湿痹痛，心腹留饮宿食，肠僻下痢，黄疸水肿者，皆脾、肺二经受病。肺出气，主皮毛，脾运化，主肌肉，肺虚则外邪客之，为咳逆上气，脾虚则不能运化水谷，为留饮宿食，肠僻下痢，水肿黄疸，二经俱受风寒湿邪，则为痛痹，或成死肌，或致伤寒温疟，辛温能发汗、开腠理，则外邪从皮肤而出，辛温能暖肠胃，散结滞，则六腑之寒冷除，肠胃得温，则中焦治，而留饮宿食，肠僻下痢，水肿黄疸、诸证悉愈矣。其主女子字乳余疾者，亦指风寒外侵，生冷内停而言。泄精瘕结，由下焦虚寒所致，此药能入右肾命门，补相火元阳，则精自固而结瘕消矣。杀虫鱼毒者，以其得阳气之正，能破一切幽暗阴毒之物也。外邪散则关节调，内病除则血脉通。

13.《本经逢原》：秦椒，味辛气烈，其温中去痹，除风邪气，治吐逆疝瘕，下肿湿气，皆取辛烈以散郁热，乃从治之法也。疮毒腹痛，冷水下一握效，其能通三焦，引正气，下恶气可知也。

30. 赤小豆 *Vigna umbellata Ohwi et Ohashi*

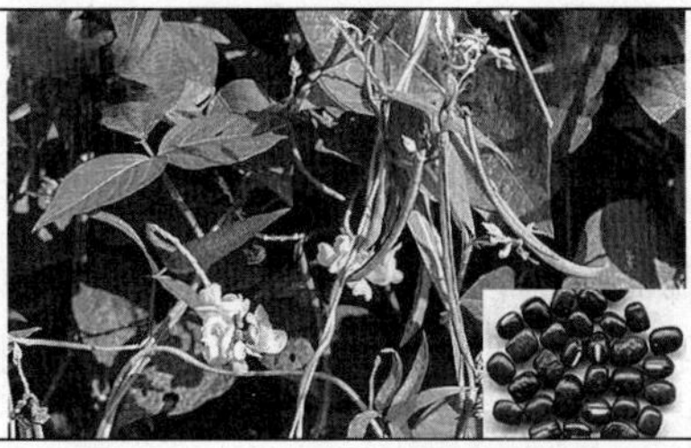

药材概述

赤小豆为双子叶植物豆科赤小豆或赤豆的种子。赤小豆为一年生草本植物。主根不发达，侧根细长，株高80～100厘米，有直立丛生型、半蔓生型及蔓生缠绕型。叶为3小叶组成的复叶，小叶圆头型或箭头型。花梗自叶腋生出，花小，开黄花或淡灰色花，龙骨瓣呈螺旋形，每花梗上结荚1～5个，荚长7～16厘米，果荚内包着4～18粒椭圆或长椭圆形种子。种子矩圆形，两端较平截，多为赤褐色，也有黑、灰、白、绿杂、浅黄色等。花期6～7月，果期7～8月。

药材性味

【药名】赤小豆

【英文名】Adsuki Bean

【别名】亦豆、红豆、小红绿豆、虱拇豆、朱赤豆、金红小豆、朱小豆。

【来源】豆科植物赤小豆或赤豆的成熟种子。

【性味】性平，味甘、酸。

【归经】归心、小肠经。

【功效】行血补血，健脾去湿，利水消肿，催乳，润肠通便，降血压，降血脂，调节血糖，预防结石，健美减肥。

【主治】水肿胀满，脚气浮肿，黄疸尿赤，风湿热痹，痈肿疮毒，肠痈腹痛。

【用法用量】内服：煎汤，0.3～1两；或入散剂。外用：生研调敷。

【产地】全国各地普遍栽培。

采制与贮藏

【采制】夏、秋分批采摘成熟荚果，晒干，打出种子，除去杂质，摊开晒开，以3～5斤为单位装入塑料袋中，再放入一些剪碎的干辣椒，密封起来。

【贮藏】将密封好的塑料袋放置在干燥、通风处，防潮，防霉，防虫。

现代研究

【性状鉴别】干燥种子略呈圆柱形而稍扁，长 5 ~ 7 毫米，直径约 3 毫米，种皮赤褐色或紫褐色，平滑，微有光泽，种脐线形，白色，约为全长的 2/3，中间凹陷成一纵沟，偏向一端，背面有一条不明显的棱脊。质坚硬，不易破碎，除去种皮，可见两瓣乳白色的仁。气微，嚼之有豆腥味。以身干、颗粒饱满、色赤红发暗者为佳。

【化学成分】赤小豆含糖类，三萜皂苷。每百克含蛋白质 20.7 克，脂肪 0.5 克，碳水化合物 58 克，粗纤维 4.9 克，灰分 3.3 克，钙 67 毫克，磷 305 毫克，铁 5.2 毫克，硫胺素 0.3l 毫克，核黄素 0.11 毫克，烟酸 2.7 毫克等。从赤豆中分离得到 3–呋喃甲醇–β–D–吡喃葡萄糖苷，右旋儿茶精–7–O–β–D 吡喃葡萄糖苷和 1D–5–O–(a–D–吡喃半乳糖基)–4–O–甲基肌醇。还分离得到 6 个齐墩果烯低聚糖苷和三种黄烷醇鞣质。从新鲜种子中分离到原矢车菊 B_1 和 B_3。

【提取工艺】将赤小豆粉碎，准确称取一定量的赤小豆粉，加入 25 倍量的无水乙醚，调至 pH=9.0，于 40℃回流提取 1 小时，离心分离，取上清液。向上清液中滴加盐酸，调至 pH=4.0，沉淀蛋白质，离心分离蛋白质沉淀，冷冻干燥。赤小豆蛋白质的提取率为 86.5%，纯度为 94.56%。

临床应用

1. 治疗流行性腮腺炎：取赤小豆 50 ~ 70 粒研成细粉，和入温水、鸡蛋清或蜜调成稀糊状，摊在布上，敷于患处。一般一次即能消肿。治疗 7 例，均获效果。

2. 治疗肝硬化腹水：取赤小豆 1 斤，活鲤鱼 1 条（重 1 斤以上），同放锅内，加水 2000 ~ 3000 毫升清炖，至赤小豆烂透为止。将赤小豆、鱼和汤分数次服下。每日或隔日 1 剂。连续服用，以愈为止。治疗 2 例，服后尿量增加，腹围减小，精神良好，无不良反应。

药用禁忌

1. 阴虚而无湿热者及小便清长者忌食。

2. 赤豆久食则令人黑瘦结燥。

3. 注意与中药红黑豆鉴别，切勿误用。

药物配伍

1. 配赤茯苓，清利下焦湿毒力大，可用于湿热蕴结，小便不利，尿血，下肢浮肿，泻痢。

2. 配当归，渗湿清热，活血行瘀，使热去湿除则出血自止，可用于湿热便血，腹痛，尿血。

3. 配连翘，既能解心经之火，又利湿热而解毒，可用治湿热内蕴之黄疸，湿热下注之淋症，妇科盆腔炎急性发作和产后高烧。

4. 配白茅根，在增强利水消肿的同时，还有一定的凉血通淋之功，可用于水肿、脚气浮肿、小便不利、淋闭尿血等症。

5. 配瓜蒂，酸苦涌泄，催吐作用甚捷，又得赤小豆护中保胃气，使快吐不伤正，可用于痰涎壅塞胸中，宿食停滞上脘而泻利不能及者。

6. 配鲤鱼，治脚气及大腹水肿。

7. 配鸡子白，调涂治热毒痈肿。

8. 配麻黄，二药均可利水，但赤小豆清热利湿而消肿，并能解毒，麻黄宣畅肺气下达膀胱而利水，相配有宣肺利湿，清热功效。

9. 配商陆，逐水除胀，常用于水肿胀满等症。

常用选方

1. 治水肿坐卧不得，头面身体悉肿：桑枝烧灰、淋汁，煮赤小豆空心食令饱，饥即食尽，不得吃饭。(《梅师集验方》)

2. 治食六畜肉中毒：烧小豆一升，末，服三方寸匕。(《千金方》)

3. 治卒大腹水病：白茅根一大把，小豆三升，煮取干，去茅根食豆，水随小便下。(《补缺肘后方》)

4. 治风瘙瘾疹：赤小豆、荆芥穗等份，为末，鸡子清调涂之。(《本草纲目》)

5. 治水肿从脚起，入腹则杀人：赤小豆一升，煮令极烂，取汁四、五升，温渍膝以下；若已入腹，但服小豆，勿杂食。(《独行方》)

6. 治妇人催奶：赤小豆酒研，温服，以滓敷之。(《妇人良方补遗》)

7. 治脚气:赤小豆五合，葫一头，生姜一分（并破碎），商陆根一条（切）。同水煮，豆烂汤成，适寒温，去葫等，细嚼豆，空腹食之，旋旋啜汁令尽。(《本草图经》)

8. 下乳汁：煮赤小豆取汁饮。(《产书方》)

9. 治脚气气急，大小便涩，通身肿，两脚气胀，变成水者：赤小豆半升，桑根白皮（炙，锉）二两，紫苏茎叶一握（锉，焙）。上三味除小豆外，捣罗为末。每服先以豆一合，用水五盏煮熟，去豆，取汁二盏半，入药末四钱匕，生姜一分，拍碎，煎至一盏半，空心温服，然后择取豆任意食，日再。(《圣济总录》赤小豆汤)

10. 治舌上忽出血，如簪孔：小豆一升，杵碎，水三升，和搅取汁饮。(《肘后方》)

11. 治伤寒瘀热在里，身必黄：麻黄二两（去节），连轺二两，赤小豆一升，杏仁四十个（去皮、尖），大枣十二枚（擘），生梓白皮（切）一升，生姜二两（切），甘草二两（炙）。上八味，以水一斗，先煮麻黄再沸，去上沫，纳诸药，煮取三升，去滓，分温三服，半日服尽。(《伤寒论》麻黄连轺赤小豆汤)

12. 治小儿重舌：赤小豆末，醋和涂舌上。(《千金方》)

13. 治急黄身如金色：赤小豆一两，丁香一分，黍米一分，瓜蒂半分，熏陆香一钱，青布五寸（烧灰），麝香一钱（细研）。上药捣细罗为散，都研令匀。每服不计时候，以清粥饮调下一钱；若用少许吹鼻中，当下黄水。(《圣惠方》赤小豆散)

14. 治腮颊热肿：赤小豆末和蜜涂之，或加芙蓉叶末。(《本草纲目》)

15. 治肠痔大便常血：小豆一升，苦酒五升，煮豆熟，出干，复纳清酒中，候酒尽止，末。酒服方寸匕，日三度。(《肘后方》)

16. 治小儿天火丹：肉中有赤如丹色，大者如手，甚者遍身，或痛或痒或肿：赤小豆二升。末之，鸡子白和如薄泥敷之，干则易。一切丹并用此方。(《千金方》)

17. 治热毒下血，或因食热物发动：赤小豆杵末，水调下方寸匕。(《梅师集验方》)

18. 治大小肠痈，湿热气滞瘀凝所致：赤小豆、薏米、防己、甘草，煎汤服。(《疡科捷径》赤豆薏苡汤)

19. 治疽初作：小豆末醋敷之，亦消。(《小品方》)

食疗选方

1. 赤豆同鲤鱼（或鲫鱼）煮汤服食，利水消肿，治脚气甚效，兼治小儿夏日因血热而致的多发性疖肿。

2. 赤豆 120 克，煮汤当茶饮，治水肿。

3. 赤豆 250 克，煮粥食，可通乳。

4. 赤豆微炒，水煎代茶随意饮服，治产后恶露不下，腹痛。

5. 赤豆适量煮熟，尽量饮服，然后再服泻剂，治误吞玻璃碴，赤豆和玻璃同大便排出。

6. 赤豆用水浸软，捣烂，用水或醋或蜂蜜或鸡蛋清适量，调成膏状，外敷患处，治腮腺炎、热疖。

7. 赤豆研成粉末，用冷水调敷患处（已溃烂的疮疡，敷在疮口周围，以便排脓），每日 2 次，治热毒痈，外伤血肿及扭伤。

8. 赤豆粥：赤豆 30～50 克，水煮至半熟，放入粳米 100 克同煮粥，以淡食为宜，加白糖调味食用亦可。有健脾益胃、清热解毒、利水、消肿、通乳作用。适用于水肿病、下肢湿气、小便不利、大便稀薄、身体肥胖、产后乳汁不足等症。

9. 茅根赤豆粥：鲜茅根 200 克（干品用 50 克）洗净，水煎半小时后去渣，放入粳米 200 克，同煮粥服食，可治水肿、小便不利等症。

各家论述

1.《神农本草经》：主下水，排痈肿脓血。

2.《名医别录》：主寒热，热中，消渴，止泄，利小便，吐逆，卒僻，下胀满。

3.《药性论》：消热毒痈肿，散恶血不尽、烦满。治水肿皮肌胀满；捣薄涂痈肿上；主小儿急黄、烂疮，取汁令洗之；能令人美食；末与鸡子白调涂热毒痈肿；通气，健脾胃。

4.《食疗本草》：和鲤鱼烂煮食之，甚治脚气及大腹水肿；散气，去关节烦热，令人心孔开，止小便数；绿赤者，并可食。暴利后气满不能食，煮一顿服之。

5.《蜀本草》：病酒热，饮汁。

6.《食性本草》：坚筋骨，疗水气，解小麦热毒。

7.《日华子本草》：赤豆粉，治烦，解热毒，排脓，补血脉。

8.《本草纲目》：辟温疫，治产难，下胞衣，通乳汁。

9.《本草再新》：清热和血，利水通经，宽肠理气。

10. 王好古：治水者唯知治水，而不知补胃，则失之壅滞。赤小豆消水通气而健脾胃，乃其药也。

11.《本草新编》：赤小豆，可暂用以利水，而不可久用以渗湿。湿症多属气虚，气虚利水，转利转虚而湿愈不能去矣，况赤小豆专利下身之水而不能利上身之湿。盖下身之湿，真湿也，用之而有效；上身之湿，虚湿也，用之而益甚，不可不辨。

31. 麦芽 *Hordeum vulgare L.*

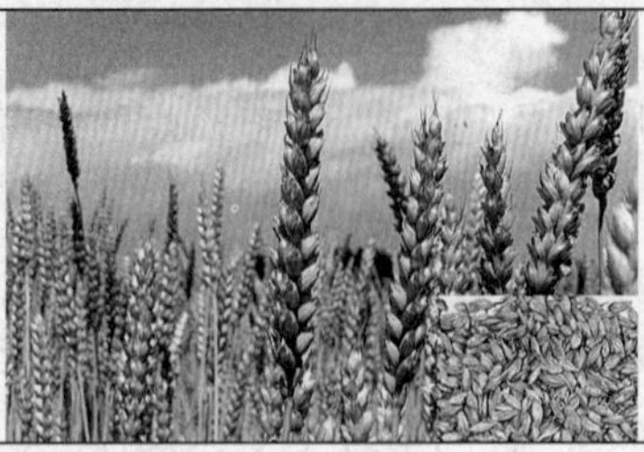

药材概述

本品为禾本科植物大麦的成熟果实经发芽干燥而得。麦芽呈梭形，长8～12毫米，直径3～4毫米。表面淡黄色，背面为外稃包围，具5脉，先端长芒已断落；腹面为内稃包围。除去内外稃后，腹面有1条纵沟；基部胚根处生出幼芽及须根，幼芽长披针状条形，长约0.5厘米。须根数条，纤细而弯曲。质硬，断面白色，粉性。无臭，味微甘。

药材性味

【药名】麦芽

【英文名】Germinated Barley

【别名】麦蘖、大麦蘖、大麦芽、大麦毛、扩麦蘖、草大麦。

【处方名】麦芽、大麦芽、生麦芽、炒麦芽、焦麦芽等。

【来源】禾本科植物大麦的成熟果实经发芽干燥而得。

【性味】性甘，平。

【归经】归脾、胃、肝经。

【功效】行气消食，健脾开胃，退乳消胀。

【主治】食积不消，脘腹胀痛，脾虚食少，乳汗郁积，乳房胀痛，妇女断乳。

【用法用量】内服：煎汤，10～15克，大剂量30～120克；或入丸、散。

【产地】中国各地普遍栽培。

采制、炮制与贮藏

【采制】将麦粒用水浸泡后，保持适宜温度、湿度，待幼芽长至约0.5厘米时，晒干或低温干燥。

【炮制】麦芽：除去杂质。炒麦芽：取净麦芽，照清炒法炒至棕黄色，放凉，筛去灰屑。焦麦芽：取净麦芽，照清炒法炒至焦褐色，放凉，筛去灰屑。

【贮藏】置通风干燥处，防蛀。

现代研究

【化学成分】麦芽主要含 α－及β－淀粉酶，催化酶，过氧化异构酶等。另含大麦芽碱，大麦芽胍碱 A，B，腺嘌呤，胆碱，蛋白质，氨基酸，维生素 D，E，细胞色素 C。尚含麦芽毒，即白栝楼碱。

【提取工艺】将麦芽和谷物辅料粉碎，混合物放入糖化锅、糊化锅中糖化，过滤，加酒花煮沸，回旋沉淀槽（去除酒花糟、热凝固物），薄板换热器冷却（去除冷沉淀物），通风发酵的麦汁。其中，热凝固物含粗蛋白、酒花树脂、多酚等有机物；冷凝固物含多肽、多酚、多糖等。

药理作用

1. 助消化作用：本品含 α－和β－淀粉酶。α－淀粉酶可使淀粉分解成短直键缩合葡萄糖（即糊精），后者可再为 β－淀粉酶水解成麦芽糖。麦芽煎剂对胃酸与胃蛋白酶的分泌似有轻度促进作用。

2. 降血糖作用：麦芽浸剂口服可使家兔与正常人血糖降低。

3. 抗真菌作用：本品所含的大麦碱 A 和 B 有抗真菌活性。

4. 抑制催乳素释入：口服生麦芽煎剂，可使健康人睡眠或灭吐灵试验时催乳素释放高峰受到抑制，这可能与妇女服用生麦芽汤回乳作用有关。

5. 其他作用：本品所含大麦碱的药理作用类似麻黄碱，能增强豚鼠子宫的紧张和运动。对新斯的明引起的猫支气管痉挛，可使之扩张。还有对放射性的防护作用。

药用禁忌

久食消肾，不可多食。

无积滞、脾胃虚者慎服。痰火哮喘，切不可用。孕妇、妇女哺乳期禁服。

本品毒性小，但用作动物饲料大量摄入时，可能引起中毒，因其中含微量麦芽毒素。

药用选方

1. 抗真菌感染：麦芽 40 克，浸泡于 75% 乙醇中制成酊剂，可抗真菌止痒。用于浅部真菌感染，如手足癣等。每日 2 次涂抹患处，用药约 4 周可获良效。

2. 治疗黄疸症：酒蒸大黄 12 克，生麦芽 30 克。加水煎服，1 日 1 服，1 日 2 次。能清热退黄开胃。

3. 治胃石症：麦芽、神曲、山楂、槟榔各15克，枳实、厚朴、大黄各9克。用以理气开胃消积。

4. 治疗膈肌痉挛症：麦芽20克，苏子15克，龙骨50克，柴胡15克，厚朴15克，木香15克，生姜10克。水煎服。1日1服，早晚各服1次。

5. 治疗糖尿病性胃轻瘫：焦麦芽、焦山楂、焦谷芽各30克，佩兰、苍术、木瓜、党参、茯苓、白术、陈皮各10克，甘草、砂仁各6克。水煎服。1日1服，早晚各服1次。10日为1疗程，服2至3个疗程。该方具有健脾、理气化湿、消食导滞的功效。

6. 助消化：麦芽200克，神曲150克，山楂50克，甘草50克。研成细粉，称之为"消化散"。1～3岁的小孩每次2克，日服3次。

7. 治疗溢乳症：生麦芽100～200克。用水煎煮后，分3～4次服用。

8. 治疗小儿厌食症：麦芽、神曲、山楂、莱菔子各等份，研磨成细粉，用水调成糊状敷脐。

食疗选方

1. 益气清心山楂麦芽茶：山楂15克，生麦芽30克，太子参15克，竹叶芯10克。将山楂、麦芽、太子参、淡竹叶洗净，用水煮沸，浸泡15分钟即成，代茶饮，随意饮用，有益气清心、健脾消滞的功效。

2. 二芽粥：炒谷芽、炒麦芽各10克，大米100克，白糖适量。将二芽择净，放入锅内，加清水适量，浸泡5～10分钟后，水煎取汁，加大米煮粥，待煮至粥熟后，白糖调味服食，每日1剂，连续3～5天，有消食化积之功效。注意事项：产后食欲不振，不宜选用炒麦芽，以免回乳。

各家论述

1.《药性论》：消化宿食，破冷气，去心腹胀满。

2.《千金·食治》：消食和中。熬末令赤黑，捣作麨，止泄利，和清酢浆服之，日三夜一服。

3.《日华子本草》：温中，下气，开胃，止霍乱，除烦，消痰，破症结，能催生落胎。

4.《医学启源》：补脾胃虚，宽肠胃，捣细炒黄色，取面用之。

5.《滇南本草》：宽中，下气，止呕吐，消宿食，止吞酸吐酸，止泻，消胃宽膈，并治妇人奶乳不收，乳汁不止。

6.《本草纲目》：麦蘖、谷芽、粟蘖，皆能消导米面诸果食积。观造饧者用之，可以类推。但有积者能消化，无积而久服，则消人元气也，不可不知。

若久服者，须同白术诸药兼用，则无害。

7.《本草经疏》：麦蘖，功用与米蘖相同，而此消化之力更紧，其发生之气，又能助胃气上升，行阳道而资健运，故主开胃补脾，消化水谷及一切结积冷气胀满。

8.《本草汇言》：大麦芽，和中消食之药也。补而能利，利而又能补，如腹之胀满，膈之郁结，或饮食之不纳，中气之不利，以此发生之物而开关格之气，则效非常比也。

9.《本草正》：麦芽，病久不食者，可借此谷气以开胃，元气中虚者，毋多用此以消肾。亦善催生落胎。

10.《药品化义》：大麦芽，炒香开胃，以除烦闷。生用力猛，主消麦面食积，症瘕气结，胸膈胀满，郁结痰涎，小儿伤乳，又能行上焦滞血。若女人气血壮盛，或产后无儿饮乳，乳房胀痛，丹溪用此二两，炒香捣去皮为末，分作四服立消，其性气之锐，散血行气，迅速如此，勿轻视之。

11.《本草述》：谷、麦二芽俱能开发胃气，宣五谷味。第（麦芽）微咸能行上焦滞血，使营和而卫益畅，更能腐化水谷，且脾主湿，血和而湿行，湿行而脾运，尤非谷芽所可几也。

32. 昆布 *Ecklonia kurome Okam.*

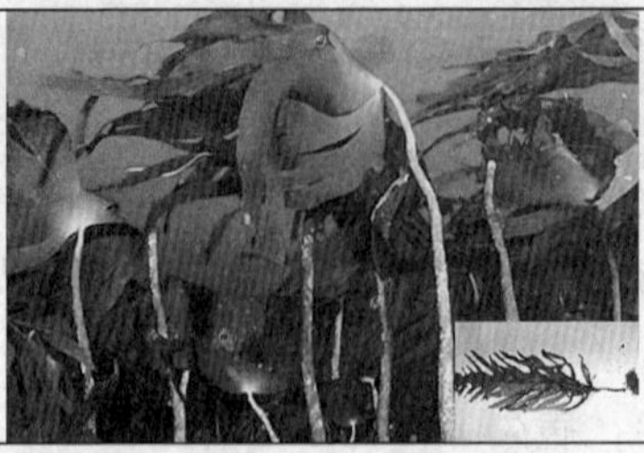

药材概述

昆布来源于海带科植物海带或翅藻科植物昆布的干燥叶状体。它是一种营养价值很高的蔬菜，生长于海边低潮线下2～3米的岩石上，或人工养殖于绳索和竹材上。昆布卷曲成团状，或缠结成把。全体呈黑褐色或绿褐色，表面附有白霜。用水浸软则膨胀成扁平长带状，长50～150厘米，宽10～40厘米，中部较厚，边缘较薄而呈波状。类革质，残存柄部扁圆状。气腥，味咸。

药材性味

【药名】昆布

【英文名】Kelp，Tangle

【别名】海带（很多地方认为的海带，实则不是）、江白菜。

【来源】海带科植物海带或翅藻科植物昆布的叶状体。

【性味】性寒，味咸。

【归经】归肝、胃、肾经。

【功效】软坚散结，消痰，利水。

【主治】瘿瘤，瘰疬，睾丸肿痛，痰饮水肿。

【用法用量】内服：煎汤，5～15克；或入丸、散。

【产地】自然生长的分布范围，中国限于辽东和山东两个半岛的肥沃海区。人工养殖已推广到浙江、福建、广东等地沿海。

采制、炮制与贮藏

【采制】昆布夏、秋二季采捞，一般5～9月采割，除去杂质，用水漂净，稍晾，切宽丝，晒干。

【炮制】将原药拣净杂质，洗净污泥及盐屑，再用清水浸漂2～3天，每天换水1～2次，捞出晒于竹竿上，至七八成干时，收下理齐切1厘米丝段片，晒干。浸漂后可以减少腥气及咸味。

【贮藏】置干燥处存放。

现代研究

【性状鉴别】昆布叶片两侧呈羽状深裂，裂片长舌状，边缘具小齿或全缘；裙带菜，叶片似长卵形，羽状深裂，表面生众多小斑点，两侧叶片舌形。而混淆品海白菜则叶状体蜷缩、淡绿色，水浸后呈不规则薄片，酷似白菜碎叶，盖取像命名也；鹅掌菜，水浸后则呈长带状，类似多条“鹅肠”，形象易辨。与海带的区别：海带目有四科——绳藻科、海带科、翅藻科和巨藻科。我们日常说的海带，是指海带科下的海带属。昆布是褐藻门—海带目—翅藻科属。因此，昆布与海带不是“亲兄弟”，而是“堂兄弟”。

【化学成分】昆布含多糖化合物，主要有三种：一种是褐藻酸盐，系褐藻酸及其钠、钾、钙盐等；其次为岩藻依多糖，系含硫酸根、岩藻糖和其他组分的多糖化合物；第三是海带淀粉，系 β-1，3 葡聚糖的直链聚合物。还含脂多糖和 3 个水溶性含砷糖。又含氨基酸成分：海带氨酸、谷氨酸、天冬氨酸、脯氨酸、丙氨酸等。还含甘露醇、牛磺酸、二十碳五烯酸、棕榈酸、油酸、亚油酸、γ-亚麻酸等。另含挥发油，主要为荜澄茄油烯醇，还含已醛、(E)-2-己烯醛、1-辛烯-3-醇等。又含胡萝卜素、维生素 B_1、维生素 B_2、维生素 C、维生素 P 和硫、钾、镁、钙、磷、铁、锰、钼、碘、铝、磷酸根、碳酸根、硫酸根等。

【提取工艺】将昆布洗净，除去盐分和泥沙等杂质，50℃烘干，粉碎备用。准确称取一定量的昆布干粉，加入 60 倍量的水，于 90℃回流提取 4 小时，8700r/min 离心，将上清液浓缩至原体积的 1/4。向浓缩液中加入 95% 乙醇，使最终乙醇浓度为 75%，沉淀多糖，再用乙醚脱脂，丙酮脱色，无水乙醇洗涤，真空冷冻干燥。昆布粗多糖得率为 18.31%，多糖的比旋光度为 -1.25°（c=0.80，H_2O）。

药理作用

1. 对甲状腺的作用：昆布可用来纠正由缺碘而引起的甲状腺机能不足，同时也可以暂时抑制甲状腺机能亢进的新陈代谢率而减轻症状。

2. 降压作用：海带氨酸具有降压作用，可使血压短暂下降。对平滑肌有较显著的抑制作用。

3. 降血糖作用：昆布中所含褐藻淀粉对正常小鼠有明显的降血糖作用。褐藻酸钠的降血糖作用较差。

4. 降血脂和抗凝作用：海带多糖，能明显地抑制高血脂鸡血清总胆固醇、甘油三酯的含量上升，减少鸡主动脉内膜粥样斑块的形成及发展。

5. 抗放射作用：海带多糖能预防放疗所致造血组织损伤，刺激造血恢复及增强癌症患者的免疫功能。

6. 其他作用：海藻昆布流浸膏对感染血吸虫尾蚴的家兔有保护作用（煎剂无效）。小鼠口服海藻、昆布及全蝎、蜈蚣等之复方（化癌丹）煎剂，对艾氏腹水癌有抑制作用。

常用选方

1. 治瘿气结核，瘰瘰肿硬：昆布一两（洗去成味）。捣罗为散。每用一钱，以绵裹于好醋中浸过，含咽津觉药味尽，即再含之。（《圣惠方》）

2. 治颈下卒结囊，渐大欲成瘿：昆布、海藻等份。末之，蜜丸如杏核大，含，稍稍咽汁，日四、五。（《肘后方》）

3. 治瘿气初结，咽喉中壅闷，不治即渐渐肿大：槟榔三两，海藻二两（洗去咸水），昆布三两（洗去咸水）。上药，捣罗为末，炼蜜和丸，如小弹子大，常含一丸咽津。（《圣惠方》）

4. 治气瘿，胸膈满塞，咽喉项颈渐粗：昆布二两（洗去咸汁），通草一两，羊靥二具（炙），海蛤一两（研），马尾海藻一两（洗去咸汁）。上五味，蜜丸如弹子，细细含咽汁。忌生菜、热面、炙肉、蒜、笋。（《广济方》昆布丸）

5. 治膈气噎塞不下食：昆布（洗净，焙，末）一两，桩杵头细糠一合，共研。用老牛涎一合，生百合汁一合，慢煎入蜜搅成膏，与末杵丸，如芡实大。每服一丸，含化咽下。（《圣济总录》昆布方）

6. 治气，膀胱急妨，宜下气：昆布一斤，白米泔汁浸一宿，洗去咸味，以水一斗，煮令向熟，擘长三寸、阔四五分，仍取葱白一握，二寸切断擘之，更合熟煮令昆布极烂，仍下盐、酢、豉、糁调和，一依臛法，不得令咸酸，以生姜、橘皮、椒末等调和，宜食粳米饭、粳米粥，海藻亦依此法，极下气，大效，无所忌。（《广济方》昆布臛法）

食疗选方

1. 治瘿瘤、瘰疬：昆布 50 克，猪瘦肉 50 克，炒食。每日 2 次。

2. 治皮肤湿毒瘙痒：昆布 50 克，绿豆 50 克，红糖 50 克，水煮服食，每日 1 次。

3. 暑热、高血压、高血脂：昆布 30 克，冬瓜 100 克，苡仁 30 克，同煮汤。加适量白糖食用，每日 1 次。

4. 治睾丸肿痛：昆布 15 克，海藻 15 克，小茴香 6 克，水煎服，每日

1次。

5. 治高血压、动脉硬化及慢性支气管炎咳喘：昆布15克，粳米100克，猪瘦肉50克，同煮粥，用适量食盐或白糖调味食用。

6. 治肝火头痛、眼结膜炎：昆布20克，草决明30克，水煎，吃昆布饮汤。每日2次。

7. 治缺碘性及青春期甲状腺肿大：昆布25克，发菜10克，蚝豉100克，同煮汤，经常食用。

8. 治慢性咽炎：水发昆布500克，洗净切小块，煮熟后捞出，加白糖200克拌匀，腌渍1日后即可食用。每日2次，每次食用50克。

9. 治肥胖病：昆布粉2克，话梅1粒，开水浸泡服用，每日2次。

10. 治皮肤热痱、颈淋巴结炎、单纯性甲状腺肿：昆布60克，绿豆70克，粳米100克，陈皮1片，同煮粥，用适量白糖调味食。

11. 昆布粥：昆布10～15克，粳米100克，猪瘦肉适量，同煮粥，用适量食盐（或白糖）调味食用。有软坚、降压、利尿作用，适用于高血压、动脉硬化及慢性支气管炎咳喘等症。

12. 昆布冬瓜薏米汤：昆布（或海藻）30克，冬瓜100克，薏米10克，同煮汤，用适量白糖调味食用。有降血压、降血脂、清暑解热、利湿健脾、防癌作用。

13. 昆布绿豆糖水：昆布60克，切丝，绿豆150克，同煮汤，加适量红糖调味食用。有补心、利尿、软坚、消痰、散瘿瘤作用。适用于高血压、脚气水肿、颈淋巴结核、单纯性甲状腺肿、小儿暑天热痱疖毒、痰热咳嗽等症。

14. 昆布适量，经常煮汤食用：可治高血压、冠心病、肥胖病、高血脂，并有抗癌作用。

15. 牛蒡山药昆布汤：原料为牛蒡半根、铁棍山药1根、昆布1片、木鱼花一大把、姜3片、水1000毫升（2人份）。牛蒡要选细的，去皮切厚片，泡在清水里。铁棍山药去皮，切厚片，泡在清水里。昆布洗干净用温水稍微泡一下，剪成小片备用。牛蒡、山药、昆布、姜片一起放入汤煲里，大火煮开后转小火煮30分钟。关火后放入一大把木鱼花，不用搅拌，等它自己慢慢沉淀。大约焖上10分钟，捞出木鱼花，加盐和少许香菇精调味即可。

食用禁忌

脾胃虚寒蕴湿者忌服。

各家论述

1.《本草经疏》：昆布，咸能软坚，具性润下，寒能除热散结，故主十二种水肿、瘿瘤聚结气、瘘疮。东垣云：瘿坚如石者，非此不除，正咸能软坚之功也。详其气味性能治疗，与海藻大略相同。

2.《本草汇》：昆布之性，雄于海藻，噎症恒用之，盖取其祛老痰也。

3.《名医别录》：主十二种水肿，瘿瘤聚结气，瘘疮。

4.《药性论》：利水道，去面肿，去恶疮鼠瘘。

5.《本草拾遗》：主颓卵肿。

6. 崔禹锡《食经》：治九瘘风热，热瘴，手脚疼痹，以生啖之益人。

7.《本草通玄》：主噎膈。

8. 姚可成《食物本草》：裙带菜，主女人赤白带下，男子精泄梦遗。

9.《现代实用中药》：治水肿，淋疾，湿性脚气。又治甲状腺肿，慢性气管炎，咳嗽。

33. 枣 *Ziziphus jujuba Mill.*

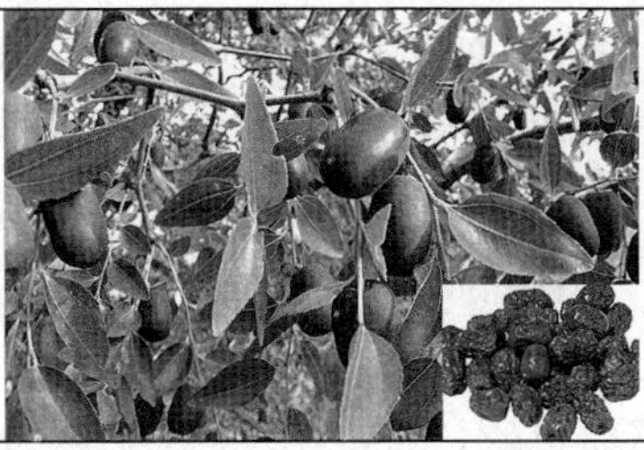

药材概述

枣为鼠李科植物枣的干燥成熟果实。枣起源于中国，在中国已有8000多年的种植历史，自古以来就被列为“五果”（桃、李、梅、杏、枣）之一。红枣富含蛋白质、脂肪、糖类、胡萝卜素、B族维生素、维生素C、维生素P以及钙、磷、铁和环磷酸腺苷等营养成分。其中维生素C的含量在果品中名列前茅，有“维生素王”之美称。枣树根、枣树皮、枣树叶、枣核都可供药用。中国著名的大枣品种有山西黄河滩枣、五佛大枣、山东大枣、泗洪大枣、阜平大枣、金丝小枣、赞皇大枣、哈密大枣、新郑大枣等。

药材性味

【药名】枣（大枣、黑枣）

【英文名】Chinese Date

【别名】红枣、干枣、枣子。

【来源】鼠李科植物枣的干燥成熟果实。

【性味】果（大枣）：甘，温；树皮：苦、涩，温；根：甘，温。

【归经】果（大枣）归脾、胃经。

【功效】果（大枣）：补中益气，养血安神；树皮：消炎，止血，止泻；根：行气，活血，调经。

【主治】果（大枣）：脾虚食少，乏力便溏，妇人脏燥。树皮：气管炎，肠炎，痢疾，崩漏和外用治外伤出血。根：月经不调，红崩，白带。

【用法用量】果6～15克；树皮、根10～15克。内服：煎汤，3～6钱；或捣烂作丸。外用：煎水洗或烧存性研末调敷。

【产地】全国大部分地区有产，主产于新疆、山西、河北、河南、山东、贵州等地。

采制与贮藏

【采制】秋季果实成熟时采收。拣净杂质，晒干；或烘至皮软，再行晒干；或先用水煮一滚，使果肉柔软而皮未皱缩时即捞起，晒干。用时破开或去核。大枣因加工的不同，而有红枣、黑枣之分。入药一般以红枣为主。

【贮藏】置干燥处，防蛀。

现代研究

【化学成分】大枣含有机酸、三萜苷类、生物碱类、黄酮类、糖类、维生素类以及谷甾醇、豆甾醇、链甾醇，亦含有 cAMP 和 cGMP。有机酸类有桦木酸、齐墩果酸、山楂酸等。三萜苷类有山楂酸-3-O-反式-对- 香豆酰酯、山楂酸-3-O-顺式-对- 香豆酰酯。尚分离出大枣皂苷Ⅰ，Ⅱ，Ⅲ和酸枣仁皂苷 B。生物碱类有斯特法灵、N-去甲（基）荷叶碱、阿西米诺宾、吡咯烷生物碱。黄酮类有 6，8-二葡萄糖基-2（S）-柑橘，6，8-二葡萄糖基-2（R）-柑橘素，芦丁等。大枣中所含糖类主要是葡萄糖，亦含果糖、蔗糖、阿拉伯聚糖等。另外，还发现大枣中存在一种酸性多糖，命名为大枣果胶 A。大枣中尚含有维生素 C、核黄素、硫胺素、胡萝卜素等多种维生素。此外，大枣中尚含树脂、黏液质、香豆素类衍生物、儿茶酚、鞣质、挥发油、13 种氨基酸及钙、磷、铁、硒等 36 种微量元素。

【提取工艺】将大枣剥皮去核，于 80℃烘箱中烘至水分小于 5%，再粉碎过 20 目筛。将枣粉用滤纸包好，放入脂肪提取器浸提管底部，向烧瓶中加入 150 毫升无水乙醇，恒温加热回流 2 小时，每小时回流 3 次。向脱脂后的大枣粉中加入 20 倍量的水，调至 pH=8，浸泡 80 分钟后微波提取 4 分钟，离心，浓缩。向浓缩液中加入 4 倍体积的无水乙醇，使最终乙醇浓度为 80%，沉淀多糖，再脱蛋白和脱色处理。大枣多糖的提取率为 10.98%。

药理作用

1. 免疫抑制作用：大枣的醇提物与硫唑嘌呤具有同样的免疫抑制作用，对特异反应性疾病能抑制抗体的产生。

2. 其他作用：大枣中的黄酮双葡萄糖苷 A，有镇静、催眠和降压作用，有增加白血球内 cAMP 的作用。大枣有抑制癌细胞增殖的作用。

临床应用

1. 预防输血反应：输血前 15～30 分钟服红枣汤（红枣 20 枚，地肤子、炒荆芥各 3 钱）。据 46 人次观察，无反应者占 2/3 左右，且很少出现Ⅲ反应。

但对激素未能防止反应的病例，红枣汤似亦无效。

2. 降低血清谷丙转氨酶：对于急、慢性肝炎，肝硬化患者的血清转氨酶活力较高的病人，每晚睡前服红枣花生汤（红枣、花生、冰糖各1两，先煎花生，后加红枣、冰糖）1剂，30天为一疗程，观察12例均有效。但对合并胆道感染、风湿活动合并心肌炎的病人，应再配合清热利胆或祛风湿的药物。

药用禁忌

痰浊偏盛，腹部胀满，舌苔厚腻，肥胖病者忌多食常食。急性肝炎湿热内盛者忌食。小儿疳积和寄生虫病儿忌食。齿病疼痛者亦忌。糖尿病患者切忌多食。

药效作用

1. 抗肿瘤：大枣中富含的三萜类化合物具有抑制癌细胞的功效，尤以山楂酸效力最强，甚至超过了常用的抗癌药氟脲嘧啶。

2. 抗氧化：大枣中丰富的维生素C有很强的抗氧化活性。

3. 降血压、降胆固醇：大枣中所含的皂类物质，具有调节人体代谢、增强免疫力、抗炎、抗变态反应、降低血糖和胆固醇含量等作用。所含芦丁有保护毛细血管通畅、防止血管壁脆性增加的功能；所含的黄酮类物质可用于高血压和动脉硬化的治疗和预防。

4. 保肝护肝：大枣中的果糖、葡萄糖、低聚糖、酸性多糖参与保肝护肝。在临床上大枣可用于慢性肝炎和早期肝硬化的辅助治疗。

5. 提高免疫力：大枣多糖是大枣中重要的活性物质，其有明显的补体活性和促进淋巴细胞增殖作用，可提高机体免疫力。

6. 防治脑供血不足：大枣中的黄酮类物质可以防治脑缺血症，并对脑缺血所致的脑组织超微结构损伤有保护作用。

7. 抗过敏：食用大枣可治疗过敏性紫癜。大枣中的乙基-D-呋喃葡萄糖苷衍生物对5-羟色胺和组织胺有对抗作用。

8. 防治心血管病：大枣中含有丰富的维生素C、维生素P，对健全毛细血管、维持血管壁弹性，抗动脉粥样硬化很有益；大枣中含有cAMP，能改善人体微循环，故可防治心脑血管病。

9. 防治骨质疏松和贫血：大枣中富含钙和铁，对老人和贫血者有十分理想的食疗作用。大枣对病后体虚的人也有良好的滋补作用。

10. 有抗氧化、抗衰老等作用：大枣含维生素E，可增强人体耐力和抗疲劳能力。大枣对妇女的美容养颜以及更年期的潮热出汗、情绪不稳也有调补和控制作用。

药用选方

1. 治脾胃湿寒，饮食减少，长作泄泻，完谷不化：白术四两，干姜二两。鸡内金二两，熟枣肉半斤。上药四味，白术、鸡内金皆用生者，每味各自轧细、焙熟，再将干姜轧细，共和枣肉，同捣如泥，作小饼，木炭火上炙干，空心时，当点心，细嚼咽之。(《医学衷中参西录》益脾饼)

2. 治反胃吐食：大枣一枚(去核)，斑蝥一枚(去头翅)入内煨热，去蝥，空心食之，白汤下。(《本草纲目》)

3. 补气：大南枣十枚，蒸软去核，配人参一钱，布包，藏饭锅内蒸烂，捣匀为丸，如弹子大，收贮用之。(《醒园录》枣参丸)

4. 治中风惊恐虚悸，四肢沉重：大枣七枚(去核)，青粱粟米二合。上二味以水三升半，先煮枣取一升半，去滓，投米煮粥食之。(《圣济总录》补益大枣粥)

5. 治妇人脏躁，喜悲伤，欲哭，数欠伸：大枣十枚，甘草三两，小麦一升。上三味，以水六升，煮取三升，温分三服。(《金匮要略》甘麦大枣汤)

6. 治咳：杏仁一百二十枚(去皮尖，熬)，豉一百枚(熬令干)，干枣四十枚(去核)。上三味台捣如泥，丸如杏核，含咽令尽。日七、八度，尽，更作。(孟诜《必效方》)

7. 治悬饮：芫花(熬)、甘遂、大戟各等份。上三味捣筛，以水一升五合，先煮肥大枣十枚，取八合，去渣，纳药末，强人服一钱匕，羸人服半钱匕，平日温服之，不下者，明日更加半钱。得快利之后，糜粥自养。(《金匮要略》十枣汤)

8. 治虚劳烦闷不得眠：大枣二十枚，葱白七茎。上二味，以水三升，煮一升，去滓顿服。(《千金方》)

9. 治肺疽吐血并妄行：红枣(和核烧存性)、百药煎(煅)各等份。为细末，每服二钱，米汤调下。(《三因方》二灰散)

10. 治卒急心痛：乌梅一个，枣二个，杏仁七个。一处捣，男用酒、女用醋送下。(《海上方》)

11. 治非血小板减少性紫癜：红枣，每天吃3次，每次10只，至紫癜全部消退为止。一般每人需红枣1至2斤。[《上海中医药》1962(4)：22]

12. 治走马牙疳：枣(去核、包信石，烧)、黄柏。同为末，布患处。(《海上方》)

13. 治诸疮久不瘥：枣膏三升，水三斗，煮取一斗半，数洗取愈。(《千

金方》）

14. 治风沿烂眼：大黑枣二十个（去核），明矾末五分，和枣肉捣成膏，湿纸包，火内煨二刻，取出，去纸，水二碗，将枣膏煎汤，去渣，将汤洗眼。（《本草汇言》眼科方）

15. 治疗秋季咳嗽偏方——萝卜蜂蜜饮：白萝卜 5 片、生姜 3 片、大枣 3 枚、蜂蜜 30 克。将萝卜、生姜、大枣加水适量煮沸约 30 分钟，去渣，加蜂蜜，再煮沸即可。温热服下，每日 1 ~ 2 次。本饮可起到散寒宣肺、祛风止咳的作用。治疗伤风咳嗽，以风寒感冒咳嗽为宜。

实用附方

1. 益脾饼：大枣 300 克，蒸熟去核；白术 120 克，鸡内金、干姜各 60 克。共研为细末，和枣肉同捣为泥，作小饼，炙干，空服嚼食。每次可服 15 ~ 30 克。该法源于《医学衷中参西录》。方中用白术、干姜和鸡内金健脾温中、消食。重用大枣一是取其补脾益气作用，再则可缓和姜、白术之温燥，并便于服食。用于脾胃寒湿，消化不良，饮食减少，腹泻或便溏。

2. 枣参丸：大枣 10 个，蒸软去核后，加人参 3 克，同蒸至烂熟，捣匀为丸，分 1 ~ 2 次服。该法源于《醒园录》。参、枣均能补脾益气，而《玉楸药解》说："大枣之补土，补血以化气也；人参之补土，补气以生血也。"故本方实有气血双补之功。

3. 甘麦大枣汤：大枣 50 个，小麦、甘草各 9 克，加水煎汤服。该法源于《金匮要略》。本方以大枣补血润燥，小麦养心阴而安心神，甘草和中。三物合物，甘润滋养，重在养心安神。用于妇女脏燥，无故悲伤欲哭，喜怒无常，不能自主，心烦不安。临床上多加入酸枣仁、百合等品。

食疗选方

1. 红枣鱼肚：鱼肚、鱼肉切成块。桂圆肉、红枣、核桃仁加水炖至半熟，取出待用。油锅入葱、姜末爆香，入鱼块、鱼肚炒几下，加入米酒去腥，再加入红枣、桂圆肉、核桃仁及调料，烧熟即成。该菜美容养颜，尤其适宜爱美人士食用。

2. 黑木耳大枣汤：将黑木耳、红枣洗净，猪里脊肉洗净切成小块，一起放入压力锅内，加入葱、姜、花椒、盐、鸡精和香油，盖上锅盖，把压力调到肉类档，保压定时 12 分钟，即可食用。该汤尤其适宜贫血、高血压、心脑血管疾病的人食用。

3. 大枣雪蛤羹：大枣 6 枚，银耳 20 克，雪蛤 10 克，冰糖 25 克。将大枣洗净，去核；银耳用温水浸泡 2 小时，除去蒂头，撕成瓣状；冰糖打碎成屑；雪蛤用温水浸泡 6 小时，除去黑子、杂质及筋膜。冰糖、银耳、大枣、雪蛤同放炖锅内，加清水 500 毫升，置武火烧沸，再用文火炖煮 35 分钟即成。

4. 生姜大枣粥：粳米 250 克，大枣 5 个，生姜 4 块，盐适量。先将粳米淘洗干净；生姜去皮，切成薄片；大枣去核，对半切开备用。再将粳米放入锅中，干炒一下，倒入适量水、大枣、生姜片。文火慢煮至粥熟，加少许盐调味即可。该品滋补益气。

食用禁忌

1. 生吃时，枣皮易滞留在肠道中不易排出。

2. 过多食用大枣会引起胃酸过多和腹胀。

3. 腐烂的大枣会产生果酸和甲醇，会出现头晕、视力障碍等中毒反应，重者可危及生命。

4. 月经期间有眼肿或脚肿、腹胀现象的女性不适合吃红枣，否则水肿的情况会更严重。体质燥热的妇女不适合在月经期吃红枣，否则会造成月经量过多。

相关故事

相传，这里曾是一片汪洋大海，龙王积累了许多宝石，堆成一座珠宝山，闪闪发光。这引起了太阳神的妃子白玉凤星的嫉恨，她命土地神用黄沙填没了大海。龙王带走了一些贵重宝物，而那座珠宝山却被遗弃在那里。

黄河闹大水时，舜为了拯救一方生灵，派禹前往治理洪水，他用铁铣疏通了堆积在那里的泥沙，又挖了许多小河沟，把河水引入低洼处。禹的女儿叫璪，十分聪明，十三岁就告别了妈妈，帮爸爸去治理河水。她沿着禹疏通了的河道走啊，走啊，在一个漆黑的夜晚，走到了沧州一带。因为天黑看不清路，脚下一滑，摔倒在河堤上。她手猛劲地向河堤的泥土里插去，才没有掉下去。可当她把手抽出来时，一束亮光从小洞里射了出来。她一看，原来是许多宝石，就顺手抓了一块红颜色的宝石，那宝石把漆黑的夜照得光亮无比。

土地神见璪拿到了宝石，就对璪说，这宝石只能夜晚玩，白天必须埋在泥沙里，如果被白玉凤星知道，一定会找麻烦。土地神走后，璪借着宝石的光，一步一拐地爬上了河堤，在一块草地上躺了下来。这时的她又累又饿，就情不自禁地把宝石放在嘴里。谁知，宝石一到嘴里，立刻散发出一股清香，还流出了甜丝丝的汁子。璪咽了几口，立刻就觉得不饿了。璪遵照土地神的嘱托，用土埋好了洞口，将她喜爱的那颗宝石埋在了河堤上，做了记号，找父亲去了。

璪不知走了多少天，终于找到了父亲。璪告诉了父亲宝石的事，禹高兴地对女儿说，咱们快把宝石找出来，好帮助灾民度饥荒。父女俩来到埋宝石的河堤上，只见那里有一棵大树，树上挂满了果子，那果子晶莹透亮，红红的，和宝石一模一样。璪摘了一颗一尝，又甜又脆，比她含宝石的滋味强多了。原来那宝石受了璪的津液的润含，长成了一棵大树，结出果子，以表达对璪的敬佩之情。

父女二人吃了几颗树上的果子，立马不渴、不饿、不累了。他们赶忙把树上的果子摘下来，分给饥民们。可饥民太多了，大家企求她能多种些这样的树。璪很愿意帮助饥民们，她留下来夜夜种树。不几年，那一带就长满了用宝石做种子长出来的果树。因为树是璪种出来的，大家就起名叫它璪树，为了与璪的名字相区别，人们创造了一个“枣”字，既有“木”字说明枣树是木质植物，还有着一个“巾”字，说明是一个巾帼能人种的，人们嫌写一遍不能表达对璪的敬意，于是连写两遍，这就是繁体“枣”字的来历。

34. 罗汉果 *Siraitia grosvenorii*（*Swingle.*）*C. Jeffrey ex A.M.Lu et Z. Y. Zhang*

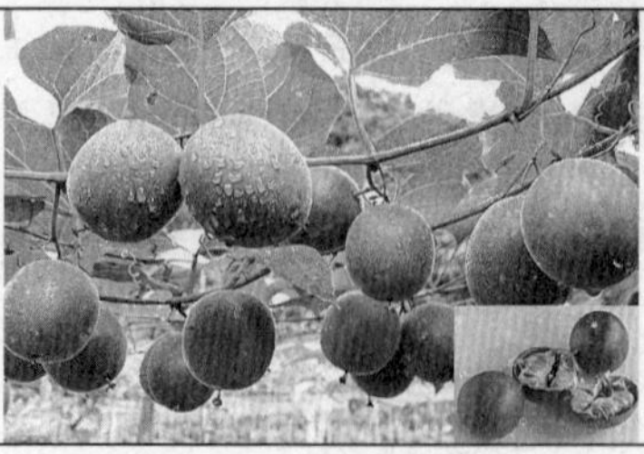

药材概述

罗汉果，被人们誉为“神仙果”，为多年生草质藤本，长 2～5 米。茎纤细，暗紫色。叶互生，叶片心状卵形，先端急尖或渐尖，基部耳状心形，两面均被白色柔毛。花雌雄异株，雄花序总状，雌花花单生；花萼漏斗状，被柔毛，5 裂，花冠橙黄色，5 全裂，先端渐尖，外被白色夹有棕色的柔毛。瓠果圆形或长圆形，被柔毛，具 10 条纵线。花期 6～9 月，果期 9～11 月。罗汉果呈卵形、椭圆形或球形，表面褐色、黄褐色或绿褐色，有深色斑块及黄色柔毛，有的有 6～11 条纵纹。顶端有花柱残痕，基部有果梗痕。体轻，质脆，果皮薄，易破。果瓤（中、内果皮）海绵状，浅棕色。种子扁圆形，浅红色至棕红色，两面中间微凹陷，四周有放射状沟纹，边缘有槽。气微，味甜。

药材性味

【药名】罗汉果

【英文名】Grosvenor Momordica Fruit

【别名】种田泡、翁扭、牛奶母。

【来源】葫芦科植物罗汉果的果实。

【性味】味甘，性凉。

【归经】归肺、脾经。

【功效】清肺利咽，化痰止咳，润肠通便。

【主治】痰火咳嗽，咽喉肿痛，伤暑口渴，肠燥便秘。

【用法用量】煎服：9～15 克。

【产地】主产于广西，尤以桂林市临桂县和永福县的知名。在江西、广东也有分布。

采制、炮制与贮藏

【采制】秋季果实由嫩绿变深绿时采摘，晾数天后，低温干燥。罗汉果的成熟期由于各个品种不同而异。果皮由浅绿转为深绿，间有黄色斑块，果柄近果蒂处变黄，果实坚硬并富有弹性，为成熟果实。雨天或露水未干不宜采收。

【炮制】刚采收回的果实，必须经过一段时间的糖化后熟、发汗过程。具体做法是：将刚采回的果实平铺在室内通风阴凉处，可叠二、三层，3～4天翻动一次，让其水分自然蒸发，内部糖分转化。在室内需要7～10天，使果实表面有50%呈现黄色，含水量蒸发掉果重的10%～15%，即可进入烤房烘烤。

【贮藏】置干燥处，防霉，防蛀。

现代研究

【化学成分】罗汉果苷，较蔗糖甜300倍；另含果糖、氨基酸、黄酮等。果中含非糖甜味的成分，主要是三萜苷类：罗汉果苷Ⅴ及Ⅳ，苷Ⅴ的甜度是蔗糖的256～344倍，苷Ⅳ的甜度为蔗糖的126倍，无苷Ⅳ则不呈甜味；次要的是D-甘露醇，其甜度为蔗糖的0.55～0.65倍。还含大量葡萄糖、果糖。又含锰、铁、镍、硒、锡、碘、钼等26种无机元素、蛋白质、维生素C等。种仁含油脂41.07%，其中脂肪酸有亚油酸、油酸、棕榈酸、硬脂酸、棕榈油酸等。子叶细胞含脂肪油滴。

【提取工艺】将罗汉果鲜果捣碎，投至提取器中，加入3倍量的水，加热至沸腾，提取2小时（重复提取一次），合并滤液。将滤液在60℃以下，真空度大于0.08的条件下浓缩至原体积的40%。待浓缩液冷却后，在0.2MPa下微滤；向滤液中加入0.5倍量的透析水，在1MPa下超滤，并通过相对分子量为40000的截留膜；向滤液中加入0.5倍量的透析水，在30MPa下纳滤；再将浓缩液喷雾干燥，进气温度180℃，尾气温度90℃。所得干燥粉末为罗汉果甜苷。

药理作用

1. 止咳作用：D-甘露醇有止咳作用。

2. 对肠管作用：罗汉果健身茶（含罗汉果77.5%，茶叶15%，罗汉果制剂7.5%）对肠管运动机能有双向调节作用，不影响正常的消化道运动机能。

3. 其他作用：罗汉果健身茶给麻醉狗灌胃，血压和心电图均无明显影响。

药用禁忌

脾胃虚寒者忌服。

药用选方

1. 罗汉果茶：罗汉果20克，沸水浸泡15分钟后代茶饮用。本方有清肺止咳、润肠通便之功效，对烟酒过度等引起的声音嘶哑、咽干口渴等尤为有效。

2. 罗汉果猪肺汤：罗汉果1个，猪肺适量煲服。本方滋补肺阴，对治疗气管炎、肺结核有一定的功效。

3. 治百日咳方之一：罗汉果1个，柿饼15克。水煎服。治百日咳方之二：罗汉果1个，鱼腥草、一箭球各30克。水煎服。

4. 罗汉果益母草汤：罗汉果15克，益母草10克，水煎服。本方用于妇女咳嗽、月经不调。

5. 减肥健身汤：罗汉果10克，山楂片10克。把罗汉果洗净、压碎，与山楂用250克净水于锅中煎煮，上火煮熟后，去渣留汁倒入杯中，如加蜂蜜适量味道更佳。

附　方

1. 罗汉果肉汤：罗汉果30～60克，猪瘦肉100克。罗汉果打破，猪肉切成片，加水适量，煮熟，稍加食盐调味服食。源于《岭南采药录》。本方取罗汉果清肺润燥、止咳，猪瘦肉补虚益血。用于久咳肺虚有热或肺痨咳嗽。

2. 罗汉果柿饼汤：罗汉果30克，柿饼15克。加水煎汤饮。本方有清热润肺、止咳利咽的作用。用于百日咳、咳嗽咽干、咽喉不利。

食疗选方

1. 罗汉果红枣茶：罗汉果2枚、莲藕1节、干红枣7粒、冰糖45克、清水600毫升。莲藕洗干净，削去外皮，切成1厘米厚的圆片，干红枣在温水中浸泡15分钟至发起，冲洗干净。将清水和冰糖放入锅中，大火烧开后放入罗汉果和红枣，改小火慢慢熬煮约20分钟。然后将莲藕片放入，再用小火慢慢煮制15分钟即可。罗汉果含丰富的维生素C，性凉而味甘，具有消炎清热，利咽润喉的作用。还可降血脂，辅助治疗高血脂症，改善肥胖者的形象。烹调时可将罗汉果拍破，这样味道会更加浓郁，药力也会更易渗入汤汁。

2. 罗汉果鱼腥草：罗汉果一个，洗净压碎，柿饼五钱、鱼腥草八钱、百部八钱煎饮服。治百日咳。

3. 罗汉果粳米粥：罗汉果250克，粳米50克，精盐、味精适量。将罗汉果压碎，加适量清水煎煮，共煎 3 次，用纱布滤去渣备用。粳米以水淘洗干净，入罗汉果汤汁中煮粥，粥沸时移小火继续煮，直至米烂，加入精盐、味精即可食用。

4. 清心润肺汤：汤料为罗汉果 1 个（10 克）、红枣 2 颗（20 克）、玉竹 20 克、蜜枣 4 颗（40 克）、百合 10 克、南杏 10 克、剑花 30 克；原料为腔骨 300 克、猪通脊 200 克、老姜 1 块、清水 200 毫升、盐 1 茶匙（5 克）。姜去皮洗净。将腔骨和猪通脊洗净，再将猪通脊切成约 2 厘米的小块。锅中倒入水，大火将水煮开后，倒入腔骨和猪通脊焯烫，煮至变色后捞出，用水冲洗掉浮沫。再将汤料用水洗净。将冲净的腔骨和猪通脊块倒入汤煲，一次性加入足量清水（约 2000 毫升）。水开后，用勺子撇去浮沫，放入用刀稍拍散的姜，倒入汤料，盖上盖子，转小火煲 2 个小时后关火，喝前调入盐即可。

5. 罗汉雪梨饮：将干净的罗汉果 1 个、雪梨 2 个放进砂锅中，加入净水，放在火上，先用大火，待其开锅后，改微火，煮 20～30 分钟，将水沥干，待其温度适宜，即可饮用。适用于急、慢性咽炎，咳嗽等病。除此之外，单用一味罗汉果，用开水泡半小时后，代茶饮，对咽炎、喉炎、支气管炎的咳嗽有一定的效果。

6. 罗汉无花果茶：罗汉果、无花果各 20 克，切片沸水中煮 15 分钟后当茶饮用。此茶具有清肺止咳、润肠通便之功效。可保护嗓子，对治疗风热袭肺的声音嘶哑有较好的疗效。

7. 罗汉夏枯草茶：罗汉果 1 个，夏枯草 15 克，将罗汉果与夏枯草一同入锅水煎取汁，反复煎煮三次，将药汁合并加入红糖适量拌匀饮用。此方有清肺、润肠、化痰止咳之功，可治急、慢性喉炎及急、慢性支气管炎。

8. 罗汉五梅茶：罗汉果 15 克，乌梅、五味子各 5 克，甘草 3 克，先将罗汉果、乌梅洗净捣碎与五味子、甘草一同入砂锅内，水煎取汁饮服，有补中气、清肺热、利咽喉之功效，常饮对治疗慢性支气管炎，急、慢性扁桃体炎，百日咳，咽喉炎，喉痛音嘶等症有效。

9. 罗汉果薄荷茶：罗汉果 30 克，薄荷 10 克，青果 5 克，甘草 3 克，先将罗汉果切薄片，薄荷切小段，青果打碎与甘草一同入锅内煎取汁饮用。有生津润燥、利咽润喉之功效，对治疗咽喉炎、失音、暑热烦渴、痰火咳嗽、小便短赤等症有较好疗效。

相关故事

在很久以前，广西某地有一个古老的瑶寨，寨中有一位姓罗的樵夫。因为父亲早逝，他和母亲相依为命，他勤于劳作，孝敬母亲，深得乡亲们的赞赏。

一年秋天，樵夫的母亲患了风寒症，整天咳喘不已，异常痛苦。樵夫看在眼里，痛在心上，但是家中一贫如洗，根本没有余钱请郎中诊治。他只好更加辛劳地上山砍柴，希望以卖柴所得的微薄收入为母亲求医问药。

一天清晨，樵夫又空着肚子，早早地上山砍柴。在一片密林中，他一不小心砍中了一个马蜂窝。顿时马蜂嗡嗡乱飞，一只奇大无比的马蜂追赶上樵夫，在他裸露着的手臂上狠狠一蜇，被蜇处立即变得红肿起来，疼痛不已，樵夫感到心悸气促、头晕目眩。他孤身一人在这僻静的山中，无医可求，无奈之下，他只好强忍着剧痛和头晕心悸等不适，踉踉跄跄地向山下走去。

走了长长的一段崎岖山路，他感到累了，于是坐下稍作休息。不经意间，他闻到一阵沁人心脾的水果般的香味。环顾四周，他看见不远处长着一团团、一簇簇的青藤，青藤上结满了一只只不知名的形似葫芦的野果。又饿又累的他心中一喜，摘下一只，狼吞虎咽地吃了起来。没想到这野果不仅香甜可口，而且清凉怡人。他突发奇想：说不定把清凉的果汁涂在伤口上会缓解疼痛呢。于是，他把果汁往伤口上涂。即时，他感到伤处有一种说不出的清凉！更令他意想不到的是，没过多久，伤处红肿疼痛消失。他便摘了好些野果带回家中，给患病的母亲当水果吃。

樵夫的母亲吃了这种野果后，第一天觉得清凉润喉，神清气爽；第二天觉得咳喘有所减轻……见这果子不但好吃省粮，而且有助于母亲病情缓解，樵夫高兴极了。

35. 郁李仁 *Prunus japonica Thunb.*

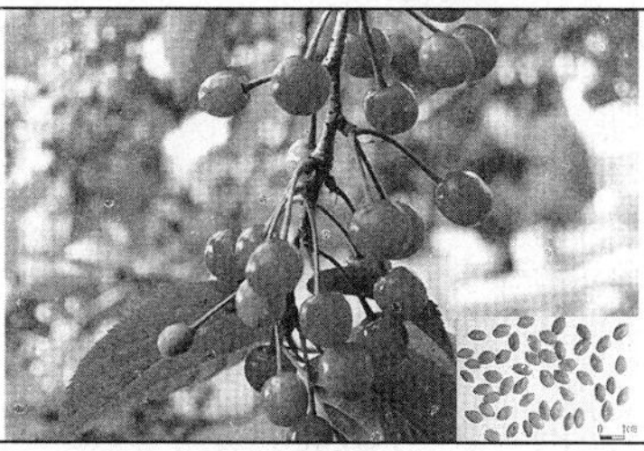

药材概述

郁李仁是蔷薇科植物欧李、郁李或长柄扁桃的干燥成熟种子。郁李为落叶灌木，高 1 ~ 1.5 米。树皮灰褐色，有不规则纵条纹；幼枝黄棕色，光滑。叶互生；托叶 2 枚，线形，早落；叶片通常为长卵形或卵圆形，稀为卵状披针形，先端渐尖，基部圆形，边缘有缺刻状尖锐重锯齿，上面深绿色、无毛，下面淡绿色，脉上无毛或有稀疏柔毛，花先叶开放或花叶同开，1 ~ 3 朵簇生，花梗长 5 ~ 10 毫米，有棱；萼筒陀螺形，长宽近相等，无毛，萼片椭圆形，比萼筒略长，先端圆钝，边有细齿；花瓣白色或粉红色，倒卵状椭圆形；雄蕊约 32；花柱与雄蕊近等长，无毛。核果近球形，深红色，直径约 1 厘米；核表面光滑。花期 5 月，果期 7 ~ 8 月。

药材性味

【药名】郁李仁

【英文名】Semen Pruni，Chinese Dwarf Cherry Seed

【别名】山梅子、小李仁、郁子、郁里仁、李仁肉。

【来源】蔷薇科植物欧李、郁李或长柄扁桃的干燥成熟种子。

【性味】辛、苦、甘，平。

【归经】归脾、大肠、小肠经。

【功效】润燥滑肠，下气，利水。

【主治】津枯肠燥，食积气滞，腹胀便秘，水肿，脚气，小便不利。

【用法用量】煎服，3 ~ 9 克。

【产地】主产于黑龙江、吉林、辽宁、内蒙古、河北、山东。

采制、炮制与贮藏

【采制】夏、秋季采收成熟果实，除去果肉及核壳，取出种子，干燥。

【炮制】（1）郁李仁：取原药材，除去杂质，用时捣碎。（2）炒郁李仁：取净郁李仁置锅中，用文火加热，炒至深黄色并有香气时，取出放凉。（3）郁李仁霜：取郁李仁净肉，研成粗粉，用吸油纸包好，置榨床内榨去油，每隔1天换纸1次，换纸时须将郁李仁研后，再压榨，如此反复压榨几次，至油几净，手捏松散成粉，取出研细。（4）朱砂拌郁李仁：取净郁李仁，喷少许清水使外表稍湿，撒入朱砂粉簸动至均匀为度，取出风干。每郁李仁1000克，用朱砂18克。（5）蜜郁李仁：取净郁李仁，按一般蜜炙法进行操作。每郁李仁100千克，用蜜12千克。

【贮藏】贮于干燥容器内，密闭，置阴凉干燥处，防蛀。

现代研究

【性状鉴别】郁李仁种子卵形或圆球形，长约7毫米，直径约5毫米。种皮淡黄白色至浅棕色。先端尖，基部钝圆。种皮薄，温水浸泡后，种皮脱落，内面贴有白色半透明的残余胚乳；子叶2片，乳白色，富油质。气微，味微苦。

【化学成分】郁李仁种子含苦杏仁苷、脂肪油（58.3%～74.2%）、挥发性有机酸、粗蛋白质、纤维素、淀粉、油酸、皂苷及植物甾醇、维生素 B_1。由郁李果实中离析得郁李糖苷、熊果酸、香草酸、原儿茶酸、阿弗则林等。茎皮含鞣质（6.3%）、纤维素（24.94%）。叶含维生素C（7.30%）。

【提取工艺】准确称取一定量的郁李仁干粉末，用甲醇回流脱去表面脂肪，抽滤，药渣风干；再用80%乙醇回流，除去小分子糖、苷类、生物碱等，药渣风干；向药渣中加入18倍量的水，于80℃提取90分钟，离心，减压浓缩。向浓缩液中加入75%的乙醇，沉淀，静置24小时后过滤，依次用95%乙醇、无水乙醇、丙酮洗涤数次，真空干燥。郁李仁粗多糖的提取率为3.63%。

药理作用

1. 泻下作用：郁李仁所含郁李仁苷对实验动物有强烈泻下作用。其泻下作用机制属大肠性泻剂。

2. 抗炎和镇痛作用：从郁李仁中提得的蛋白质成分IR－A和IR－B静脉给药有抗炎和镇痛作用。

药用禁忌

脾虚泄泻者禁服，孕妇慎用。

药用配伍

凡水湿内停、遍身浮肿、小便不利者，可与陈橘皮、赤茯苓、甘遂、瞿麦等配伍。

用于肠燥便秘：郁李仁体润滑降，具缓泻之功，善导大肠燥秘，常配合火麻仁、瓜蒌仁同用。

用于小便不利、水肿、脚气等症：郁李仁能利小便而退水肿，常用以配生苡仁、冬瓜皮等同用。

药用选方

1. 治风热气秘：郁李仁（去皮、尖，炒）、陈橘皮（去白，酒一盏煮干）、京三棱（炮制）各 50 克。上三味，捣罗为散。每服 15 克，空心煎熟水调下。（《圣济总录》郁李仁散）

2. 治产后肠胃燥热，大便秘涩：郁李仁（研如膏）、朴硝（研）各 50 克，当归（切、焙）、生干地黄（焙）各 100 克。上四味，将二味粗捣筛，与别研者二味和匀。每服 15 克，水一盏，煎至七分，去滓温服，未通更服。（《圣济总录》郁李仁饮）

3. 治水气，四肢浮肿，上气喘急，大小便不通：用郁李仁、杏仁（炮，去皮、尖）、薏米各 50 克。为末，米糊丸，如桐子大。每服四十丸，不拘时，米饮下。（《卫生易简方》）

4. 治脚气肿满喘促，大小便涩：郁李仁 25 克（去皮，研），粳米三合，蜜一合，生姜汁一蚬壳。上先煮粥临欲熟，入三味搅令匀，更煮令熟。空心食之。（《圣惠方》郁李仁粥）

5. 治水肿胸满气急：郁李仁（炒）、桑根白皮（炙，锉）、赤小豆（炒）各 150 克，陈橘皮（汤浸，去白，炒）100 克，紫苏 75 克，茅根（切）200 克。上六味，粗捣筛。每服 25 克，水三盏，煎至一盏，去渣温服。（《圣济总录》郁李仁汤）

6. 治血分，气血壅涩，腹胁胀闷，四肢浮肿，坐卧气促：郁李仁、牵牛子各 50 克，槟榔、干地黄各 1.5 克，桂、木香、青橘皮、延胡索各 25 克。上为细末，食前温酒调下 10 克。（《鸡峰普济方》郁李仁散）

7. 治卒心痛：郁李仁三七枚，烂嚼，以新汲水下之，饮温汤尤妙。须臾痛止，却煎薄盐汤热呷之。（《姚和众方》）

8. 治积年上气，咳嗽不得卧：郁李仁 15 克。用水一升，研如杏酪，去滓，煮令无辛气，次下酥一枣许，放温顿服之。（《圣济总录》郁李仁煎）

9. 治血汗：郁李仁研细。每服 5 克，研鹅梨汁调下。（《圣济总录》如圣散）

10. 治赤目：郁李仁，汤去皮，研极烂，入生龙脑点赤目。（《本草衍义》）

食疗选方

郁李仁粥：郁李仁 10 克，大米 100 克。将郁李仁择净，捣碎，放入锅中，加清水适量，浸泡 5～10 分钟后，水煎取汁，加大米煮为稀粥即成，每日 1 剂，连续 2～3 天。该品润肠通便，利水消肿。适用于大便干燥难解、小便不利、水肿胀满（肝硬化腹水）、肢体水肿等。

各家论述

1.《本草纲目》：郁李仁甘苦而润，其性降，故能下气利水。按《宋史·钱乙传》云，一乳妇因悸而病，既愈，目张不得瞑。乙曰，煮郁李酒饮之使醉，即愈。所以然者，目系内连肝胆，恐则气结，郁李去结，随酒入胆，结去，目则能瞑矣。此盖得肯綮之妙者也。

2.《本草经疏》：郁李仁，主大腹水肿，面目四肢浮肿者，《经》曰，诸湿肿满，皆属脾土，又曰，诸腹胀大，皆属于热。脾虚而湿热客之，则小肠不利，水气泛溢于面目四肢，辛苦能润热结，降下善导癃闭，小便利则水气悉从之而出矣。郁李仁，性专降下，善导大肠燥结，利周身水气，然而下后多令人津液亏损，燥结愈甚，乃治标救急之药。

3.《本草新编》：郁李仁，入肝、胆二经，去头风之痛。又入肺，止鼻渊之流涕。消浮肿，利小便，通关格，破血润燥，又其余技。虽非常施之品，实为解急之需。关膈之症，最难开关，郁李仁善入肝，以调逆气，故能达上下，不可不备也。

4.《本草求真》：郁仁李，世人多合胡麻同用，以为润燥通便之需，然胡麻功止润燥、暖中、活血，非若郁仁性润，其味辛甘与苦，而能入脾下气，行气破血之剂也。故凡水肿癃急便闭，关格不通，得此体润则滑，味辛则散，味苦则降，与胡麻实异，而又可以相须为用。

5.《神农本草经》：主大腹水肿，面目、四肢浮肿，利小便水道。

6.《药性论》：治肠中结气，关格不通。

7.《食疗本草》：破癖气，下四肢水。

8.《日华子本草》：通泄五脏，膀胱急痛，宣腰胯冷脓，消宿食，下气。

9.《珍珠囊》：破血润燥。

10. 李杲：专治大肠气滞，燥涩不通。

11.《本草再新》：行水下气，破血消肿，通关节，治眼长翳。

36. 金银花 *Lonicera japonica Thunb.*

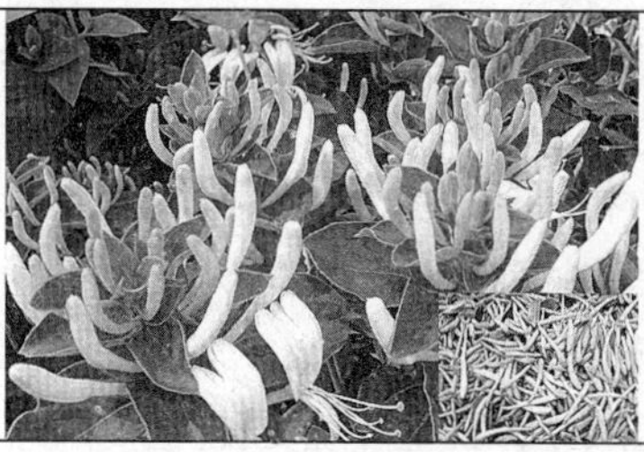

药材概述

植物金银花又名忍冬，为忍冬科忍冬属植物忍冬及同属植物干燥花蕾或带初开的花。“金银花”一名出自《本草纲目》，由于忍冬花初开为白色，后转为黄色，因此得名金银花。金银花自古被誉为清热解毒的良药。金银花呈棒状，上粗下细，略弯曲，长2～3厘米，上部直径3毫米，下部直径1.5毫米，表面黄白色或绿白色，密被短柔毛。雄蕊5，附于筒壁，黄色；雌蕊1，子房无毛，气清香，味淡微苦。

药材性味

【药名】金银花

【英文名】Honey－suckle Bud and Flower，Japanese Honeysuckle

【别名】忍冬、忍冬花、金花、银花、二花、密二花、双花、双苞花、二宝花、金藤花、苏花、鹭鸶花、努间努碾、吊坡胶姿、胶都颠（侗族名）、羔热马耨（布依族名）、阿拉塔蒙根其其格（蒙古族名）、抛捏、婵人防、勤人墙、美亲晒、琴严扁、善然效（瑶族名）。

【处方用名】用生药写银花、二花、双花、金银花、二宝花、忍冬花、河南花、山东花；用炒药写炒银花、炒双花、炒忍冬花；用炭药写银花炭、二花炭等。

【来源】忍冬科植物忍冬的花蕾或带初开的花。

【性味】甘，微苦，清香，辛，寒。

【归经】归肺、胃、心、大肠经。

【功效】清热解毒，凉散风热。

【主治】痈肿疔疮，喉痹，丹毒，热毒血痢，风热感冒，温病发热。

【用法用量】生药10～30克；炒药10～20克；炭药10～15克。

【产地】原产于中国，分布于各省。代表产地有：河南封丘、山东临沂平邑、河北巨鹿、湖南溆浦。

采制、炮制与贮藏

【采制】金银花采收最佳时间是清晨和上午或太阳落山以前。不带幼蕾，不带叶子，采后放入条编或竹编的篮子内，集中的时候不可堆成大堆，应摊开放置，放置时间最长不要超过4小时。

【炮制】（1）生药：将原药拣去杂质，筛去灰屑即成；（2）炒药：取净生银花置锅内，文火清炒呈淡棕色为度；（3）炭药：取净生银花置锅内，武火清炒（但火力不可过大，否则易使原料着火）至焦褐色如炭状为度。

【贮藏】置于阴凉通风处，真空环境更佳。

现代研究

【性状鉴别】金银花商品国家标准分为四等。一等：货干，花蕾呈棒状，上粗下细，略弯曲，表面绿白色，花冠厚稍硬，握之有顶手感；气清香，味甘微苦。开放花朵、破裂花蕾及黄条不超过5%。无黑条、黑头、枝叶、杂质、虫蛀、霉变；二等：与一等基本相同，唯开放花朵不超过5%。破裂花蕾及黄条不超过10%；三等：货干，花蕾呈棒状，上粗下细，略弯曲，表面绿白色或黄白色，花冠厚质硬，握之有顶手感。气清香，味甘微苦。开放花朵、黑头不超过30%。无枝叶、杂质、虫蛀、霉变；四等：货干。花蕾或开放花朵兼有，色泽不分。枝叶不超过3%，无杂质、虫蛀、霉变。

【化学成分】金银花含绿原酸，异绿原酸，白果醇，β-谷甾醇，豆甾醇，β-谷甾醇-D-葡萄糖苷，豆甾醇-D-葡萄糖苷；还含挥发油，其成分有芳樟醇，左旋-顺三甲基-2-乙烯基-5-羟基-四氢吡喃，棕榈酸乙酯，1，1-联二环己烷，亚油酸甲酯，3-甲基-2-（2-戊烯基）-2-环戊烯-1-酮，亚麻酸乙酯，β-荜澄匣油烯等。

【提取工艺】准确称取一定量的金银花，加入10倍量的75%乙醇，回流提取1.5小时（重复提取一次），合并过滤，浓缩，绿原酸的收率为4.386%。

药理作用

1. 抗病原微生物作用：花和藤对多种致病菌如金黄色葡萄球菌、溶血性链球菌、大肠杆菌、痢疾杆菌、霍乱弧菌、伤寒杆菌、绿脓杆菌、结核杆菌等有一定抑制作用。

2. 抗炎和解热作用：腹腔注射金银花提取液，能抑制大鼠角叉菜胶性脚肿，且能减轻蛋清性脚肿程度。另外，对大鼠巴豆油性肉芽囊，也有明显抗渗出和抗增生的作用。

3. 加强免疫机能作用：金银花煎剂稀释液能促进白细胞的吞噬功能。

4. 中枢兴奋作用：经电休克、转笼等多种实验方法证明，口服绿原酸后，可引起大鼠、小鼠等动物中枢神经系统兴奋。

5. 降血脂作用：大鼠灌胃金银花能减少肠内胆固醇吸收，降低血浆中胆固醇含量。

6. 抗内毒素：金银花（忍冬）稀释液，能明显降低试液中的内毒素含量。且对绿脓杆菌内毒素引起的兔体温下降及白细胞数下降有对抗作用。

7. 其他作用：金银花提取物口服对大鼠实验性胃溃疡有轻度预防效果。口服大剂量绿原酸能增加胃肠蠕动，促进胃液及胆汁分泌。绿原酸及其分解产物对大鼠离体子宫有兴奋作用。

临床应用

1. 生药：（1）温病初期：常与连翘、薄荷、淡豆豉等同用，具有清热解毒、疏风解表作用，可用于温病初期，发热微恶寒风寒，口微渴，如银翘散。（2）痈疽疔毒：常与蒲公英、紫地丁、野菊花等同用，能增强清热解毒作用，可用于痈疽疔毒，红肿疼痛，如五味消毒饮。

2. 炒药：温病中期，常与黄芩、栀子、石膏、竹茹、芦根等同用，具有清热解毒、透邪外出、和胃止呕作用，可用于邪热壅阻，胃气不和，发热烦躁，胸膈痞闷，口渴干呕，舌红苔燥，脉象滑数。

3. 炭药：（1）赤痢：常与黄连、赤芍、木香、马齿苋等同用，具有清热理肠、化滞和血作用，可用于湿热中阻、损伤肠络脂膜，下痢脓血，血多于脓，腹痛，里急后重。（2）疫痢：常与生地黄、赤芍、丹皮、黄连、黄柏、白头翁等同用，具有清热解毒、凉血止痢作用，可用于疫毒侵袭肠胃，与气血搏结，痢下鲜紫脓血，壮热口渴，烦躁不安，甚至神昏谵语。

药用禁忌

脾胃虚寒者（如经常肚子疼、腹泻、腹部发凉、手脚发凉）不宜用金银花泡水。而且金银花泡水，冲泡两三次即可，不宜隔夜饮用。

药方选录

1. 预防乙脑、流脑：金银花、连翘、大青根、芦根、甘草各 15 克。水煎代茶饮，每日一剂，连服三至五天。（《江西草药》）

2. 治太阴风温、温热，冬温初起，但热不恶寒而渴者：连翘 50 克，银花 50 克，苦桔梗 30 克，薄荷 30 克，竹叶 20 克，生甘草 25 克，荆芥穗 20 克，淡豆豉 25 克，牛蒡子 30 克。上杵为散，每服 30 克，鲜苇根汤煎服。（《温病

条辨》银翘散）

3. 治痢疾：金银花（入铜锅内，焙枯存性）25 克。红痢以白蜜水调服，白痢以砂糖水调服。(《惠直堂经验方》忍冬散）

4. 治热淋：金银花、海金沙藤、天胡荽、金樱子根、白茅根各 50 克。水煎服，每日一剂，五至七天为一疗程。(《江西草药》)

5. 治胆道感染，创口感染：金银花 50 克，连翘、大青根、黄芩、野菊花各 25 克。水煎服，每日一剂。(《江西草药》)

6. 治疮疡痛甚，色变紫黑者：金银花连枝叶（锉）100 克，黄芪 200 克，甘草 50 克。上细切，用酒一升，同入壶瓶内，闭口，重汤内煮三、二时辰，取出，去滓，顿服之。(《活法机要》回疮金银花散）

7. 治一切肿毒，不问已溃未溃，或初起发热，并疔疮便毒，喉痹乳蛾：金银花（连茎叶）自然汁半碗，煎八分服之，以滓敷上，败毒托里，散气和血，其功独胜。(《积善堂经验方》)

8. 治痈疽发背初起：金银花 250 克，水十碗煎至二碗，入当归 100 克，同煎至一碗，一气服之。(《洞天奥旨》归花汤）

9. 治一切内外痈肿：金银花 200 克，甘草 150 克。水煎顿服，能饮者用酒煎服。(《医学心悟》忍冬汤）

10. 治大肠生痈，手不可按，右足屈而不伸：金银花 150 克，当归 100 克，地榆 50 克，麦冬 50 克，玄参 50 克，生甘草 15 克，薏米 25 克，黄芩 10 克。水煎服。(《洞天奥旨》清肠饮）

茶饮功效

1. 抗病原微生物作用。对多种致病菌如金黄色葡萄球菌、溶血性链球菌、大肠杆菌、痢疾杆菌、霍乱弧菌、伤寒杆菌、副伤寒杆菌等均有一定抑制作用。

2. 抑菌和杀菌作用。对肺炎球菌、脑膜炎双球菌、绿脓杆菌、结核杆菌、志贺氏痢疾杆菌、变形链球菌等有抑制和杀菌作用，对流感病毒、孤儿病毒、疱疹病毒、钩端螺旋体均有抑制作用。

3. 抗炎解毒作用。对痈肿疔疮、肠痈肺痈有较强的散痈消肿、清热解毒、消炎作用。

4. 疏热散邪作用。对外感风热或温病初起、身热头痛、心烦少寐、神昏舌绛、咽干口燥等有一定作用。

5. 凉血止痢作用。对热毒痢疾、下痢脓血、湿温阻喉、咽喉肿痛等有解毒止痢、凉血利咽之效。

6. 清热解毒、疏散风热的作用。金银花茶味甘、性寒，有清热解毒、疏利咽喉、消暑除烦的作用。可治疗暑热症，泻痢，流感，疮疖肿毒，急、慢性扁桃体炎，牙周炎等病。

食疗选方

1. 金银粥：鲜金银花 50 克（干品 30 克即可），甘草 20 克，粳米 100 克。将金银花、甘草洗净，去杂质，加水适量煮 1 小时，过滤取汁，以汁水煮粳米为粥。功效：消炎，败毒，治疗疔疮热毒等病症。

2. 三鲜粥：鲜金银花、鲜扁豆花、鲜丝瓜花各 10 朵，粳米 50 克，白糖适量。将上述三味药的鲜花淘洗干净，加水适量，煎煮 10 分钟，过滤取汁，以汁煮米为粥，放白糖调味，食用。功效：败火，祛暑，适宜暑伤气阴者。

3. 忍冬粥：原料为忍冬藤 50 克，粳米 100 克。先将忍冬藤洗干净，加水煮 40 分钟，去渣取汁，以汁煮米为粥，放糖调味，分顿随量食用。功效：适用于下肢丹毒。

4. 银花绿豆粥：原料为金银花 30 克，甘草 15 克，绿豆 100 克。将金银花、甘草加水煎煮，过滤取汁，以汁煮绿豆为粥，食用。适宜热毒炽盛患者。

5. 金银膏：原料为当归、玄参、金银花各 200 克，甘草 100 克，红糖 1000 克。将前四味药洗净，加水浸泡 2 小时，加热煎煮，先后三次滤取煎汁，合并煎汁浓缩后，加入红糖熬炼成膏，离火冷却，装瓶备用。每次 3～5 食匙，每日 3 次。适宜脉管炎，属热症者食用。

6. 金银花茶：原料为金银花 30 克、板蓝根 20 克。将金银花和板蓝根洗净除杂，加水适量，煎煮半小时，以汤代茶，频频饮用。功效：消炎、止痛。适宜腮腺炎并发热症者。

7. 银花藿香茶：原料为鲜金银花 10 克，鲜藿香 10 克。将二药洗净控干，放入热水瓶中，倒入沸水，盖紧瓶盖，30 分钟后取汁代茶饮。功效：开胃、降暑。适宜夏季酷热，食欲不振者饮用。

8. 银翘茶：原料为金银花、连翘、大青根、芦根、甘草各三钱。上述各药淘洗干净，沸水冲或水煎代茶饮。日一剂，连饮三至五剂。功效：败毒，消炎，有预防乙脑、流脑的作用。(《江西草药》)

9. 银花甘草茶：原料为金银花 15 克，甘草 2 克。金银花、甘草加水适量，煎煮半小时，以汤代茶饮。适用于水痘轻症。

10. 银花蝉衣茶：原料为金银花 30 克，甘草 10 克，蝉衣 10 克。将上述三味药，分顿放入保温杯中，冲入沸水，盖紧杯盖，温浸 10 分钟后代茶饮。适用于风热型荨麻疹。

11. 双花清暑饮：原料为金银花250克，菊花250克，山楂250克，蜂蜜500克，食用香精15克。金银花、菊花、山楂拣除干净，用清水洗后入锅内，加水2500毫升，用文火烧沸1小时后，去渣留汁；将蜂蜜倒入锅内，文火加热炼制至微黄，黏手成丝，缓缓倒入药汁内，搅拌均匀，用纱布过滤，去除杂质，冷却后饮用。功效：清热解暑，开胃增食。

12. 小豆银花饮：原料为绿豆、赤小豆各20克，金银花9克，加水煮至豆烂熟为好。去金银花，吃豆饮汤，饮食时可加少许白糖调味。不拘时食饮。功效：清凉解暑，清暑利湿，防治痱子。

13. 银花蜡梅汤：原料为金银花10克，蜡梅花5克，绿豆30克。将金银花、蜡梅花入锅加适量水，煎煮10分钟后，过滤取汁；绿豆入锅加水煮至极烂，然后再倒入药汁，稍煮沸，食豆饮汤。治疗水痘重症。

37. 青果 *Canarium album Raeusch.*

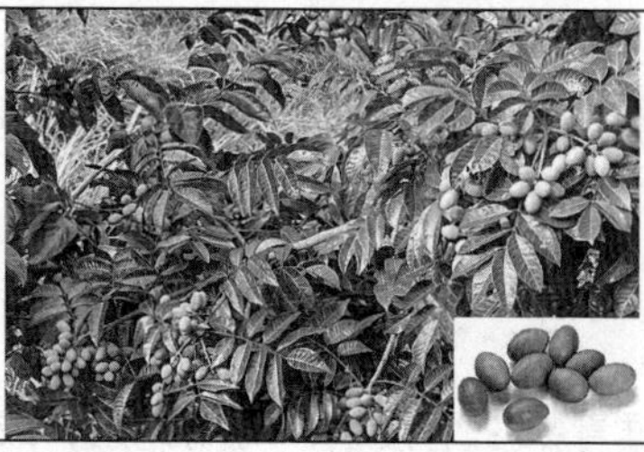

药材概述

青果是橄榄科植物橄榄的干燥成熟果实。青果，又称“橄榄”，因果实尚呈青绿色时即可供鲜食而得名。橄榄还被海外华侨称为“福果”，这既说明了福州历史上青果产量多，也表达了侨胞对乡土（福州）的眷恋之情。这种原产热带非洲的神秘果，含有一种变味蛋白酶，虽然并不能真正地改变食物的味道，但可以改变人的味觉，所以人们吃过神秘果后再吃任何酸的食物都觉得是甜的。在食品工业上，人们常用神秘果来做调味剂。神秘果属常绿小灌木，树形美观，枝叶繁茂；每年 9 月份开白色小花，10 月份结果，11 月份果实由绿色变成红色而成熟。

药材性味

【药名】青果

【英文名】Chinese White Olive

【别名】橄榄、黄榄、白榄。

【来源】橄榄科植物橄榄的干燥成熟果实。

【性味】味酸、甘，性涩、平。

【归经】归肺、胃经。

【功效】清肺，利咽，生津，解毒。

【主治】咽喉肿痛，烦渴，咳嗽吐血，菌痢，癫痫；解河豚毒及酒毒。

【用法用量】内服：煎汤，1.5～3 钱；烧存性研末、捣汁或熬膏。外用：烧存性研末调敷。

【产地】原产于热带非洲。中国是世界栽培青果最多的国家，主要分布在福建、广东（多属乌榄），其次是广西、台湾，此外，还有四川、云南及浙江南部。

采制、炮制与贮藏

【采制】果实成熟后采摘，晒干或阴干，或用盐水浸渍后晒干。

【炮制】(1) 净制：除去杂质，洗净，晒干。(2) 切制：用时打碎。(3) 制炭：取青果用火煅存性，研细。

【贮藏】置干燥处，防蛀。

现代研究

【性状鉴别】(1) 鲜青果：呈梭状，两端钝圆，或渐尖，长可达 3～4 厘米，粗 1.5～2 厘米。外表碧绿或黄绿色。时日较久者呈乌黄色、平滑、微带光泽。顶端有细小黑色的突起。基部有果柄痕迹。果肉颇厚实，内面黄白而多汁液。果核呈梭形，棕褐色，具 6 条棱线；质坚硬不易碎。核的横切面可见 3 个孔洞，其中各有一粒细长梭形的种子；种皮红棕色，种仁白色，油润，有香气、无臭，味涩微酸，嚼之有回甘。以个大、肉厚、色青绿者为佳。(2) 干青果：外形同上，外表棕褐色或紫棕色，皱缩，有多数凹凸不平的皱纹。果肉较薄，棕褐色或灰色，质坚韧，可与果核分离，内核性状与鲜者无异。味甜，酸涩味较差。以个大、坚实、色灰绿、无乌黑斑、肉厚、味先涩后甜者为佳。

【化学成分】果实含蛋白质、脂肪、碳水化合物、钙、磷、铁、抗坏血酸。种子含挥发油 7%～8%，以及香树脂醇等。鲜果挥发油中的酸性成分有丁酸、五碳酸、辛酸、癸酸、棕榈酸、十六碳酸、硬脂酸、油酸、亚麻酸、花生四烯酸。干果中含邻、间、对甲基酚，香芹酚及麝香草酚。另含维生素 C，种子含脂肪油约 20%。

【提取工艺】将青果粉碎，过筛，准确称取一定量的青果粉，加入 14 倍量的 90% 乙醇，于 50℃提取 50 分钟，离心，减压浓缩。青果总黄酮的提取率达 94.63%，产率为 1.74%。

药理作用

1. 降血糖作用：种子的醇提取物给雄性家兔口服，有降血糖作用。

2. 其他作用：叶喂饲动物有微弱的雌激素样作用。叶的挥发油在体外有抗菌作用。家兔灌服果的温浸剂有祛痰作用（酚红法）。

药用禁忌

该品味甘、性涩，表证初起者慎用。

实用附方

1. 治寒性哮喘，过敏性哮喘：野冬青果二十粒（约 5 克），研末，肉汤送服，日服三次；或用一两炖肉分六次服，日服三次。无果时用茎、叶 5 克，研末，用无盐肉汤送服或水煎服。(《云南中草药》)

2. 治哮喘、肺结核：野冬青果晒干，研成药粉 50 克，炖猪肉 500 克，不放盐，分 12 次服，日服 3 次；亦可用药粉 0.6 克，开水吞服，每日 3 次。(《云南中草药选》)

3. 青果丸：青果 100 克，金银花 100 克，黄芩 100 克，北豆根 100 克，麦冬 100 克，玄参 100 克，白芍 100 克，桔梗 100 克。将上述八味，粉碎成细粉，过筛，混匀。每 100 克粉末用炼蜜 40 ~ 50 克，加适量的水泛丸，干燥，用玉米朊包衣，晾干，制成水蜜丸；或每 100 克粉末加炼蜜 110 ~ 130 克制成大蜜丸，即得。功能：清热利咽，消肿止痛。用于咽喉肿痛，失音声哑，口干舌燥，肺燥咳嗽。口服，水蜜丸一次 8 克，大蜜丸一次 2 丸，一日 2 次。注意：忌食辛辣食物。

食疗选方

1. 治急性扁桃体炎：青果 4 个，玄参 9 克，水煎代茶饮。

2. 治咽喉炎：生青果（去核），鲜苇茎 30 克，水煎服。

3. 治流行性耳下腺炎：咸青果 3 个，老姜 2 片，干燥牡蛎 60 克，豆腐半块，共煮食用。

4. 治消化道肿瘤：青果、刺五加根各适量，用白酒浸泡 2 个月后服用。

5. 治酒精中毒：青果煮汁饮。

6. 治毒草中毒：青果 100 克，去核捣烂，加纯净水调匀，绞汁服。

7. 治疟疾：将青果 1 个纳入青蛙腹内，水炖服。

8. 治百日咳：青果、川贝、硼砂各等份，共研为细末，1 岁以下煮服 1.5 克，1 日 3 次，按年龄大小增减。

9. 治风火喉痛引起的咳嗽：青果、大萝卜各适量，水煎服。

10. 治慢性咽炎：青果 4 枚，芦根 30 克，水煎代茶饮。

11. 治腹痛：去核干青果 50 克，枯矾、食盐各 60 克，共研细末，密贮，每次服 3 克，开水送服。

12. 治感冒：去核青果 60 克，生姜、紫苏叶各 10 克，葱头 15 克，水煎服。

13. 青果梨羹：青果 250 克，梨块 300 克，白糖、水豆粉各适量。梨块切成指甲片；青果洗净，削去皮，切成指甲片；净锅内放清水、白糖烧沸，放梨片、青果片、水豆粉，收汁成羹汤浓度，起锅即成。功能：生津止渴，润燥化痰，清热解毒。

14. 青果玉竹百合汤：青果230克，干百合15克，玉竹9克，白糖适量。青果洗净，削去皮，切成指甲片；净锅内放清水、干百合、玉竹，炖至熟烂，拣去玉竹，加入白糖、青果片，烧沸，起锅即成。功能：清热解毒，生津止渴，滋阴润肺，利咽止咳。

15. 青果拌麒麟菜：青果200克，干麒麟菜25克，葱丝10克，香油、白糖、醋、川盐、味精各适量。干麒麟菜洗净，用开水泡数小时，捞起，切成丝；青果洗净，削去皮，切成丝，盛入盘中，加入麒麟菜丝、川盐、白糖、醋、味精、香油，拌匀即成。功能：清热化痰、解毒、开胃。

38. 鱼腥草 *Houttuynia cordata Thunb.*

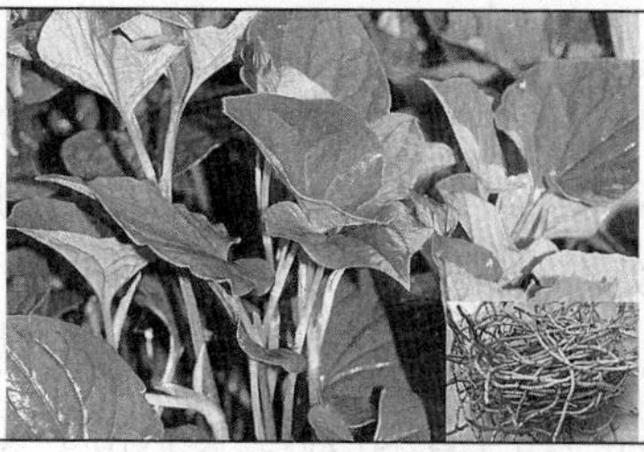

药材概述

鱼腥草为多年生草本，高 30～50 厘米，全株有腥臭味；茎上部直立，常呈紫红色，下部匍匐，节上轮生小根。叶互生，薄纸质，有腺点，背面尤甚，卵形或阔卵形，基部心形，背面常紫红色，掌状叶脉 5～7 条，无毛，托叶膜质长 1～2.5 厘米，下部与叶柄合生成鞘。花小，夏季开，无花被，排成与叶对生、长约 2 厘米的穗状花序，总苞片 4 片，生于总花梗之顶，白色，花瓣状，长 1～2 厘米，雄蕊 3 枚，花丝长，下部与子房合生，雌蕊由 3 个合生心皮所组成。蒴果近球形，直径 2～3 毫米，顶端开裂，具宿存花柱。种子多数，卵形。花期 5～6 月，果期 10～11 月。

药材性味

【药名】鱼腥草

【英文名】Herbahouttuyniae

【别名】折耳根、臭菜、侧耳根、臭根草、臭灵丹、朱皮拱。

【来源】三白草科植物蕺菜的新鲜全草或干燥地上部分。

【性味】性微寒，味苦。

【归经】归肺、膀胱、大肠经。

【功效】清热解毒，排脓消痈，利尿通淋。

【主治】痰热喘咳，喉蛾，热痢，疮毒，热淋，肺痈，肺炎，疟疾，水肿，淋病，痈肿，痔疮，脱肛，湿疹，秃疮，疥癣。

【用法用量】内服：煎汤，15～25 克，不宜久煎；或鲜品捣汁，用量加倍。外用：适量，捣敷或煎汤熏洗。

【产地】分布于陕西、甘肃及长江流域以南各地。

采制与贮藏

【采制】采嫩茎叶食用的，4～10 月均可采收，可多次采收。以地下茎作产品的，从夏到冬均可根据市场需求陆续采收。

【贮藏】置于干燥处保存。

现代研究

【性状鉴别】茎扁圆形，皱缩而弯曲，长 20～30 厘米；表面黄棕色，具纵棱，节明显，下部节处有须根残存；质脆，易折断。叶互生，多皱缩。展平后心形，长 3～5 厘米，宽 3～4.5 厘米；上面暗绿或黄绿色，下面绿褐色或灰棕色；叶柄细长，基部与托叶合成鞘状。穗状花序顶生。搓碎有鱼腥气，味微涩。以叶多、色绿、有花穗、鱼腥气浓者为佳。

【化学成分】地上部分含挥发油，内含抗菌有效成分癸酰乙醛、月桂醛、a－蒎烯和芳樟醇。还含甲基正壬基甲酮、樟烯、月桂烯、柠檬烯、乙酸龙脑酯、丁香烯。通常所说的鱼腥草素指的是癸酸乙醛的亚硫酸氢钠的加成物。另含阿福苷、金丝桃苷、芸香苷、绿原酸以及 β－谷甾醇等。叶含槲皮苷。花和果穗含异槲皮苷。尚含有棕榈酸、油酸、氯化钾、硫酸和蕺菜碱。

【提取工艺】准确称取一定量的鱼腥草原料，用 40 倍量的水，于 90℃分 3 次回流提取，每次 45 分钟，过滤，合并滤液，浓缩。将鱼腥草总黄酮溶液用乙醇和澄清剂澄清，再用打孔吸附树脂纯化。鱼腥草总黄酮的提取率为 4.97%。

药理作用

1. 提高免疫力：鱼腥草可提高血清备解素，在治疗慢性气管炎时，合成鱼腥草素可提高对白色葡萄球菌的吞噬能力。

2. 抗菌作用：鱼腥草中提得一种黄色油状物，对各种微生物（尤其是酵母菌和霉菌）均有抑制作用，对溶血性的链球菌、金黄色葡萄球菌、流感杆菌、卡他球菌、肺炎球菌有明显的抑制作用。

3. 抗病毒作用：鱼腥草素Ⅲ对流感病毒感染小鼠有预防性保护作用，合成鱼腥草素的衍生物亦有较强的抗病毒作用。

4. 利尿作用：用鱼腥草提取物灌流蟾蜍肾或蛙蹼，能使毛细血管扩张，增加血流量及尿液分泌，从而具有利尿的作用。

5. 防辐射作用：鱼腥草是唯一在原子弹爆炸点能顽强再生的中药材。鱼腥草具有抗辐射作用和增强机体免疫功能的作用。

6. 和 TMP 配伍作用：和 TMP 配伍作用的研究，说明二者合用的抑菌作用比单用为优，二者有协同作用。

7. 病原微生物作用：鱼腥草鲜汁对多种革兰阳性细菌和阴性细菌有抑制作用，加热后作用减弱。

8. 对免疫系统的作用：鱼腥草煎剂在体外能明显促进人外周血白细胞吞噬金黄色葡萄球菌的能力。

9. 抗肿瘤作用：新鱼腥草素对艾氏腹水癌的抑制效果可能与提高癌细胞中的 cAMP 水平有关。

10. 抗炎作用：鱼腥草煎剂对大鼠甲醛性脚肿有显著抗炎作用，亦能显著抑制人 γ－球蛋白在 Cu^{2+} 存在下的热变性。鱼腥草所含槲皮素、槲皮苷及异槲皮苷等黄酮类化合物亦有显著抗炎作用，能显著抑制炎症早期的毛细血管亢进。

11. 其他作用：鱼腥草油能明显拮抗慢反应物质（SRS－A）对离体豚鼠回肠的作用，能明显抑制致敏豚鼠离体回肠的过敏性收缩，并对豚鼠过敏性哮喘有明显的保护作用。鱼腥草水溶液皮下注射有轻度的镇静、抗惊作用和促进组织再生作用。

毒　性

鱼腥草毒性很低。

临床应用

1. 治疗肺炎：取鱼腥草 30 克，桔梗 15 克，煎至 200 毫升。每次 30 毫升，日服 3～4 次，痰黏稠量多时，并用 5% 鱼腥草煎剂喷雾吸入。治疗 28 例肺炎（大叶性肺炎 11 例，节段性肺炎 8 例，片状阴影 8 例，轻型支气管肺炎 1 例），结果 26 例痊愈。

2. 治疗肺脓疡：用鱼腥草（干）每天 1～2 两，先用冷水浸泡一段时间，煎一沸即服用（不宜久煎）。治疗 5 例小儿肺脓疡，最短者用药 1 周，脓疡即吸收，仅留轻度胸膜增厚，一般均于 2 周完全吸收。发热于用药后 2～8 天下降至正常。采用该品治疗能使痰臭味减轻，血象可在 10 天内恢复正常。如用鱼腥草 30 克，桔梗 16 克，加水 300 毫升，煮沸 10 分钟过滤，分 3 次服，疗效亦佳。或用鱼腥草注射液，每次肌注 5 毫升，每日 2～3 次；同时口服鱼腥草、鸭跖草、肺形草各 1 两的煎剂，成人每日 1 剂，小儿酌减；倘有咯血、咳嗽等症，可对症治疗。

3. 治疗慢性气管炎：先取桔梗 15 克，加水约 200 毫升，文火煮沸 10～20 分钟，而后加入鱼腥草 20 克，再煮沸 5 分钟，过滤取汁 150 毫升（如不足 150 毫升，可以蒸馏水或沸水冲洗残渣补足）。每次 20～30 毫升，日服 3～4 次。服药后咳嗽、咯痰均减轻或消失。或用鱼腥草注射液行穴位注射，每次 2 毫升，每日或隔日 1 次，分注 2～3 个穴位（主穴：定喘、曲池）；同时配合拔罐或针刺（主穴：身柱、膏肓）。2 周为一疗程。通过 116 例的观察，对咳嗽、咯痰、气喘等症状均有效者占97.4%，其中单独使用鱼腥草穴位注射的效果，不如穴位注射再配合拔火罐或针刺治疗者佳。

4. 治疗百日咳：用1：1的鱼腥草蒸馏注射液行穴位注射，每穴0.5毫升，每日1次，5天为一疗程，两疗程间休息1天。取穴：双肺俞、曲池；气喘加定喘，痰多加膻中、丰隆，出血加脾俞。治疗52例，治愈32例，好转18例，无效2例。一般一至二疗程治愈（阵发性痉咳完全消失）。

5. 预防钩端螺旋体病：鱼腥草片，每次5片，日服3次（共含生药5钱）。于“双夏”农忙接触疫水频繁期间连服2～3天。停药3天再服。

6. 治疗化脓性关节炎：用鱼腥草注射液（挥发油饱和水溶液，每毫升含生药1克），每次5～15毫升，注入关节腔内（先抽尽关节腔脓液并用无菌生理盐水冲洗），每隔2～3天1次；同时肌肉注射5毫升，每日2次。上法共治疗急性化脓性膝关节炎3例，分别于7天、10天、12天症状消失，痊愈出院。关节腔注入鱼腥草注射液，一般1～2次后即能控制症状。

7. 治疗皮肤科疾患：取鱼腥草1斤，加水3斤，得蒸馏液1.5斤，局部外敷。共治疗单纯疱疹、脓皮病、疖痈及创口感染50例，有效48例，无效2例。其中以对单纯疱疹效果最好。

8. 治疗慢性宫颈炎：采用人工合成的鱼腥草素行局部治疗。（1）0.4%鱼腥草素水溶液：用时先以0.1%新洁尔灭液棉球拭净宫颈分泌物，揩干，阴道后壁放凡士林纱布1块保护，再取棉球1个浸水溶液置宫颈糜烂处，每天上药1次，5次为一疗程。1周后再进行第二个疗程，月经期暂停。治疗73例，痊愈22例，显效12例，有效22例，无效17例，总有效率76.7%。（2）鱼腥草素片：每片含鱼腥草素10毫克，每天放1片于子宫颈糜烂处，5次为一疗程。治疗11例，痊愈3例，显效3例，有效4例，无效1例。鱼腥草蒸馏液也可用作局部治疗。

9. 抗核辐射作用：1945年8月6日，美国在广岛投下人类战争史上第一颗原子弹，许多暂时生存下来的人都得了放射病。在缺医少药和西医医治无效的情况下，当地居民纷纷采集鱼腥草自救。而那些在当地海军医院接受正规西医治疗的病人，大多于发病二周后死亡。

10. 治疗痢疾：鱼腥草20克，山楂炭6克，水煎加蜂蜜服。

11. 治疗流行性腮腺炎：新鲜鱼腥草适量，捣烂外敷患处，以胶布包扎固定，每日2次。

12. 治疗急性黄疸性肝炎：鱼腥草180克，白糖30克，水煎服，每日1剂，连服5～10剂。

13. 治疗感冒发烧：细叶香茶菜20克，鱼腥草16克，水煎服，或将上药共研细末，煎煮滤液浓缩，并与细末混合压片，每片 0.3 克，每日 3 次，每次 3～4 片，小儿酌减。

药用禁忌

虚寒症及阴性外疡忌服。

药物配伍

1. 肺痈咳吐脓血者，常与桔梗、芦根、冬瓜仁等同用，以加强清热解毒、消肿排脓作用；肺热咳嗽、痰黄而稠者，常与黄芩、贝母、桑白皮等清肺化痰止咳药同用。

2. 用于热毒疮疡，常与紫花地丁、金银花、连翘等清热解毒药同用。

3. 用于热淋小便涩痛，常与木通、滑石、车前子等利尿通淋药同用。

常用选方

1. 治肺痈吐脓吐血：鱼腥草、天花粉、侧柏叶等份。煎汤服之。(《滇南本草》)

2. 治肺痈：蕺，捣汁，入年久芥菜卤饮之。(《本草经疏》)

3. 治病毒性肺炎，支气管炎，感冒：鱼腥草、厚朴、连翘各 15 克。研末，桑枝 50 克，煎水冲服药末。(《江西草药》)

4. 治肺病咳嗽盗汗：侧耳根叶 100 克，猪肚子一个。将侧耳根叶置肚子内炖汤服。每日一剂，连用三剂。(《贵州民间方药集》)

5. 治痢疾：鱼腥草 30 克，山楂炭 10 克。水煎加蜜糖服。(《岭南草药志》)

6. 治热淋、白浊、白带：鱼腥草 40～50 克。水煎服。(《江西民间草药》)

7. 治痔疮：鱼腥草，煎汤点水酒服，连进三服。其渣熏洗，有脓者溃，无脓者自消。(《滇南本草》)

8. 治慢性鼻窦炎：鲜蕺菜捣烂，绞取自然汁，每日滴鼻数次。另用蕺菜 35 克，水煎服。(《陕西草药》)

9. 治痈疽肿毒：鱼腥草晒干，研成细末，蜂蜜调敷。未成脓者能内消，已成脓者能排脓（阴疽忌用）。(《江西民间草药》)

10. 治疔疮作痛：鱼腥草捣烂敷之，痛一、二时，不可去草，痛后一、二日愈。(《积德堂经验方》)

11. 治妇女外阴瘙痒，肛痈：鱼腥草适量，煎汤熏洗。(《上海常用中草药》)

12. 治恶蛇虫伤：鱼腥草、皱面草、槐树叶、草决明。一处杵烂敷之。(《救急易方》)

单方验方

1. 扁桃体炎、咽炎：鲜鱼腥草泡水当茶饮，或烹食炒熟当菜吃。

2. 尿路感染，尿频涩痛：取鲜草 50 克或干品 30 克，煎服。

3. 肺脓疡：鲜草洗净炒菜吃，或用鱼腥草 50 克，桔梗 12 克，甘草 6 克，水煎服。

4. 急性支气管炎、肺结核、咳嗽痰中带血：用鱼腥草 30 克，甘草 6 克，车前草 30 克，水煎服。

5. 多种皮肤病：用鲜品捣汁涂敷，或煎汁口服，均有清热消肿、除痱止痒的作用。用全草煎水外洗治天疱疮、脚癣。

6. 痈疖发背、疔疮肿毒（不论已破溃或未破溃）：用湿纸包裹鲜鱼腥草，置于炭火中煨熟，取出捣烂，涂敷患处。

7. 子宫内膜炎、宫颈炎、附件炎赤白带及小腹痛：鱼腥草 30~60 克，蒲公英、忍冬藤各 30 克，水煎服。

8. 毒蛇咬伤：鱼腥草 62.5 克，盐肤木根 31.25 克，黄仔叶根 15.6 克，飞扬草 31.5 克，煎水外洗。

9. 心动过速：鲜鱼腥草 50 克，煎汤后冲蜂蜜 15 克内服。

食疗选方

1. 凉拌鱼腥草：主料为鱼腥草 250 克。调料：精盐、味精、花椒粉、辣椒油、白糖。将鱼腥草去杂洗净，切成段，再用盐水泡几分钟，放味精、精盐、花椒粉、辣椒油、白糖，拌匀即可上桌。做成凉拌菜对上呼吸道感染、肺脓疡、尿路炎症、乳腺炎、蜂窝组织炎、中耳炎、肠炎等有一定疗效。但鱼腥草性寒，不宜多食。

2. 鱼腥草蒸鸡：主料为嫩母鸡 1 只（重约 1500 克），鱼腥草 200 克。调料：精盐、味精、胡椒粉、葱段、姜片。将鸡宰杀、去毛，内脏、脚爪洗净，放入沸水锅内焯一下，捞出洗净血污。将鱼腥草去杂洗净切段。取汤盆 1 只，放入全鸡、精盐、姜、葱、胡椒粉和适量清水，上笼蒸至鸡熟透，再加入鱼腥草、味精，略蒸即可出笼。此菜可作为肺脓疡、虚劳瘦弱、水肿、脱肛等病症患者的辅助食疗菜肴。

3. 鱼腥草炒鸡蛋：主料为鲜鱼腥草 150 克，鸡蛋 4 只。调料：精盐、味精、葱花、素油。将鱼腥草去杂洗净切小段，鸡蛋磕入碗内搅匀。锅内油烧热，投入葱花煸香，放入鱼腥草煸炒几下，倒入鸡蛋一起煸炒至成块，加入适量水和盐，炒至鸡蛋熟而入味，点入味精拌匀即成。此菜有清热解毒、滋阴润肺的功效。可作为肺炎、肺脓疡、痈肿、虚劳出血、目赤、热痢等病症患者辅助营养食疗菜肴食用。

4. 鱼腥草炒肉丝：主料为猪肉200克，鱼腥草100克。调料：精盐、味精、姜丝、湿淀粉、猪油、鲜汤。将猪肉洗净切丝，放碗内加盐、湿淀粉拌匀。鱼腥草去杂洗净切段。盐、味精、湿淀粉、鲜汤兑成汁。锅放油烧至六成热，下肉丝炒散，放鱼腥草炒几下，烹入兑好的汁，翻炒几下起锅装盘即成。此菜具有消炎解毒、滋阴润肺的功效。适用于肺炎、肺脓疡、瘦弱干咳、营养不良、脱肛等病症。

5. 鱼腥草烧猪肺：主料为猪肺250克，鲜鱼腥草100克。调料：料酒、精盐、味精、酱油、白糖、葱段、姜片、猪油。将猪肺切成块，多次洗去血水。鱼腥草去杂洗净切段。锅加猪油烧热，放入猪肺煸炒至干，烹入料酒、酱油煸炒几下，加入葱、姜、精盐和适量水，烧至猪肺熟，加入白糖、料酒继续烧至猪肺熟透，投入鱼腥草烧至入味，点入味精即可出锅。此菜可作为肺炎、肺脓疡、肺虚咳嗽、咳血及肺痿等病症患者的辅助食疗菜肴。

6. 鱼腥草粥：鱼腥草30克（鲜者加倍），大米100克，白糖适量。将鱼腥草择净，放入锅中，加清水适量，浸泡5～10分钟后，水煎取汁，加大米煮粥，或将鲜鱼腥草择洗干净，切细，待粥熟时调入粥中，纳入白糖，再煮一、二沸即成，每日1剂，连续3～5天。该品清热解毒，消痈排脓，利尿通淋。适用于痰热壅滞所致的肺痈吐血、肺热咳嗽、湿热淋症、水肿尿少、湿热痢疾等。

7. 腊肉小炒鱼腥草：鱼腥草、腊肉、大蒜、小红米椒、盐、花生油、生抽适量。鱼腥草择去细根洗干净，将草根部单独切段，叶子另外择取出来。蒜切片，腊肉切薄片，小红米椒切小段。以上食材整理好备用。锅热后放入少许花生油，入腊肉片和蒜片翻炒至腊肉变透明状，此时倒入洗净切好的鱼腥草根，翻炒均匀，放入少许盐。放入切好的小红米椒段，继续翻炒，再将鱼腥草的叶子放入锅内，翻炒均匀，最后放入适量生抽炒匀即可。

8. 鱼腥草猪肺汤：鱼腥草30克，红枣4枚，猪肺250克。猪肺反复清洗干净，切块，放入锅中爆干水分，再放入水中漂洗，挤干水，加水适量，下红枣，文火煮至猪肺熟后，下鱼腥草，再煮20分钟左右，调味食用。适宜急性支气管炎、肺脓疡、肺炎属热毒壅盛者，症见胸痛、发热、咳嗽、痰多黄稠等。

各家论述

1.《名医别录》：主蠼螋溺疮。

2.《日华子本草》：淡竹筒内煨，敷恶疮白秃。

3.《履巉岩本草》：大治中暑伏热闷乱，不省人事。

4.《滇南本草》：治肺痈咳嗽带脓血，痰有腥臭，大肠热毒，疗痔疮。

5.《本草纲目》：散热毒痈肿，疮痔脱肛，断痁疾，解硇砂毒。

6.《医林纂要》：行水，攻坚，去瘴，解暑。疗蛇虫毒，治脚气，溃痈疽，去瘀血。

7. 陈念祖：生捣治呕血。

8.《分类草药性》：治五淋，消水肿，去食积，补虚弱，消膨胀。

9.《岭南采药录》：叶：敷恶毒大疮，能消毒；煎服能去湿热，治痢疾。

10.《中国药植图鉴》：可作急救服毒的催吐剂。

相关故事

相传宋朝熙宁六年夏季，大雨滂沱，河水猛涨，冲毁房屋，淹没农田，沿河两岸侗民流离失所。雨停水退后，沿河两岸的侗民甚至牲畜大多患上了同一种病，整天拉稀。由于当时医疗条件很差，没有人知道得的是什么病。

就在这紧要关头，在白马滩侗寨（今芷江新店坪镇白马铺村）里，有一个张姓后生手持一把鱼腥草，对寨子里的人说："这种草大概可以治这种病，大家不妨试试吧。"侗民们半信半疑，想了想，那就死马当作活马医吧。侗民们就拖着病躯上山下地挖鱼腥草的根吃，果然病情见好。消息很快传遍了沅洲各寨，所有染病之人全都因吃了鱼腥草而病好了。

原来，姓张的后生家常用房前屋后的鱼腥草喂猪，左邻右舍的猪都病了，唯独他家的猪没有发病，全家人都甚觉奇怪。由于他对草药也略知一二，他想：难道鱼腥草可以清热解毒、通淋利尿？于是，全家人试着挖鱼腥草吃。果然，不出三天，全家人的病情大为好转。

从此，沅洲侗民对鱼腥草特别珍爱，觉得越吃越好吃了。吃的方法也越来越讲究，把鱼腥草的地下茎洗净切段，拌上烤香的辣椒粉、生姜、芫荽、葱蒜、味精、香料、食醋等。就这样一直吃到今天，吃出了一种传统美味，吃出了一道药食同源的佳肴。

39. 姜 *Zingiber officinale Rosc.*

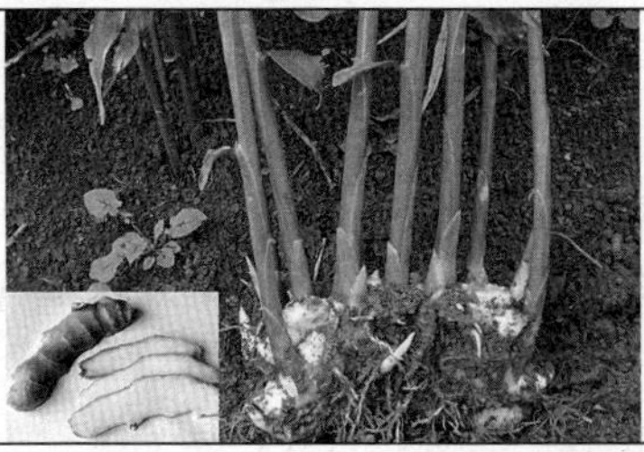

药材概述

姜为姜科姜属植物姜的根茎。姜为多年生宿根草本。根茎肉质，肥厚，扁平，有芳香和辛辣味。叶子披针形至条状披针形，先端渐尖，基部渐狭，平滑无毛，有抱茎的叶鞘；无柄。花茎直立，被以覆瓦状疏离的鳞片；穗状花序卵形至椭圆形，长约5厘米，宽约2.5厘米；苞片卵形，淡绿色；花稠密，萼短筒状；花冠3裂，裂片披针形，黄色，唇瓣较短，长圆状倒卵形，呈淡紫色，有黄白色斑点；雄蕊1枚，挺出，子房下位；花柱丝状，淡紫色，柱头放射状。蒴果长圆形长约2.5厘米。花期6～8月。生姜可以去腥膻，增加食品的鲜味。做酱菜都用嫩姜，药用以老姜为佳。

药材性味

【药名】姜（生姜、干姜）

【英文名】Rhizoma Zingiberis Recens

【别名】生姜、干姜、姜皮、紫姜、子姜、鲜姜、老姜。

【来源】姜科植物姜的根茎（生姜所用为新鲜根茎，干姜为干燥根茎）。

【性味】性温，味辛。

【归经】归肺、脾、胃经。

【功效】开胃，发汗解表，温中止呕，温肺止咳，解鱼蟹毒，解药毒，清热解毒。

【主治】外感风寒，头痛，痰饮，咳嗽，胃寒呕吐。

【用法用量】煎汤，绞汁服，或作调味品；子姜多作菜食。

【产地】分布于中国中部、东南部至西南部。山东安丘、山东昌邑、山东莱芜、山东平度大泽山出产的大姜尤为知名。

采制、炮制与贮藏

【采制】秋、冬二季采挖，除去须根及泥沙。

【炮制】干姜采收后经处理干净，切片晒干或低温烘干用。

【贮藏】置阴凉潮湿处，或埋入湿沙内，防冻。

现代研究

【性状鉴别】根茎呈扁平块状，具指状分枝，长3～7厘米。表面灰黄色或浅灰棕色，粗糙，具纵皱纹及明显的环节。分枝处常有鳞叶残存，分枝顶端有茎痕或芽。质坚实，断面黄白色或灰白色，粉性或颗粒性，内皮层环纹明显，维管束及黄色油点散在。气香，特异，味辛辣。

【化学成分】生姜含挥发性成分α–姜烯、β–檀香萜醇、β–水芹烯、β–甜没药烯、α–烯、姜醇、橙花醛、牻牛儿醛、2–莰醇、3–莰醇、樟烯、β–罗勒烯、α–香柑油烯、β–金便欢烯、异小茴香醇及高良姜萜内酯等；辛辣成分6–姜辣醇、3–姜辣醇、4–姜辣醇、5–姜辣醇、8–姜辣醇、10–姜辣醇、6–姜辣二醇、4–姜辣二醇、8–姜辣二醇、10–姜辣二醇、6–甲基姜辣二醇、4–姜辣二醇双乙酸酯、6–姜辣二酮、6–去氢姜辣二酮、6–乙酰姜辣醇、6–姜辣烯酮等。生姜还含呋喃大牻牛儿酮、2–哌啶酸及天冬氨酸、谷氨酸、丝氨酸等物质。

【提取工艺】将生姜用清水洗净，除去表面的泥垢及污物，并去皮切成小薄片。准确称取一定量的姜片，加入2倍量的蒸馏水，回流分出姜挥发油。将除去挥发油的姜片取出，沥干水分，于60℃干燥30分钟，至姜片用手易折断为止。待姜片冷却后打碎，过40～60目筛。再将生姜末粉中加入95%乙醇，于50℃回流提取30分钟（重复提取一次），过滤，滤液在60℃减压浓缩至近干。测得生姜姜辣素的含量为1.087%。

药理作用

1. 对消化系统的作用：对装有隔离小胃及食道瘘的狗，用50%煎剂置于口腔中，可对胃酸及胃液的分泌呈双相作用，最初数小时内为抑制，后则继以较长时间的兴奋。

2. 对循环和呼吸的作用：正常人口嚼生姜1克（不咽下），可使收缩压平均升高11.2毫米汞柱，舒张压上升14毫米汞柱，对脉率则无显著影响。

3. 抗菌作用：生姜、姜辣酮、姜辣烯酮对伤寒杆菌、霍乱弧菌、金黄色葡萄球菌、肺炎链球菌及阴道滴虫等有抑制作用。

4. 镇静和抗惊厥作用：生姜油、姜辣醇、姜辣烯酮灌胃，均可减少小鼠的自发活动，延长戊巴比妥钠睡眠时间。生姜油腹腔注射，能明显对抗戊四氮惊厥。

5. 解热、镇痛和抗炎作用：生姜油对酵母所致大鼠发热有解热作用，静注姜辣醇或姜辣烯酮均有明显解热作用；并有明显的镇痛作用。

6. 保肝、利胆作用：生姜油、姜辣醇和姜辣烯酮对大鼠或小鼠四氯化碳及半乳糖胺所致的肝损伤有预防和治疗作用。生姜的丙酮提取物，6-姜辣醇或8-姜辣醇十二指肠给药，对大鼠均有显著的利胆作用。

7. 对心血管系统的作用：生姜的乙醇提取物对麻醉猫心脏有直接兴奋作用，姜辣醇是其强心成分。

8. 抗血小板聚集作用：生姜经有机溶媒和水的提取物对花生四烯酸、肾上腺素、ADP 和胶原诱导的血小板聚集均有明显抑制作用。

9. 抗氧化作用：鲜姜提取物有清除超氧阴离子自由基的作用，对自由基诱导的透明质酸解聚有保护作用。生姜抗氧化的有效成分可能为姜辣醇、姜辣酮和姜辣烯酮等。

10. 抗过敏作用：生姜油灌胃，对豚鼠过敏性支气管痉挛有保护作用，对卵白蛋白所致过敏性肠肌收缩有抑制作用，亦能拮抗组胺、乙酰胆碱引起的豚鼠回肠收缩反应。

11. 诱变和抗诱变作用：生姜中含有致突变和抗突变的两类成分，姜辣醇与姜辣烯酮有致突变作用。

12. 其他作用：姜油酮，能引起中枢运动神经麻痹。姜辣烯酮对豚鼠有明显止咳作用。给大鼠灌胃姜提取物，对高胆固醇血症大鼠，能显著降低血清和肝脏胆固醇含量。

临床应用

1. 生姜：（1）促进血液循环：生姜醇提取物能兴奋血管运动中枢，能促进外周血液循环，服后自觉全身温暖并可发汗。（2）健胃助消化：本品含姜辣素能促进胃液分泌及肠管蠕动，有健胃，助消化之效；所含姜酮、姜烯等有镇呕功效，温中止呕，治胃寒呕吐。

2. 干姜：（1）温中散寒：干姜的醇提取液能直接兴奋心脏，对血管运动中枢有兴奋作用，所以，本品温中散寒，促进血液循环，服后胃肠有温暖感，主治脾胃寒冷，如调和肠胃的“半夏泻心汤”中用干姜。（2）回阳救逆：干姜中的姜醇能反射性兴奋血管运动中枢，通过交感神经兴奋，使血压上升，故可治疗阳气衰的亡阳之证，心衰，血压下降的心肾阳虚，阴寒内盛所致之亡阳厥逆，脉微欲绝者。（3）温肺化饮：主要治寒饮咳喘症，所含挥发油及辛辣之性使寒饮之邪外散，如小青龙汤中用干姜。

3. 炮姜、姜炭：（1）抗溃疡作用：用干姜、炮姜水煎液按 4.5g/kg 对大白鼠灌胃，结果表明，炮姜除消炎止痛外，对应激性胃溃疡、醋酸诱发胃溃疡，幽门结扎型胃溃疡均呈明显的抑制倾向。干姜无此作用。（2）止血作用：炮姜和姜炭均能缩短小白鼠的凝血时间，且姜炭水煎液的凝血作用优于炮姜，也优于本身的醚提液；生姜和干姜水煎液均无缩短凝血时间的作用；炮姜随环境温度的降低，凝血作用增强，姜炭则随剂量的增加，凝血作用增强。

4. 姜汁：可直接榨汁，取鲜姜切碎布包压汁，或取鲜姜 / 干姜加水煎煮两次，取提液汁直接服用。作用：（1）解除食药中毒：如鱼蟹、虾等及服用药物，半夏、天南星等之类中毒反应如恶心、呕吐等，即可服用生姜汁 2～3 克，日服 3 次可解毒。（2）辅料可缓和药性，扩大用药范围：如黄连，姜汁不仅抑制其苦寒之性，并具有降逆止呕作用，可用于胃热呕吐。草果用姜汁炙可起增强温胃止呕、消滞除胀作用，对消化不良、平素脾胃虚寒的病症起协同作用。

药用禁忌

阴虚内热及邪热亢盛者忌食。

药用选方

1. 生姜葱白茶：生姜 6 克，葱白两根，加适量清水，煮沸后加盖 5 分钟即可，早晚各服 1 次，服用后盖被出汗。适合恶寒怕冷、头痛无汗、鼻流清涕、四肢酸痛、舌苔薄白、脉浮的风寒感冒者饮用。

2. 生姜红糖茶：生姜 4 片，红糖 30 克，茶叶 3 克，生姜加清水煮沸，放入红糖拌匀，再放入茶叶，煮沸即成。宜少量频服，至汗出为佳。适合风寒感冒者饮用。

3. 姜苏茶：生姜 15 克，紫苏 15 克，大蒜 10 克。三药同煎，加适量水，煮沸后加盖浸 30 分钟，分早、晚两次服用。适合风寒挟湿即恶寒怕冷、头痛无汗、鼻流清涕、四肢酸痛、胸闷、困倦、恶心呕吐、大便或溏、苔白腻的感冒者服用。

4. 生姜汤：用生姜 15 克煎汤，加白糖适量温服，早晚各 1 次，可治痰多咳嗽。

5. 生姜核桃丸：生姜 50 克，核桃肉 50 克，北杏仁 50 克，蜂蜜适量。上述三味共捣烂，加蜂蜜为丸，临睡前服用，共分 10 次服完，具有理虚润肺、止咳定喘的功效。

保健功能

1. 抗肿瘤：鲜姜含有多元酸人参萜醇，能抑制癌细胞扩散，还能防止癌细胞增殖，常服生姜可以抗癌。

2. 抗衰老：生姜的抗氧化作用比维生素 E 强，能防止脂肪食物变质。同时，生姜的辛辣成分被人体吸收后，可抑制体内过氧化脂质的产生，从而起到抗衰老的作用。

3. 止牙痛：生姜还含有姜醇、姜酚、姜油萜、姜烯、辣素等成分，这些物质具有良好的杀菌、消炎、止痛作用，牙痛时嚼上几片生姜疼痛即可抑制。

4. 预防胆结石：生姜中所含的大量姜酚，能抑制前列腺素的过多分泌，减少胆汁中黏蛋白含量，不至于因黏蛋白过多而与胆汁中钙离子和胆红素结合，形成胆结石。此外，生姜中含有较多的油树脂，有较强的利胆作用。

食疗作用

1. 浸渍返鲜：冷冻的肉类、禽类原料在加热前先用姜汁浸渍，可起返鲜的作用，使其恢复到原有的新鲜程度。姜除在烹调加热中调味外，亦用于菜肴加热前，起浸渍调味的作用。浸渍时，同时加入适量的料酒、葱，效果更好。

2. 对芡汁：一般在做酸甜味道的菜肴时用姜米对芡汁，即以姜米、香醋、白糖三味相调和，会产生一种特殊的酸甜味，如做糖醋鱼、糖醋排骨等菜肴。

3. 蘸食：用姜米、香醋、酱油对成调味汁，具有去腥提鲜的作用，如蘸食清蒸螃蟹等菜肴。

4. 炖制菜肴：一般在烹制炖焖的菜肴时，加入姜片可使肉味醇香，回味悠长。如做炖鸡汤、红焖仔鸭等菜肴。

各家论述

1.《名医别录》：味辛，微温。主治伤寒头痛、鼻塞、咳逆上气，止呕吐。又，生姜，微温，辛，归五藏。去痰，下气，止呕吐，除风邪寒热。久服小志少智，伤心气。

2.《本草拾遗》：本功外，汁解毒药，自余破血，调中，去冷，除痰，开胃，须热即去皮，要冷即留皮。

3.《药性论》：生姜，使。主痰水气满，下气。生与干并治嗽，疗时疾，止呕逆不下食。生和半夏，主心下急痛，若中热不能食，捣汁和蜜服之。又汁和杏仁作煎，下一切结气实，心胸壅隔，冷热气，神效。

4.《开宝本草》：味辛，微温。主伤寒头痛鼻塞，咳逆上气，止呕吐。

5.《本草图经》：以生姜切细，和好茶一、两碗，任意呷之，治痢大妙！热痢留姜皮，冷痢去皮。

6.《本草衍义》：治暴逆气。嚼三两皂子大，下咽定，屡服屡定。初得寒热，痰嗽，烧一块，含咬之终日间，嗽自愈。暴赤眼无疮者，以古铜钱刮净姜上取汁，于钱唇点目，热泪出，今日点，来日愈。但小儿甚惧，不须疑，已试良验。

7.《药性赋》：味辛，性温，无毒。升也，阳也。其用有四：制半夏有解毒之功，佐大枣有厚肠之说。温经散表邪之风，益气止胃翻之哕。

8.《汤液本草》：气温，味辛。辛而甘，微温，气味俱轻，阳也，无毒。

9.《象》云：伤寒头痛，鼻塞，咳逆上气，止呕吐，治痰嗽。生与干同治。与半夏等份，治心下急痛，剪细用。

10.《心》云：能制半夏、厚朴之毒，发散风寒，益元气，大枣同用。辛温，与芍药同用，温经散寒，呕家之圣药也。辛以散之，呕为气不散也。此药能行阳而散气。

11.《珍》云：益脾胃，散风寒，久服去臭气，通神明。

12. 孙真人云：为呕家之圣药。

相关故事

相传，中国在楚汉相争时期，汉高祖刘邦征战河南音山，身染瘟疫，久治不愈。当地百姓献方“生姜萝卜汤”，刘邦喝后病情大减，再一喝即药到病除。生姜不但治了帝王的瘟疫，也救过许多平民百姓。

40. 枳椇子 *Hovenia dulcis Thunb.*

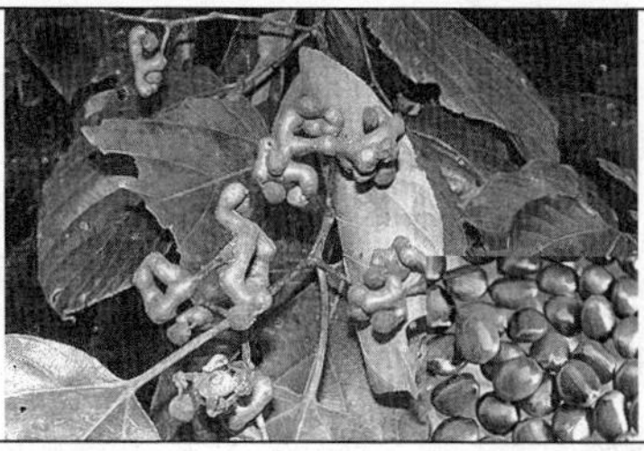

药材概述

枳椇系落叶乔木，叶片椭圆状卵形、宽卵形或心状卵形。干燥带果柄的果实果柄膨大，肉质肥厚，多分枝，弯曲不直，形似鸡爪，在分枝及弯曲处常更膨大如关节状，分枝多呈“丁”字形或相互呈垂直状，长3～5厘米或更长，直径4～6毫米。表面棕褐色，略具光泽，有纵皱纹，偶见灰白色的点状皮孔。分枝的先端，着生1枚钝三棱状圆球形的果实，果皮纸质，甚薄，3室，每室含种子1粒。果柄质稍松脆，易折断，淡红棕色至红棕色。干燥种子呈扁平圆形，背面稍隆起，腹面较平，直径3～5毫米，厚约2毫米。表面红棕色至红褐色，平滑光泽，基部有扁圆形点状的种脐，顶端有微凸的合点，腹面有一条纵行而隆起的种脊。枳椇浑身是宝，树皮、叶、根、果实、种子均可药用。果柄含多量葡萄糖和苹果酸钾，经霜后甜，可生食或酿酒，俗称“拐枣”；果实入药，为清凉利尿药，并能解酒；“拐枣酒”能治风湿症；木材硬度适中，纹理美，供建筑及制家具和美术工艺品等的用材。

药材性味

【药名】枳椇子

【英文名】Hovenia Acerba Lindl.

【别名】万子梨、蜜屈律、山林果、木蜜、木珊瑚、鸡距子、鸡爪子、万寿果、金钩子、金钩梨、梨枣、枸、鸡爪梨、鸡爪莲、臭杞子、莲庆、纠结子、长寿果。

【来源】鼠李科植物枳椇的成熟种子（药用），肉质膨大的果序轴、叶及茎枝（食用）。

【性味】甘酸，平。

【归经】归心、脾经。

【功效】止渴除烦、解酒毒、镇静、利尿。

【主治】酒醉，烦热，口渴，呕吐，二便不利。

【用法与用量】内服：煎汤，3～5钱；浸酒或入丸剂。

【产地】江苏、安徽、浙江、江西、广东、福建、湖北、湖南、广西、陕西、四川、贵州、云南、河南等省。

采制与贮藏

【采制】10～11月果实成熟时采收，将果实连果柄一并摘下，晒干。或碾碎果壳，筛出种子。晒干。

【贮藏】置于通风干燥处。

现代研究

【性状鉴别】（1）北枳椇种子扁平圆形，背面稍隆起，旗面较平坦，直径约5毫米，厚1～1.5毫米。表面红棕色、棕黑色或绿棕色，有光泽，于放大镜下观察可见散在凹点，基部凹陷处有点状淡色种脐，顶端有微凹的合点，腹面有纵行隆起的种脊。种皮坚硬，胚乳白色，子叶淡黄色，肥厚，均富油质。气微，味微涩。（2）枳椇种子暗褐色或黑紫色，直径3.2～4.5毫米。（3）毛果枳椇种子黑色、黑紫色或棕色，近圆形，直径4～5.5毫米，腹面中部有棱，背面有时具乳头状突起。均以饱满、有光泽为佳。

【化学成分】北枳椇种子含黑麦草碱，β-咔啉，枳椇苷C，D，G，G'和H，其中枳椇苷D和G相应的苷元为酸枣苷元；果实含多量葡萄糖，硝酸钾和苹果酸钾；果柄和花序轴均含葡萄糖、果糖和蔗糖；根皮含欧鼠李碱和枳椇碱A，B；木质部含枳椇酸。

【提取工艺】将枳椇子粉碎，准确称取一定量的枳椇子粉，以75%的乙醇为溶剂，用渗漉法提取，提取液过滤，浓缩，热水分散，放冷，石油醚（60℃～90℃）去油脂3次，水浴蒸干，80℃干燥，得枳椇子干浸膏。枳椇子总黄酮的提取率为8.4%。

临床应用

1. 醒酒安神：枳椇子中含有大量的葡萄糖、有机酸，既能扩充人体的血容量，又能解酒毒。

2. 通利二便：枳椇子含有大量水分、葡萄糖、有机盐、脂类物质，具有促进尿液排泄、加速肠道蠕动等作用。

3. 祛风通络止痉：枳椇子中含有大量的钙和枳椇子皂苷，具有中枢抑制作用，能够抗惊厥，防止手足抽搐痉挛，可用来治疗风湿痹痛麻木之症。

4. 止渴除烦、补充营养：枳椇子中含有大量的葡萄糖、蔗糖、果糖、有机酸、无机盐、维生素等，能生津止渴，清热除烦，并能给人体补充养分，增强机体的抗病能力。

5. 降血压：枳椇子中含有麦草碱，B-咔啉，枳椇苷C，D，G，H，鼠李碱等，具有抗脂质过氧化和降低血压等作用。

食用禁忌

脾胃虚寒者禁用。

药用配伍

1. 配沙参，治疗温病津伤。

2. 配半夏，一降逆气，一养胃阴，一燥一润，用于胃气不降之呕吐，呃逆。

3. 配秦艽，一补中益气，一清热利湿，共治小儿疳病，积滞发热。

4. 配茯苓，健脾利尿，功效增强，以消水肿。

常用选方

1. 治饮酒多发积，为酷热蒸熏，五脏津液枯燥，血泣小便并多，肌肉消烁，专嗜冷物寒浆：枳椇子二两，麝香一钱。为末，面糊丸，如梧子大。每服三十丸，空心盐汤吞下。(《世医得效方》枳椇子丸)

2. 治酒色过度，成痨吐血：拐枣四两，红甘蔗一根。炖猪心肺服。(《重庆草药》)

3. 治小儿惊风：枳椇果实一两。水煎服。(《湖南药物志》)

4. 治手足抽搐：枳椇果五钱，四匹瓦五钱，蛇莓五钱。水煎服。(《湖南药物志》)

5. 治小儿黄瘦：枳椇果实一两。水煎服。(《湖南药物志》)

食疗选方

1. 枳椇猪肺汤：鲜枳椇子120克，猪心、肺各1具，红糖30克。枳椇子洗净，猪心、肺洗净并切成小块；将枳椇子，猪心、肺，红糖共同放入瓦罐中，加清水1000毫升，文火慢炖60分钟后，调入少许精盐、味精即可食用。本肴具有解渴除烦之功效，可作为酒痨吐血患者的饮食治疗。

2. 枳椇子酒：枳椇子干2枚，低度烧酒500毫升。先将枳椇子洗净，用刀切开，浸入烧酒中，密封，1周后启封饮用，每日2次，每次20毫升。本酒具有祛风胜湿的功效，适宜于风湿性关节炎患者饮用。

3. 枳椇子鸡肝：干枳椇子 2 枚，黄鸡肝 1 具。先将枳椇子杵成细末备用；鸡肝洗净，用刀切十字刀花，盛于盘中，撒上枳椇子末，适量精盐，入笼中蒸 20 分钟取出食用。本肴具有健脾消疳的效果，可用来治疗小儿疳积。

4. 枳椇子四莓汤：鲜枳椇子 4 枚，四匹瓦、蛇莓各 10 克。以上三味用清水洗净后，共入瓦罐中，加水适量，先以旺火烧沸，改用小火炖 20 分钟，滤出汤汁顿服。本汤具有祛风通络的功效，可用于治疗肝风内动，手足抽搐，小腹疼痛告急，头风等病症。

5. 枳椇粥：枳椇子 15～30 克，粳米 100 克。先用枳椇子煎取浓汁，去渣，加入淘洗干净的粳米煮稀粥。空腹食用。具有解酒利尿、补中益气的功效。用于酒醉，烦热口渴，呕吐，二便不利，小儿黄瘦，慢性酒精中毒。

各家论述

1.《荆楚岁时记》：辟虫毒。

2.《唐本草》：主头风，小腹拘急。

3.《本草拾遗》：止渴除烦，润五脏，利大小便，去膈上热，功用如蜜。

4.《滇南本草》：治一切左瘫右痪，风湿麻木，能解酒毒；或泡酒服之，亦能舒筋络。小儿服之，化虫，养脾。

5.《滇南本草图说》：补中益气。痰火闭结于胸中，用此可解。

6.《本草纲目》：枳椇木高三四丈，叶圆大如桑柘，夏月开花，枝头结实，如鸡爪形，长寸许，扭曲，开作二三歧。俨若鸡之足距，嫩时青色，经霜乃黄，嚼之味甘如蜜。

7.《本草再新》：味甘，酸，性平。无毒。入心、脾二经。

8.《本草拾遗》：止渴除烦，去膈上热，润五脏，利大小便，功用如蜜。

9. 陆玑《诗疏》：南山有枸杞。枸树山木，其状如栌，一名枸骨……今官园种之，谓之木蜜。古语云枳椇来巢，言其味甘，故飞鸟慕而巢之。

10. 苏东坡《眉山集》：揭颖臣病消渴，日饮水数斗，饭亦倍常，小便频数。服消渴药逾年，疾日甚，自度必死。予令延蜀医张肱诊之。笑曰：君几误死。乃取麝香当门子，以酒濡润，作十许丸，用枳椇子煎汤吞之，遂愈。问其故。肱曰：消渴消中，皆脾弱肾败，土不制水而成斯疾。今颖臣脾脉极热而肾气不衰，当由果实、酒物过度，积热在脾，所以食多而饮少。水饮既多，溺不得不多，非消非渴也。麝香能制酒果花木。枳椇亦胜酒，屋外有此木，屋内酿酒多不佳。故此二物为药，以去其酒果之毒也。

41. 枸杞子 *Lycium barbarum L.*

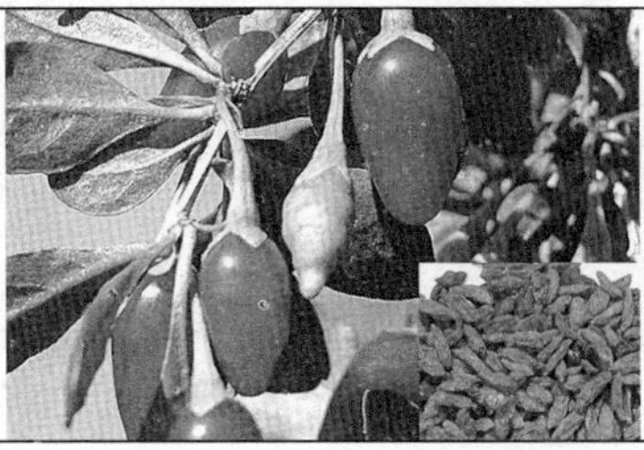

药材概述

枸杞子为茄科植物宁夏枸杞的干燥成熟果实。枸杞属于灌木或经栽培后而成大灌木，高 1～3 米。主茎数条，粗壮；小枝有纵棱纹，有不生叶的短刺和生叶、花的长刺；果枝细长，通常先端下垂，外皮淡灰黄色，无毛。叶互生或数片簇生于短枝上；叶柄短；叶片披针形或长圆状披针形，先端尖，基部楔形或狭楔形而下延成叶柄，上面深绿色，背面淡绿色。花腋生，常单 1 或 2～6 朵簇生在短枝上；雄蕊 5；雌蕊 1，子房长圆形，2 室，花柱线花，柱头头状。浆果卵圆形、椭圆形或阔卵形，长 8～20 毫米，直径 5～10 毫米，红色或橘红色，果皮肉质。种子多数，近圆肾形而扁平，棕黄色。花期 5～10 月，果期 6～11 月。植物的根皮（地骨皮）、嫩茎叶（枸杞叶）亦供药用。

药材性味

【药名】枸杞子

【英文名】Barbary Wolfberry Fruit，Fruit of Barbary Wolfberry，Goji Berry，Fruit of Matcmli Bimonyvine

【别名】苟起子、枸杞红实、甜菜子、西枸杞、狗奶子、红青椒、枸蹄子、枸杞果、地骨子、枸茄茄、红耳坠、血枸子、枸地芽子、枸杞豆、血杞子、津枸杞。

【处方名】枸杞、枸杞子、甘杞子、枸杞果、杞果、杞子、西枸杞、北枸杞、甘枸杞、宁枸杞、宁夏枸杞、宁夏杞子等。

【来源】茄科植物宁夏枸杞的干燥成熟果实。

【性味】味甘，性平。

【归经】归肝、肾、肺经。

【功能】养肝，滋肾，润肺。

【主治】肝肾亏虚，头晕目眩，目视不清，腰膝酸软，阳痿遗精，虚劳咳嗽，消渴引饮。

【用法用量】内服：煎汤，5～15克；或入丸、散、膏、酒剂。

【产地】分布于华北、西北等地。其中北枸杞产于北方，津枸杞产于北方而集散于天津，血枸杞产于河北、山西等地，甘州子产于甘肃张掖，古城子产于新疆。

采制与贮藏

【采制】夏、秋二季果实呈红色时采收，热风烘干，除去果梗。或晾至皮皱后，晒干，除去果梗。

【贮藏】置阴凉干燥处，防闷热，防潮，防蛀。

现代研究

【性状鉴别】（1）西枸杞为植物宁夏枸杞的干燥成熟果实。呈椭圆形或纺锤形，略压扁，长1.5～2厘米，直径4～8毫米。表面鲜红色至暗红色，具不规则的皱纹，略有光泽，一端有白色果柄痕。肉质柔润，内有多数黄色种子；扁平似肾脏形。无臭，味甜，嚼之唾液染成红黄色。以粒大、肉厚、种子少、色红、质柔软者为佳。主产于宁夏，宁夏中宁产最佳，故称为中宁枸杞或宁夏枸杞。（2）津枸杞又名津血杞、杜杞子。为植物枸杞的干燥成熟果实。呈椭圆形或圆柱形，两端略尖，长1～1.5厘米，直径3～5毫米。表面鲜红色或暗红色，具不规则的皱纹，无光泽。质柔软而略滋润，内藏多数种子，种子形状与上种略同。无臭，味甜。以粒大、肉厚、种子少、色红、质柔软者为佳。粒小、肉薄、种子多、色灰红者质次。主产于河北。

【化学成分】果实含枸杞多糖，又含甜菜碱、阿托品、天仙子胺；另含玉蜀黍黄素、酸浆红素、隐黄质、东莨菪素、胡萝卜素、核黄素、烟酸、维生素B_1、维生素B_2及维生素C。种子含氨基酸：天冬氨酸、脯氨酸、丙氨酸、亮氨酸等。

【提取工艺】将枸杞子烘干、粉碎，准确称取一定量的枸杞子粉，用30倍量的水分两次在80℃提取3.5小时。将其以4000r/min离心18分钟，得上清液，经浓缩，再加入5倍体积的乙醇，摇匀后，在4℃冰箱中放置过夜，再4000r/min离心20分钟，沉淀经干燥后的粗多糖。枸杞子多糖得率为8.34%。

药理作用

1. 对免疫功能的影响：枸杞子水提取物或肌注醇提取物和枸杞多糖均有提高巨噬细胞的吞噬功能、增强血清溶菌酶的作用，还有增强非特异性免疫的作用。

2. 延缓衰老作用：枸杞提取液可明显抑制血清 LPo 生成，使血中 GSH－Px 活力增高，但红细胞 SOD 活力未见升高，枸杞提取液具有延缓衰老作用。

3. 抗肝损伤：甜菜碱盐酸盐能使大鼠血清和肝内的磷脂明显增加，对长期给予四氯化碳所致的大鼠磷脂下降及胆固醇升高具有明显的保护作用。

4. 降血糖：枸杞提取物可显著而持久降低大鼠血糖，增加糖耐量，且毒性较小。另外，该品还有抗肿瘤、促进造血功能等作用。

5. 补肾功能：长期服用维生素 E－C 合剂或枸杞多糖均可在一定程度上起到对抗自由基的作用，使肾组织丙二醛水平下降，预防线粒体老化，使其功能有所改善。

6. 保肝功能：枸杞多糖对肝损伤有修复作用，其机理可能是通过阻止内质网的损伤，促进蛋白质合成及解毒作用，恢复肝细胞的功能，并促进肝细胞的再生。

7. 抗脂肪肝作用：大鼠长期（75 天）口服果实中的甜菜碱，可升高血及肝中的磷脂水平；对 BSP，SGP－T，碱性磷酸脂酶，胆碱酯酶等均有改善作用。主要是甜菜碱在体内起甲基供应体的作用。

8. 对血压的作用：果实水溶性提取物可使麻醉兔血压降低，呼吸兴奋；对离体兔心呈抑制作用，并使兔耳血管收缩。

9. 抗疲劳作用：枸杞子煎剂对小鼠羟脯氨酸含量和耐缺氧、抗疲劳作用有影响。

10. 抗肿瘤作用：枸杞子、叶对人胃腺癌 KATo－Ⅲ细胞，枸杞果柄、叶对人宫颈癌 Hela 细胞均有明显抑制作用，作用机理为抑制细胞 DNA 合成，干扰细胞分裂。

11. 其他作用：甜菜碱，可增加雌、雄雏鸡的体重，增加产蛋量。枸杞了和甜菜碱对 CCl_4 引起的肝损害有保护作用。

药用禁忌

1. 有酒味的枸杞已经变质，不可食用。

2. 外邪实热，脾虚有湿及泄泻者忌服。

常用选方

1. 妊娠呕吐：枸杞子、黄芩各 50 克。置带盖瓷缸内，以沸水冲浸，待温时频频饮服，喝完后可再用沸水冲，以愈为度。

2. 糖尿病：枸杞子 30 克，兔肉 250 克，加水适量，文火炖熟后加盐调味，取汤饮用。

3. 肥胖病：枸杞子 30 克，每日 1 剂，当茶冲浸，频服，或早晚各 1 次。

4. 慢性萎缩性胃炎：选宁夏枸杞子洗净，烘干打碎分装，每日 20 克，分 2 次于空腹时嚼服，2 个月为一个疗程。

5. 男性不育：枸杞子每晚 15 克，嚼碎咽下，连服 1 个月为一个疗程。一般服至精液常规转正常后再服一个疗程。

6. 老年人夜间口干：每晚睡前取枸杞子 30 克，用开水洗净后徐徐嚼服。服用 10 天后可见效。

7. 褥疮：枸杞子 50 克，烘脆研末，麻油 200 克熬沸，待冷倒入枸杞子粉，加冰片 0.5 克搅匀，外敷疮面，每日 1 次。

8. 冻疮：枸杞子 20 克，白芷 5 克，吴茱萸 5 克，分别烘脆研末，加香脂适量调成膏状，涂于患处，每隔 4～6 小时涂 1 次，连用 5 天可愈。

9. 疔疮痈疖：枸杞子 15 克，烘脆研末，加凡士林 50 克制成软膏，外涂患处，每日 1 次，一般 3～5 日可愈。

10. 烫伤：枸杞子 40 克，烘脆研细末，麻油 120 克加热至沸，离火倒入枸杞子粉搅匀，以消毒药棉蘸浸药油涂于患处，局部包扎，每 6 小时涂药 1 次，一般半小时痛减，5 天痊愈。

食疗选方

1. 当作零食：枸杞子以宁夏出产的质量最好，又红又大，当地人更喜欢买来当零食，有如葡萄干一般。对男士因肝肾亏虚而引起的腰酸背痛，甚至早泄遗精等有很好的治疗作用。

2. 杞子菊花茶：枸杞子 30 颗，菊花 5 朵，红茶包 1 个，将以上三样放入杯中，加入沸水泡10 分钟即可饮用。具有养肝、明目、降血糖、降血压、抗衰老、防皱纹、固精气等保健功效。适合工作繁重、长期对着计算机工作者。

3. 枸杞子粥：枸杞子 30 克，粳米 250 克，煮粥。煮成粥后，加入一点糖，食用时不仅香甜可口，长期服食还能补精血、益肾气，治疗两眼模糊、流泪等病症。

4. 杞子猪肝煲：枸杞子 100 克，猪肝 200 克，煲汤，喝汤吃猪肝。具有治疗两眼干涩、消除因熬夜出现黑眼圈的作用。

5. 杞子桂圆汤：枸杞子 15 克，桂圆肉 10 克，本鸡蛋 2 个，冰糖 30 克。先将枸杞子、桂圆一起加水煮，鸡蛋煮熟后去壳和冰糖一起加入，煮至冰糖融化即可食用。此汤具有补肝肾、益气血的功效，适宜身体虚弱和病后进补者。

6. 杞子黄精汤：枸杞子 15 克，黄精 10 克，猪瘦肉 100 克，生姜 2 片，加入适量的大葱、食盐、料酒和水，烧开后用小火炖熟，食肉喝汤。此汤能补肝明目，适宜老年体弱、视力减退、腰背酸痛者。

7. 杞子牛鞭汤：枸杞子30克，牛鞭1具，生姜2片，加入适量的大葱、食盐、料酒和水，烧开后用小火炖熟，食肉喝汤。此汤具有补肾壮阳的功效，适用于一般体弱肾虚、腰膝酸软、遗精阳痿、夜间多尿等症，也可作老年人调理补养之用。

8. 杞子南枣煲：枸杞子30克，南枣6～8个，鸡蛋2个，同煮，蛋熟后去壳再煲片刻，吃蛋饮汤。此煲具有养血补肝的功效，适用于头晕眼花、视力减退、精神恍惚、心悸、健忘、失眠及慢性肝炎、肺结核、肾虚多尿等症。

9. 杞子羊脑煲：枸杞子30克，羊脑1副，生姜2片，加入适量大葱、食盐、料酒和水，烧开后用小火炖熟，食肉喝汤。此煲具有滋补肝肾、补脑安神功效，适宜治疗血虚头痛、眩晕、癫痫等疾患。

相关故事

相传战国时，在秦国境内黄河南岸，香山北麓（今卫宁）平原上，有一青年农夫，乳名狗子，以农耕为业，娶妻杞氏，杞氏勤劳贤惠，夫妻日出而作，日落而息，奉养老母，倒也勉强度日。时秦吞并六国，倾国之男丁，拓疆征战，狗子被召戍边。将军百战死，壮士十年归，狗子戍边归来，已是满脸须发。路见家乡正闹饥荒，田园荒芜，路人讨吃，饿殍遍地，众乡邻面带菜色，孩子嗷嗷待哺。狗子甚为惶恐，不知老母与妻子现状如何，既到家，见老母发丝如银，神采奕奕，妻子面色红润，不像路人饥饿之状，甚为惊讶，谓妻曰："路见乡邻皆饥，唯母与尔饱满，何也？"妻对曰："尔从军后，吾终日劳作，勉为生计，去今之年，蝗灾涝害，颗粒无收，吾采山间红果与母充饥，方免其饿。"其母曰："吾若非尔媳采红果食之，命已殒矣！"狗了喜泣，对妻更为敬之。邻人闻之，争相采食，谓之枸杞食。后人发觉红果有滋阴补血、养肺健胃之功效，改名为"枸杞子"。

42. 栀子 *Gardenia jasminoides Ellis*

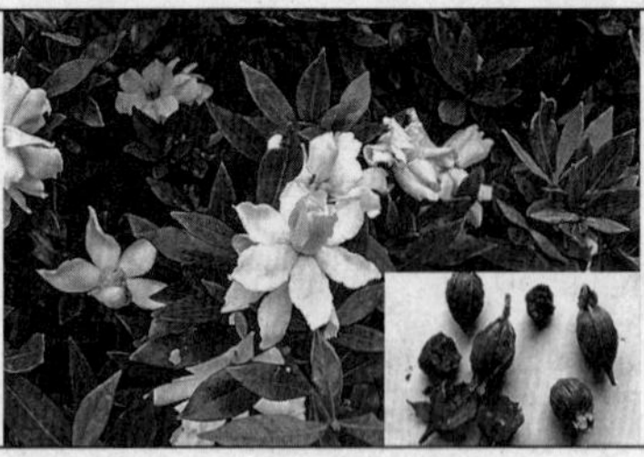

药材概述

栀子是茜草科植物栀子的成熟果实。栀子花气味芳香浓郁，历来受百姓所喜爱。栀子的果实具有护肝、利胆、降压、镇静、止血、消肿等作用，在中医临床常用于治疗黄疸型肝炎、扭挫伤、高血压、糖尿病等症。栀子为常绿灌木，高达2米。叶对生或3叶轮生，长椭圆形或倒卵状披针形，全缘；托叶2片，通常连合成筒状包围小枝。花单生于枝端或叶腋，白色，芳香；花萼绿色，圆筒状；花冠高脚碟状，裂片5或较多；花单生枝端，芳香；萼管倒圆锥形，有棱，裂片线形，花瓣呈旋转卷形排列，花开时呈高脚杯状或碟状，5～6裂，初为白色，后变为乳黄色；雄蕊与花冠裂片同数；子房1室。果卵圆形，黄色，为肉质果；有翅状纵棱5～8条；种子多数。子房下位。花期5～7月，果期8～11月。

药材性味

【药名】栀子

【英文名】Cape Jasmine Fruit，Fruit of Cape Jasmine

【别名】木丹、鲜支、卮子、支子、越桃、山栀子、枝子、小卮子、黄鸡子、黄荑子、黄栀子、黄栀、山黄栀、山栀。

【来源】茜草科植物栀子的成熟果实。

【性味】苦，寒，无毒。

【归经】归心、肝、肺、胃、三焦经。

【功效】泻火除烦，清热利湿，凉血解毒。焦栀子：凉血止血。

【主治】热病心烦，肝火目赤，头痛，湿热黄疸，淋证，血痢尿血，口舌生疮，疮疡肿毒，扭伤肿痛。

【用法用量】内服：煎汤，5～10克；或入丸、散。外用：适量，研末掺或调敷。

【产地】山东、江苏、安徽、浙江、江西、福建、台湾、湖北、湖南、广东、香港、广西、海南、四川、贵州和云南。

采制、炮制与贮藏

【采制】于10月中、下旬，当果皮由绿色转为黄绿色时采收，除去果柄杂物，置蒸笼内微蒸或放入明矾水中微煮，取出晒干或烘干。亦可直接将果实晒干或烘干。

【炮制】生栀子：筛去灰屑，拣去杂质，碾碎过筛；或剪去两端。山栀仁：取净栀子，用剪刀从中间对剖开，剥去外皮取仁。山栀皮：即生栀子剥下的外果皮。炒栀子：取碾碎的栀子，置锅内用文火炒至金黄色，取出，放凉。焦栀子：取碾碎的栀子，置锅内用武火炒至焦煳色，取出，放凉。栀子炭：取碾碎的栀子，置锅内用武火炒至黑褐色，但须存性，取出，放凉。

【贮藏】置于通风干燥处。

现代研究

【性状鉴定】果实呈倒卵形、椭圆形或长椭圆形，长1.4～3.5厘米，直径0.8～1.8厘米。表面红棕色或红黄色，微有光泽，有翅状纵棱6～8条，每二翅棱间有纵脉1条，先端有暗黄绿色残存宿萼，先端有6～8条长形裂片，裂片长1～2.5厘米，宽2～3毫米，多碎断，果实基部收缩成果柄状，末端有圆形果柄痕。果皮薄而脆，内表面鲜黄色或红黄色。有光泽，具隆起的假隔膜2～3条。折断面鲜黄色，种子多数，扁椭圆形或扁矩圆形，聚成球状团块，棕红色，表面有细而密的凹入小点；胚乳角质；胚长形，具心形子叶2片。气微，味微酸苦。以皮薄、饱满、色红黄者为佳。

【化学成分】主要含环烯醚萜类成分，如京尼平苷、京尼平龙胆二糖苷、京尼平苷酸；西红花苷类成分，如西红花苷、西红花酸；另外还含有黄酮类成分，如栀子素A-F，但含量较少；其他类成分如D-甘露醇、熊果酸等。

【提取工艺】将栀子药材粉碎，过4号筛。准确称取一定量的栀子粉，加入5倍量的80%乙醇，回流提取1小时，用0.45微米滤膜过滤，浓缩得栀子苷。栀子苷的提取率为2.53%。

药理作用

1. 利胆作用：栀子及所含环烯醚萜苷等成分均有利胆作用。其醇提取物和藏红花苷、藏红花酸可使胆汁分泌量增加。

2. 对胃肠道和胰腺的作用：京尼平对胃机能产生抗胆碱能性的抑制作用。栀子能促进胰腺分泌。

3. 对中枢神经系统的作用：栀子醇提取物能减少小鼠自发活动，具有镇静作用，且与环已巴比妥钠有协同作用，能延长睡眠时间，尚能对抗戊四氮的惊厥。

4. 抗病原微生物作用：栀子对金黄色葡萄球菌、脑膜炎双球菌、卡他球菌等有抑制作用，水浸液在体外对多种皮肤真菌有抑制作用。另外，栀子有一定的抗炎和治疗软组织损伤的作用。

5. 对心血管系统的作用：栀子提取物能降低心肌收缩力。麻醉犬、鼠静注栀子提取物，可因心收缩容积及心输出量下降而导致血压下降。

6. 对肝脏功能的影响：栀子提取物对肝细胞无毒性并有保护作用，栀子提取物可降低动物血清胆红素水平，但其退黄机制较为复杂。

7. 抑菌作用：栀子煎剂对白喉杆菌、金黄色葡萄球菌、伤寒杆菌有抑制作用，对多种皮肤真菌也有不同程度的抑制作用。

8. 致泻作用：去乙酰车叶草苷酸甲酯、羟异栀子苷有泻下作用。

9. 镇痛作用：栀子苷及其水解产物京尼平对腹腔注射醋酸引起的小鼠扭体运动有抑制作用。

10. 抗炎及治疗软组织损伤的作用：栀子醇提物栀子苷对软组织损伤模型有治疗作用和抗炎作用。

11. 其他作用：栀子有一定的止血作用，生栀子的止血作用较焦栀子强。去羟栀子苷对小鼠有泻下作用。

药（毒）理学

栀子苷和栀子水提物对小鼠的急性毒性很低，且栀子无致突变、致畸效应。

临床应用

1. 治疗急性黄疸型肝炎：取山栀制成 10% 及 50% 两种煎剂，每天 3 次饭后服用。一部分病人用 10% 煎剂每次 10 毫升，以后逐渐递增至 50 毫升；另一部分病人用 50% 煎剂，每次 10 ~ 15 毫升。共治 19 例，7 例痊愈，10 例接近痊愈。住院 9 ~ 63 天不等，平均 30.3 天。

2. 治疗扭挫伤：将山栀子捣碎，研成齑粉，以温水调成糊状，加入少许酒精，包敷伤处。一般 3 ~ 5 天更换 1 次，如肿胀明显可隔天更换 1 次。骨折者不宜使用，脱臼者应先整复后再用。如有肢体麻痹，应配合理疗及针灸治疗。治疗 407 例，24 小时内疼痛消失者 328 例；48 小时内消失者 66 例；72 小时内消失者 13 例。疼痛平均消失时间为 30 小时。肿胀消退时间平均为 2.5 天。

或用黄栀子、明乳香加适量黄酒，搅拌后放锅内蒸成糊膏状，待微温时敷于患部，厚度以 1 ~ 1.5 厘米为宜。用时先在局部涂凡士林 1 层，然后再敷药，上盖油纸，绷带包扎。间隔 2 ~ 3 天换药。治疗 56 例，除 2 例疗效不佳外，54 例均治愈。亦可用黄栀子粉 2 两，面粉 4 两，鸡蛋 1 个，烧酒适量，调成糊状敷于局部，待药干后更换新药。一般在敷药 2 次后即见效果。

3. 用于止血：取黄栀子粉 100 克，以 20% 明胶液调成膏状，烘干碾成 100 号细粉，再加适量苯甲酸，高压消毒备用。对一般上消化道出血每次服 3 ~ 6 克，每日 3 次。亦可用作局部止血剂。

药用禁忌

脾虚便溏者忌服。

药用选方

1. 治伤寒发汗、吐、下后，虚烦不得眠：栀子十四个（剖），香豉四合（绵裹）。上二味，以水四升，先煮栀子得二升半，纳豉，煮取一升半，去滓，分为二服。温进一服，得吐者止后服。(《伤寒论》栀子豉汤)

2. 治伤寒大病瘥后劳复者：枳实三枚（炙），栀子十四个（剖），豉一升（绵裹）。上三味，以清浆水七升，空煮取四升。内枳实、栀子，煮取二升，下豉，更煮五、六沸，去滓，温分再服，覆令微似汗。若有宿食者，内大黄如博棋子五、六枚。(《伤寒论》枳实栀子豉汤)

3. 治伤寒身黄发热：肥栀子十五个（剖），甘草一两（炙），黄柏二两。上三味，以水四升，煮取一升半，去滓，分温再服。(《伤寒论》栀子柏皮汤)

4. 治湿热黄疸：山栀四钱，鸡骨草、田基黄各 两。水煎，日分三次服。(《广西中草药》)

5. 治尿淋，血淋：鲜栀子二两，冰糖一两。煎服。(《闽东本草》)

6. 治小便不通：栀子仁二七枚，盐花少许，独颗蒜一枚。上捣烂，摊纸花上贴脐，或涂阴囊上，良久即通。(《普济方》)

7. 治急性胃肠炎，腹痛，上吐下泻：山栀三钱，盘柱南五味（紫金皮）根五钱，青木香二钱。上药炒黑存性，加蜂蜜五钱。水煎，分二次服。(《单方验方调查资料选编》)

8. 治口疮、咽喉中塞痛，食不得：大青四两，山栀子、黄柏各一两，白蜜半斤。上切，以水三升，煎取一升，去滓，下蜜更煎一两沸，含之。(《普济方》栀子汤)

9. 治目赤：取山栀七枚，钻透，入煻灰火煨熟，以水一升半，煎至八合，

去滓，入大黄末三钱匕，搅匀，食后旋旋温服。(《圣济总录》栀子汤)

10. 治胃脘火痛：大山栀子七枚或九枚，炒焦，水一盏，煎七分，入生姜汁饮之。(《丹溪纂要》)

11. 治鼻中衄血：山栀子烧灰吹之。(《简易方论》)

12. 治肺风鼻赤酒齄：老山栀为末，黄蜡等份溶和。为丸弹子大，空心茶、酒嚼下。忌酒、炙煿。(《本事方》)

13. 治赤白痢并血痢：山栀子仁四七枚。锉，以浆水一升半，煎至五合，去滓。空心食前分温二服。(《圣济总录》栀子仁汤)

14. 治热水肿：山栀子 25 克，木香 7 克，白术 12 克。细切，水煎服。(《丹溪心法》)

15. 治妇人子肿湿多：炒山栀子一合。为末，米饮吞下，或丸服。(《丹溪心法》)

16. 治折伤肿痛：栀子、白面同捣，涂之。(《濒湖集简方》)

17. 治火丹毒：栀子，捣和水调敷之。(《梅师集验方》)

18. 治火疮未起：栀子仁灰，麻油和封，惟厚为佳。(《千金方》)

19. 治疮疡肿痛：山栀、蒲公英、银花各四钱。水煎，日分三次服。另取生银花藤适量，捣烂，敷患处。(《广西中草药》)

20. 治烧伤：栀子末和鸡子清，浓扫之。(《救急方》)

21. 治远年日久内外臁疮：山栀（烧作灰研为细末）、乳香（另研）各半钱，轻粉少许。上再研为末，用瓷器盛贮。每用时先将葱白、花椒煎汤洗疮，稍歇，再温浆水又洗一次，候恶水去尽，再将白水煮百沸，候温再洗。但疮口脓水血丝清水各尽，又用粉帛拭干。然后敷之，如干者香油调敷，湿者干掺。但恶疮口满实软，绢帛护之。中硬不作脓者未可用。如肿软有脓者，依前法再洗，敷贴之。(《普济方》奇妙栀子散)

22. 治下疳疮：栀子一枚，去穰，装入明矾末，面糊合口，火烧存性为末。洗净干掺上。(《奇效良方》栀子散)

食疗选方

1. 栀子粥：栀子仁 3～5 克，粳米 50～100 克。将栀子仁碾成细末，用粳米煮稀粥，待粥将成时，调入栀子末稍煮即成。

2. 栀子汁泡冬瓜：冬瓜 600 克，干栀子 10 克，纯净水 500 克，冰糖 35 克，蜂蜜 70 克，盐 4 克。将冬瓜用挖球器挖成冬瓜球，冬瓜皮雕刻成葡萄叶；干栀子 1/2 切碎，1/2 用整颗，加冰糖、纯净水、盐，上笼蒸 45 分钟，使冰糖完全溶解（或在微波炉高火打 10 分钟）；冬瓜球氽水后冲凉，放入蒸好的栀子汁里浸泡 16 小时，葡萄叶氽水后冲凉备用；冬瓜球捞出后，摆成葡萄串形装点上刻好的葡萄叶和几颗栀子果即可成菜。特点：色泽金黄，形如葡萄，口味香甜，栀子果色泽天然，清热，解毒，养颜，润肺。

3. 栀汁浸萝卜：象牙白萝卜 600 克，五花肉 30 克，栀子果 5 颗，栀子汤 600 克（约耗 20 克），盐、鸡汁、鸡精、鸡油、白糖等调料适量。将萝卜去皮，用“V”形截刀，截成齿轮状后，切成 2 毫米厚的片，切好的萝卜片氽水后冲凉。五花肉切片在锅里煸出油加栀子汤、盐、鸡汁、鸡精、鸡油、白糖，再同氽水后的萝卜片上笼蒸 25 分钟，粑香。用筷子夹出码在盘里，浇上部分蒸了萝卜的栀子汤，用几颗小栀子作以装饰即可。

4. 栀子汤：猪腿骨 3 千克，土鸡块 3 千克，猪蹄块 3 千克，加水 12 千克，上气锅大火蒸 6 小时捞出骨渣，再加栀子果 320 克，蒸 20 分钟即可汤色金黄清亮，便成栀子汤，随用随取。

5. 栀子蹄花汤：猪蹄 750 克，栀子 5 颗（约 15 克），葱、姜各 20 克；盐、鸡精、鸡汁、胡椒粉、葱花适量。猪蹄清理干净，剁成块，氽水后冲洗干净。汤盆内放入蹄花、栀子、葱姜、草果、大香、盐、鸡精、鸡汁、胡椒粉，上笼蒸 60 分钟至蹄花熟烂。出笼后用筷子拣取葱姜、草果、大香，撒上葱花即可。

6. 栀汤鲈鱼：鲈鱼 1 条（约 600 克），栀子汤 1350 克，鲍菇 100 克，青菜 10 棵（约 100 克），竹笋 100 克，水发枸杞 10 颗，起色后的小栀子 10 颗；A 料：盐、味精、鸡精、胡椒粉、料酒、葱姜水、鸡蛋清、生粉、葱油；B 料：盐、鸡精、鸡汁、鸡油。将鲈鱼宰杀后清洗干净切片，加 A 料腌制 5 分钟备用。竹笋、鲍菇切菱形片氽水后加高汤上笼蒸 7 分钟，取出待用，小青菜氽水备用。锅加水烧至锅边起小泡时，先下入鱼头鱼骨，再下入鱼片，小火慢慢撇去浮沫，待水开时捞出氽熟的鱼片分别装入 10 个小碗里，再放入煨好的竹笋和鲍菇。栀子汤下锅后加入 B 料，灌倒入装有鱼片的小碗里，放上青菜、枸杞、栀子、鸡油即可上桌。

各家论述

1.《神农本草经》：味苦，寒。主治五内邪气，胃中热气，面赤酒皶鼻，白癞，赤癞，疮疡。

2.《名医别录》：大寒，无毒。主治目热赤痛，胸心大小肠大热，心中烦闷，胃中热气。

3.《药性论》：杀虫毒。去热毒风，利五淋，主中恶，通小便，解五种黄病，明目，治时疾，除热及消渴口干，目赤肿病。

4.《开宝本草》：味苦，大寒，无毒。疗目热赤痛，胸中心大小肠大热，心中烦闷，胃中热气。

5.《本草图经》：仲景及古今名医治发黄，皆用栀子、茵陈、甘草、香豉四物作汤饮。又治大病后劳复，皆用栀子、鼠矢等，利小便而愈。其方极多，不可胜数。

6.《本草衍义》：仲景治发汗吐下后，虚烦不得眠。若剧者，必反覆颠倒，心中懊恼，栀子豉汤治之。虚，故不用大黄，有寒毒故也。栀子虽寒无毒，治胃中热气，既亡血、亡津液，腑脏无润养，内生虚热，非此物不可去，张仲景《伤寒论》已著。又治心经留热，小便赤涩，去皮山栀子、火炮大黄、连翘、甘草炙，等份，末之，水煎三二钱匕，服之无不效。

7.《药类法象》：治心烦懊恼，烦不得眠，心神颠倒欲绝，血滞，小便不利。

8.《药性赋》：味苦，性大寒，无毒。沉也，阴也。其用有二：疗心中懊侬颠倒而不得眠，治脐下血滞小便而不得利。易老云：轻飘而象肺，色赤而象火，又能泻肿中之火。

9.《汤液本草》：气寒，味微苦，性大寒，味薄，阴中阳也，无毒。

10.《象》云：治心烦，懊侬而不得眠，心神颠倒欲绝，血滞，小便不利。杵细用。

11.《心》云：去心中客热，除烦躁，与豉同用。

12.《珍》云：止渴，去心懊侬烦躁。

13.《本草》云：主五内邪气，胃中热气，面赤，酒疱齇鼻，白癞、赤癞，疮疡。疗目热赤痛，胸心大小肠大热，心中烦闷，胃中热气。

14. 仲景用栀子治烦，胸为至高之分也。故易老云：轻浮而象肺也，色赤而象火，故能泻肺中之火。《本草》不言吐，仲景用此为吐药。栀子本非吐药，为邪气在上，拒而不纳，故令上吐，邪因得以出。《经》曰：其高者因而越之，此之谓也。或用栀子利小便，实非利小便，清肺也。肺气清而化，膀胱为津液之府，小便得此气化而出也。《本经》谓治大小肠热，辛与庚合，又与丙合，又能泄戊，其先入中州故也。入手太阴。栀子豉汤治烦躁，烦者气也，躁者血也。血主肺，血主肾。故用栀子以治肺烦，用香豉以治肾躁。躁者懊侬不得眠也。少气虚满者加甘草。若呕哕者加生姜、橘皮。下后腹满而烦，栀子厚朴枳实汤。下后身热微烦，栀子甘草干姜汤。栀子大而长者染色，不堪入药。皮薄而圆，七棱至九棱者，名山栀子，所谓越桃者是也。

43. 砂仁 *Amomum villosum Lour.*

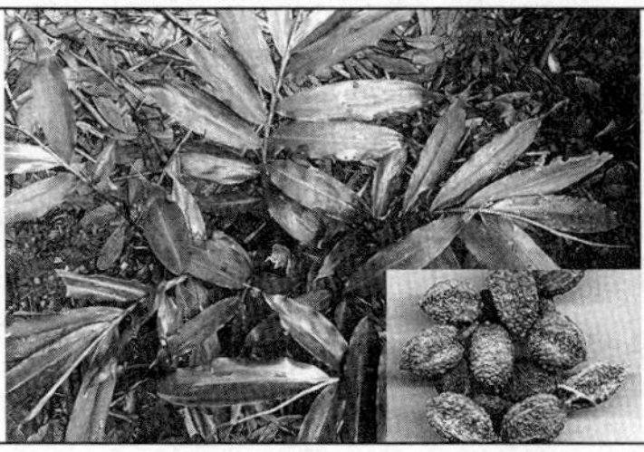

药材概述

砂仁是热带和亚热带姜科植物的果实或种子，是中医常用的一味芳香性药材。用作香料，稍辣，其味似樟。砂仁观赏价值较高，初夏可赏花，盛夏可观果。砂仁为多年生草本，株高 1.5～3 米，茎散生；根茎匍匐地面，节上被褐色膜质鳞片。中部叶片长披针形，长 37 厘米，宽 7 厘米，上部叶片线形，基部近圆形，无柄或近无柄；叶舌半圆形，叶鞘上有略凹陷的方格状网纹。穗状花序椭圆形，总花梗长 4～8 厘米，被褐色短茸毛；花丝长 5～6 毫米，花药长约 6 毫米；药隔附属体三裂，顶端裂片半圆形，高约 3 毫米，宽约 4 毫米，两侧耳状，宽约 2 毫米；子房被白色柔毛。蒴果椭圆形，长 1.5～2 厘米，宽 1.2～2 厘米，成熟时紫红色，干后褐色，表面被不分裂或分裂的柔刺；种子多角形，有浓郁的香气，味苦凉。花期 5～6 月；果期 8～9 月。

药材性味

【药名】砂仁

【英文名】Villous Amomum Fruit，Cocklebur－like Amomum Fruitmu

【别名】缩沙蜜、缩砂仁、阳春砂、春砂仁、蜜砂仁。

【来源】姜科植物阳春砂、绿壳砂或海南砂的成熟果实。

【性味】味辛，性温。

【归经】归脾、胃、肾经。

【功效】化湿开胃，温脾止泻，理气安胎。

【主治】湿浊中阻，脘痞不饥，脾胃虚寒，呕吐泄泻，妊娠恶阻，胎动不安。

【用法用量】3～6 克，入煎剂宜后下。

【产地】分布于福建、广东、广西、云南等地。

采制、炮制与贮藏

【采制】采收期因地而异。平原地区一般于 7 月底 8 月初收获；山区在 8

月底至9月初进行采收。采果时用剪刀剪断果序，切勿用手拔取，以免损伤匍匐茎。采回的果实，可直接在太阳光下晒干，也可用火焙法焙干。

【炮制】（1）砂仁：将阳春砂剥去壳，除去杂质，灰屑。用时捣碎。（2）盐砂仁：取净砂仁用盐水拌匀吸尽，闷透，用文火加热，炒干，取出放凉。用时捣碎。砂仁每100千克，用食盐2千克。加适量水溶化，滤过。（3）砂仁粉：取净砂仁，研成细粉，过60目筛。

【贮藏】置阴凉干燥处，忌日晒，防止散粒、走失香气及走油。炮制品贮于密闭容器内。

现代研究

【性状鉴别】果实椭圆形、卵圆形或卵形，具不明显的3钝棱，长1.2～2.5厘米，直径0.8～1.8厘米，表面红棕色或褐棕色，密被弯曲的刺状突起，纵走棱线状的维管束隐约可见，先端具突起的花被残基，基部具果柄痕或果柄；果皮较薄，易纵向开裂，内表面淡棕色，可见明显纵行的维管束及菲薄的隔膜，中轴胎座，3室，每室含种子6～20颗，种子集结成团。种子不规则多角形，长2～5毫米，直径1.5～4毫米，表面红棕色至黑褐色，具不规则皱纹，外被淡棕色膜质假种皮，较小一端有凹陷的种脐，合点在较大一端，种脊凹陷成一纵沟。气芳香而浓烈，味辛凉、微苦。

【化学成分】阳春砂种子含挥发油，油中含乙酸龙脑酯、樟脑、樟烯、柠檬烯、β-蒎烯、苦橙油醇及α-蒎烯、莰烯、桉油精、芳樟醇、α-胡椒烯、愈创木醇等。另含黄酮类成分。缩砂种子含挥发油1.7%～3%，主要成分为d-樟脑、d-龙脑、乙酸龙脑酯，芳樟醇，橙花椒醇及一种萜烯。阳春砂，叶的挥发油与种子的挥发油相似，含龙脑、乙酸龙脑酯、樟脑、柠檬烯等成分，亦含皂苷。

【提取工艺】将砂仁捣破，加水浸泡0.5小时，加96倍量的水，用水蒸气蒸馏法提取8小时，过滤，浓缩，得砂仁挥发油。挥发油中乙酸龙脑酯的产率为0.889%。

药理作用

1. 对消化系统的作用：阳春砂煎剂可使豚鼠、大鼠小肠肠管收缩加强，加大剂量时对肠管有抑制作用，表现张力降低，振幅减少，增进肠道运动。

2. 对血小板聚集功能的影响：砂仁能明显抑制血小板聚集。

3. 抗溃疡作用：砂仁对束缚水浸法小鼠应激性溃疡有明显抑制作用，可显著减少大鼠的胃液分泌，明显抑制胃酶消化蛋白。

4. 对花生四烯酸诱发小鼠急性死亡的影响：砂仁对花生四烯酸诱发的小鼠急性死亡有明显保护作用。

5. 胶原与肾上腺素混合剂诱发小鼠死亡的影响：砂仁有明显的对抗由胶原和肾上腺素所诱发的小鼠急性死亡的作用。

临床报道

1. 治疗过敏性结肠炎：砂仁 6～10 克，党参 15～20 克，茯苓 10～15 克，炒白术 12～18 克，炒扁豆 20～30 克，莲子肉 8～10 克，炒山药、薏米各 15～30 克，桔梗 10～12 克，炙甘草 3～6 克，大枣 3～5 枚，随症加减。每剂药用水 500 毫升，浸 30 分钟，急火煎开，后改文火煎煮 30 分钟，两煎药液混匀，早晚分服，每日 1 剂，治疗 60 例，总有效率为 97%。[《山东中医杂志》1991，10（6）：24]

2. 治疗慢性胆囊炎：砂仁、黄连、木香各 6 克，柴胡、枳实、白芥子、大黄各 10 克，虎杖 12 克，银花、白芍各 15 克，吴萸、甘遂、大戟各 3 克。治疗 25 例，痊愈 16 例，显效 6 例，无效 3 例。[《湖北中医杂志》1991，13（3）：9]

3. 治疗胃下垂：黄芪、太子参各 10～30 克，白术、砂仁各 10 克，陈皮 10～15 克，升麻 9～12 克，枳壳 10～18 克，大黄（后下）3～12 克，制马钱子 2～4 克，甘草 3～6 克。随症加减，水煎服。治疗 108 例，治愈 94 例，显效 10 例，有效 2 例，无效 2 例，总有效率为 96.3%。[《河南中医》1991，11（4）：28]

4. 治疗小儿厌食症：砂仁、人参、莲子、扁豆、陈皮、茯苓、山药、白术、鸡内金、牡蛎各 10 克，甘草 5 克，每日 1 剂，连服 1 个月为一疗程。治疗 30 例，显效 16 例，有效 10 例，无效 4 例，总有效率为 86.6%。[《哈尔滨医科大学学报》1992，26（2）：140]

5. 治疗小儿消化不良：砂仁、焦苍术各 200 克，炒车前子 100 克，共研为细末。6 个月以内者每次服 1～1.5 克，6 个月～1 岁者每次服 1.5～2 克，1～3 岁者每次服 2～3 克，均日服 3 次，用淡糖盐水送服，如脱水重伴有酸中毒者则应配合补液。治疗婴幼儿单纯性消化不良或伴有轻度脱水者 200 余例，均在 7 天内治愈。[《中西医结合杂志》1982（3）：191]

临床应用

1. 湿阻中焦及脾胃气滞证：故凡湿阻或气滞所致之脘腹胀痛等脾胃不和诸证常用，尤其是寒湿气滞者最为适宜。若湿阻中焦者，常与厚朴、陈皮、枳实等同用。若脾胃气滞，可与木香、枳实同用，如香砂枳术丸（《景岳全书》）；若脾胃虚弱之证，可配健脾益气之党参、白术、茯苓等，如香砂六君子汤（《和剂局方》）。

2. 脾胃虚寒吐泻：该品善温中暖胃以达止呕止泻之功，但其重在温脾。可单用研末吞服，或与干姜、附子等药同用。

3. 气滞妊娠恶阻及胎动不安：该品能行气和中而止呕安胎。若妊娠呕逆不能食，可单用，如缩砂散（《济生方》），或与苏梗、白术等配伍同用；若气血不足，胎动不安者，可与人参、白术、熟地等配伍，以益气养血安胎，如泰山磐石散（《古今医统》）。

药用禁忌

1. 阴虚有热者忌服。

2. 口服，偶有过敏反应。

药用选方

1. 和胃气，消宿食，理腹痛，快膈，调脾：沉香一两，缩砂仁、乌药各二两，净香附四两，甘草（炙）一两二钱。上除沉香不过火，余四味锉焙，仍同沉香研为细末。每服一钱，用温盐汤无时调服，或空心烧盐汤调下亦好，紫苏、枣汤尤妙。（《活幼心书》缩砂饮）

2. 消食和中，下气止心腹痛：砂仁炒研，袋盛浸酒，煮饮。（《本草纲目》缩砂酒）

3. 治痰气膈胀：砂仁捣碎，以萝卜汁浸透，焙干为末。每服一、二钱，食远，沸汤服。（《简便单方》）

4. 治气虚肿满，痰饮结聚，脾胃不和，变生诸症者：人参一钱，白术二钱，茯苓二钱，甘草七分，陈皮八分，半夏一钱，砂仁八分，木香七分，生姜二钱。水煎服。（《古今名医方论》香砂六君子汤）

5. 治妊娠胃虚气逆，呕吐不食：缩砂仁不拘多少。上为细末。每服二钱，入生姜自然汁少许，沸汤点服，不拘时候。（《济生方》缩砂散）

6. 治冷滑下痢不禁，虚羸：缩砂仁、炮附子（末）、干姜、厚朴、陈橘皮等份。为丸。日二，服四十丸。（《药性论》）

7. 治妇人妊娠，偶因所触，或坠高伤打，致胎动不安，腹中痛不可忍者：缩砂不计多少。慢火炒令热透，去皮用仁，捣罗为末。每服二钱，用热酒调下，须臾觉腹中胎动处极热，而胎已安。（孙用和）

8. 治遍身肿满，阴亦肿者：缩砂仁、土狗一个，等份。研，和老酒服之。

(《仁斋直指方》)

9. 治小儿滑泄，肛头脱出：缩砂一两。去皮为末，每用一钱，以猪腰子一片横向切开，入药末在内，绵系，米泔煮熟，与儿食之，次服白矾丸。(《小儿卫生总微论方》缩砂散)

10. 牙齿疼痛：缩砂常嚼之。(《仁斋直指方》)

11. 治一切食毒：缩砂仁末，水服一、二钱。(《事林广记》)

12. 治大肠虚而夹热、脱肛红肿：砂仁、黄连、木贼，为末，每二钱米饮下。(《医学入门 · 杂病用药》缩砂散)

13. 治疝气：茄蒂、砂仁五分，茄蒂伏天晒干，切片，交秋不用。蒸好酒服。(《静耘斋集验方》疝气方)

食疗选方

1. 砂仁酒：砂仁，佛手，白酒。将砂仁、佛手以白酒浸泡即可。

2. 春砂仁焖排骨：猪排骨 500 克，春砂仁（干）15 克，大蒜（白皮）10 克，盐、白砂糖、酱油、香油、淀粉（玉米）、花生油、料酒适量。将排骨斩成小块，用腌料（盐、糖、酱油、麻油、生粉、生油、酒）腌 2 个小时至入味；烧红油锅，爆香蒜头，放排骨一起爆炒；等排骨炒到五分熟，加入春砂仁（干）15 克，继续爆炒；最后炒好排骨加适量水放入传统砂锅焖煮 15～20 分钟，直至排骨酥软，即可上碟。

3. 春砂仁鲫鱼汤：春砂仁末 5 克，豆蔻 1 枚打碎制成粉，活鲫鱼 500 克（毛重)，姜、葱、黄酒、味精、烹调油、食盐适量。将活鲫鱼宰杀后，去鳞及内脏，洗净，悬吊沥水。待锅中油热后将鱼煎至微黄，煸葱及姜加清汤及黄酒、味精、食盐用武水煮沸，然后用中火继续煮至鱼汤呈白色，将春砂仁末、豆蔻粉用纱布包好投入同煮，待鱼肉熟即可。

4. 春砂仁蒸鲫鱼：鲜鲫鱼 1 条，春砂仁末 3 克，油，盐，豆粉。先将鲜鲫鱼去鳞和内脏，洗净，用油、盐同砂仁末一起放入鱼腹内，再用豆粉封住刀口，放在碟上，用碗盖紧。隔水蒸熟即可食用。

5. 砂仁蒸猪腰：砂仁 3 克，猪肾 1 个，油，盐。砂仁研末，猪肾洗净切片，以砂仁拌匀，加油、盐少许调味，上笼蒸熟食用。

6. 春砂仁猪扇骨汤：春砂仁 6 克，猪扇骨 750 克，生姜 2～3 片。用清水把猪扇骨洗净，并用刀背敲打至稍裂开；春砂仁敲开见籽。把猪扇骨和生姜片放进瓦煲内，加入清水 1000 毫升（约 10 碗水)，先用武火煲沸腾，改用文火煲 2 个小时，加入春砂仁稍沸腾片刻即可，调入适量食盐。

7. 春砂仁肚条：春砂仁末 10 克，猪肚 1000 克，胡椒粉 3 克，花椒 5 克，生姜15克，葱白15克，猪油100克，绍酒50克，味精3克，湿淀粉20克，盐5克。将猪肚洗净，下沸水锅焯透，捞出刮去肉膜。另将锅中渗入清汤，放入猪肚，再下生姜、葱、花椒煮熟，打去泡沫，捞起猪肚待冷切成条。将原汤500克烧开，下入肚条、砂仁末、胡椒粉、绍酒、猪油，再加味精调味，用湿淀粉着芡炒匀起锅装盘即成。

8. 春砂仁粥：春砂仁末2～3克，大米50～75克。将大米淘洗后，放入小锅内，加水适量，如常法煮粥，待粥将熟时，调入春砂仁末，稍煮即可。

各家论述

1.《汤液本草》：缩砂，与白檀、豆蔻为使则入肺，与人参、益智为使则入脾，与黄柏、茯苓为使则入肾，与赤、白石脂为使则入大、小肠。

2.《本草纲目》：按韩矛《医通》云，肾恶燥，以辛润之，缩砂仁之辛，以润肾燥。又云：缩砂主醒脾调胃，引诸药归宿丹田，故补肾药用同地黄丸蒸，取其达下之旨也。

3.《本草经疏》：缩砂蜜，辛能散，又能润；温能和畅通达。虚劳冷泻，脾肾不足也，宿食不消，脾胃俱虚也，赤白滞下，胃与大肠因虚而湿热与积滞客之所成也。辛以润肾，故使气下行，兼温则脾胃之气皆和，和则冷泻自止，宿食自消，赤白滞下自愈，气下则气得归元，故腹中虚痛自已也。缩砂蜜，气味辛温而芬芳，香气入脾，辛能润肾，故为开脾胃之要药，和中气之正品，若兼肾虚，气不归元，非此为向导不济。本非肺经药，今亦有用之于咳逆者，通指寒邪郁肺，气不得舒，以致咳逆之证，若咳嗽多缘肺热，此药即不应用矣。

4.《本草汇言》：砂仁，温中和气之药也。若上焦之气梗逆而不下，下焦之气抑遏而不上，中焦之气凝聚而不舒，用砂仁治之，奏效最捷。然古方多用以安胎何也？盖气结则痛，气逆则胎动不安，此药辛香而窜，温而不烈，利而不削，和而不争，通畅三焦，温行六腑，暖肺醒脾，养胃养肾，舒达肝胆不顺不平之气，所以善安胎也。沈则施曰：砂仁温辛香散，止呕通膈，达上气也；安胎消胀，达中气也；止泻痢、定奔豚，达下气也。与木香同用，治气病尤速。

5.《药品化义》：砂仁，辛散苦降，气味俱厚。主散结导滞，行气下气，取其香气能和五脏，随所引药通行诸经。若呕吐恶心，寒湿冷泻，腹中虚痛，以此温中调气；若脾虚饱闷，宿食不消，酒毒伤胃，以此散滞化气；若胎气腹痛，恶阻食少，胎胀不安，以此运行和气。

6.《本草新编》：砂仁，止可为佐使，以行滞气，所用不可过多，用之补虚丸中绝佳，能辅诸补药，行气血于不滞也。补药味重，非佐之消食之药，未免过于滋益，反恐难于开胃，入之砂仁，以苏其脾胃之气，则补药尤能消化，而生精生气，更易之也。砂仁止入脾，而不入肾，引补肾药入于脾中则可，谓诸补药必借砂仁，引其由脾以入肾，则不可也。《神农本草》并未言其入肾，不过说主虚劳冷泻耳。夫冷泻有专属乎脾者，何可谓脾寒俱是肾寒。

7.《玉楸药解》：缩砂仁……和中调气，行郁消滞，降胃阴而下食，达脾阳而化谷，呕吐与泄利皆良，咳嗽与痰饮俱妙，善疗噎膈，能安胎妊，调上焦之腐酸，利下气之秽浊……清升浊降，全赖中气，中气非旺，则枢轴不转，脾陷胃逆。凡水胀肿满，痰饮咳嗽，噎膈泄利，霍乱转筋，胎坠肛脱，谷宿水停，泄秽吞酸诸证，皆升降反常，清陷浊逆故也。泻之则益损其虚，补之则愈增其满，清之则滋其下寒，温之则生其上热……惟以养中之味，而加和中之品，调其滞气，使枢轴回旋运动，则升降复职，清浊得位，然后于补中扶土之内，温升其肝脾，清降其肺胃，无有忧矣。和中之品，莫妙如砂仁，冲和调达，不伤正气，调理脾胃之上品也。

8.《本草求真》：缩砂，书号为醒脾调胃要药。其言醒脾调胃，快气调中，则于腹痛痞胀有功，入大肠则于赤白泻痢有效，入肺则于咳嗽上气克理。至云止痛安胎，并咽喉口齿浮热能消，亦是中和气顺之意。若因实热而云胎气不和，水衰而见咽喉口齿燥结者，服之岂能是乎。故虚实二字，不可不细辨而详察耳。

9.《医林纂要》：润肾，补肝，补命门，和脾胃，开郁结。

10.《药性论》：主冷气腹痛，止休息气痢，劳损，消化水谷，温暖脾胃。

11.《本草拾遗》：主上气咳嗽，奔豚，惊痫邪气。

12.《日华子本草》：治一切气，霍乱转筋，心腹痛。

13. 张元素：治脾胃气结滞不散。

14. 杨士瀛：和中，行气，止痛，安胎。

15.《本草蒙筌》：止恶心，却腹痛。

16.《本草纲目》：补肺醒脾，养胃益肾，理元气，通滞气，散寒饮胀痞，噎膈呕吐，止女子崩中，除咽喉口齿浮热，化铜铁骨哽。

相关故事

传说很久以前，广东西部的阳春县发生了一次范围较广的牛瘟，全县境内方圆数百里的耕牛，一头一头地病死。唯有蟠龙金花坑附近村庄一带的耕牛，却没有发瘟，而且头头健壮。当地几个老农感到十分奇怪，便召集这一带牧童，问他们每天在哪一带放牧？牛吃些什么草？牧童们纷纷争着说："我们全在金花坑放牧，这儿生长一种叶子散发出浓郁芳香、根部发达结果实的草，牛很喜欢吃。”

老农们听后，就和他们一同到金花坑，看见那里漫山遍野生长着这种草，将其连根拔起，摘下几粒果实，放口中嚼之，一股带有香、甜、酸、苦、辣的气味冲入了脾胃，使人感到十分舒畅。大家品尝了以后，觉得这种草既然可治牛瘟，是否也能治人病？所以就采挖了这种草带回村中，一些因受风寒引起胃脘胀痛、不思饮食、连连呃逆的人吃了后，效果较好。后来人们又将这种草移植到房前屋后，进行栽培，久而久之便成为一味常用的中药。

44. 胖大海 *Sterculia lychnophora Hance*

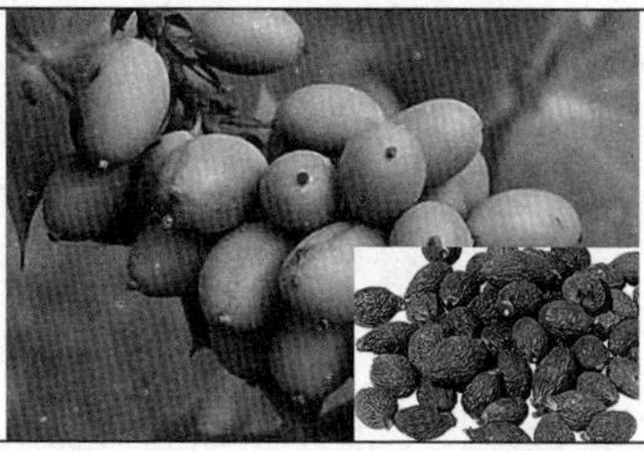

药材概述

胖大海为梧桐科植物胖大海的干燥种子。落叶乔木，高可达 40 米，单叶互生，卵形或椭圆状披针形，通常 3 裂，全缘，光滑无毛。圆锥花序顶生或腋生，花杂性同株；雄花具 10～15 枚雄蕊；雌花具 1 枚雌蕊。骨朵果 1～5 个，着生于果梗，呈船形。4～6 月果实成熟开裂。种子棱形或倒卵形，深褐色和土黄色。先端钝圆，基部略尖而歪，具浅色的圆形种脐，表面棕色或暗棕色，微有光泽，具不规则的干缩皱纹。气微，味淡，嚼之有黏性。胖大海为著名的进口果实类中药材，药食两用，市场普及率很好，是家喻户晓的保健品种。

药材性味

【药名】胖大海

【英文名】Sterculia Lychnophora

【别名】莫大、澎大海、安南子、大海子、大洞果、胡大海、胡大发。

【来源】梧桐科植物胖大海的干燥成熟种子。

【性味】味甘、淡、性凉，有小毒。

【归经】归肺、大肠经。

【功效】清热润肺，利咽解毒，润肠通便。

【主治】肺热声哑，干咳无痰，咽喉干痛，热结便闭，头痛目赤。

【用法用量】1～2 枚，沸水泡服或煎服。

【产地】主产于越南、泰国、柬埔寨、老挝等。

采制、炮制与贮藏

【采制】果熟时及时采收，否则外种皮遇水即膨胀发芽。果实采摘后，晒干即可。

【炮制】除去杂质，筛去泥沙即可。不能用水洗。

【贮藏】置干燥处，防霉，防蛀。

现代研究

【化学成分】种子外层含西黄芪胶黏素，果皮含半乳糖15.06%，戊糖（主要是阿拉伯糖）24.7%。

【提取工艺】将干燥的胖大海粉碎，粒径约为4目，采用索氏提取法用乙醚对胖大海粉进行脱脂处理，然后将粉末晾干，用80%乙醇溶液浸提除去料粉中的单糖、低聚糖、多酚和苷类等小分子杂质，将料粉晾干待用。准确称取一定量的胖大海预处理粉末，加入63倍量的水，超声功率为210W，超声25分钟（重复一次），离心，合并提取液，浓缩。再加入4倍体积的95%乙醇，沉淀出多糖，依次用无水乙醇、丙酮洗涤，多糖再溶于水，冷冻干燥得胖大海粗多糖。胖大海多糖得率为28.45%，多糖含量为60.02%。

药理作用

1. 泻下作用：胖大海有缓和的泻下作用。内服胖大海后增加肠内容物可产生机械性刺激，引起反射性肠蠕动增加而引起泻下的发生。

2. 降压作用：胖大海仁（去脂干粉）可使血压明显下降。其降压原理与中枢有关。

3. 其他作用：胖大海外皮、软壳、仁的水浸提取物均有一定的利尿和镇痛作用，仁最强；三者皆无局部刺激作用。

药（毒）理学

胖大海仁（去脂干粉）用于急性中毒试验，可见兔呼吸困难，运动失调；犬肺充血水肿，肝脂变；其毒性是由于氢氰酸所致。而且胖大海液可致过敏。

临床报道

治疗急性扁桃体炎：胖大海4～8枚，放入碗内，冲入沸水，闷盖半小时左右（天冷须保暖），徐徐服完；间隔4小时，如法再泡服1次。治疗100例，治愈68例，显著好转21例，效果不佳者11例。[《浙江中医杂志》1966，9（5）：180]

临床应用

1. 用于咽疾：胖大海性质寒凉，作用于肺经，长于清利咽喉，并能清泻肺热，故非常适用于治疗咽喉肿痛。单用泡茶或合用都非常有效。不论是何种缘由引起的声音嘶哑、失音，胖大海都可配伍其余药物治疗。如配伍甘草治疗咽喉肿痛，配伍蝉蜕治疗肺气不宣之失音，配伍黄芪、党参治疗肺气不足之声音嘶哑、失音，配伍麦冬、玄参治疗肺阴不足之声音嘶哑、失音等。

2. 用于肺热、肺燥咳嗽、风热犯肺或邪热壅肺而引起的咳嗽、咯痰，痰色黄、质黏；燥邪伤肺、肺失润降或肺阴不足能致干咳少痰、无痰。胖大海既能清肺热又能润肺燥，故可用于治疗肺热或肺燥咳嗽。但须配伍其他药物，如配伍清肺止咳药黄芩、鱼腥草、芦根等，用于肺热咳嗽；配伍天花粉、天麦冬、枇杷叶等，用于肺燥咳嗽。

3. 用于大便干结：胖大海的通便之力不强，只适用于轻症，且须配伍其余泻下药同用。究竟药性寒凉，服用胖大海当奏效就收，不可当作保健饮料或茶水长时饮用。

4. 治疗急性扁桃体炎：取胖大海 4～8 枚，放入碗内，冲入沸水，闷盖半小时左右（天冷须保暖），徐徐服完；间隔 4 小时，如法再泡服 1 次。治疗 100 例，治愈 68 例，显著好转 21 例，效果不佳 11 例。有的经 2～3 天即愈。

药用禁忌

脾胃虚寒者慎用胖大海。

女性经期应慎用。

感冒或肺阴虚引起的咳嗽、糖尿病患者及低血压患者禁用。

药用选方

1. 治干咳失音，咽喉燥痛，牙龈肿痛，因于外感者：胖大海五枚，甘草一钱。炖茶饮服，老幼者可加入冰糖少许。(《慎德堂方》)

2. 治大便出血：胖大海数枚，开水泡发，去核，加冰糖调服。因热便血，效。[《医界春秋》1936（1）：93]

食疗选方

1. 大海甘桔饮：胖大海 2 个，桔梗 10 克，甘草 6 克。煎汤饮。本方以胖大海清肺化痰、利咽、开音，桔梗祛痰利咽、开声音，甘草清热解毒。用于肺热咳嗽，咽痛音哑。

2. 胖大海茶：胖大海 4 个，蜂蜜适量。沸水浸泡饮。本方用胖大海、蜂蜜清热润肠，通利大便。用于肠道燥热，大便秘结。

3. 冰镇胖大海：胖大海（80 克）、雪梨（1 只）、枸杞（2 汤匙）、西湖藕粉（1 袋，40 克）、冰糖（150 克）。雪梨去皮和核，梨肉切成丁，放入清水中浸泡；枸杞洗净，用清水泡发。取一汤锅，注入 12 碗清水烧开，先放入冰糖煮至融化，再倒入胖大海搅匀。加盖大火煮沸，改中小火煮 40 分钟，其间不时搅拌一下。用滤网捞起胖大海，夹去果核，果肉留于锅中。西湖藕粉用半杯清水调成糊状，倒入锅中搅拌均匀。取一空碗，将胖大海水盛入碗中，盛至2/3满，便可停手。放入适量雪梨丁和枸杞粒，放入冰箱中冷藏30分钟，取出即可食用。

各家论述

1. 张寿颐：此药亦曰大发，以其一得沸水，即裂皮发胀，几盈一瓯故也。近人用之，皆以治伤风咳嗽，鼻塞声重等症。性温，故能散寒风，然其味极淡，微含甘意，温散之药，决不如此。善于开宣肺气，并能通泄皮毛，风邪外闭，不问为寒为热，并皆主之。抑能开音治瘖，爽嗽豁痰。赵谓治火闭之痘，盖热毒壅于肌腠，而痘出不快者，此物开发最捷，宜有速效，恕轩之说，当有征也。轻用二、三枚，如肺闭已甚，咳不出声，或金室音嘶者，可用至五、六枚。此盖植物之果，与苗叶情性不同，故发汗而极有应验，绝无温升扰动之弊，尤其可据。

2.《本草纲目拾遗》：治火闭痘，并治一切热症劳伤吐衄下血，消毒去暑，时行赤眼，风火牙疼，虫积下食，痔疮漏管，干咳无痰，骨蒸内热，三焦火症。

相关故事

在古代，有个叫朋大海的青年跟着叔父经常坐船从海上到安南（今越南）大洞山采药。大洞山有一种神奇的青果能治喉病，给喉病病人带来了福音，但大洞山上有许许多多野兽毒蛇出没，一不小心就会丧命。朋大海很懂事，深知穷人的疾苦，他和叔父用采回来的药给穷人治病，少收或不收钱，穷人对大海叔侄非常感激。

有一次叔父病了，大海一人到安南大洞山采药，一去几个月不回来，父老乡亲们不知出了什么事。等叔父病好了，便到安南大洞山了解缘由。叔父回来后说："据当地人传说，去年有一个和我口音相似的青年采药时，被白蟒吃掉了。"大海的父母听了大哭，邻友们跟着伤心流泪，说他为百姓而死，大家会永远记住他，便将青果改称"朋大海"，又由于大海生前比较胖，也有人叫"胖大海"。

45. 茯苓 *Poria cocos* (*Schw.*) *Wolf*

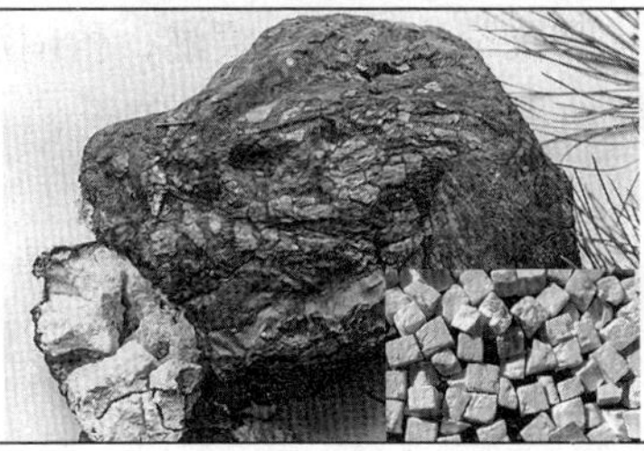

药材概述

茯苓为寄生在松树根上的菌类植物，形状像甘薯，外皮淡灰棕色或黑褐色，呈瘤状皱缩，里面白色或稍带粉红色，由无数菌丝组成。其原生物为多孔菌科真菌茯苓的干燥菌核，多寄生于马尾松或赤松的根部。呈不规则块状，球形、扁形、长圆形或长椭圆形等，大小不一，小者如拳，大者直径达 20 ~ 30 厘米，或更大。子实体伞形，口缘稍有齿；有性菌株不易见到，蜂窝状，通常附菌核的外皮而生，初白色，后逐渐转变为淡棕色，孔作多角形，担子棒状，担孢子椭圆形至圆柱形，稍屈曲，一端尖，平滑，无色。古人称茯苓为“四时神药”，因为它功效非常广泛，且用药不用顾忌四季寒热。

药材性味

【药名】茯苓

【英文名】Indian Buead，Tuckahoe，Poria

【别名】茯菟、茯灵、茯蕶、伏苓、伏菟、松腴、绛晨伏胎、云苓、茯兔、松薯、松木薯、松苓。

【来源】多孔菌科真菌茯苓的菌核。

【性味】甘、淡，平。

【归经】归心、肺、脾、肾经。

【功效】利水，渗湿利尿。

【主治】小便不利，水肿胀满，痰饮咳逆，呕吐，脾虚食少，泄泻，心悸不安，失眠健忘，遗精白浊。

【用法用量】内服：煎汤，10 ~ 15 克；或入丸散。宁心安神用朱砂拌。

【产地】产于云南、安徽、湖北、河南、四川等地。

采制、炮制与贮藏

【采制】多于 7 ~ 9 月采挖，挖出后除去泥沙，堆置“发汗”后，摊开晾至表面干燥，再“发汗”，反复数次至现皱纹、内部水分大部散失后，阴干。

【炮制】（1）茯苓：用水浸泡，洗净，润后稍蒸，及时切取皮和块或切厚片，晒干。（2）朱茯苓：取茯苓块以清水喷淋，稍闷润，加朱砂细粉撒布均匀，反复翻动，使其外表粘满朱砂粉末，然后晾干。（每茯苓块100斤，用朱砂粉30两。）

【贮藏】置阴凉处，不能过于干燥或通风。

现代研究

【性状鉴别】完整的茯苓药材呈类圆形、椭圆形、扁圆形或不规则团块，大小不一。外皮薄，棕褐色或黑棕色，粗糙，具皱纹和缢缩，有时部分剥落。质坚实，破碎面颗粒状，近边缘淡红色，有细小蜂窝样孔洞，内部白色，少数淡红色。有的中间抱有松根，习称“茯神块”。气微，味淡，嚼之黏牙。以体重坚实、外皮色棕褐、皮纹细、无裂隙、断面白色细腻、黏牙力强者为佳。

【化学成分】茯苓菌核含多种成分。三萜类：茯苓酸，16α-羟基齿孔酸，3β-羟基-7.9（11），24-羊毛甾三烯-21-酸，茯苓酸甲酯，16α-羟基齿孔酸甲酯，7，9（11）-去氢茯苓酸甲酯，3β，16α-二羟基-7，9（11），24（31）-羊毛甾三烯-21-酸甲酯等。多糖：茯苓聚糖，茯苓次聚及分支的β-D-葡聚糖H11。其他尚含麦角甾醇，辛酸，十一烷酸，月桂酸，十二碳酸酯及无机元素。

【提取工艺】将茯苓粉碎，过筛，准确称取一定量的茯苓粉，加入40倍量的蒸馏水，于80℃提取3小时，重复提取一次。过滤，合并滤液，浓缩，得茯苓多糖。

药理作用

1. 利尿作用：茯苓醇浸剂有利尿作用。用切除肾上腺的大鼠实验证明，利尿作用与影响肾小管 Na^+ 的吸收有关。

2. 镇静作用：茯苓煎剂小鼠腹腔注射，能明显降低其自发活动，并能对抗咖啡因所致小鼠过度兴奋；对戊巴比妥钠的麻醉作用有明显的协同作用。

3. 对心血管系统的作用：茯苓的水提取物、乙醇提取物、乙醚提取物均能使心肌收缩力加强，心率加快。

4. 对消化系统的作用：茯苓对四氯化碳所引起的小鼠肝损伤有明显的保护作用，能使谷丙转氨酶活性明显降低，防止肝细胞坏死。

5. 抗肿瘤、抗癌作用：茯苓多糖（即茯苓次聚糖）、羧甲基茯苓多糖对小鼠肉瘤S180实体型及腹水转实体型、子宫颈癌S14实体型及腹水转实体型等均有不同程度的抑瘤作用。

6. 其他作用：羧甲基茯苓多糖还有免疫调节、增强免疫、保肝降酶、间接抗病毒、诱生和促诱生干扰素、减轻放射副反应，诱生和促诱生白细胞调节素等多种生理活性，无不良毒副作用。

临床应用

1. 用于小便不利，水肿等症：茯苓利水渗湿，而药性平和，利水而不伤正气，为利水渗湿要药。如偏于寒湿者，可与桂枝、白术等配伍；偏于湿热者，可与猪苓、泽泻等配伍；属于脾气虚者，可与党参、黄芪、白术等配伍；属虚寒者，还可配附子、白术等同用。

2. 用于脾虚泄泻，带下：茯苓既能健脾，又能渗湿，对于脾虚运化失常所致泄泻、带下，应用茯苓有标本兼顾之效，常与党参、白术、山药等配伍。又可用为补肺脾，治气虚之辅佐药。

3. 用于痰饮咳嗽，痰湿入络，肩背酸痛：茯苓既能利水渗湿，又具健脾作用，对于脾虚不能运化水湿，停聚化生痰饮之症，具有治疗作用。可用半夏、陈皮同用，也可配桂枝、白术同用。治痰湿入络、肩酸背痛，可配半夏、枳壳同用。

4. 用于心悸，失眠等症：茯苓能养心安神，故可用于心神不安、心悸、失眠等症，常与人参、远志、酸枣仁等配伍。

5. 抗癌：临床常用治疗食管癌、胃癌、肝癌、鼻咽癌、舌癌、乳腺癌、膀胱癌、肺癌、溃疡性黑色素瘤等癌瘤中属脾虚湿盛、痰饮内停、湿热壅结者。

药用禁忌

阴虚而无湿热，虚寒滑精，气虚下陷者慎服。

药用配伍

1. 偏于寒湿者，可与桂枝、白术等配伍。

2. 偏于湿热者，可与猪苓、泽泻等配伍。

3. 属于脾气虚者，可与党参、黄芪、白术等配伍。

4. 属虚寒者，还可配附子、白术等同用。

5. 对于脾虚运化失常所致泄泻、带下，应用茯苓有标本兼顾之效，常与党参、白术、山药等配伍。

6. 对于脾虚不能运化水湿，停聚化生痰饮之症，可用半夏、陈皮同用，也可配桂枝、白术同用。

7. 治痰湿入络、肩酸背痛，可配半夏、枳壳同用。用于心神不安、心悸、失眠等症，常与人参、远志、酸枣仁等配伍。

8. 茯苓配伍车前子：两药均有利水作用。但茯苓健脾渗湿，车前子利尿通淋。二者伍用，利水通淋作用加强。

9. 茯苓配伍酸枣仁：茯苓补益心脾而安心神，酸枣仁养肝血而安心神。二者合用，有补益心脾、养血安神之功效，用于治疗心脾两虚、气血不足、心神失养之心悸、失眠健忘、食少纳呆等症。

10. 茯苓配伍泽泻：二者均为甘淡之品，能导水下行、通利膀胱。但茯苓性平，偏于健脾渗湿，泽泻性寒善泻肾及膀胱之热，以除下焦湿热。二药合用，利水渗湿之功尤著，且能胜热，用于治疗水湿停滞下焦之水肿、小便不利、泄泻等证属偏热者。

常用选方

1. 治太阳病，发汗后，大汗出，胃中干，烦躁不得眠，脉浮，小便不利，微热消渴者：猪苓十八铢（去皮），泽泻一两六铢，白术十八铢，茯苓十八铢，桂枝半两（去皮）。上五味，捣为散。以白饮和，服方寸匕，日三服。(《伤寒论》五苓散）

2. 治小便多，滑数不禁：白茯苓（去黑皮）、干山药（去皮，白矾水内湛过，慢火焙干）。上二味，各等份，为细末。稀米饮调服之。(《儒门事亲》)

3. 治水肿：白水（净）10 克，茯苓 15 克，郁李仁（杵）7.5 克。加生姜汁煎。(《不知医必要》茯苓汤）

4. 治皮水，四肢肿，水气在皮肤中，四肢聂聂动者：防己 150 克，黄芪 150 克，桂枝 150 克，茯苓 300 克，甘草 100 克。上五味，以水六升，煮取二升，分温三服。(《金匮要略》防己茯苓汤）

5. 治心下有痰饮，胸胁支满目眩：茯苓 200 克，桂枝、白术各 150 克，甘草 100 克。上四味，以水六升，煮取三升，分温三服，小便则利。(《金匮要略》苓桂术甘汤）

6. 治卒呕吐，心下痞，膈间有水，眩悸者：半夏一升，生姜 250 克，茯苓 150 克（一法四两）。上三味，以水七升煮取一升合，分温再服。(《金匮要略》小半夏加茯苓汤）

7. 治飧泄洞利不止：白茯苓 50 克，南木香 25 克（纸裹炮）。上二味，为细末，煎紫苏木瓜汤调下二钱匕。(《百选方》)

8. 治湿泻：白术 50 克，茯苓（去皮）35 克。上细切，水煎 50 克，食前服。(《原病式》茯苓汤）

9. 治胃反吐而渴，欲饮水者：茯苓250克，泽泻200克，甘草100克，桂枝100克，白术150克，生姜200克。上六味，以水一斗，煮取三升，纳泽泻再煮取二升半，温服八合，日三服。（《金匮要略》茯苓泽泻汤）

10. 治丈夫元阳虚惫，精气不固，余沥常流，小便白浊，梦寐频泄，及妇人血海久冷，白带、白漏、白淫，下部常湿，小便如米泔，或无子息（不育）：黄蜡四两，白茯苓四两（去皮、作块，用猪苓一分，同于瓷器内煮二十余沸，出，日干，不用猪苓）。上以茯苓为末，熔黄蜡为丸，如弹子大。空心细嚼，满口生津，徐徐咽服，以小便清为度。（《局方》威喜丸）

11. 治心虚梦泄，或白浊：白茯苓末10克。米汤调下，日二服。（《仁斋直指方》）

12. 治心汗，别处无汗，独心孔一片有汗，思虑多则汗亦多，病在用心，宜养心血：以艾汤调茯苓末服之。（《证治要诀》）

13. 治头风虚眩，暖腰膝，主五劳七伤：茯苓粉同曲米酿酒饮。（《本草纲目》茯苓酒）

14. 治皯：白蜜和茯苓涂上，满七日。（《补缺肘后方》）

15. 治下虚消渴，上盛下虚，心火炎烁，肾水枯涸，不能交济而成渴证：白茯苓500克，黄连500克。为末，熬天花粉作糊，丸梧桐子大。每温汤下五十丸。（《德生堂经验方》）

16. 清肺化痰丸：胆南星（砂炒）30克，苦杏仁60克，法半夏（砂炒）60克，枳壳（炒）60克，黄芩（酒炙）60克，川贝母30克，麻黄（炙）30克，桔梗60克，白苏子30克，瓜蒌子60克，陈皮60克，莱菔子（炒）30克，款冬花（炙）30克，茯苓60克，甘草30克。功效：降气化痰，止咳平喘。用法用量：口服；水蜜丸每次6克，大蜜丸每次1丸，日2次。

食疗选方

1. 开胃汤：茯苓15克，淮山药12克，谷、麦芽各30克，鲜、干鸭肞各1个，煮汤饮服。治小儿消化不良，不思饮食。

2. 茯苓薏米粥：茯苓、薏米各25克，陈皮5克，粳米适量，煮粥食。治小儿脾虚泄泻，小便不利。

3. 茯苓薏米饼：茯苓、薏米、白面粉各30克，白糖适量，研成细末和匀压成饼，蒸熟。适合小儿食用，有和脾胃之效。

4. 茯苓陈皮姜汁茶：茯苓25克，陈皮5克，水煎，饮服时加入生姜汁10滴。有健脾和胃之效，可治妊娠呕吐。

5. 茯苓栗子粥：茯苓15克，栗子25克，大枣10个，粳米100克。加水先煮栗子、大枣、粳米；茯苓研末，待米半熟时徐徐加入，搅匀，煮至栗子熟透。可加糖调味食。本方用茯苓补脾利湿，栗子补脾止泻，大枣益脾胃。用于脾胃虚弱，饮食减少，便溏腹泻。

6. 茯苓麦冬粥：茯苓、麦冬各15克，粟米100克。粟米加水煮粥；二药水煎取浓汁，待米半熟时加入，一同煮熟食。源于《圣惠方》。本方以茯苓宁心安神，麦冬养阴清心，粟米除烦热。用于心阴不足，心胸烦热，惊悸失眠，口干舌燥。

7. 茯苓饼：茯苓200克，人参10克，面粉800克。二药分别研为细末，加食盐少许，同面粉加水揉成面团，做成约重100克的饼子若干，烙熟。每次食1个。（源于《重订瑞竹堂经验方》，原方称“丹”，实为点心）。本方用茯苓、人参补气益脾，以人参延缓衰老。用于补虚，抗衰延年。

8. 茯苓酒：茯苓60克，大枣20枚，当归12克，枸杞12克，白酒1500毫升，将上药切碎装瓦坛内，倒入白酒，密封浸泡15天，每隔3日振摇一次，每日饮服1～2次，每次10～15毫升。凡气血虚弱、阴阳两亏所出现的腰酸、腿软、体倦乏力、遗精阳痿、须发早白、心悸失眠、食欲减退等均宜服用。

9. 茯苓膏：白茯苓500克，白蜜1000克，先将白茯苓研为细末，以水漂去浮者，取下沉者，滤去水，再漂再晒，反复3次，再为细末，拌白蜜和匀，加热熬至滴水成珠即可，然后装瓶备用，每日2次，每次12～15克，白开水送服。常服用本品对老年性浮肿、肥胖症以及预防癌肿均有裨益。

各家论述

1.《本经》：主胸胁逆气，忧恚惊邪恐悸，心下结痛，寒热烦满，咳逆，口焦舌干，利小便。

2.《别录》：止消渴，好睡，大腹，淋沥，膈中痰水，水肿淋结。开胸腑，调脏气，伐肾邪，长阴，益气力，保神守中。

3.《药性论》：开胃，止呕逆，善安心神。主肺痿痰壅。治小儿惊痫，心腹胀满，妇人热淋。

4.《日华子本草》：补五劳七伤，安胎，暖腰膝，开心益智，止健忘。

5.《伤寒明理论》：渗水缓脾。

6.《医学启源》：除湿，利腰脐间血，和中益气为主。治溺黄或赤而不利。《主治秘诀》云，止泻，除虚热，开腠理，生津液。

7. 王好古：泻膀胱，益脾胃。治肾积奔豚。

8.《药征》：主治悸及肉瞤筋惕，旁治头眩烦躁。

9. 陶弘景：茯苓，白色者补，赤色者利。

10.《本草衍义》：茯苓、茯神，行水之功多，益心脾不可阙也。

11.《用药心法》：茯苓，淡能利窍，甘以助阳，除湿之圣药也。味甘平补阳，益脾逐水，生津导气。

12.《汤液本草》：茯苓，伐肾邪，小便多能止之，小便涩能利之，与车前子相似，虽利小便而不走气。酒浸与光明朱砂同用，能秘真。

13.《本草衍义补遗》：茯苓，仲景利小便多用之，此治暴新病之要药也，若阴虚者，恐未为宜。

14.《本草纲目》：茯苓，《本草》又言利小便，伐肾邪，至东垣、王海藏乃言小便多者能止，涩者能通，同朱砂能秘真元。而朱丹溪又言阴虚者不宜用，义似相反，何哉？茯苓气味淡而渗，其性上行，生津液，开腠理，滋水源而下降，利小便，故张洁古谓其属阳，浮而升，言其性也；东垣谓其为阳中之阴，降而下，言其功也。《素问》云，饮食入胃，游溢精气，上输于肺，通调水道，下输膀胱。观此，则知淡渗之药，俱皆上行而后下降，非直下行也。小便多，其源亦异。《素问》云，肺气盛则便数而欠，虚则欠咳小便遗数，心虚则少气遗溺，下焦虚则遗溺，胞移热于膀胱则遗溺，膀胱不利为癃，不约为遗，厥阴病则遗溺闭癃。所谓肺气盛者，实热也，其人必气壮脉强，宜用茯苓甘淡以渗其热，故曰，小便多者能止也。若夫肺虚、心虚、胞热、厥阴病者，皆虚热也，其人必上热下寒，脉虚而弱，法当用升阳之药，以升水降火。膀胱不约，下焦虚者，乃火投于水，水泉不藏，脱阳之症，其人必肢冷脉迟，法当用温热之药，峻补其下，交济坎离，二证皆非茯苓辈淡渗之药所可治，故曰阴虚者不宜用也。陶弘景始言茯苓赤泻、白补，李杲复分赤入丙丁，白入壬癸，此其发前人之秘者；时珍则谓茯苓、茯神，只当云赤入血分，白入气分，各从其类，如牡丹、芍药之义，不当以丙丁、壬癸分也，若以丙丁、壬癸分，则白茯神不能治心病，赤茯苓不能入膀胱矣。张元素不分赤白之说，于理欠通。

15.《本草经疏》：茯苓，其味甘平，性则无毒，入手足少阴，手太阳，足太阴、阳明经，阳中之阴也。胸胁逆气，邪在手少阴也；忧恚惊邪，皆心气不足也；恐悸者，肾志不足也；心下结痛，寒热烦满，咳逆，口焦舌干，亦手少阴受邪也。甘能补中，淡而利窍，补中则心脾实，利窍则邪热解，心脾实则忧恚惊邪自止，邪热解则心下结痛、寒热烦满，咳逆、口焦舌干自除，中焦受湿热，则口发渴，湿在脾，脾气弱则好睡，大腹者，脾土虚不能利水，故腹胀大也。淋沥者，脾受湿邪，则水道不利也。膈中痰水水肿，皆缘脾虚所致，中焦者，脾土之所治也，中焦不治，故见斯病，利水实脾，则其证自退矣。开胸腑，调脏气，伐肾邪者，何莫非利水除湿，解热散结之功也。白者入气分，赤者入血分，补心益脾，白优于赤，通利小肠，专除湿热，赤亦胜白。

16.《本草正》：茯苓，能利窍去湿，利窍则开心益智，导浊生津；去湿则逐水燥脾，补中健胃；祛惊痫，厚肠藏，治痰之本，助药之降。以其味有微甘，故曰补阳。但补少利多，故多服最能损目，久弱极不相宜。若以人乳拌晒，乳粉既多，补阴亦妙。

17.《药品化义》：白茯苓，味独甘淡，甘则能补，淡则能渗，甘淡属土，用补脾阴，土旺生金，兼益肺气。主治脾胃不和，泄泻腹胀，胸胁逆气，忧思烦满，胎气少安，魂魄惊跳，膈间痰气。盖甘补则脾脏受益，中气既和，则津液自生，口焦舌干烦渴亦解。又治下部湿热，淋沥水肿。便溺黄赤，腰脐不利，停蓄邪水。盖淡渗则膀胱得养，肾气既旺，则腰脐间血自利，津道流行，益肺于上源，补脾于中部，令脾肺之气从上顺下，通调水道，以输膀胱，故小便多而能止，涩而能利。

18.《本草求真》：茯苓入四君，则佐参术以渗脾家之湿，入六味，则使泽泻以行肾邪之余，最为利水除湿要药。书曰健脾，即水去而脾自健之谓也。……且水既去，则小便自开，安有癃闭之虑乎，水去则内湿已消，安有小便多见之谓乎。故水去则胸膈自宽而结痛烦满不作，水去则津液自生而口苦舌干悉去。

相关故事

从前有一个富户，家里只有一个女儿。后来雇了个做工的，这个人很勤快，富户的女儿喜欢上了他，但是富户很生气，把他撵走了。

打工的走了以后，富户把女儿也关了起来，不让他们见面。过了半年的光景，这女的得了麻疯病，家里人怕传染，就把她送到山里去了，那做工的知道了，也住到山里，给她买东西做饭侍候她。麻疯病人浑身都不像样子了，他也不嫌。

后来他也被传染上了，怎么办呢？这年冬天他们正出来晒太阳，看到山底下有两个小兔拔轱辘。男的就下去，想逮住小兔拿来吃，可是一到山下兔子就没了，天天如此，最后，他想了个法儿才把小兔逮住了。他们扒了兔皮炖，炖了一大锅，连肉带汤全吃了。吃了以后他们就像瘫了一样，出了一身冷汗，全身的烂皮都脱下去了。他俩的病竟然一下子都好了！他们很奇怪，于是找了个名医来看看到底兔子吃的是些什么东西。医生看后，发现原来是一种生长千年的草药，这种草药名叫茯苓，因为它有祛风除湿的功效，所以后人常用茯苓治疗水肿、皮肤病等。

46. 香橼 *Citrus wilsonii Tanaka*

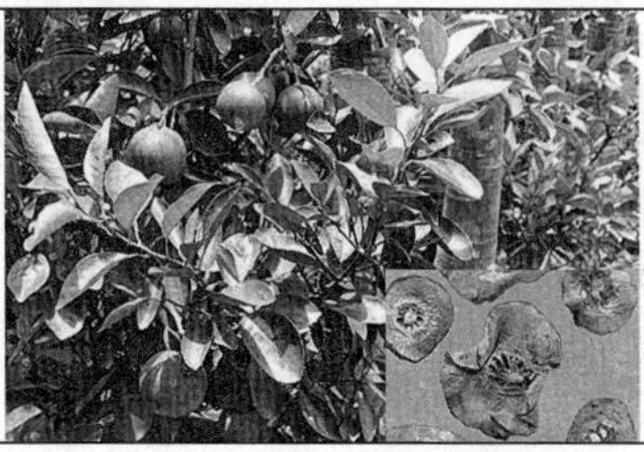

药材概述

香橼又名枸橼，为芸香科柑橘属植物。香橼为芸香科常绿小乔木或灌木植物，枝广展，有短硬棘刺。新生嫩枝、芽及花蕾均暗紫红色，茎枝多刺，刺长达4厘米。单叶，稀兼有单身，复叶，则有关节，但无翼叶；叶柄短，叶片椭圆形或卵状椭圆形，顶部圆或钝，逐渐短尖，叶缘有浅钝裂齿。总状花序有花达12朵，有时兼有腋生单花；花两性，有单性花趋向，则雌蕊退化；花瓣5片；雄蕊30～50枚；子房圆筒状，花柱粗长，柱头头状，果椭圆形、近圆形或两端狭的纺锤形，果皮淡黄色，粗糙，甚厚或颇薄，难剥离，内皮白色或略淡黄色，棉质，松软，瓢囊10～15瓣，果肉无色，近于透明或淡乳黄色，爽脆，味酸或略甜，有香气；种子小，平滑，子叶乳白色，多或单胚。

药材性味

【药名】香橼

【英文名】Citron Fruit

【别名】枸橼、钩缘干、香泡树、香橼、柑枸橼、香圆。

【来源】芸香科植物枸橼或香圆的成熟果实。

【性味】辛、苦、酸，温。

【归经】归肝、肺、脾经。

【功效】理气。

【主治】胸腹满闷，胁肋胀痛，咳嗽痰多。

【用法用量】内服：煎汤，3～6克；或入丸、散。

【产地】台湾、福建、广东、广西、云南等省区南部较多栽种。越南、老挝、缅甸、印度等也有。

采制、炮制与贮藏

【采制】秋季果实成熟时采收。趁鲜切片，除去种子及瓤，晒干或低温干燥。

【炮制】香橼根据炮制方法的不同，分为香橼、炒香橼、麸炒香橼。炒制：取香橼片用微火炒至微焦。麸制：将原只香橼，浸1/2小时，润软，切薄片（来货片子，略润或干切成丝），干燥，用麸皮拌炒至淡黄色，筛去麸皮及瓤核。盐制：取香橼片置缸内，放一层香橼片一层盐，逐层相隔至满为止，密闭放置两周即可。每香橼片100千克，用盐25千克。

【贮藏】置阴凉干燥处，防霉，防蛀。

现代研究

【性状鉴别】香圆为类球形或圆形片状，直径4～7厘米。表面灰绿色或黄棕色，较粗糙，密布凹陷小油点，顶端有花柱残痕及圆圈状环纹，习称“金钱环”，基部有果柄痕。质坚硬，横切面边缘油点明显，中果皮厚约0.5厘米，瓤囊9～12瓣，棕色或淡棕色，间有黄白色种子。气香，味酸而苦。以个大、皮粗、色黑绿、香气浓者为佳。

【化学成分】枸橼成熟果实含橙皮苷，枸橼酸，苹果酸，果胶，鞣质及维生素C等。果实含油0.3%～0.7%，果皮含油6.5%～9%，油中含有乙酸牻牛儿醉酯、乙酸芳樟醇酯、右旋柠檬烯、柠檬醛、水芹烯、柠檬油素等。幼果中含琥珀酸。种子含黄柏酮、黄柏内酯。果实中还含β–谷甾醇、胡萝卜苷和三萜苦味素枸橼苦素。

【提取工艺】将香橼粉碎、过筛，准确称取一定量的香橼，加入超临界CO_2萃取池中。萃取池温度为40℃，压力15MPa；接收池温度为30℃，先静态萃取45分钟，再动态萃取20分钟，CO_2流量为1.5ml/min。香橼挥发油为棕黄色透明状液体，得油率为1.1%。

药理作用

1. 抗炎作用：该品所含的橙皮苷对豚鼠因缺乏维生素C而致的眼睛球结膜血管内细胞凝聚及毛细血管抵抗力降低有改善作用，能降低马血细胞之凝聚。

2. 抗病毒作用：橙皮苷预先处理Hela细胞能预防流感病毒的感染。但其抗病毒的活性可被透明质酸酶所消除。

3. 其他作用：橙皮苷有预防冻伤和抑制大鼠晶状体的醛还原酶作用。黄柏酮有增强离体兔肠张力和振幅的作用。

临床研究

香橼、附子、吴茱萸各10克，神曲20克，水煎服，治疗浅表性胃炎280例，治愈好转率为95%。(《实用中医内科杂志》1994，2：4)

用胃痛宁（党参、五灵脂、白术、陈皮、香橼、佛手）治疗因胃、十二指肠急、慢性炎症、痉挛、溃疡等引起胃脘痛120例，总有效率98%。(《陕西中医》1995，7：300)

辨证治疗胃癌前期病变PCL68例患者临床观察，其中脾虚气滞型用香橼枳术汤加减（香橼皮、枳壳、白术、白芍、陈皮等），结果临床有效率超过90%(《北京中医》1994，3：16)。

药用禁忌

阴虚血燥及孕妇气虚者慎服。

药用配伍

1. 肝郁胸胁胀痛。该品辛能行散，苦能疏泄，入肝经而能疏理肝气而止痛。治肝郁胸胁胀痛，常配柴胡、郁金、香附、佛手等同用。该品功同佛手，但效力较逊。

2. 气滞脘腹胀痛。该品气香醒脾，辛行苦泄，入脾胃以行气宽中。用治脾胃气滞之脘腹胀痛，嗳气吞酸，呕恶食少，可与木香、砂仁、藿香等同用。

3. 痰饮咳嗽，胸膈不利。该品苦燥降泄以化痰止咳，辛行入肺而理气宽胸。用治痰多、咳嗽、胸闷等，常配伍生姜、半夏、茯苓等。

药方选录

1. 治鼓胀：陈香橼一枚（连瓤），大核桃肉二枚（连皮），缩砂仁二钱（去膜）。各煅存性为散，砂糖拌调。空心顿服。(《本经逢原》)

2. 治嗽：香橼（去核）薄切作细片，以时酒同入砂瓶内，煮令熟烂，自昏至五更为度，用蜜拌匀。当睡中唤起，用匙挑服。(《养病漫笔》)

3. 治气逆不进饮食或呕哕：陈极香橼二个，真川贝三两（去心），当归一两五钱（炒黑），白通草（烘燥）一两，陈西瓜皮一两，甜桔梗三钱。共研细末，用白檀香劈碎煎浓汁泛为丸，如桐子大。每服三钱，开水送下。大虚者酌用。(《梅氏验方新编》香橼丸)

食疗选方

1. 香橼茶：将香橼洗净，切成薄片，烘干或晒干，再碾制成粗末，装瓶备用。每次取香橼粗末 10 克，放入杯中，用沸水冲泡。加盖泡 10 分钟后，滤除泡汁即可饮用。此茶可理气健脾，宽中化痰。

2. 香橼浆：取鲜香橼 1～2 个，麦芽糖 50 克。将香橼切碎，放入麦芽糖，隔水蒸数小时，以香橼蒸烂为度。每服 1 匙，早晚各 1 次。此方适用于各种原因引起的腹痛。

各家论述

1.《本草拾遗》：去气，除心头痰水。

2.《饮膳正要》：下气，开胸膈。

3.《本草通玄》：理上焦之气，止呕逆，进食，健脾。

4.《本经逢原》：治咳嗽气壅。

5.《医林纂要》：治胃脘痛，宽中顺气，开郁。

6.《本草再新》：平肝舒郁，理肺气，通经利水，治腰脚气。

7.《本草求原》：除久哮。

8.《本草通玄》：香圆性中和，单用多用亦损正气，与参、术同行则无弊也。

9.《本经逢原》：柑橼乃佛手、香橼两种，性味相类，故《本草纲目》混论不分。盖柑者佛手也，橼者香橼也，兼破痰水，近世治咳嗽气壅，亦取陈者。除去瓤核用之，庶无酸收之患。

10.《本草便读》：香圆皮，下气消痰，宽中快膈。虽无橘皮之温，而究属香燥之品，阴虚血燥之人仍当禁用耳。

47. 香薷 *Mosla chinensis Maxim.*

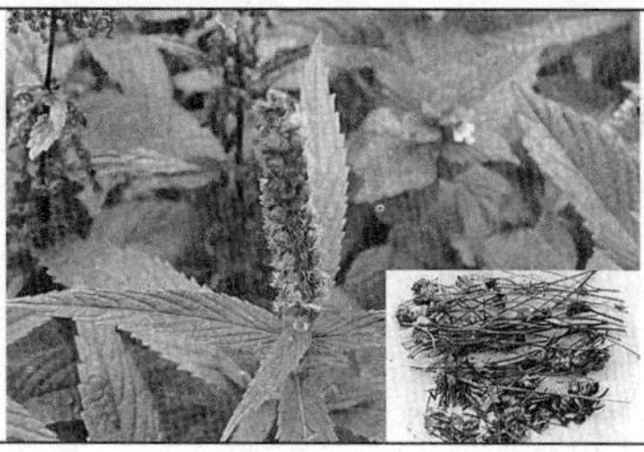

药材概述

香薷为直立草本，茎高 55 ～ 65 厘米。基部分枝较长，向上分枝渐短。茎四棱形，基部类圆形，中上部茎具细浅纵槽数条，四棱上疏生长柔毛，柄内为圈曲柔毛。叶对生，叶片披针形，先端渐尖，基部渐狭，边缘具 5 ～ 9 个锐浅锯齿，侧脉明显，上面黄绿色，下面较淡，两面均具凹陷腺点。总状花序密集成穗状，长 2 ～ 3.5 厘米，苞片覆瓦状排列，倒卵圆形或圆卵形。花萼钟形，外被白色柔毛及凹陷腺点，内面在喉部以上被白色绵毛，下部无毛，萼齿 5，钻形或披针形，近相等，约为全长的 2/3，果时基部膨大；花冠淡紫色，或少有白色；雄蕊、雌蕊内蒙，退化雄蕊 2，发育，二药室近相等，花丝极短，无毛，着生于花冠筒内；柱头 2 裂，反卷；花盘前方指状膨大。小坚果扁圆球形，直径 0.9 ～ 1.4 毫米，表面具疏网纹，网眼内平坦，具疣状突起。花期 6 月，果期 7 月。

药材性味

【药名】香薷

【英文名】Chinese Mosla Herb，Herb of Haichow Elsholtzia

【别名】香菜、香茅、香绒、石香茅、石香薷、香茸、紫花香茅、蜜蜂草、细叶香薷、小香薷、小叶香薷、香草、满山香、青香薷、香茹草、土香薷、土香草、石艾、七星剑、夏月麻黄。

【来源】唇形科植物石香薷或江香薷的地上部分。

【性味】味辛甘，性温，无毒。

【归经】归肺、胃、脾经。

【功效】发汗解表，化湿和中，利水消肿，温胃调中。

【主治】夏月感寒饮冷，头痛发热，恶寒无汗，胸痞腹痛，呕吐腹泻，水肿，脚气。

【用法用量】内服：煎汤，5 ～ 15 克，或研末。

【产地】分布于辽宁、河北、山东、河南、安徽、江苏、浙江、江西、湖北、四川、贵州、云南、陕西、甘肃等地。

采制、炮制与贮藏

【采制】当上部花序的种子已经成熟开始落地时，在早晨轻轻割掉，放在塑料布上晾晒 3～5 天即可脱粒。

【炮制】取原药材，除去杂质及残根，抢水，切段，晾干。

【贮藏】贮干燥容器内，置阴凉干燥处。

现代研究

【性状鉴别】被白色短茸毛。茎多分枝，四方柱形，近基部圆形，直径 0.5～5 毫米；表面黄棕色，近基部常呈棕红色，节明显，节间长 2～5 厘米；质脆，易折断，断面淡黄色，叶对生，多脱落，皱缩或破碎，完整者展平后呈狭长披针形，长 0.7～2.5 厘米，宽约 4 毫米，边缘有疏锯齿，黄绿色或暗绿色；质脆，易碎。花轮密集成穗状；苞片被白色柔毛，脱落或残存；花萼钟状，先端 5 裂；花冠皱缩或脱落。小坚果 4，包于宿萼内，香气浓，味辛凉。栽培品全体长 35～60 厘米，疏被较长的茸毛；茎较粗，节间长 4～7 厘米。以枝嫩、穗多、香气浓者为佳。

【化学成分】香薷全草含挥发油 0.2%～1%，鲜茎叶含挥发油 0.26%～0.59%，干茎叶含 0.8%～2%，油中主含香薷酮（85%）、苯乙酮（1%）。还含 6-甲基三十三烷、13-环己基二十六烷、β-谷甾醇、β-谷甾醇-3-β-D-葡萄糖苷、棕榈酸、亚油酸、亚麻酸、熊果酸、5-羟基-6，7-二甲氧基黄酮等。

【提取工艺】（1）有机溶剂法提取香薷挥发油：准确称取一定量的香薷，加入 8 倍量的石油醚，于 65℃回流提取 210 分钟，减压浓缩。浸膏用乙醇溶解后，静置过夜，离心，上清液减压浓缩，香薷挥发油提取率为 1.83%。（2）超临界 CO_2 萃取香薷挥发油：萃取釜温度为 44℃，压力 25MPa；解析釜Ⅰ温度 46℃，压力 8MPa；解析釜Ⅱ温度 35℃，压力 6MPa，CO_2 流量约为 18kg/h，萃取时间 2 小时。香薷挥发油萃取率为 3.4%。

药理作用

1. 香薷挥发油具有广谱抗菌和杀菌作用，并有直接抑制流感病毒的作用。

2. 抗病毒作用：海州香薷水煎剂 1 ∶ 20 浓度时对病毒 ECHO11 株有抑制作用。

3. 抑菌作用：香薷挥发油对大肠杆菌、金黄色葡萄球菌有抑菌作用。

4. 对离体肠平滑肌的作用：香薷挥发油对小鼠、大鼠、豚鼠和家兔的离体回肠自发性收缩活性皆有较强的直接抑制作用。

5. 抗病原微生物作用：香薷挥发油对病原微生物有较强的抑杀作用。

6. 其他作用：香薷挥发油对机体非特异性和特异性免疫功能均有显著增强作用；对小鼠、大鼠、豚鼠和兔的离体回肠自发性收缩均有显著抑制作用，对蛋清所致豚鼠回肠过敏性收缩和氯化钡所致豚鼠回肠痉挛性收缩亦有显著抑制作用。此外，尚有利尿、镇咳和祛痰作用。

药用禁忌

火盛气虚，阴虚有热者禁用。

常见选方

1. 脾胃不和，胸膈痞滞，内感风冷，外受寒邪，憎寒壮热，身体疼痛，肢节倦怠，霍乱呕吐，脾疼翻胃，中酒不醒，四时伤寒头痛：香薷（去土）100克，甘草（炙）25克，白扁豆（炒）、厚朴（去皮，姜汁炒）、茯神各50克。上为细末。每服10克，沸汤入盐点服。(《局方》香薷汤)

2. 霍乱吐利，四肢烦疼，冷汗出，多渴：香薷100克，蓼子50克。上二味粗捣筛。每服10克，水一盏，煎七分，去渣温服，日三次。(《圣济总录》香薷汤)

3. 暴水风水气，水肿，或疮中水，通身皆肿：干香薷500克，白术350克。上二味捣术下筛；浓煮香薷取汁，和术为丸，如梧子大。每服十丸，日夜四、五服，利小便极良。夏取花、叶合用亦佳。忌青鱼、海藻、菘菜、桃、李、雀肉。(《僧深集方》香薷术丸)

4. 舌上忽出血如钻孔者：香薷汁服一升，日三。(《肘后方》)

5. 水肿：香薷五十斤，锉入锅中，加水久煮，去渣再浓煎，浓到可以捏丸时，即做成丸子，如梧子大。每服五丸，一天服三次，药量可以逐日加一点以小便能畅为愈。此方名香薷煎。

6. 心烦胁痛：用香薷捣汁一、二升服。

7. 鼻血不止：用香薷研累，水冲服一钱。

8. 霍乱腹痛吐痢：生香薷（切）一升，小蒜一升（碎），厚朴六两（炙），生姜十两。上四味切，以水一斗，煮取三升，分三服，得吐痢止，每服皆须温。(《救急方》香薷汤)

9. 伤暑（暑天卧湿当风，或生冷不节，头痛发热，转筋，干呕，四肢发冷等）：用香薷一斤、厚朴（姜汁炙过）、白扁豆（微炒）各半斤，锉散。每服五钱，加水二碗，酒半碗，煎成一碗，放水中等冷定后服下。连进二服，很有效。此方名香薷饮。方中的扁豆，可用黄连（姜汁炒）代替。

食疗选方

1. 香薷饮：香薷10克，白扁豆、厚朴各5克，水煎服，每日1剂。可解表散寒，化湿和中，适用于外感于寒，内伤于湿所致的恶寒发热，头重头痛，无汗胸闷，或四肢倦怠，腹痛吐泻等。《红楼梦》中林黛玉喝的便是这种。

2. 香薷薄荷茶：香薷、薄荷、淡竹叶各5克，车前草10克，水煎代茶饮。可清热除烦，利尿清心，适用于心烦尿赤，口干口苦。

3. 香薷粥：香薷10克，大米100克，白糖适量。将香薷择净，放入锅中，加清水适量，水煎取汁，加大米煮粥，待熟时调入白糖，再煮一、二沸即成，每日1～2剂，连续3～5天。可发汗解表，祛暑化湿，利水消肿。适用于夏季外感于寒，内伤暑湿所致的暑湿表症，水肿，小便不利等。

4. 香薷二豆饮：白扁豆30克，香薷15克，扁豆花5朵，将三者水煎取汁频饮，每日1剂。可化湿消暑，可治疗中暑发热，暑湿吐泻等。

食用禁忌

与山白桃相克。

各家论述

1.《名医别录》：味辛，微温。主治霍乱、腹痛、吐下，散水肿。

2.《日华子本草》：无毒，下气，除烦热，疗呕逆冷气。

3.《开宝本草》：味辛，微温。主霍乱腹痛吐下，散水肿。

4.《本草图经》：藿乱转筋者，单煮服之。

5.《本草衍义》：治霍乱不可阙也，用之无不效。

6.《汤液本草》：味辛，微温。

7.《本草》云：主霍乱腹痛吐下，散水肿。

8.《本草衍义补遗》：属金与水，而有彻上彻下之功，治水甚捷。肺得之则清化行而热自下。又云：大叶香薷治伤暑，利小便。浓煎汁成膏，为丸，服之以治水胀，病效。

9.《本草纲目》：主脚气寒热。世医治暑病，以香薷饮为首药。然暑有乘凉饮冷，阳气为阴邪所遏，遂病头痛，发热恶寒，烦躁口渴，或吐或泻，或霍乱者。宜用此药，以发越阳气，散水和脾。若饮食不节，劳役作丧之人，伤暑大热大渴，汗泄如雨，烦躁喘促，或泻或吐者，乃劳倦内伤之证，必用东垣清暑益气汤，人参白虎汤之类，以泻火益元府也。若用香薷之药，是重虚其表，又济之以热矣。盖香薷乃夏月解表之药，如冬月之用麻黄，气虚者尤不可多服。而今人不知暑伤元气，概用代茶，谓能辟暑，真痴人说梦也。其治水之功，果有奇效。益见古人方皆有至理，但神而明之，存乎其人而已。

10.《本草经疏》：香薷，丹溪谓其有金与水，然亦感夏秋之气以生者，故其味辛，其气微温而无毒。可升可降，阳也。入足阳明、太阴，手少阴经。辛散温通，故能解寒郁之暑气，霍乱腹痛吐下转筋，多由暑月过食生冷，外邪与内伤相并而作。辛温通气，则能和中解表，故主之也。散水肿者，除湿利水之功也。孟诜谓其去热风，卒转筋者，煮汁顿服半斤即止。为末，水调服止鼻衄。日华子谓其下气，除烦热，疗呕逆冷气。汪颖谓其夏月煮饮代茶，可无热病。调中温胃。含汁漱口，去臭气。

11.《本草蒙筌》：味辛，气微温。无毒。主霍乱中冢脘绞痛，治伤暑小便涩难。散水肿有彻上彻下之功，肺得之清化行热自下也。去口臭有拨浊回清之妙，脾得之郁火降气不上焉。解热除烦，调中温胃。

12.《药性解》：香薷，味辛，性微温，无毒，入肺、胃二经。主下气，除烦热，定霍乱，止呕吐，疗腹痛，散水肿，调中温胃，最解暑气。

48. 桃仁 *Prunus persica*（*L.*）*Batsch*

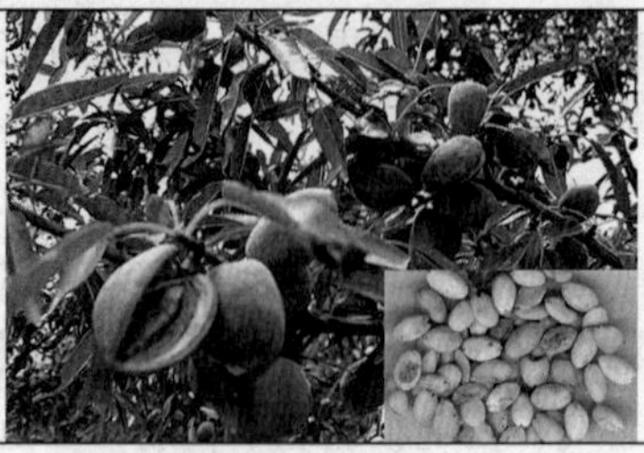

药材概述

桃仁为蔷薇科植物桃或山桃的种子。落叶小乔木，高 3～8 米。叶互生，在短枝上呈簇生状，长 8～15 厘米，宽 2～3.5 厘米，先端渐尖，基部阔楔形，边缘有锯齿。花单生，先叶开放；萼片 5，外面被毛；花瓣 5，淡红色，稀白色；雄蕊多数，短于花瓣。核果肉质，多汁，心状卵形至椭圆形，一侧有纵沟，表面具短柔毛；果核坚硬，木质，扁卵圆形，顶端渐尖，表面具不规则的深槽及窝孔。种子 1 粒，种子扁卵形或椭圆形，一端尖，另端钝圆而偏斜，边缘较薄，长 1.2～2 厘米，宽 1～1.2 厘米，厚 3～5 毫米。表面黄棕色或红棕色，有纵脉纹及密布细粒状突起，近尖端侧边有长 4～6 毫米的线形种脐。种皮薄，子叶两片，肥大，黄白色，富油质。味微苦。

药材性味

【药名】桃仁

【英文名】Semen Persicae

【别名】毛桃仁、扁桃仁、大桃仁。

【来源】蔷薇科植物桃或山桃的成熟种子。

【性味】苦、甘，平。

【归经】归心、肝、大肠经。

【功效】活血祛瘀，润肠通便，止咳平喘。

【主治】经闭，痛经，癥瘕痞块，跌扑损伤，肠燥便秘。

【用法用量】空腹，只取桃仁 20 颗，捻去皮，烂嚼，以温酒下。

【产地】分布于河北、山西、陕西、甘肃、山东、河南、四川、云南等地。

采制、炮制与贮藏

【采制】果实成熟后收集果核，除去果肉及核壳，取出种子，晒干。

【炮制】除去硬壳杂质，置沸水锅中煮至外皮微皱，捞出，浸入凉水中，搓去种皮，晒干，簸净。桃仁：除去杂质，用时捣碎。烊桃仁：取净桃仁，照烊法去皮，用时捣碎。炒桃仁：取烊桃仁，照清炒法炒至黄色，用时捣碎。

【贮藏】置阴凉干燥处，防蛀。

现代研究

【性状鉴别】桃仁种子呈扁椭圆形，先端渐尖，中部略膨大，基部钝圆而偏斜，边缘较薄。长 1.2～1.8 厘米，宽 0.8～1.2 厘米，厚 2～4 毫米。表面红棕色或黄棕色，有细小颗粒状突起。尖端一侧有一棱线状种脐，基部有合点，并自该处分散出多数棕色维管束脉纹，形成布满种皮的纵向凹纹，种皮薄。子叶肥大，富油质。气微，味微苦。

【化学成分】桃仁含苦杏仁苷、24-亚甲基环木菠萝烷醇、柠檬甾二烯醇、7-去氢燕麦甾醇、野樱苷、β-谷甾醇、菜油甾醇、β-谷甾醇-3-O-β-D-吡喃葡萄糖苷、菜油甾醇-3-O-β-D-吡喃葡萄糖苷等。还含绿原素、3-咖啡酰奎宁酸、3-对香豆酰奎宁酸、3-阿魏酰奎宁酸、甘油三油酸酯。又从桃仁中分离到 2 种蛋白质成分 PR-A 和 PR-B，有强的抗炎镇痛药理活性。桃仁油富含不饱和脂肪酸，主要为油酸和亚油酸。

【提取工艺】准确称取一定量的生桃仁，压榨去油，饼渣粉碎过 2 号筛，加入 3 倍量的水，37℃水浴分解 2 小时，蒸馏，得馏分产物。生桃仁的苦杏仁苷提取率为 95.77%。

药理作用

1. 对循环系统的作用：桃仁提取液有活血和一定的抗凝作用，能促进初产妇的子宫收缩及子宫止血。桃仁尚有溶血作用，能显著延长其凝血时间与凝血酶原时间，完全抑制其血块回缩。

2. 抗炎作用：桃仁有促进炎症吸收作用。对炎症初期有较强的抗渗出作用，但抗肉芽形成作用较弱。

3. 抗过敏作用：桃仁有抗过敏作用，对有全身性皮肤瘀血倾向症候的接触性皮炎，桃仁单用或与其他药物合用，均有特别明显的治疗效果。

4. 抗肿瘤作用：苦杏仁苷的水解产物氢氰酸和苯甲醛对癌细胞有协同破坏作用。

5. 镇咳作用：苦杏仁苷水解后生成的氢氰酸和苯甲醛对呼吸中枢有镇静作用。

6. 其他作用：桃仁提取物对肝细胞坏死变性及纤维化均有不同程度的改善。苦扁桃苷有降低血液黏度，增加血流量，扩张肝内门静脉等作用。桃仁中含有 45% 的脂肪油，可用于老年人或虚弱者的虚性便秘。

药（毒）理学

对正常大鼠有降压作用，乃中毒所致。

临床应用

1. 用于症瘕结块，肺痈肠痈，跌扑伤痛，经闭痛经，产后瘀痛等症。本品活血祛瘀作用亦较广泛，对上述瘀血阻滞病症，甚为常用。治肺痈可配芦根、薏米同用；治肠痈，可配大黄、丹皮同用；治症瘕结块，可配大黄、蟅虫等同用；治跌扑伤痛，可配柴胡、穿山甲同用；治经闭痛经，可配红花、当归等同用；治产后瘀痛，可配当归、炮姜等同用。

2. 用于肠燥便秘：桃仁有润燥滑肠的作用，用于大便秘结，可配火麻仁、柏子仁、当归、杏仁等。

3. 桃仁味苦甘而性平，能入心、肝、大肠，活血祛瘀作用甚广，可用治瘀血阻滞各种敝症。在临床善于治疗内痈，如肺痈。脂多质润，具润肠通便之功，唯晚近临床专以润肠通便则较少用。

4. 桃仁与红花皆为活血祛瘀之药，往往配合应用。唯桃仁善治肺痈肠痈，且有润肠通便之效；红花则善于活血调经。

药用禁忌

孕妇忌服。便溏者慎用。

本品有毒，不可过量。

药用配伍

1. 桃仁配伍大黄：桃仁苦甘性平，破血行瘀、润燥滑肠；大黄味苦性寒，攻积导滞、逐瘀通经、凉血解毒。二者伍用，共奏泄热解毒、破积下瘀之功效。用于治疗瘀热互结之痛经、闭经、产后恶露不下，下焦蓄血；热结便秘以及肠痈初起之少腹疼痛等。

2. 桃仁配伍火麻仁：二者均有润肠通便之功，且桃仁宣肺，相伍为用，共奏润肠通便宣肺之功效。用于治疗肺气不宣之肠燥便秘等。

3. 桃仁配伍桑白皮：桃仁宣肺止咳，桑白皮泻肺止咳平喘，二者伍用，有泻肺平喘止咳之功效。用于治疗肺热之咳喘、痰黄者。

4. 桃仁配伍苏木：二者均可活血祛瘀，相须为用，其功更显著。用于治疗跌打损伤之瘀血、血滞经闭、产后恶露不下等。

5. 桃仁配伍香附：桃仁活血祛瘀，香附疏肝行气，调经止痛。二者伍用，有行气活血、调经止痛之功效。用于治疗气滞血瘀所致之胸胁及少腹疼痛、月经不调。

药用选方

1. 治妇人、室女血闭不通，五心烦热：桃仁（焙）、红花、当归（洗焙）、杜牛膝等份为末。每服三钱，温酒调下，空心食前。（《杨氏家藏方》桃仁散）

2. 治产后腹痛，干血着脐下，亦主经水不利：大黄三两，桃仁二十枚，蜇虫二十枚（熬，去足）。上三味，末之，炼蜜和为四丸，以酒一升煎一丸，取八合。顿服之，新血下如豚肝。（《金匮要略》下瘀血汤）

3. 治产后血闭：桃仁二十枚（去皮、尖），藕一块。水煎服之。（《唐瑶经验方》）

4. 治产后恶露不净，脉弦滞涩者：桃仁三钱，当归三钱，赤芍、桂心各钱半，沙糖三钱（炒炭）。水煎，去渣温服。（《医略六书》桃仁煎）

5. 治血症，漏下不止：桃仁（去皮、尖，熬）、芍药、桂枝、茯苓、牡丹（去心）各等份。上五味为末，炼蜜和丸如兔屎大。每日食前服一丸，不止，加至三丸。（《金匮要略》桂枝茯苓丸）

6. 治太阳病不解，热结膀胱，其人如狂，少腹急结：桃仁五十个（去皮、尖），大黄四两，桂枝二两（去皮），甘草（炙）二两，芒硝二两。上五味，以水七升，煮取二升半，去滓，内芒硝，更上火微沸，下火。先食温服五合，日三服，当微利。（《伤寒论》桃核承气汤）

7. 治伤寒蓄血，发热如狂，少腹鞕满，小便自利：桃仁二十个（去皮、尖），大黄三两（酒洗），水蛭（熬）、虻虫（去翅、足，熬）各三十个。上四味，以水五升，煮取三升，去滓。温服一升，不下，更服。（《伤寒论》抵当汤）

8. 治热邪干于血分，溺血蓄血者：桃仁三钱（研如泥），丹皮、当归、赤芍各一钱，阿胶二钱，滑石五钱。水煎服。（《瘟疫论》桃仁汤）

9. 治上气咳嗽，胸膈痞满，气喘：桃仁三两，去皮、尖，以水一大升，研汁，和粳米二合，煮粥食。（《食医心镜》）

10. 治老人虚秘：桃仁、柏子仁、火麻仁、松子仁等份。同研，熔白蜡和丸如桐子大，以少黄丹汤下。（《汤液本草》）

11. 治里急后重，大便不快：桃仁（去皮）三两，吴茱萸二两，盐一两。上三味，同炒熟，去盐并茱萸。只以桃仁，空心夜卧不拘时，任意嚼五、七粒至一二十粒。（《圣济总录》）

12. 治从高坠下，胸腹中有血，不得气息：桃仁十四枚，大黄、消石、甘草各一两，蒲黄一两半，大枣二十枚。上六味，细切，以水三升，煮取一升，绞去滓，适寒温尽服之。当下，下不止，渍麻汁一杯，饮之即止。(《千金方》桃仁汤）

13. 治疟：桃仁一百个，去皮、尖，于乳钵中细研成膏，不得犯生水，候成膏，入黄丹三钱，丸如梧桐子大。每服三丸，当发日用温酒吞下，如不饮酒，井花水亦得。(《证类本草》)

14. 治风劳毒肿挛痛，或牵引小腹及腰痛：桃仁一升，去皮、尖，熬令黑烟出，热研如脂膏。以酒三升，搅和服，暖卧取汗。(《食医心镜》)

15. 治崩中漏下赤白不止，气虚竭：烧桃核为末，酒服方寸匕，日三。(《千金方》)

16. 治小儿烂疮初起，膘浆似火疮：杵桃仁面脂敷上。(《子母秘录》)

17. 治聤耳：桃仁熟捣，以故绯绢裹，纳耳中，日三易，以瘥为度。(《千金方》)

18. 治风虫牙痛：针刺桃仁，灯上烧烟出，吹灭，安痛齿上咬之。(《卫生家宝方》)

19. 治女人阴户内生疮，作痛如虫咬，或作痒难忍者：桃仁、桃叶相等捣烂，丝绵纳裹其中，日易三、四次。(孟诜)

食疗选方

1. 清润桃仁粥：桃仁 30 克，粳米 100 克，红糖少许，清水适量。将桃仁去皮，加水磨成浆，粳米淘洗干净。锅置火上，放入清水、粳米、桃仁浆汁，用旺火煮沸后，改用小火煮约 20 分钟，加入红糖调味即成。该品活血调经、祛瘀止痛。可用于防治妇女产后恶露不尽，瘀阴腹痛等症。

2. 桃仁鸡丁：鸡脯肉 200 克，桃仁 50 克，水发香菇、水发玉兰片、熟火腿各 20 克。料酒 10 克，精盐 1.5 克，鸡蛋清 1 个，清汤 100 克，湿玉米粉 15 克，鸡油 5 克，花生油 500 克（约耗 40 克），葱姜末各少许。将鸡肺肉剞上花刀，切成 3 分大小的方丁，放入碗中，加入料酒、精盐、湿玉米粉各少许和鸡蛋清，搅匀浆好。坐煸锅，注入 150 克花生油，烧至五成热时放入桃仁，用温油炸至淡黄色时倒入漏勺，控净油。将水发香菇、水发玉兰片、熟火腿均切成边长 5 分的菱形薄片。坐煸锅，注入花生油，烧至六成热，下入鸡丁，滑至八成熟，下入玉兰片香菇片、火腿片，滑透，倒入漏勺控净油。锅中留少许底油，放入葱姜末炝锅，随即倒入鸡丁、玉兰片、香菇片、火腿片，加入料酒、精盐、清汤翻炒一下。用水将玉米粉调稀，倒入锅中勾芡再倒入桃仁，翻炒均匀，淋上鸡油即成。

3. 韭菜炒桃仁：原料为韭菜花、桃仁、食盐、生抽。桃仁洗净，韭菜择好切段。煮开水，放入桃仁，煮3分钟左右捞出。起锅，倒入适量食用油，油热后倒入韭菜段大火翻炒。最后倒入桃仁，加适量食盐、生抽翻炒2分钟即可。

各家论述

1. 成无己：肝者血之源，血聚则肝气燥，肝苦急，急食甘以缓之。桃仁之甘以缓肝散血，故张仲景抵当汤用之，以治伤寒八、九日，内有蓄血，发热如狂，小腹满痛，小便自利者。又有当汗失汗，热毒深入，吐血及血结胸，烦躁谵语者，亦以此汤主之。与虻虫、水蛭、大黄同用。

2.《用药心法》：桃仁，苦以泄滞血，甘以生新血，故凝血须用。又去血中之热。

3.《本草纲目》：桃仁行血，宜连皮尖生用；润燥活血，宜汤浸去皮尖炒黄用，或麦麸同炒，或烧存性，各随本方。

4.《本草经疏》：夫血者阴也，有形者也，周流夫一身者也，一有凝滞则为症瘕，瘀血血闭，或妇人月水不通，或击扑损伤积血，及心下宿血坚痛，皆从足厥阴受病，以其为藏血之脏也。桃核仁苦能泄滞，辛能散结，甘温通行而缓肝，故主如上等证也。心下宿血去则气自下，咳逆自止。味苦而辛，故又能杀小虫也。桃仁性善被血，散而不收，泻而无补，过用之，及用之不得其当，能使血下不止，损伤真阴。

5.《药品化义》：桃仁，味苦能泻血热，体润能滋肠燥。若连皮研碎多用，走肝经，主破蓄血，逐月水，及遍身疼痛，四肢木痹，左半身不遂，左足痛甚者，以其舒经活血行血，有去瘀生新之功，若去皮捣烂少用，入大肠，治血枯便闭，血燥便难，以其濡润凉血和血，有开结通滞之力。

6.《本经逢原》：桃仁，为血瘀血闭之专药。苦以泄滞血，甘以生新血。毕竟破血之功居多，观《本经》主治可知。仲景桃核承气、抵当汤，皆取破血之用。又治热入血室，瘀积症瘕，经闭，疟母，心腹痛，大肠秘结，亦取散肝经之血结。熬香治腿疝痛痒，《千金》法也。

7.《本草思辨录》：桃仁，主攻瘀血而为肝药，兼疏肤腠之瘀。惟其为肝药，故桃核承气汤、抵当汤、抵当丸治在少腹，鳖甲煎丸治在胁下，大黄牡丹汤治在大肠，桂枝茯苓丸治在症瘤，下瘀血汤治在脐下。惟其兼疏肤腠之瘀，故大黄蟅虫丸治肌肤甲错，《千金》苇茎汤治胸中甲错，王海藏以桂枝红花汤加海蛤、桃仁治妇人血结胸，桃仁之用尽于是矣。

49. 桑叶 *Morus alba L.*

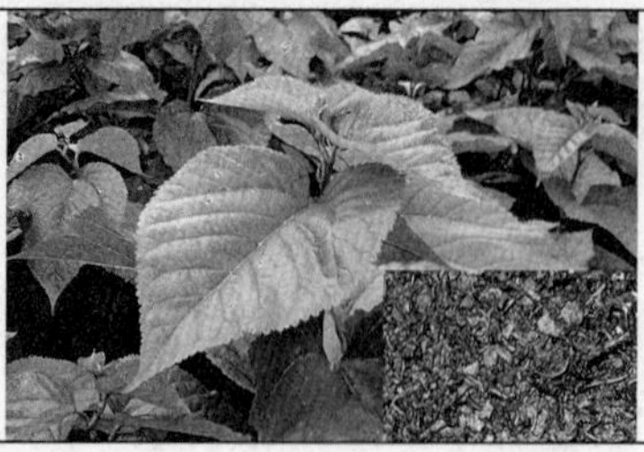

药材概述

桑叶是桑科植物桑的干燥叶，具有降血压、降血脂、抗炎等作用。小乔木或灌木，高 3~15 米。树皮灰黄色或黄褐色；幼枝有毛。叶互生，卵形至阔卵形，长 6～15 厘米，宽 4～12 厘米。先端尖或钝，基部圆形或近心形，边缘有粗齿，上面无毛，有光泽，下面绿色，脉上有疏毛，脉腋间有毛；叶柄长 1～2.5 厘米。雌雄异株，骨朵花序腋生；雄花序早落；雌花序长 1～2 厘米，花柱不明显或无，柱头 2。聚花果（桑椹）熟时紫黑色或白色。花期 4～5 月，果期 6～7 月。

药材性味

【药名】桑叶

【英文名】Mulberry Leaf，Folium Mori

【别名】铁扇子、家桑叶、枯桑叶、荆桑叶、桑椹树叶、桑树叶、黄桑叶、霜桑叶、冬桑叶、白桑叶、鸡桑叶、子桑叶、山桑叶、金桑叶、晚桑叶、老桑叶、双叶、双桑叶、童桑叶、神仙叶。

【处方名】桑叶、霜桑叶、冬桑叶、双叶、双桑叶、炙桑叶、蜜桑叶、炒桑叶等。处方中写桑叶、霜桑叶、冬桑叶、双叶、双桑叶均指生桑叶。为原药材去杂质生用入药者。炒桑叶为桑叶用文火微炒，至深黄色取出摊晾入药者。炙桑叶又名蜜桑叶，为桑叶用蜂蜜炙后入药者。

【来源】桑科植物桑的叶。

【性味】味苦、甘，性寒。

【归经】归肺、肝经。

【功效】疏散风热，清肺润燥，平肝明目，凉血止血。

【主治】风热感冒，肺热燥咳，头晕头痛，目赤昏花。

【用法用量】煎服 5～10 克；或入丸散。外用适量，煎水洗或捣敷。

【产地】全国大部分地区多有生产。

采制与贮藏

【采制】冬桑叶为晚秋至初冬经霜后采收的桑叶，嫩桑叶为春季桑叶茂盛时采收，先除去杂质，然后晒干。

【贮藏】置于通风干燥处。

现代研究

【性状鉴别】桑叶多皱缩，破碎。完整者有柄，叶片上面黄绿色或浅黄棕色，有的有小疣状突起；下表面色较浅，叶脉突起，小脉网状，脉上被疏毛，脉基具簇毛。质脆。气微，味淡、微苦、涩。

【化学成分】（1）黄酮类：桑叶中黄酮类化合物占桑叶干重的1%～3%，是植物界中茎叶含量较高的一类植物。主要是芸香苷（芦丁）、槲皮素、异槲皮苷、槲皮素-3-三葡糖苷等化合物。（2）生物碱：生物碱是桑叶的主要活性成分，包括DNJ（1-脱氧野尻霉素）、N-甲基-1-DNJ、2-氧-α-D半乳吡喃糖苷-1-DNJ、1，4-二脱氧-1，4-亚胺基-D-阿拉伯糖醇、1，4-二脱氧-1，4-亚胺基-(2-氧-β-D-吡喃葡萄糖苷)-D-阿拉伯糖醇和1α，2β，3α，4β-四羟基-去甲莨菪烷（去甲莨菪碱）等生物碱。其中，DNJ在植物界中，唯桑叶独有。（3）植物甾醇：桑叶中植物甾醇含量比一般植物高3~4倍，主要是β-谷甾醇、豆甾醇、菜油甾醇、β-谷甾醇β-D-葡萄糖苷、蛇麻脂醇等。（4）γ-氨基丁酸：桑叶中丰富的γ-氨基丁酸（平均含量为226mg/100g）引人注目，γ-氨基丁酸由谷氨酸转化而来。（5）桑叶多糖：桑叶中富含具有降血糖和抑制血脂升高的桑叶多糖。

【提取工艺】准确称取一定量的桑叶，用10倍量的60%乙醇，在pH=2的条件下分两次提取，每次2小时，过滤，浓缩。桑叶黄酮和生物碱的提取率分别为82.4%和78.6%，两者同步提取率为80.5%。

药理作用

1. 抗凝血作用：桑叶提取物对凝血酶纤维蛋白原反应有直接抑制作用。

2. 降血压作用：桑叶中的芸香苷、槲皮素、槲皮苷能增加离体及在位蛙心的收缩力与输出量，并减少心率，有降血压的作用。

3. 降血脂、降胆固醇、抗血栓形成和抗动脉粥样硬化作用：桑叶有抑制脂肪肝的形成、降低血清脂肪和抑制动脉粥样硬化形成的作用。活性成分包括DNJ、植物甾醇、黄酮类等。

4. 降血糖作用：桑叶中的N-Me-DNJ，GAL-DNJ都可显著地降低血糖水平，其中GAL-DNJ降血糖作用最强。

5. 抑菌、抗炎作用：桑叶具有较强的抗炎作用与祛风、清热功效。桑叶汁对大多数革兰氏阳性菌、革兰氏阴性菌及部分酵母菌有良好的抑制作用。

6. 抗病毒、抗肿瘤作用：桑叶能预防癌细胞生成，提高人体免疫力，主要功能成分是 DNJ、类黄酮、桑素、γ-氨基丁酸及维生素，能抑制染色体突变和基因突变。

7. 抗衰老、抗疲劳作用：桑叶具有类似于人参的补益和抗衰老作用。桑叶中所含的槲皮素、酚类化合物、维生素 C 等成分能通过抑制或清除自由基来防止氧化损伤。

8. 抗丝虫病作用：桑叶所含的芸香苷、槲皮素、异槲皮素、香豆素、氯原酸等成分与其抗炎、消肿、软化组织及抗菌等作用有关。

9. 解痉、抗溃疡作用：桑叶中的槲皮素能降低肠、支气管平滑肌的张力，其解痉作用强于芸香苷。

10. 改善肠功能、润肠通便及减肥作用：桑叶中的 DNJ 矿物质具有导泻通便、减少某些急腹症的发生，保护肠黏膜和减肥等作用。

药用禁忌

经期妇女及孕妇不宜使用。过量服用有中毒反应，如恶心、呕吐、腹痛、腹泻等，严重时因出血性肠炎导致血压下降、脱水、休克而死。

药用配伍

1. 桑叶善于散风热而泄肺热，对外感风热、头痛、咳嗽等，常与菊花、银花、薄荷、前胡、桔梗等配合应用。

2. 桑叶不仅可用于风热引起的目赤羞明，且可清肝火，对肝火上炎的目赤肿痛，可与菊花、决明子、车前子等配合应用。

3. 桑叶还可配滋养肝肾的女贞子、枸杞子、黑芝麻等同用，治肝阴不足，眼目昏花。

4. 桑叶配牛蒡子、前胡，则散风清肺；配石膏、麦冬，则清燥润肺；配菊花、决明子，则清肝明目。

临床应用

桑叶能疏散风热，解表清热，养阴生津；桑椹能滋阴养血，补虚润燥；桑根白皮能泻肺平喘，利水消肿；桑枝能通经活络，除痹止痛；而桑树烧成的灰叫桑柴灰，也能用于治疗目赤肿痛、青盲、身面水肿，坐卧不得、白癜风、头风白屑、大麻风等病症。（于智敏：《糖尿病百药效用奇观——谈桑叶》）

实用选方

1. 治太阴风温，但咳，身不甚热，微渴者：杏仁 10 克，连翘 7.5 克，薄荷 4 克，桑叶 12.5 克，菊花 5 克，苦梗 10 克，甘草 4 克（生），苇根 10 克。水二杯，煮取一杯，日二服。（《温病条辨》桑菊饮）

2. 治风眼下泪：腊月不落桑叶，煎汤日日温洗，或入芒硝。（《濒湖集简方》）

3. 洗天行时眼，风热肿痛，目涩眩赤：铁扇子二张，以滚水冲半盏，盖好，候汤温，其色黄绿如浓茶样为出陈。然后洗眼，拭干；隔一、二时，再以药汁碗隔水炖热，再洗，每日统三、五次。（《养素园传信方》）

4. 治肝阴不足，眼目昏花，咳久不愈，肌肤甲错，麻痹不仁：嫩桑叶（去蒂，洗净，晒干，为末）500 克，黑胡麻子（淘净）200 克。将胡麻擂碎，熬浓汁，和白蜜 500 克，炼至滴水成珠，入桑叶末为丸屈口梧桐子大。每服三钱，空腹时盐汤、临卧时温酒送下。（《医级》桑麻丸）

5. 治吐血：晚桑叶，微焙，不计多少，捣罗为细散。每服 15 克，冷腊茶调如膏，入麝香少许，夜卧含化咽津。只一服止，后用补肺药。（《圣济总录》独圣散）

6. 治霍乱已吐利后，烦渴不止：桑叶一握，切，以水一大盏，煎至五分，去滓，不计时候温服。（《圣惠方》）

7. 治小儿渴：桑叶不拘多少，用生蜜逐叶上敷过，将线系叶蒂上绷，阴干，细切，用水煎汁服之。（《胜金方》）

8. 治大肠脱肛：黄皮桑树叶三升，水煎过，带温罨纳之。（《仁斋直指方》）

9. 治穿掌毒肿：新桑叶研烂盦之。（《通玄论》）

10. 治痈口不敛：经霜黄桑叶，为末敷之。（《仁斋直指方》）

11. 治火烧及汤泡疮：经霜桑叶，焙干，烧存性，为细末，香油调敷或干敷。（《医学正传》）

12. 治咽喉红肿，牙痛：桑叶 15 ~ 25 克，煎服。（《上海常用中草药》）

13. 治头目眩晕：桑叶 15 克，菊花 15 克，枸杞子 15 克，决明子 10 克。水煎代茶饮。（《山东中草药手册》）

14. 治摇头风（舌伸出，流清水，连续摇头）：桑叶 5 ~ 10 克，水煎服。（江西《草药手册》）

15. 治手足麻木，不知痛痒：霜降后桑叶煎汤频洗。（《急救方》）

16. 治乳硬作痛：嫩桑叶，生采，研。以米饮调，摊纸花贴病处。（《妇人良方》）

食疗选方

1. 凉拌桑叶：选择较幼嫩桑叶（去掉叶柄），洗净，切丝，放入开水锅内焯一下，用凉开水过凉，沥干水分，加入精盐、味精、蒜泥、香油，拌匀即可食用。

2. 桑叶菜饼：桑叶（去掉叶柄）洗净，切成1厘米见方的小块，放入开水锅内焯一下，与面粉混合和面，烙饼，蘸蒜泥吃。

3. 桑叶茶：将桑叶晒干，经加工处理直接泡水代茶饮用或粉碎后包装做成袋泡茶。

4. 桑叶面点：桑叶干燥，粉碎，作为直接食品添加剂，以5%左右的比例添加到面粉中，可烤制面包及各种糕点，同时还可以制作桑叶馒头、压制桑叶面条、包饺子等。不但颜色独特、增加花样品种，且具有营养和保健作用。

各家论述

1.《神农本草经》：气味苦甘寒，有小毒，主寒热出汗。

2.《本草拾遗》：桑叶、汁，主霍乱腹痛，吐下，研取白汁，合金疮。又主小儿吻疮，细锉大釜中，煎取如赤糖，去老风及宿血。椹，利五藏关节，通血气。

3.《日华子本草》：暖，无毒。利五藏，通关节，下气，煎服。除风痛出汗，并扑损瘀血。春叶未天，枝可作煎酒服，治一切风。

4.《开宝本草》：霜后叶煮汤，淋渫手足，去风痹殊胜。

5.《本草经疏》：无气味。详其主治，应是味甘气寒性无毒。甘所以益血，寒所以凉血，甘寒相合，故下气而益阴。是以能主阴虚寒热，及因内热出汗。其性兼燥，故又能除脚气水肿，利大小肠。原禀金气，故又能除风。经霜则兼得天地之清肃，故又能明目而止渴。发者，血之余地，益血故又能长发，凉血故又止吐血。合痈口，罨穿掌，疗汤火，皆清凉补血之功也。

6.《本草纲目》：桑叶乃手、足阳明之药，治劳热咳嗽，明目长发，止消渴。

7.《本草蒙筌》：采经霜者煮汤，洗眼去风泪殊胜。盐捣敷蛇虫蜈蚣咬毒，蒸捣罯扑损瘀血滞凝。煎代茶，消水肿脚浮，下气令关节利；研作散，汤调。止霍乱吐泻，出汗除风痹疼。炙和桑衣煎浓，治痢诸伤止血。

8.《本草备要》：甘寒，手足阳明之药。大肠、胃。凉血刀斧伤者，为末，干贴之妙。燥湿，去风明目。采经霜者煎汤洗眼，去风泪；洗手足，去风痹。桑叶、黑芝麻等份，蜜丸、名扶桑丸，除湿去风，乌须明目。末服止盗汗，严州有僧，每就枕，汗出遍身，比旦，衣被皆透，二十年不能疗。监寺教采带露桑叶，焙干为末，空心米饮下二钱，数日而愈。代茶止消渴。

9.《本经逢原》：桑叶清肺胃，去风明目。取经霜者煎汤，洗风眼下泪。同黑芝麻蜜丸久服，须发不白，不老延年。《本经》言除寒热出汗，即《大明》蒸熟捣盦风痛出汗之谓。煎饮利五脏，通关节下气。煎酒服，治一切风。桑根烧灰淋汁，与石灰点面上风，灭痣，去恶肉。

10.《本草崇原》:《夷坚志》云：严州山寺有一游僧，形体羸瘦，饮食甚少，每夜就枕，遍身汗出，迨旦衣皆湿透，如此二十年无药能疗，期待尽耳。监寺僧曰：吾有药绝验，为汝治之，三日宿疾顿愈，其方单用桑叶一味，乘露采摘，焙干碾末，每用二钱，空腹温米饮调服。或值桑落时，干者亦堪用，但力不如新采者，桑叶是止盗汗之药，非发汗药。《本经》盖谓桑叶主治能除寒热，并除出汗也。恐人误读作发汗解。故表而明之。

11.《本草求真》：清肺泻胃，凉血燥湿，去风明目，《圣济录》治吐血不止，晚桑叶焙研，凉茶服三钱，只一服止，后用补肝肺药。《千金方》治头发不长，用桑叶、麻叶煮泔水沐之，七次可长数尺。《集简》治风眼下泪，用腊月不落桑叶煎汤，日日温洗，或入芒硝。扶桑丸除风湿，乌须明目，用黑芝麻同桑叶等份为丸。震亨曰：经霜桑叶研末，米饮服，止盗汗。

12.《得配本草》：甘，寒。入手足阳明经。清西方之燥，泻东方之实。去风热，利关节，疏肝，止汗。得生地、麦冬，治劳热。配生地、阿胶，治嗽血。肝燥者禁用。

13.《本草经解》：桑叶气寒，秉天冬寒之水气，入足太阳寒水膀胱经；味苦甘有小毒，得地中南火土之味，而有燥湿之性，入手少阴心经、足太阴脾经。气味降多于升，阴也。

14. 太阳者，行身之表，而为一身之藩者也，太阳本寒标热，所以太阳病，则发寒热。桑叶入太阳，苦能清，甘能和，故降寒热。汁者，心之液，得膀胱气化而出者也，桑叶入膀胱而有燥湿之性，所以出汗也。

15.《本草新编》：桑叶之功，更佳于桑皮，最善补骨中之髓、添肾中之精，止身中之汗，填脑明目，活血生津，种子安胎，调和血脉，通利关节，止霍乱吐泻，除风湿寒痹，消水肿脚浮，老男人可以扶衰却老，老妇人可以还少生儿。……桑叶采叶如茶，种大者第一，再大者次之，再小者又次之。与其小，无宁大也。过大，则止可煎汤以入药，有堪为丸散矣。洗目，宜取老桑叶，自落者无用矣。

相关故事

相传宋代时，某日严山寺来一游僧，身体瘦弱且胃口极差，每夜上床入寐就浑身是汗，醒后衣衫尽湿，甚至被单、草席皆湿，20年来多方求医皆无效。

一日，严山寺的监寺和尚知道了游僧的病情后，便说："不要灰心，我有一祖传验方治你的病，保证管用，还不花你分文，也没什么毒，何不试试？"翌日，天刚亮，监寺和尚就带着游僧来到桑树下，趁晨露未干时，采摘了一把桑叶带回寺中。叮嘱游僧焙干研末后每次服二钱，空腹时用米汤冲服，每日1次。连服三日后，缠绵20年的沉疴竟然痊愈了。游僧与寺中众和尚无不惊奇，佩服监寺和尚药到病除。

桑叶又称霜桑叶，农历节气霜降前后采摘，它味甘、苦，性寒，无毒，入肝、肺经。桑叶治病入药始于东汉，《神农本草经》里列为"中品"，其意是养性。现代中医习惯将它列入辛凉解表类药物中，作疏风清热、凉血止血、清肝明目之用，其实桑叶还有止盗汗的作用。而《神农本草经》中亦早就有"桑叶除寒热、出汗"的记载；《丹溪心法》中亦有"桑叶焙干为末，空心米汤调服，止盗汗"之妙录。

50. 桑椹 *Morus alba L.*

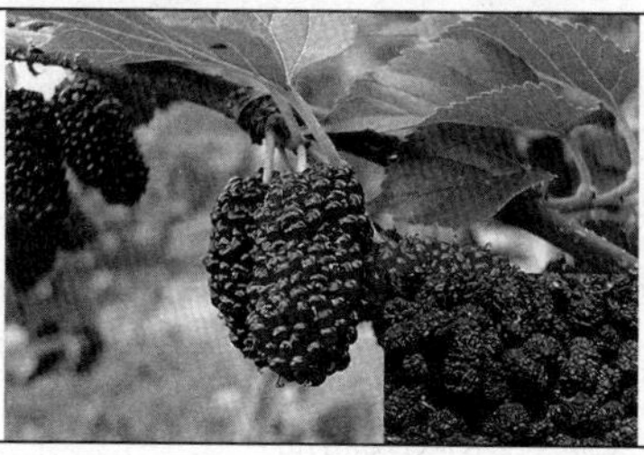

药材概述

桑椹（桑葚），为桑科落叶乔木桑的成熟果实。桑树特殊的生长环境使桑果天然生长，无任何污染，所以桑椹又被称为“民间圣果”。桑树为落叶灌木或小乔木，高 3～15 米。树皮灰白色，有条状浅裂；根皮黄棕色或红黄色，纤维性强。单叶互生；叶片卵形或宽卵形，先端锐尖或渐尖，基部圆形或近心形，边缘有粗锯齿或圆齿，有时有不规则的分裂，基出脉 3 条与细脉交织成网状。花单性，雌雄异株；雌、雄花序均排列成穗状葇荑花序，腋生；雌花序长 1～2 厘米，被毛，总花梗长 5～10 毫米；雄花序长 1～2.5 厘米，下垂，略被细毛；雄花具花被片 4，雄蕊 4，中央有不育的雌蕊；雌花具花被片 4，基部合生，柱头 2 裂。核果，多数密集成一卵圆形或长圆形的聚花果，长 1～2.5 厘米，初时绿色，成熟后变肉质、黑紫色或红色。种子小。

药材性味

【药名】桑椹

【英文名】Mulberry Fruit，Fructus Mori

【别名】桑实、葚、乌椹、文武实、黑椹、桑枣、桑葚子、桑粒、桑果。

【来源】桑科植物桑的果穗。

【性味】甘、酸，性寒。

【归经】归肝、肾经。

【功效】滋阴补血，生津润燥，补肝，益肾，熄风，滋液。

【主治】眩晕耳鸣，心悸失眠，须发早白，津伤口渴，内热消渴，血虚便秘。

【用法用量】9～15 克。

【产地】分布于全国各地。

采制与贮藏

【采制】每年 4～6 月果实成熟时采收，洗净，去杂质，晒干或略蒸后晒干食用。

【贮藏】置通风干燥处，防蛀。

现代研究

【性状鉴别】该品为聚花果，由多数小核果集合而成，呈长圆形，长 1～2 厘米，直径 0.5～0.8 厘米。黄棕色、棕红色至暗紫色，（比较少见的颜色成熟后呈乳白色），有短果序梗。小核果卵圆形，稍扁，长约 2 毫米，宽约 1 毫米，外具肉质花被片 4 枚。气微，味微酸而甜。

【化学成分】果穗含糖、鞣酸、苹果酸、维生素 B_1、B_2 和胡萝卜素；其脂类的脂肪酸主要为亚油酸、油酸、软脂酸、硬脂酸，尚有少量辛酸、壬酸等。精油中含桉叶素、牻儿醇、芳樟醇乙酸酯、樟脑、a－蒎烯和柠檬烯等；磷脂总含量 0.41%，其中磷脂酸胆碱（32.15%），溶血磷脂酸胆碱（19.30%），磷脂酸乙醇胺（15.91%），磷脂酸（12.40%），磷脂酰肌醇（10.53%），双磷脂酰甘油（6.59%）。还含矢车菊素和矢车菊苷。

【提取工艺】准确称取一定量的桑椹，加入适量的缓冲液及酶混合液，在 45℃水浴振荡 2.5 小时，沸水浴灭活 5 分钟，再加入 35 倍量的蒸馏水，于 70℃超声提取 30 分钟，过滤，浓缩，乙醇沉淀，过滤，干燥，得桑椹多糖。桑椹多糖的得率为 16.86%。

药理作用

1. 增强免疫功能：桑椹煎剂有中度激发淋巴细胞转化的作用。

2. 对 Na^+、K^+－ATP 酶活性的影响：桑椹煎剂能显著降低红细胞膜 Na^+、K^+－ATP 酶活性。桑椹降低该酶的活性可能是其滋阴作用机制之一。

临床应用

1. 防止血管硬化：桑椹中含有脂肪酸，主要由亚油酸、硬脂酸及油酸组成，具有分解脂肪，降血脂，防止血管硬化等作用。

2. 健脾胃，助消化：桑椹中含有鞣酸、脂肪酸、苹果酸等营养物质，能帮助脂肪、蛋白质及淀粉的消化，有健脾胃助消化之功，可用于治疗因消化不良而导致的腹泻。

3. 补充营养：桑椹中含有大量的水分、碳水化合物、多种维生素、胡萝卜素及人体必需的微量元素等，能有效地扩充人体的血容量，且补而不腻，适宜于高血压、妇女病患者食疗。

4. 乌发美容：桑椹中除含有大量人体所需要的营养物质外，还含有乌发素，能使头发变得黑而亮泽，故可用来美容。

5. 防癌抗癌：桑椹中所含的芸香苷、花色素、葡萄糖、果糖、苹果酸、钙质、无机盐、胡萝卜素、多种维生素及烟酸等成分，都有预防肿瘤细胞扩散，避免癌症发生的功效。

药用选方

1. 风湿性关节疼痛，麻痹不仁以及各种神经痛：鲜黑桑椹 30～60 克，水煎服。或桑椹膏，每服一匙，以温开水和少量黄酒冲服。

2. 贫血，神经衰弱，脚膝痛，肢体麻痹，中风后半身不遂，大便干结：桑椹膏每服一匙，一日 2～3 次，以温水和黄酒少许化服。

3. 闭经：桑椹 15 克，红花 3 克，鸡血藤 12 克，加黄酒和水煎，一日 2 次温服。

4. 去皱：桑椹、白糖各 30 克，葡萄干 10 克，薏米 20 克，粳米 50 克。将桑椹、薏米洗净，用冷水浸泡数小时。淘洗净粳米，置锅中，加桑椹、薏米及浸泡水，加葡萄干，先用旺火煮开，再改用小火煨粥，粥成时加入白糖。

5. 贫血或关节炎的辅助治疗：取新鲜熟透的桑椹 500 克，米酒 1000 毫升，浸泡 1～2 个月饮用，每日 2 次，每次 1 小杯。

6. 治疗肠燥便秘：桑椹 50 克，肉苁蓉 15 克，黑芝麻 15 克，炒贝壳 10 克，水煎服，每日 1 剂。

7. 治肠道津液不足所致的大便干燥：桑椹 40 克，冰糖 20 克，用开水冲泡饮用。桑椹性寒生津，冰糖性平滋津。

8. 肝肾亏虚引起的头晕目眩、视力下降、耳鸣、腰膝酸软、须发早白及肠燥便秘：桑椹 30 克（鲜者 60 克），糯米 60 克，煮粥，待熟时调入冰糖少许服食，每日 1 剂。可滋养肝肾，养血明目。

食疗选方

1. 桑椹汁：新鲜桑椹 200 克，洗净，捣烂如泥，用纱布绞汁，以温开水送服即可。

2. 桑椹酒：新鲜桑椹 150 克，低度烧酒 150 毫升。新鲜桑椹洗净，捣烂后绞汁，将果汁倒入烧酒，搅匀服用。

3. 桑椹膏：新鲜桑椹 1000 克，蜂蜜 300 克，桑椹搅汁，煎熬成稀膏，加蜂蜜一同熬至稠厚，待冷服用。

4. 桑椹干：制干的桑椹必须充分成熟，挂刺后 3～4 天，收集脱落的穗果粒，于阳光下暴晒，制成次等桑椹干。

5. 桑椹醋：桑椹 800 克，糙米醋或陈年醋 1000 毫升。桑椹清洗干净后，以纸巾擦干表面水分，放置数小时彻底风干。将桑椹、底醋放入玻璃罐，盖口密封。静置在阴凉处 3～4 个月后即可。用凉开水稀释 8～10 倍以上，饭后饮用。功效：补血养气，乌黑发丝，安定神经，预防感冒，益肾，帮助消化，预防便秘。

6. 桑椹牛骨汤：桑椹干 25 克，牛骨 250～500 克。将桑椹子洗净，加酒、糖少许蒸制。另将牛骨置深锅中，水煮，开锅后撇去面上浮沫，加姜、葱再煮。见牛骨发白时，表明牛骨的钙、磷、骨胶等已溶解到汤中，随即捞出牛骨，加入已蒸制的桑椹子，开锅后再撇去浮沫，调味后即可饮用。功效：滋阴补血，益肾强筋。适用于骨质疏松症、更年期综合征。对肝肾阴亏引起的失眠、头晕、耳聋、神经衰弱等也有疗效。

食用禁忌

1. 未成熟的桑椹不能吃。

2. 熬桑椹忌铁器，桑椹会分解酸性物质，跟铁产生化学反应，导致中毒。

3. 桑椹含有溶血性过敏物质及透明质酸，过量食用后易发生溶血性肠炎。

4. 少年儿童不宜多吃桑椹。因为桑椹内含有较多的胰蛋白酶（蛋白酶的一种）抑制物——鞣酸，会影响人体对铁、钙、锌等物质的吸收。

5. 桑椹性质偏寒，故脾胃虚寒、大便稀溏者不宜食用。

6. 桑椹含淀粉多，即糖量高，糖尿病人应忌食桑椹。

7. 桑椹与鸭蛋同食，可能会引起胃痛、消化不良。

各家论述

1. 药论：桑椹子为凉血补血益阴之药。

2.《本草经疏》：桑椹，甘寒益血而除热，为凉血补血益阴之药。消渴由于内热，津液不足，生津故止渴。五脏皆属阴，益阴故利五脏。阴不足则关节之血气不通，血生津满，阴气长盛，则不饥而血气自通矣。热退阴生，则肝心无火，故魂安而神自清宁，神清则聪明内发，阴复则变白不老。

3.《本草述》：乌椹益阴气便益阴血，血乃水所化，故益阴血，还以行水，风与血同脏，阴血益则风自息。

4.《本草图经》：其实椹，有白、黑二种，最干。

5.《本草衍义》：（桑根白皮条）桑之用稍备；然独遗乌椹，桑之精英尽在于此。

6.《本草蒙筌》：椹收曝干，蜜和丸服。开关利窍，安魂镇神。久服不饥，聪耳明目。黑椹绞汁，系桑精英。入锅熬稀膏，加蜜搅稠浊。退火毒……夜卧将临，沸汤调下。解金石燥热止渴，染须发皓白成乌。

7.《本经逢原》:《本经》所主，皆言桑椹之功，而宗奭云《本经》言桑甚详，独遗其椹，即濒湖之博识尚不加察，但以其功误列根皮之下，所以世鲜采用，惟万寿酒用之。

8.《本草新编》: 椹与叶功用实同，因椹艰于四季之采用，且治之不得法，功不及叶矣，余备传方法使人尽知可也。中时采椹数斗，饭锅蒸熟晒干，即可为末。桑椹不蒸熟，断不肯干，即干而味已尽散无用，且最恶铁器，然在饭锅内蒸熟，虽铁锅而无碍也。与熟地、山萸、五味子、人参同用，实益若仙丹，试恐世人不知制法，所以单言桑叶之奇者，盖椹与叶功实相同耳。桑叶采叶如茶钟大者第一，再大者次之，再小者次之，与其小无宁大也。

相关故事

西汉末年，王莽篡位，东宫太子刘秀在南阳起兵，讨伐王莽，立志恢复汉朝刘家天下。可是在幽州附近，他却被王莽手下大将苏献杀得大败，当刘秀从战场上逃出来的时候，只剩下自己孤零零的一个人，并且胸前受了刀伤，左腿中了一支毒箭，正当他拔出毒箭、包扎完伤口想坐下来歇一歇的时候，后边又传来了“抓住刘秀，别让刘秀跑了”的喊声。刘秀一听，吓得赶紧躲进了前面不远处的一片树林里，追兵过去了，可刘秀明白，这里离敌人的营寨很近，自己没有马匹兵刃，身上又有伤，出去就会被抓住。现在最好的办法就是先找个安全的地方藏起来。想到这儿，他忍着疼痛向前走去。走着走着，前边发现了一座废弃的砖窑，“先在这里躲躲吧。”刘秀想着，又看了看四周无人，便走了进去。

这座砖窑已废弃多年，外面杂草丛生，里面到处是残破的砖瓦，刘秀走进去后仔细地查看了一下，确认这里安全之后才找了个地方坐了下来。也许是他太疲劳了，也许是箭毒发作了，刘秀一坐下就晕了过去，一天，两天，三天……等到刘秀再次睁开眼睛的时候，已是兵败后第七天的夜里。这时刘秀浑身无力，腹中饥饿，他慢慢地活动了一下四肢，暗暗地说：“先找点东西吃吧，邓禹他们一定会来找我的。”想到这儿，他忍着伤痛，爬出了窑门，向着不远处的几棵大树爬去。当他爬到那棵长着硕大树冠的高大的树下的时候，他再也爬不动了，他仰面躺在树下，一边用手擦着额头上的汗水，一边大口大口地喘着粗气。此时，正值五月中旬，一阵轻风吹过，那棵树上熟透的果实一个个地掉落下来，猛然间，一颗落入刘秀口中，刘秀不知何物，想吐出来，可是已经晚了，那颗果实在刘秀的口中慢慢地融化了，甜甜的、香香的感觉顿时传遍了刘秀的全身，刘秀随手一摸，又摸到了几颗，放入口中……真是人间绝品。刘秀喜出望外，顾不得全身伤痛，借着明亮的月光在身边的草丛中找了起来，一颗、二颗、三颗……刘秀贪婪地找着，吃着，直到远处传来阵阵的鸡叫声，刘秀才恋恋不舍爬回窖里。就这样，刘秀白天在窖里避难，晚上出来捡些果实充饥，时间大约过了三十天，刘秀胸前的刀伤好了，腰上的箭毒消了，身体也渐渐恢复了健康。正当他想出去寻找队伍的时候，他手下的大将邓禹也带人找到了这里，君臣见面之后，刘秀将此番经历说与众人后，问邓禹："这棵树叫什么名字？"邓禹说："这棵树是桑树，它左边的那棵叫椿树，右边的那棵叫大青杨树，您吃的是桑树上结的果实，叫桑椹儿。"刘秀点了点头又问邓禹："这是什么地方？"邓禹回答道："此处正是前野场村，属于大兴县管辖。"刘秀感慨地说："原来如此，邓将军，替孤记着，一旦恢复汉室，孤定封此树为王。"

十年之后，刘秀果然推翻了王莽，做了皇帝，但封树一事却早已忘记，一日梦中，忽有一老者向刘秀讨封，刘秀醒来之后猛然想起当年之事，随即命太监带了圣旨去前野场村封这棵桑树。谁知那太监到了那桑林之后，被那夏日的桑林美景迷住，停停走走，直到黄昏，才想到了怀中的圣旨，可这时他又忘了刘秀向他描述的那棵树的形状和名称，只是隐约记得有三棵树，树干笔直，果实香甜，当他找到那几棵树时，夕阳已经隐去，而此时的桑树果实已经采摘完了，只有椿树的果实正招摇地挂在枝头，那太监也不去细想，对着椿树便打开了圣旨。

读罢圣旨，那太监匆匆离去，封王的椿树高兴得手舞足蹈，那曾经救驾的桑树却被气得肚肠破裂，旁边那棵平时为自己的平庸而遭白眼的青杨却幸灾乐祸地将那硕大的叶子摇得哗哗作响。这正是"桑树救驾，椿树封王，气得桑树破肚肠，旁边笑坏了傻青杨"。

51. 桔红（橘红） *Citrus reticulata Blanco*

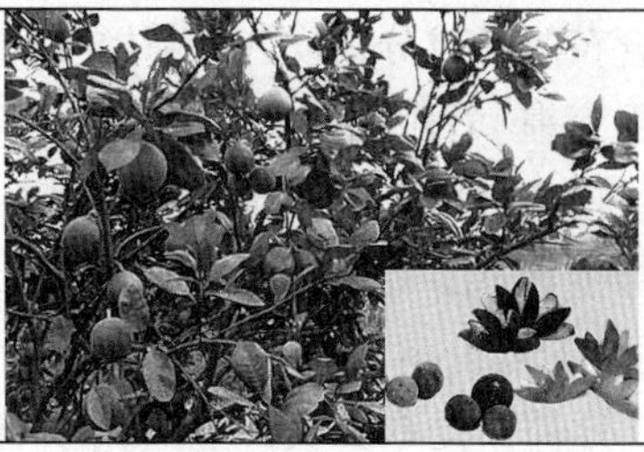

药材概述

桔红（橘红）为芸香科植物橘及其栽培变种的干燥外层果皮。本品呈长条形或不规则薄片状，边缘皱缩向内卷曲。外表面黄棕色或橙红色，存放后呈棕褐色，密布黄白色突起或凹下的油室。内表面黄白色，密布凹下透光小圆点。

药材性味

【药名】桔红（橘红）

【英文名】Exocarpium Citri Rubrum，Red Tangerine Peel

【别名】芸皮、芸红。

【来源】芸香科植物橘及其栽培变种的干燥外层果皮。

【性味】温，辛、苦。

【归经】归肺、脾经。

【功效】散寒，燥湿，利气，消痰。

【主治】风寒咳嗽，喉痒痰多，食积伤酒，呕恶痞闷。

【用法用量】内服：煎汤，5～9克；或入丸、散。

【产地】四川、浙江、福建、广东、广西等地。

采制、炮制与贮藏

【采制】秋末冬初果实成熟时采摘，取下外果皮，晒干或阴干。

【炮制】除去杂质，切碎。

【贮藏】置阴凉干燥处，防蛀。

现代研究

【性状鉴别】毛橘红果皮呈对折的七角、六角或展平的五角星状，也有单片者呈柳叶形。完整者展平后直径15～28厘米，厚0.2～0.5厘米。外表面黄绿色，密生茸毛，有皱纹及小油点。内表面黄白色或淡黄棕色，有脉络纹。

质脆，易折断，断面不整齐，内侧稍柔而有弹性。气香，味苦、微辛。

【化学成分】柚的外果皮含挥发油，主成分为柠檬醛、牻牛儿醇、芳樟醇、邻氨基本甲酸甲酯。又含黄酮类成分柚皮苷、新橙皮苷、枳属苷、福橘素、川陈皮素、5，7，4'－三甲氧基黄酮、5，6，7，3'，4'－五甲氧基黄酮等。还含水苏碱、伞形花内酯、橙皮油内酯、腐胺、焦性地茶酚等。又含蛋白质，脂肪，糖类，胡萝卜素，维生素 B_1，维生素 B_2，维生素 C，烟酸，钙，磷。

【提取工艺】将化橘红干果粉碎，准确称取一定量的化橘红粉，加入 10 毫升的甲醇，超声提取 30 分钟，提取 2 次，过滤，浓缩。HPLC 分析表明：所得浸膏中总黄酮的含量为 30.00%，柚皮苷含量为 18.81%，野漆树苷的含量为 1.252%。

药理作用

1. 抗炎作用：所含柚皮苷有消炎镇痛作用。

2. 其他作用：柚皮苷与致栓塞饲料喂养大鼠，可延长动物的存活时间，并具有降低血小板聚集、增快血流等作用。

毒　　性

柚皮苷毒性很小。

临床应用

对肺痨、支气管炎、长期胃痛、咳嗽痰多等有独特疗效。

药用禁忌

阴虚燥咳，久嗽气虚者慎服。

药用选方

1. 治嘈杂吐水：真橘皮（去白）为末，五更安五分于掌心舐之，即睡。(《怪证奇方》)

2. 治痰饮为患，或呕吐恶心，或头眩心悸，或中脘不快。或发为寒热，或因食生冷，脾胃不和：半夏（汤洗七次）、橘红各 250 克，白茯苓 150 克，甘草（炙）75 克。上细锉，每服 20 克，用水一盏，生姜七片，乌梅一个，同煎六分，去滓热服，不拘时候。(《局方》二陈汤)

3. 治途中心痛：橘皮（去白），煎扬饮之，甚良。(《谈野翁试验方》)

4. 治风痰麻木：橘红一斤，逆流水五碗，煮烂去滓，再煮至一碗。顿服取

吐。不吐加瓜蒂末。(《摘元方》)

5. 治产后脾气不利，小便不通：橘红为末，每服 10 克，空心，温酒下。(《妇人良方》)

6. 治乳痈，未结即散，已结即溃，极痛不可忍者：陈皮（汤浸去白，日干，面炒黄）为末，麝香研，酒调下二钱。(《圣惠方》橘香散）

食疗选方

1. 橘红茶：将橘红切片 3 克，用开水泡 5 分钟即可饮用，反复泡 3 ~ 5 次直到无味为止。干咳无痰加蜂蜜或冰糖效果更好。

2. 橘红炖汤：将橘红切片约 5 克，煲猪肉、鸡肉或骨头汤等。功效：去尘、去油腻、清肠胃、润肺止咳。

3. 橘红蜂蜜茶：将橘红适量切成碎片或打成粉末放入玻璃瓶，再加入纯蜜蜂 500 克，泡浸 30 天后，取一汤匙用温开水冲稀后早晚饮用。功效：呕寒、润肺、去油腻、去脂肪、开胃消食、排毒养颜。

4. 橘红雪梨茶：橘红 3 ~ 5 克（切片），冰糖 50 克，雪梨 1 个（切片），和约 1000 升水同煮 10 分钟。当茶多次慢饮。功效：治疗咽喉炎，润喉，润肺。

5. 橘红加茶叶泡饮：可长期饮服。功效：消油腻，消食健胃。

6. 祖传宫廷制化橘红膏：放两大碗水煮切片煮开，在橘红液里放入准备好的蜂蜜与冰糖若干，可自由选择蜂蜜与冰糖的量。文火一直煮成稠状的膏，即可装碗或入瓶。将橘红膏放冰箱里储存。功效：可提高免疫力。

7. 橘红蜜饯：将橘子洗净，去表面皮层。在侧方用小刀划出缝隙，用力压榨挤出果核，保持表皮完整，放在一旁待用。起锅加入水，待水加热后放入冰糖煮化，再把橘子放入锅内煮。待熬煮至橘子香味出，汁水浓稠，捞出放凉至微干。密封罐开启，底部放入一层白糖，把微干的橘子表面裹一层白糖放入罐内，直至填满。密封罐子，放置在阴凉干燥处几天后，方可食用。功效：化痰、理气、健脾、消食。

各家论述

1.《药品化义》：橘红，辛能横行散结，苦能直行下降，为利气要药。盖治痰须理气，气利痰自愈，故用入肺脾，主一切痰病，功居诸痰药之上。佐竹茹以疗热呃，助青皮以导滞气，同苍术、厚朴平胃中之实，合葱白、麻黄表寒湿之邪，消谷气，解酒毒，止呕吐，开胸膈痞塞，能推陈致新，皆辛散苦降之力也。

2.《本经逢原》：橘红专主肺寒咳嗽多痰，虚损方多用之，然久嗽气泄，又非所宜。

3.《医林纂要》：橘红专入于肺，兼以发表。去皮内之白，更轻虚上浮，亦去肺邪耳。

4.《医学启源》：理胸中、肺气。

5.《本草纲目》：下气消痰。

6.《本草汇》：能除寒发表。

相关故事

相传在明朝初年，有一北方人到化州任县太爷，他患喘咳痰多的病多年，每晚都要衙役煎药给他服。一个夜晚，因为风雨交加，衙役懒得到外面取水，便在庭院内金鱼池里取水煎药给县太爷服，县太爷服后顿觉心胸舒坦，喘平气顺，痰消寝安。

翌晨，县太爷便一再追问原委，衙役推搪不过，便将真情禀告。县太爷感到蹊跷，便亲临该池，见水池周围有几棵橘树，池水中漂浮着许多掉落的果实。县太爷料想必定是橘红之功效，于是，便将原来的药方配加橘红数片煎服，连服数日后，喘咳病竟全好了。

52. 桔梗 *Platycodon grandiflorum* (*Jacq.*) *A.DC.*

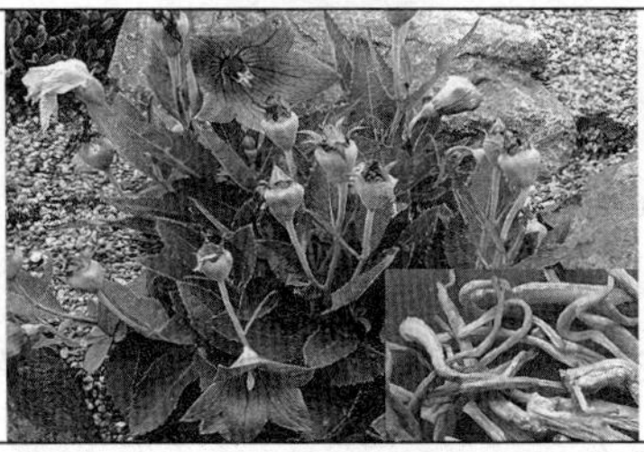

药材概述

桔梗为多年生宿根草本植物，叶子卵形或卵状披针形，花暗蓝色或暗紫白色，可作观赏花卉。花大形，单生于茎顶或数朵成疏生的总状花序；花冠钟形，蓝紫色或蓝白色，裂片5。蒴果卵形，熟时顶端开裂，自然花期为6～8月，花期较长。其变种很多，有纯白、红紫、带斑纹的，也有半重瓣、大花种、早花种的。其中白花种尚具清香。桔梗是药食两用大宗家种药材，是个生产周期和行情周期特别明显的品种。

药材性味

【药名】桔梗

【英文名】Radix Platycodonis，Platycodon Root，Chinese Bellflower，Balloon Flower

【别名】梗草、僧冠帽、六角荷、铃铛花、包袱花、道拉基。

【来源】桔梗科植物桔梗的根。

【性味】味苦、辛，性微温。

【归经】归肺经。

【功效】宣肺，祛痰，利咽，排脓，利五脏，补气血，补五劳，养气。

【主治】咳嗽痰多，咽喉肿痛，肺痈吐脓，胸满胁痛，痢疾腹痛，口舌生疮，目赤肿痛，小便癃闭。

【用法用量】内服：煎汤，1～2钱；或入丸、散。

【产地】分布于中国、朝鲜半岛、日本和西伯利亚东部。中国全国各地均产，主产于安徽、河南、湖北、辽宁、吉林、河北、内蒙古等地。

采制、炮制与贮藏

【采制】春、秋两季采收，而以秋采者体重质实，质量较佳。挖取后去净苗叶，洗净泥土，即浸水中，刮去外皮，晒干。如遇阴雨应即烘干。

【炮制】拣净杂质，除去芦头，洗净捞出，润透后切片，晒干。

【贮藏】置于通风干燥处。

现代研究

【性状鉴别】本品呈圆柱形或长纺锤形，略扭曲，顶端有较短的根茎，其上有数个半月形的茎痕。表面白色或淡黄白色，不去外皮的表面黄棕色，全体有不规则纵皱及沟纹，并有横向皮孔样的疤痕。质硬脆，易折断，折断面略不平坦，可见放射状裂隙，皮部类白色，形成明显层环，木质部淡黄色。气微，味微甜后稍苦。

【化学成分】根含多种皂苷，迄今已分得18种三萜皂苷，即桔梗皂苷A，C，D，D_2，D_3，去芹菜糖基桔梗皂苷D，D_3，2-O-乙酰基桔梗皂苷D_2，3-O-乙酰基桔梗皂苷D_2，远志皂苷D，D_2，2-O-乙酰基远志皂苷D，D_2，3-O-乙酰基远志皂苷D，D_2，桔梗苷酸-A甲酯，2-O-甲基桔梗苷酸-A甲酯，桔梗苷酸-A内酯。其中主要成分是桔梗皂苷D，桔梗皂苷A又叫作2-O-乙酰基桔梗皂苷D，桔梗皂苷C又叫作3-O-乙酰基桔梗皂苷D。多种混合皂苷经完全水解能产生皂苷元，如桔梗皂苷元，远志酸等。根还含白桦脂醇、α-菠菜菜甾醇、α-菠菜甾醇-β-D-葡萄糖苷。

【提取工艺】将桔梗粉碎、过筛，准确称取一定量的桔梗粉末，加入8倍量的70%乙醇，60℃回流提取3次，每次2小时，过滤，合并滤液，浓缩，真空干燥。桔梗皂苷的提取率为94.40%，其中桔梗皂苷D的含量为7.181mg/g。

药理作用

1. 祛痰与镇咳作用：桔梗所含皂苷在口服时会对咽喉黏膜及胃黏膜造成某种程度的刺激，反射地引起呼吸道黏膜分泌亢进，使痰液稀释，促使其排出，粗制桔梗皂苷有镇咳作用。

2. 降血糖作用：桔梗水或醇提取物可使血糖下降，降低的肝糖原在用药后也见恢复，且能抑制食物性血糖上升。

3. 抑制胃液分泌和抗溃疡作用：粗制桔梗皂苷在低于1/5半数致死量的剂量时有抑制大鼠胃液分泌和抗消化性溃疡作用。

4. 抗炎作用：桔梗无直接抗菌作用，但其水提取物可增强巨噬细胞吞噬功能，增强中性白细胞的杀菌力，提高溶菌酶的活性。

5. 对循环系统的作用：大鼠以粗制桔梗皂苷静脉注射，可见暂时性血压下降，心率减慢和呼吸抑制。

6. 其他作用：粗桔梗皂苷有镇静、镇痛和解热作用。桔梗皂苷，可降低大鼠肝内胆固醇的含量，增加胆固醇和胆酸的排泄，还有抗乙酰胆碱和抗组胺作用，能抑制乙酰胆碱与组胺引起的离体豚鼠回肠收缩。大鼠灌胃桔梗，对双侧颈静脉结扎造成的充血性水肿有抑制和利尿作用。

药（毒）理学

桔梗皂苷有溶血作用，不能用于注射，口服后在消化道被水解破坏，即无溶血作用。灌胃大剂量桔梗皂苷，可反射性兴奋呕吐中枢，可引起恶心、呕吐。

临床应用

1. 治疗老年慢性支气管炎：桔梗 9 克，鲜龙葵 30 克，甘草 3 克，每日 1 剂，水煎分两次服，10 日为一疗程。治疗 324 例，结果临床治愈 228 例，显效 43 例，好转 21 例，总有效率为 90.1%。（《现代中药临床研究》）

2. 治疗急性腰扭伤：桔梗 15 克，研细末，用黄酒冲服，每日 1 次（重者每日 2 次）。服后卧床休息，使局部微出汗。治疗 8 例，轻者复药 3 次，重者服药 3 次，均获痊愈。

药用禁忌

阴虚久嗽、气逆及咳血者忌服。该品服后能刺激胃黏膜，剂量过大，可引起轻度恶心，甚至呕吐。胃及十二指肠溃疡者慎用，剂量也不宜过大。该品桔梗皂苷有较强的溶血作用，故只宜口服，不能用于注射。

药用选方

1. 治肺痈、咳而胸满、振寒脉数、咽干不渴、时出浊唾腥臭、久久吐脓如米粥者：桔梗一两，甘草二两。上二味，以水三升，煮取一升，分温再服，则吐脓血也。（《金匮要略》桔梗汤）

2. 治痰嗽喘急不定：桔梗一两半。捣罗为散，用童子小便半升，煎取四合，去滓温服。（《简要济众方》）

3. 治喉痹及毒气：桔梗二两。水三升，煮取一升，顿服之。（《千金方》）

4. 治牙疳臭烂：桔梗、茴香等份，烧研敷之。（《卫生易简方》）

5. 治咽喉肿痛：桔梗适量，水一升，煎成半升，温服。（《本草纲目》）

6. 清肺化痰丸：胆南星（砂炒）30 克，苦杏仁 60 克，法半夏（砂炒）60 克，枳壳（炒）60 克，黄芩（酒炙）60 克，川贝母 30 克，麻黄（炙）30 克，桔梗 60 克，白苏子 30 克，瓜蒌子 60 克，陈皮 60 克，莱菔子（炒）30 克，款冬花（炙）30克，茯苓60克，甘草30克。功效：降气化痰，止咳平喘。用法用量：口服，水蜜丸每次6克，大蜜丸每次1丸，每日2次。

7. 止嗽袋泡茶：桔梗、紫菀（制）、白前、荆芥、甘草、百部（制）、陈皮。有疏风解表、止咳化痰之功效。用于感冒引起的咳嗽、咯痰不爽。

8. 治寒实结胸，无热证者：桔梗三分，巴豆一分（去皮、心，熬黑，研如脂），贝母三分。上三味为散，以白饮和服，强人半钱匕，羸者减之。病在膈上必吐，在膈下必利，不利，进热粥一杯，利过不止，进冷粥一杯。（《伤寒论》白散）

9. 治伤寒痞气，胸满欲死：桔梗、枳壳（炙，去穰）各一两。上锉如米豆大，用水一升半，煎减半，去滓，分二服。（《苏沈良方》枳壳汤）

食疗选方

1. 桔梗瓜菜：鲜桔梗150克，黄瓜50克。辣椒酱、醋、盐适量。将鲜桔梗洗净，剥去外面黑皮，轻轻挤去水分，投入沸水锅内焯一下，捞出切片。黄瓜去瓤切片，用盐稍腌去水。将桔梗和黄瓜放在一起，加辣椒酱、醋调匀即成。此菜由桔梗与清热解毒、利水、解烦渴的黄瓜相配而成，具有清热解毒、开宣肺气的功效。适用于咽喉肿痛、外感咳嗽、消渴、烦热、目赤肿痛等病症。

2. 桔梗菜：桔梗5千克，酱油2.5千克，辣椒粉50克，芝麻100克。味精、白糖适量。将桔梗去杂洗净，放在清水中浸泡1天，捞出切成细丝，挤去30%的水分，放入小缸内。将酱油、辣椒粉、芝麻和适量味精、糖混合均匀，倒入缸内与桔梗丝拌匀，隔天翻缸1次，7天即为成品。功效：开宣肺气、祛痰排脓。适用于外感咳嗽、咽喉肿痛、肺痈、胸满胁痛等病症。

3. 炒桔梗苗：桔梗苗300克，精盐、味精、葱花、猪油适量。将桔梗苗去杂洗净切段。油锅烧热，下葱花煸香，投入桔梗苗煸炒，加入精盐，炒至入味，点入味精，出锅即成。功效：桔梗苗含有多种营养成分，其中每百克含胡萝卜素8.81毫克，维生素C_1 38毫克，有助于增强人体免疫功能。功效：树人体正气，防病抗病，泽润肌肤而健美。

4. 凉拌桔梗：干桔梗或鲜桔梗、盐、白醋或苹果醋、糖稀、白芝麻、味精、蒜、辣椒、辣椒面少量、葱丝、白芝麻。干桔梗需要泡6小时左右，等完全泡开了，洗几遍。把桔梗放到容器中，放盐、辣椒油、白苹果醋少量，再放糖稀、味精、蒜末，拌匀。把葱丝放上面，白芝麻撒到最上面。

5. 腌拌桔梗：桔梗250克，辣椒粉20克，白砂糖10克，盐15克，醋10克，芝麻10克，白皮大蒜10克。将桔梗去皮，撕成条，拌入精盐。揉搓后用清水反复冲几遍至桔梗干净，用盐腌入味。将洗腌过的桔梗挤去水分放入辣椒面、白糖、醋、精盐、芝麻、蒜泥拌匀，装入盘内即成。

6. 清炒桔梗：桔梗苗 500 克，葱花 15 克，精盐 3 克，味精 2 克，植物油 30 克。桔梗苗去杂、洗净、切段。炒锅上旺火，放油烧至六成热，下葱花，爆香，投入桔梗苗煸炒，加精盐、味精，炒至入味，出锅装盘即成。特点：色泽碧绿，细嫩鲜香，扶正祛病，润肤健美。

7. 桔梗牛杂汤：金钱肚 200 克，桔梗 100 克，萝卜 80 克，蕨菜、黄豆芽各 30 克，葱、姜末少许，胡椒粉适量，酱油 1 小匙，蒜泥 1 份，色拉油 2 大匙。将金钱肚洗净切条，下入沸水中轻焯，捞出冲凉备用。将桔梗洗净，放入容器内浸泡至软，撕条。萝卜去皮切块，蕨菜去老根洗净切段。锅中加 2 大匙色拉油烧热，加葱姜末、料酒、酱油、桔梗、金钱肚炒至上色，然后倒入清水 8 杯，放入蕨菜、黄豆芽、萝卜煮 10 分钟，下入胡椒粉调匀入味即可。

8. 大豆甜桔梗猪腰汤：猪腰 2 个，大豆芽 250 克，甜桔梗 60 克，党参 60 克。将猪腰洗净，开边切去白脂膜，切片，用适量酒、油、盐拌匀。大豆芽洗净、去根，甜桔梗、党参洗净。甜桔梗、党参放入煲内，加清水适量，武火煮沸后，加入大豆芽，文火煲 15 分钟，再加入猪腰，煲 15 分钟，调味供用。功效：滋肾润燥、益气生津。适宜燥热伤阴或气阴两伤，症见咳喘、短气、口渴欲饮或常觉口干而多饮者。注意：平素胃寒或有痰湿者不宜用本汤。

9. 酱料桔梗：桔梗，醋 3 大匙，糖 3 大匙，香油 1 小匙，鱼露 1 小匙（没有也没关系），芝麻（压碎）1 小匙，酱料的分量可依桔梗的量增加。将桔梗去皮剥丝后洗净，并放入锅中煮去苦味，捞起备用。加入预先调好的酱料，混合搅拌均匀即可。放冰箱冷藏约半天，味道会更好。

53. 益智仁 *Alpinia oxyphylla Miq.*

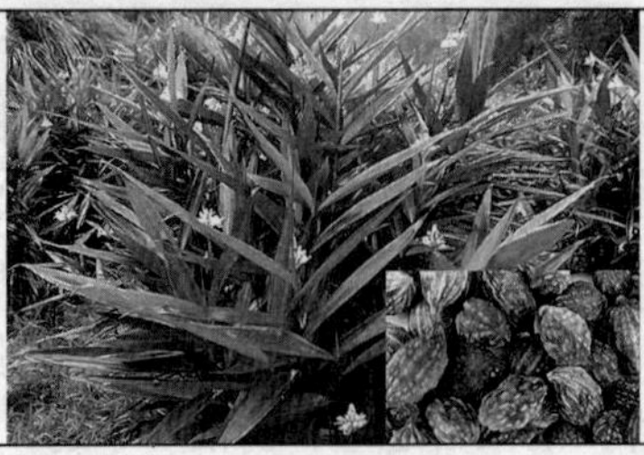

药材概述

益智为多年生草本，高1～3米。根茎延长。茎直立，丛生。叶2列，具短柄；叶片披针形，先端尾状渐尖，基部宽楔形，边缘具脱落性小刚毛，基残痕呈细齿状；叶舌膜质，二裂，被淡棕色柔毛。总状花序顶生，长8～15厘米，在花蕾时包藏于鞘状的总状苞片内；花序轴被极短的柔毛；小花梗长1～2毫米；侧生退化雄蕊锥状，长约2毫米；雄蕊1，花丝扁平，线形，长约1.2厘米，花药长6～7毫米，药隔先端具圆形鸡冠状附属物；子房下位，密被茸毛。蒴果球形或椭圆形，干时呈纺锤形，果皮上有明显的纵向维管束条纹，长约1.2厘米，直径约1厘米为不开裂状，果熟时黄绿色或乳黄色。种子多数，不规则扁圆形，被淡黄色假种皮。

药材性味

【药名】益智仁

【英文名】Fructus Alpiniae Oxyphyllae

【别名】益智、益智子。

【来源】姜科植物益智去壳之果仁，而调味品为果实。

【性味】辛，温。

【归经】归脾、肾经。

【功效】温脾，暖肾，固气，涩精。

【主治】冷气腹痛，中寒吐泻，多唾，遗精，小便余沥，夜多小便。

【用法用量】内服：煎汤，5～15克；或入丸、散。

【产地】广东、海南、广西、云南、福建等地。

采制、炮制与贮藏

【采制】定植后2～3年，于6～7月，当果实呈浅褐色、果皮茸毛脱落、果肉带甜、种子辛辣时，选晴天将果穗剪下，除去果柄，晒干或烘干。5～6

月间果实呈褐色、果皮茸毛减少时采摘，除去果柄，晒干。

【炮制】（1）益智：取益智置锅内，炒至外壳焦黑，取出冷透，除去果壳，取仁捣碎用。（2）盐益智：取益智用盐水拌匀，微炒，取出放凉。（每益智100斤，用食盐2斤8两加适量开水化开澄清。）

【贮藏】置于通风干燥处。

现代研究

【性状鉴别】干燥果实呈纺锤形或椭圆形，长1.5～2厘米，直径1～2厘米。外皮红棕色至灰棕色，有纵向断续状的隆起线13～18条。皮薄而稍韧，与种子紧贴。种子集结成团，分3瓣，中有薄膜相隔，每瓣有种子6～11粒。种子呈不规则扁圆形，略有钝棱，直径约3毫米，厚约1.5毫米，表面灰褐色或灰黄色；种脐位于腹面的中央，微凹陷，自种脐至背面的合点处，有一条沟状种脊；破开后里面为白色，粉性，臭特殊，味辛微苦。

【化学成分】从益智仁中分离得桉油精，4-萜品烯醇，α-松油醇，β-榄香烯，α-依兰油烯，姜烯，绿叶烯等17种成分。从所含油精（0.7%）中分出蒎烯，1，8-桉叶素，樟脑，姜醇等。尚含有多种微量元素，丰富的B族维生素以及17种氨基酸，其中锌，锰，维生素B_1，维生素B_2，谷氨酸及天门冬氨酸含量最高，高于一般补阳药。含挥发油1%～2%，油中含桉油精55%以及姜烯，姜醇。

药理作用

1. 对前列腺素合成的抑制作用：益智果的甲醇提取物有抑制前列腺素合成酶活性的作用。

2. 对心脏的作用：益智酮甲的强心作用，部分是因为它对心肌内钠钾泵有抑制作用。

3. 钙拮抗作用和对血管的作用：益智果的甲醇提取物，在兔的大动脉中，对钙的活性有拮抗作用，其有效成分为益智醇。

4. 抑制回肠收缩及抗癌作用：益智果提取物对豚鼠因组胺和氯化钡引起的回肠收缩有抑制作用；水提取物在抑制肉瘤细胞增长方面有中等活性，且未见毒性。

5. 对代谢的作用：益智仁的复方制剂“益智糖浆”，可提高能量代谢，促进CA类物质及cAMP的合成，并有增加记忆及增强免疫的功能。

6. 对学习记忆障碍的改善作用：益智Ⅰ号（由何首乌、石菖蒲、葛根、银杏叶、川芎、赤芍等组成）对因五种不同的化学药品造成的小鼠学习记忆障碍有改善作用。

药用禁忌

阴虚火旺或因热而患遗滑崩带者忌服。

在吃益智的期间，少吃辛辣或者刺激性食物。

药用选方

1. 治伤寒阴盛，心腹痞满，呕吐泄利，手足膝冷，及一切冷气奔冲，心胁脐腹胀满绞痛：川乌（炮，去皮、脐）四两，益智（去皮）二两，干姜（炮）半两，青皮（去白）三两。上件为散。每服三钱，水二盏，入盐一捻，生姜五片，枣二个，擘破，同煎至八分，去滓，温服，食前。（《局方》益智散）

2. 治腹胀忽泻，日夜不止，诸药不效，此气脱也：益智子仁二两，浓煎饮之。（《世医得效方》）

3. 治梦泄：益智仁二两（用盐二两炒，去盐），乌药二两。上为末，用山药一两为糊，和丸如梧桐子大。每服五十丸，空心临卧盐汤下，以朱砂为衣。（《世医得效方》三仙丸）

4. 治脾气虚寒，小便频数，或遗尿不止，小儿尤效：乌药、益智仁等份。上为末，酒煮山药末为糊，丸桐子大。每服七十丸，盐酒或米饮下。（《妇人良方》缩泉丸，即《魏氏家藏方》固真丹）

5. 治小儿遗尿，亦治白浊：益智仁、白茯苓各等份。上为末。每服一钱，空心米汤调下。（《补要袖珍小儿方论》益留仁散）

6. 治妇人崩中：益智子，炒研细，米饮入盐服一钱。（《经效产宝》）

7. 治漏胎下血：益智仁半两，缩砂仁一两。为末。每服三钱，空心白汤下，日二服。（胡氏《济阴方》）

8. 治涵痛，连小腹挛搐，叫呼不已：益智仁、干姜（炮）、甘草（炙）、茴香（炒）各三钱，乌头（炮，去皮）、生姜备半两，青皮（去白）二钱。上细切。每服四钱，水二盏，入盐少许，煎至七分，去滓，空心食前温服。（《济生方》益智仁汤）

9. 治白浊腹满，不拘男妇：益智仁（盐水浸炒）、厚朴（姜汁炒）等份。姜三片，枣一枚，水煎服。（《永类钤方》）

10. 治小便赤浊：益智仁、茯神各二两，远志、甘草（水煮）各半斤。为末，酒糊丸，梧子大。空心姜汤下五十丸。（《本草纲目》）

食疗选方

1. 益智仁粥：益智仁 5 克，糯米 50 克，细盐少许。将益智仁研为细末，再用糯米煮粥，然后调入益智仁末，加细盐少许，稍煮片刻，待粥稠即可。功效：补肾助阳，固精缩尿。适用于妇女更年期综合征，以及老年脾肾阳虚，腹中冷痛，尿频，遗尿等。

2. 淮参益智仁煲乳鸽：党参 20 克，淮山 30 克，茯苓 20 克，益智仁 10 克，生姜 3 片，乳鸽 1 只，瘦肉 100 克。将药材浸泡片刻，取出；乳鸽斩杀，清洗干净后，去血水；瘦肉洗净，切小块；原材料同放入锅内，加适量清水，武火煮沸后，改文火煮 1 小时，加适量食盐调味即可。功效：本汤具有温脾暖胃、止泻的功效，适宜胃脘冷痛、得温痛减的虚寒胃痛者，以及体质虚弱、腹胀泄泻等症；也可用于小便量多、尿频、遗尿等。

各家论述

1.《本草纲目》：益智，行阳退阴之药也。三焦、命门气弱者宜之。接杨士源《直指方》云：心看脾之母，进食，不止于和脾，火能生士，当使心药入脾胃药中，庶几相得。故古人进食药中，多用益智，土中益火也。治冷气腹痛，及心气不足，梦泄，赤浊，热伤心系，吐血、血崩。

2.《本草经疏》：益智子仁，以其敛摄，故治遗精虚漏，及小便余沥，此皆肾气不固之证也。肾主纳气，虚则不能纳矣。又主五液，涎乃脾之所统，脾肾气虚，二脏失职，是肾不能纳，脾不能摄，故主气逆上浮，涎秽泛滥而上溢也，敛摄脾肾之气，则逆气归元，涎秽下行。

3.《本草求真》：益智，气味宰热，功专燥脾温胃，及敛脾肾气逆，藏纳归源，故又号为补心补命之剂。是以胃冷而见涎唾，则用此以收摄，脾虚而见不食，则用此温理，胃气不温，而见小便不缩，则用此入缩泉丸以投。与夫心肾不足，而见梦遗崩带，则用此以为秘精固气。若因热成气虚，而见崩浊、梦遗等症者，则非所宜。此虽类于缩砂密，同为温胃，但缩砂密多有快滞之功，此则止有逐玲之力，不可不分别而审用耳。

4.《会约医镜》：益智仁，其性行多补少，须兼补剂用之，若独用则散气。

5.《本草正义》：益智，始见于藏器《本草拾遨》，谓之辛温，不言其涩，但诸家所述主治，无一非温涩功用。杨仁斋《直指方》云，古人进食药中，多用益智，士中益火也。案此为脾虚馁而不思食者立法，脾土喜温而恶寒，喜燥而恶湿，寒湿困之，则健运力乏而不思纳谷，且食亦无味，此准温照以助阳和而斡旋大气，则能进食。益智醒脾益胃，固亦与砂仁、豆惹等一以摄之。仁斋说到益火生土上去，附会心经之药，尚是舍近求远，故意深言之，亦殊不必。

濒湖又谓治心气不足，梦泄，赤浊，则以肾阳无极，滑泄不禁者立论，故可用此温涩一法，然遗浊之虚寒症绝少，石顽谓因于热者，色黄干结，不可误用，极是。濒湖又谓治热伤心系，吐血、血崩诸证，则既是热伤，而反用此大李大热之药，何其背留一至于此。

6.《本草拾遗》：止呕秽。治遗精虚漏便余沥，益气安神，补不足，利三焦，调诸气，夜多小便者，取二十四枚碎，入盐同煎服。

7.《医学启源》：治脾胃中寒邪，和中益气。治人多唾，当于补中药内兼用之。

8. 刘完素：开发郁结，使气宣通。

9. 王好古：益脾胃，理元气，补肾虚，滑沥。

相关故事

相传很久以前，有一个员外，家财万贯，富甲一方。可成亲多年却膝下无子，年过半百才得一子，取名叫来福。所谓老来得子，举家欢庆。可是来福这孩子跟别的小孩不一样，自小体弱多病，头长得特别大，又流口水，而且行为反应迟钝，呆滞木讷，同时还有一个特殊的毛病，就是每天都尿床，所以别人又叫他“赖尿虫”。一晃几年过去了，来福一直少言寡语，记性特别差，长到十岁了还不会数数，数到后面就忘记前面。员外为了给儿子治疗，周边的名医都请遍了，结果什么原因都查不出，病情也没有好转。爱子心切的员外派人四处张贴榜文，重金邀请天下名医为其子医治。果然从各地来了不少名医，众医生会诊后，采用药疗、针疗、炙疗等方法治疗，结果还是没有效果，令员外非常失望。有一天，一个老道云游到此，向员外询问了孩子的情况后，拿起拐杖往南边一指，说：“离此地八千里的地方有一种仙果，可以治好孩子的病。”还在地上画了一幅画，画中是一棵小树，小树叶子长得像羌叶，根部还长着几颗榄核状的果实，之后老道便走了。员外虽然觉得路途十分遥远，困难会不少，可是为了医好儿子，决定亲自去寻找仙果。员外一路跋山涉水，不知经历了多少个日日夜夜，终于因精疲力竭走不动了，坐在重山之中休息。就在这时突然看到了老道所说的那种植物，员外想这一定就是仙果了，他就摘了满满的一袋，然后踏上了返回之路。由于员外所带食物已经耗尽，沿途又人烟稀少，他每天吃十颗仙果充饥。奇怪的是他觉得自从吃了那仙果后记性越来越好，来时的路在他的脑海里异常清晰，而且精力也十分旺盛，很快便回到家中。功夫不负有心人，来福吃到仙果后，身体一天比一天强壮，以前所有的症状都消失了，而且变得开朗活泼、聪颖可爱，后来还上了私塾，自此琴棋书画无所不通，一点即明，过目不忘，与以前判若两人，他的聪慧敏睿在当地即时传开，找他吟诗作对，切磋文笔、画艺的人络绎不绝。在十八岁那年他参加了科举考试，结果金榜题名高中状元。人们为了纪念改变他命运的仙果，将仙果取名为“状元果”，同时也由于它能益智、强智，使人聪明，所以也叫它为“益智仁”。此典故传开后，人们经常会在学生入学或临考时赠送益智仁，祝愿其身体强壮、智商高颖、记忆力好、考取功名。

正是：

自小头大脑木讷，家人竭力求名医。
医治多年终未果，偶得仙家指迷津。
老父千辛寻仙果，服后脱胎又换骨。
聪明睿智无人比，终得高榜中状元。

54. 荷叶 *Nelumbo nucifera Gaertn.*

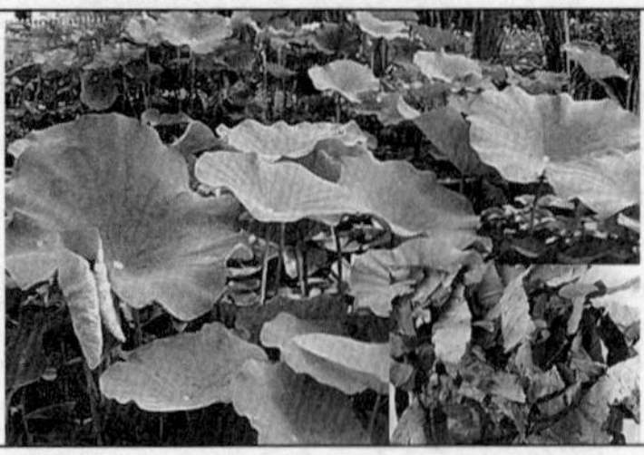

药材概述

荷叶为睡莲科植物莲的叶。莲多年生水生草本，生于水泽、池塘、湖沼或水田内，野生或栽培。广布于南北各地。6～7月花未开放时采收，除去叶柄，晒至七八成干，对折成半圆形，晒干。夏季亦用鲜叶或初生嫩叶。

药材性味

【药名】荷叶

【英文名】Lotus Leaf

【别名】蕸（《尔雅》）。

【处方名】荷叶、莲叶、鲜荷叶、干荷叶、荷叶炭等。

【来源】睡莲科植物莲的叶。

【性味】苦涩，性平。

【归经】归心、肝、脾经。

【功效】清热解暑，升发清阳，凉血止血。

【主治】暑热烦渴，头痛眩晕，水肿，食少腹胀，泻痢，白带，脱肛，吐血，衄血，咯血，便血，崩漏，产后恶露不净，损伤瘀血。

【用法用量】内服：煎汤，荷叶饮6～10克片（鲜品15～30克）；或入丸、散。外用：适量，捣敷，研末掺或煎水洗。

【产地】全国大部地区均产。

采制、炮制与贮藏

【采制】6～9月夏秋二季采收，晒至七八成干，除去叶柄，对折成半圆形或扇形，晒干。夏季，亦用叶或初生嫩叶（荷钱）。

【炮制】（1）荷叶：喷水，稍润，切丝，干燥。（2）荷叶炭：取净荷叶，照煅炭法煅成炭。

【贮藏】置通风干燥处，防蛀。

现代研究

【性状鉴别】干燥的荷叶通常折叠成半圆形或扇形，完整或稍破碎。叶片展开后呈圆盾形，直径约 30 厘米。正面青绿色或棕绿色，有白色短粗腺毛；背面灰黄色或淡灰绿色，平滑有光泽；中心有一突起的叶柄残基；全缘；叶脉明显，粗脉 21 ~ 22 条，由中心向外放射，并分生多数细脉。质脆，易碎。微有清香气，味淡微涩。以叶大、完整、色绿、无斑点者为佳。

【化学成分】叶含多种生物碱：荷叶碱、N–去甲荷叶碱、O–去甲荷叶碱、牛心果碱、斑点亚洲罂粟碱（罗默碱）、亚美尼亚罂粟碱、N–甲基衡州乌药碱、N–甲基异衡州乌药碱、前荷叶碱、鹅掌楸碱、去氢荷叶碱，还含维生素 C、枸橼酸、酒石酸、苹果酸、草酸、琥珀酸及抗有丝分裂作用的碱性成分。

【提取工艺】将荷叶粉碎，过筛。准确称取一定量的荷叶粉，用 20 倍量的 75% 乙醇回流提取 2 次，每次 2 小时，过滤，合并滤液，浓缩得浸膏。荷叶碱和荷叶总黄酮的提取率为 90%。

临床应用

1. 治黄水疮：荷叶烧炭，研成细末，香油调均，涂敷于患处，每日 2 次，有特效。(《单方验方新医疗法选编》)

2. 治腹泻：荷叶洗净，置锅内焖炒成炭，放凉研成细末，取 10 ~ 15 克用白糖冲服，日服 3 次，数日即愈。本品可清暑利湿、补助脾胃、涩肠止泻。

3. 治漆疮（对油漆过敏而致的过敏性皮炎）：干燥荷叶 500 克，用水 5000 毫升，煮至 2500 毫升，擦洗患处，并用贯众末和油涂患部，每日 2 次，数次即愈。(《圣济总录》)

4. 治水肿：枯萎荷叶，烧干研末，每次服 10 克，小米汤冲服，日服 3 次。对各种原因引起的颜面浮肿、小便量少等症均有效。

5. 降血脂作用：荷叶煎剂治疗高脂血症，一个疗程 20 日，降胆固醇总有效率达 91.3%，其中显效 37.8%。有资料报道，荷叶中的生物碱有降血脂作用，且临床上常用于肥胖症的治疗。

药用禁忌

体瘦气血虚弱者慎服。

药用配伍

新鲜者善清夏季之暑邪，临床常与鲜藿香、鲜佩兰、西瓜翠衣等配伍应用。既能清热解暑，又能升发脾阳，对治疗暑热泄泻有良效，常与扁豆等配伍应用。此外，对脾虚气陷、大便泄泻者，也可加入补脾胃药中同用。

《本草纲目》：畏桐油、茯苓、白银。

药用选方

1. 治秋时晚发之伏暑，并治湿温初起：连翘三钱（去心），杏仁二钱（去皮、尖，研），瓜蒌壳三钱，陈皮一钱五分，茯苓三钱，制半夏一钱，甘草五分，佩兰叶一钱。加荷叶二钱为引，水煎服。（《时病论》）

2. 治阳水浮肿：败荷叶烧存性，研末。每服二钱，米饮调下，日三服。（《证治要诀》）

3. 治雷头风证，头面疙瘩肿痛，憎寒发热，状如伤寒：荷叶一枚，升麻五钱，苍术五钱。水煎温服。（《内经类编试效方》清震汤）

4. 治阳乘于阴，以致吐血衄血：生荷叶、生艾叶、生柏叶、生地黄各等份。上研，丸鸡子大。每服一丸，水煎服。（《妇人良方》四生丸）

5. 治吐血不止：经霜败荷叶，烧存性，研末，新水服二钱。（《肘后方》）

6. 治吐血咯血：荷叶焙干，为末，米饮下二钱匕。（《经验后方》）

7. 治崩中下血：荷叶（烧研）半两，蒲黄、黄芩各一两。为末。每空心酒服三钱。（《本草纲目》）

8. 治下痢赤白：荷叶烧研，每服二钱，红痢蜜、白痢沙糖汤下。（《本草纲目》）

9. 治产后血运，烦闷不识人；或狂言乱语，气欲绝：荷叶三片，蒲黄二两，甘草二两（炙微赤，锉）。上药捣筛为散。每服三钱，以水一中盏，煎至五分，入生地黄汁一合，蜜半匙，更煎三、五沸，去滓，不计时候温服。（《圣惠方》荷叶散）

10. 治妊娠伤寒，大热闷乱，燥渴，恐伤胎脏：卷荷叶嫩者（焙干）一两，蚌粉花半两。上为末。每服二钱，入蜜少许，新汲水调下，食前服。（《三因方》罩胎散）

11. 治脱肛不收：贴水荷叶，焙，研，酒服二钱，仍以荷叶盛末坐之。（《经验良方》）

12. 治遍身风瘖：荷叶三十枚，石灰一斗，淋汁，合煮渍之，半日乃出，数日一作。（《圣惠方》）

13. 治赤游火丹：新生荷叶，捣烂，入盐涂之。（《摘元方》）

14. 治脚胫生疮，浸淫腿膝，脓水淋漓，热痹痒痛：干荷叶四个，藁本二钱半。上细切，水二斗，煎至五升，去渣。温热得所，淋渫，仍服大黄左经

汤。(《证治准绳》荷叶藁本汤)

15. 治漆疮：荷叶(燥者)一斤。以水一斗，煮取五升。洗了，以贯众末掺之，干则以油和涂。(《圣济总录》荷叶汤)

16. 治扑打坠损，恶血攻心，闷乱疼痛：火干荷叶五斤。烧令烟尽，细研，食前以童子热小便一小盏，调三钱匕，日三服。(《圣惠方》)

17. 治斧伤疮：荷叶烧研擦之。(《濒湖集简方》)

附　方

1. 清暑荷叶饮：荷叶 15 克，金银花 10 克，竹叶心 6 克。沸水浸泡，代茶饮。本方荷叶清热祛暑，金银花、竹叶心清热除烦。用于暑热烦渴。

2. 荷叶饭：荷叶 15 克，陈皮 6 克，粳米 150 克。用粳米加水煮饭，待米近熟时，在饭上放荷叶、陈皮，蒸至饭熟。本方用粳米益脾养胃，荷叶开胃升清，陈皮健胃理气。用于脾胃不和，少食腹泻。

3. 生地荷叶饮：生地 30 克，荷叶半张。生地煎水取汁，荷叶捣烂绞汁或煎水取汁，两汁混合饮用。用于血热吐血、衄血、便血等。

食疗选方

1. 荷香东坡鱼：青鱼 500 克，五花肉适量，荷叶一张。葱段、姜片、盐、鸡精、胡椒粉、老抽、糖、色拉油各适量。将青鱼取中段洗净，下油锅炸至金黄色，捞出；荷叶用水泡开。油锅烧热，放葱段、姜片煸香，入鱼段、五花肉，加其余调料一起卤制，待鱼肉入味收汁，倒入垫荷叶的盘中即可。荷香东坡鱼的制作要诀：烧鱼时要用文火烧，使鱼肉入味。

2. 绿豆竹叶粥：粳米 100 克，绿豆 30 克，荷叶 10 克，水竹叶 10 克，金银花 5 克，冰糖 15 克。先将鲜荷叶、鲜竹叶用冷水洗净，放入锅内。锅内加入适量冷水，煮开，去渣取汁；绿豆、粳米淘洗干净，用冷水浸泡发胀，放入锅中，加入约 1500 毫升冷水。用旺火煮沸后兑入银花露及竹叶、荷叶汁，改用小火缓熬至粥熟。粥内调入冰糖，搅拌均匀，即可盛起食用。绿豆竹叶粥的制作要诀：本品需用鲜荷叶、鲜竹叶，如没有鲜品可用干品(减半)代替。银花露：金银花 5 克加水适量，煎汁，去渣，冷却。功效：清热解毒、防暑。

3. 荷叶粳米粥：粳米 100 克，荷叶 30 克，冰糖 20 克，白矾 2 克。首先将粳米淘洗干净，用冷水浸泡半小时，捞出，沥干水分。荷叶洗净，撕为两半；白矾加少许水溶化。锅内放入粳米和冷水，先用旺火烧沸。然后用小火熬煮 20 分钟左右，见米粒涨起快熟时，将半张荷叶洒上白矾水(起保护绿色作用)，浸入粥内，另外半张荷叶盖在粥上。继续用小火熬煮 15 分钟，去掉荷叶，加冰糖调好味，即可盛起食用。功效：清热解毒、防暑。

4. 荷叶饭：将做好的米饭摊开晾凉，然后将冬菇片、香肠、肉丝、苋菜等切好，加味精、精盐拌匀，再将米饭堆在荷叶上，菜料包在饭里，将荷叶包起来扎好，放入锅中蒸。时间长短以菜料熟为适度。

5. 鲜荷叶粉蒸肉：猪肋条肉 400 克，粳米 150 克，鲜荷叶两大张，葱段 25 克，酱油 60 克，甜面酱 40 克，味精 2.5 克，丁香、茴香、桂皮各 1.5 克，姜丝 25 克、白糖 20 克、黄油 35 克、麻油 25 克。将粳米淘净沥干，与丁香、茴香、桂皮一同入锅，炒至金黄色后，倒出，趁热磨成粉；将猪肋条肉刮去细毛，拆去骨洗净，切成 6 厘米长、1 厘米厚的片，再在厚片中间横切一刀至皮，放入盛器内，加姜、葱、酱油、白糖、甜面酱、味精拌匀，腌 1 小时，使其入味。再加上粳米粉、麻油，使肉均匀地粘上一层米粉。鲜荷叶洗净，一叶切成四块；取 1 只搪瓷盆，盆底铺上鲜荷叶，将肉一块块地排入盆内，上面再盖上荷叶，上笼用旺火蒸三小时，蒸至肉酥即成。

6. 薏米荷叶茶：薏米、生山楂各 10 克，陈皮 5 克，干荷叶 60 克，热开水 500 毫升。首先将薏米和山楂以水略冲，去杂质沥干水分。然后研钵中放入所有茶材，研磨成细末，放入茶壶中。最后注入热开水，拌匀，静置 2 分钟即可装杯饮用。功效：常饮能远离肥胖，消除水肿。

7. 女性自制干荷叶减肥茶：荷叶茶，将干荷叶去除水分，尤其是干荷叶类研磨物，效果更佳。用法：每次用 15 ~ 30 克，用大茶杯，开水泡 15 分钟，出茶色即可。每日 2 次，连服 1 个月。如果是搭配（花草茶）植物经过煎熬过的荷叶茶，则为荷叶煎剂，有更好的减肥效果。功效：减肥降脂。荷叶茶不用煮。必须是浓茶，第二泡的茶毫无效果。一天可冲 3 ~ 4 次，最好是饭前空腹饮用。但孕妇禁用。

8. 荷叶陈皮茶：干荷叶、陈皮适量。每次用 15 ~ 30 克荷叶和 10 ~ 20 克陈皮，开水泡 15 ~ 30 分钟，出茶色、陈皮出香气即可。可多次冲泡，直至陈皮没有味道，连服 1 ~ 2 个月。功效：祛痰湿，对减肥也有辅助功效。

相关故事

相传有一对夫妻，开一爿小饭店，生意虽清淡，但日子还过得下去。只是男人不争气，欢喜掷骰子，经常输得精光。女人说："你再赌下去，家当都要赌光啦！"男人答："今天再掷两把，明天勿去哉。"其实，今天推说明天，明天再推说后天，最终还是天天赌铜钿。

有一日，女人交给男人几个铜钿，关照他上街买几只盛菜的碗，并捎带些盐，男人拎着篮，走到半路，手又发"痒"，转个弯，不去街上，钻到赌徒家里去。几把骰子一掷，铜钿全部掷光。他硬着头皮回到家里。女人问："怎么拎只空篮回来，碗呢？盐呢？"他只得直说："掷骰子输光了。"女人讲："没盐怎样烧菜呢？没碗怎么盛菜呢？"他接口说："家里还有几斤猪肉，切成块，用酱油拌一拌，我到门前池塘里采几张荷叶，包一包，放在饭镬上蒸一蒸，说不定很好吃呢！"

女人没法子，只得依照男人的主意去烧肉，嗨，想不到这主意还蛮灵呢！蒸了一阵，剥开荷叶，烧出来的肉又香又嫩又鲜，引得顾客满座，啧啧称赞，都说味道好极了。

后来，夫妻两个又动脑筋，加作料，猪肉先用糯米粉滚一滚，再包荷叶。这样蒸出来的肉，荷叶碧绿，米粉雪白，熟肉酱红，香糯可口，更加入味，顾客越来越多，小饭店名气也越来越响，其他饭店也都效仿，成了一道热门名菜，大家把这道菜叫作"荷叶粉蒸肉"。从此男人整日在店里，帮女人一起张罗，不再去掷骰子赌铜钿，日子越过越美好。

55. 莱菔子 *Raphanus sativus L.*

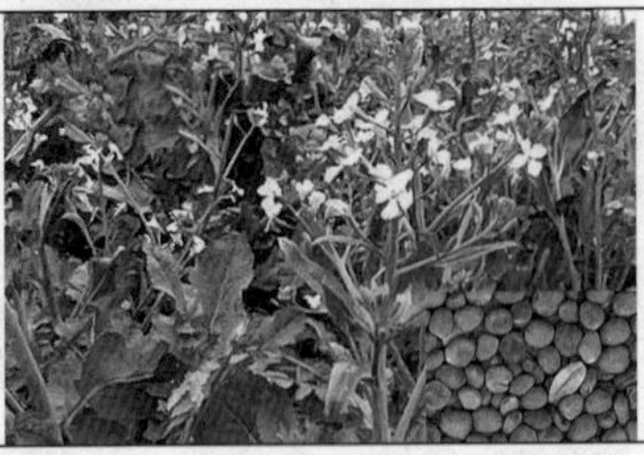

药材概述

莱菔又名萝卜，一年生或二年生直立草本，高 30 ~ 100 厘米。直根，肉质，长圆形、球形或圆锥形，外皮绿色、白色或红色。茎分枝，稍具粉霜。基生叶和下部茎生叶大头羽状半裂，顶裂片卵形，侧裂片 4 ~ 6 对，长圆形，有钝齿；上部叶长圆形，有锯齿或近全缘。总状花序顶生或腋生；萼片长圆形；花瓣 4，白色、紫色或粉红色，倒卵形，具紫纹；雄蕊 6，4 长 2 短；雌蕊 1，子房钻状，柱头柱状。长角果圆柱形，长 3 ~ 6 厘米，在种子间处缢缩，形成海绵质横膈；种子 1 ~ 6 颗，卵形，微扁，长约 3 毫米，红棕色，并有细网纹。花期 4 ~ 5 月，果期 5 ~ 6 月。它既可用于制作菜肴，炒、煮、凉拌俱佳；又可当作水果生吃，味道鲜美；还可当成泡菜、酱菜腌制。萝卜营养丰富，有很好的食用、医疗价值。民间有“冬吃萝卜夏吃姜，一年四季保安康”的说法。

药材性味

【药名】莱菔子

【英文名】Semen Raphani，Radish Seed

【别名】萝卜子、萝白子、菜头子。

【来源】十字花科植物萝卜的成熟种子。

【性味】性平，味辛、甘。

【归经】归肺、脾、胃经。

【功效】消食除胀，降气化痰。

【主治】饮食停滞，脘腹胀痛，大便秘结，积滞泻痢，痰壅喘咳。

【用法用量】煎服：6 ~ 10 克，生用吐风痰，炒用消食下气化痰。

【产地】全国各地普遍栽培。

采制、炮制与贮藏

【采制】夏季果实成熟时采割植株，晒干，搓出种子，除去杂质，再晒干。

【炮制】莱菔子：取原药材，除去杂质，洗净，干燥。用时捣碎。炒莱菔子：取净莱菔子，置预热炒制容器内，用文火加热，炒至鼓起，有爆裂声，外表色泽加深，内部黄色，并有香气逸出时，取出晾凉。用时捣碎。

【贮藏】置于通风干燥处。

现代研究

【性状鉴定】种子类卵圆形或椭圆形，稍扁，长 2.5 ~ 4 毫米，宽 2 ~ 3 毫米。表面黄棕色、红棕色或灰棕色，一端有深棕色圆形种脐，一侧有数条纵沟。种皮薄而脆，子叶 2，黄白色，有油性。用放大镜观察，全体均有致密的网纹。质硬，破开后可见黄白色或黄色的种仁，有油性。无臭，味甘，微辛。以粗大、饱满、油性大者为佳。炒莱菔子：莱菔子鼓起，色泽加深，质脆，内部黄色，有香气。

【化学成分】含脂肪油、挥发油。挥发油内有甲硫醇等。脂肪油中含多量芥酸、亚油酸、亚麻酸、芥子酸甘油酯。尚含莱菔素、β－谷甾醇。

【提取工艺】将莱菔子粉碎，得粗粉。准确称取一定量的莱菔子粗粉，加水浸泡 1 小时后，用 10 倍量的水煮沸提取 3 次，每次 1.5 小时，过滤，合并滤液，减压浓缩，得莱菔子水溶性生物碱浓缩液。

药理作用

1. 抗病原微生物的作用：莱菔子水提取物对葡萄球菌和大肠杆菌等有显著的抑制作用。

2. 解毒作用：莱菔素于体外与细菌外毒素混合后有明显的解毒作用。

3. 降压作用：莱菔子注射液剂量静脉注射，能明显降低实验性肺动脉高压，又明显降低体动脉压。

4. 对心脏血流动力学的影响：莱菔子注射剂，可降低动脉压和心率，降低对血管的阻力。

药（毒）理学

莱菔素对小鼠和离体蛙心有轻微毒性。

药用禁忌

该品辛散耗气，故气虚无食积、痰滞者慎用。中气虚弱者慎服。

药用配伍

1. 用于食积所致的胃脘胀痛、嗳气吞酸、腹痛等，多与六曲、山楂同用，如保和丸。

2. 用于久咳痰喘实证，常与白芥子、苏子同用，如三子养亲汤。

3. 用于治疗脾胃虚弱所致之乏力纳呆、脘腹胀满等，莱菔子配伍人参。二者伍用共奏补气健脾、下气消食之功效。

临床应用

1. 治老年便秘：取炒莱菔子研细 15 克，于饭后开水冲服，“借以消食顺气，转不伤气，因其能多进饮食，气分自得其养也”。(《医学衷中参西录》) 余持之以恒，胃阴降而糟粕行，受益匪浅。在临床凡欲除陈，荡积滞以通便的，也不拘泥于“寒下、温下、润下、攻补兼施”四大法，随症加炒莱菔子，多有效应。

2. 炒用化痰定喘：《内经》云：“聚于胃，关于肺。”脾胃之纳、运、升、降失常，饮食湿浊聚于胃而成痰。而肺之痰，每由肺脏受邪，清肃失司所致。用莱菔子消食化痰、下气定喘，使仓禀无浊聚，求其本也。用莱菔子，有痰则断其源；无痰则调节脾胃之气机，升降有度，邪自难存。

3. 生用探吐痰涎：莱菔子炒用，降多于升；生用，则升多于降，能涌吐痰涎。《日华子本草》谓本品生用“水研服，吐风痰”。如咳嗽痰涎壅盛，或因痰浊上蒙清窍而头重昏眩者，皆可用生莱菔子 30 克研末调服，探吐之，邪去而正安。然而对吐法之应用，必须体质壮健，正气未衰者宜之。

药用选方

1. 治积年上气咳嗽，多痰喘促，唾脓血：莱菔子一合，研，煎汤，食上服之。(《食医心镜》)

2. 治百日咳：白萝卜种子，焙燥，研细粉。白砂糖水送服少许，一日数回。[《江西中医药》1953 (12)]

3. 治齁喘痰促，遇厚味即发者：萝卜子淘净，蒸熟，晒研，姜汁浸蒸饼丸绿豆大。每服三十丸，以口津咽下，日三服。(《医学集成》清金丸)

4. 治高年咳嗽，气逆痰痞：紫苏子、白芥子、萝卜子。上三味各洗净，微炒，击碎，用生绢小袋盛之，煮作汤饮。随甘旨，代茶水啜用，不宜煎熬太过。(《韩氏医通》三子养亲汤)

5. 治一切食积：山楂 300 克，神曲 100 克，半夏、茯苓各 150 克，陈皮、连翘、萝卜子各 50 克。上为末，炊饼丸如梧子大。每服七、八十丸，食远，

白汤下。(《丹溪心法》保和丸)

6. 治气胀气臌：莱菔子，研，以水滤汁，浸缩砂50克，一夜，炒干，又浸又炒，凡七次，为末。每米饮服5克。(《朱氏集验医方》)

7. 治痢疾有积，后重不通：莱菔子25克，白芍药15克，大黄5克，木香2.5克。水煎服。(《方脉正宗》)

8. 治风秘气秘：萝卜子(炒)一合，擂水，和皂荚末10克服。(《寿域神方》)

9. 治中风口噤：萝卜子、牙皂荚各10克。以水煎服，取吐。(朱震亨)

10. 治风头痛及偏头痛：莱菔子25克，生姜汁半合。上相和研极细，绞取汁，入麝香少许，滴鼻中吸入。偏头痛随左右用之。(《普济方》)

11. 治小儿盘肠气痛：萝卜子炒黄，研末。乳香汤服2.5克。(《仁斋直指方》)

12. 治牙疼：萝卜子二七粒，去赤皮，细研。以人乳和，左边牙痛，即于右鼻中点少许，如右边牙疼，即于左鼻中点之。(《圣惠方》)

13. 治跌打损伤，瘀血胀痛：莱菔子100克，生研烂，热酒调敷。(《方脉正宗》)

14. 清肺化痰丸：胆南星(砂炒)30克，苦杏仁60克，法半夏(砂炒)60克，枳壳(炒)60克，黄芩(酒炙)60克，川贝母30克，麻黄(炙)30克，桔梗60克，白苏子30克，瓜蒌子60克，陈皮60克，莱菔子(炒)30克，款冬花(炙)30克，茯苓60克，甘草30克。功效：降气化痰，止咳平喘。用法用量：口服。水蜜丸每次6克，大蜜丸每次1丸，一日2次。

食疗选方

1. 莱菔子汤：莱菔子10克，将其放入砂锅中，水煎30分钟，取汁，一日分2次温服。主治饮食过量、多痰气喘等症。

2. 莱菔饮：莱菔子15克，白芍药9克，大黄3克，木香1.5克，将诸药放入砂锅中，加水煎煮30分钟，取汁，每日1剂，分2次温服。主治食积。

3. 莱菔子皂荚饮：莱菔子、芽皂荚各20克，水煎30分钟，取汁即可。主治中风口噤。

4. 莱菔粳米粥：莱菔子100克，粳米50克，白糖15克，将三味放入锅中，加水熬煮成粥即可。每日早晚食用。

5. 莱菔炒豆芽：莱菔子10克，豆芽菜250克，葱花、姜末各5克，酱油、料酒各6毫升，食盐、味精各2克，炒制。佐餐食用。

6. 莱菔炖猪肚：莱菔子15克、猪肚200克，葱段、姜片各6克，食盐、味精各2克，酱油、料酒各6毫升，花椒、大料、桂皮各3克，炖至猪肚熟烂即可。佐餐食用。

7. 莱菔橄榄茶：莱菔子10克，鲜橄榄10克，将两味放入杯中，以适量沸水冲泡，加盖闷20分钟左右即可饮用。

各家论述

1. 朱震亨：莱菔子治痰，有推墙倒壁之功。

2.《本草纲目》：莱菔子之功，长于利气。生能升，熟能降，升则吐风痰，散风寒，发疮疹；降则定痰喘咳嗽，调下痢后重，止内痛，皆是利气之效。

3.《本草经疏》：莱菔子，味辛过于根，以其辛甚，故升降之功亦烈于根也。

4.《本草新编》：萝卜子，能治喘胀，然古人用于人参之中，反奏功如神。人参原是除喘消胀之药，莱菔子最解人参，何以同用而奏功乎？夫人参之除喘消胀，乃治虚喘虚胀也，虚症反现假实之象，人参遽然投之，直至其喘胀之所，未能骤受，往往服之而愈喘愈胀者有之，虽所增之喘胀乃一时之假象，少顷自然平复，然终非治之之善，少加萝卜子以制人参，则喘胀不敢增，而仅得消喘胀之益，此所谓相制而相成也。或问萝卜子专解人参，一用萝卜子则人参无益矣。此不知萝卜子而并不知人参者也。人参得萝卜子，其功更神，盖人参补气，骤服气必难受，非止喘胀之症为然，得萝卜子以行其补中之利气，则气平而易受，是萝卜子平气之有余，非损气之不足，实制人参以平其气，非制人参以伤其气也。

5.《医学衷中参西录》：莱菔子，或生或炒，皆能顺气开郁，消胀除满，此乃化气之品，非破气之品。盖凡理气之药，单服久服，未有不伤气者，而莱菔子炒熟为末，每饭后移时服钱许，借以消食顺气，转不伤气，因其能多进饮食，气分自得其养也。若用以除满开郁，而以参、芪、术诸药佐之，虽多服久服，亦何至伤气分乎。

6.《日华子本草》：水研服，吐风痰；醋研消肿毒。

7.《日用本草》：治黄疸及皮肤目黄如金色，小水热赤。

8.《随息居饮食谱》：治痰嗽，齁喘，气鼓，头风，溺闭，及误服补剂。

9.《医林纂要》：生用，吐风痰，宽胸膈，托疮疹；熟用，下气消痰，攻坚积，疗后重。

相关故事

传说有一年慈禧太后过生日，由于山珍海味各色精美食品吃得过多，她病倒了。政治上一贯机敏的慈禧，这次在饮食上却失算了。她不理解这是因贪吃厚腻而得的病，反而命令御医用上等人参煎成“独参汤”进补。这对她的病无疑是火上浇油。“独参汤”服过，她不但没有病体好转，反而日甚一日地觉得头胀、胸闷、浑身无力、不思饮食，并且脾气暴躁、鼻孔流血。御医们没能治好，只得张榜求医。

有一位郎中看了皇榜，经过分析，心里有了数，便揭榜而去。他进宫给慈禧诊断之后，即从药箱里取了三钱莱菔子，将其研为细末，再用茶水、面粉调匀，做成药丸呈上去，美其名曰“小罗汉丸”。没想到，慈禧服了三天，病竟然好了。慈禧大喜，赐给这位郎中顶戴花翎（清代官员的标志）。这就是“三钱莱菔子，换个红顶子”佳话的来历。

56. 莲子 *Nelumbo nucifera Gaertn.*

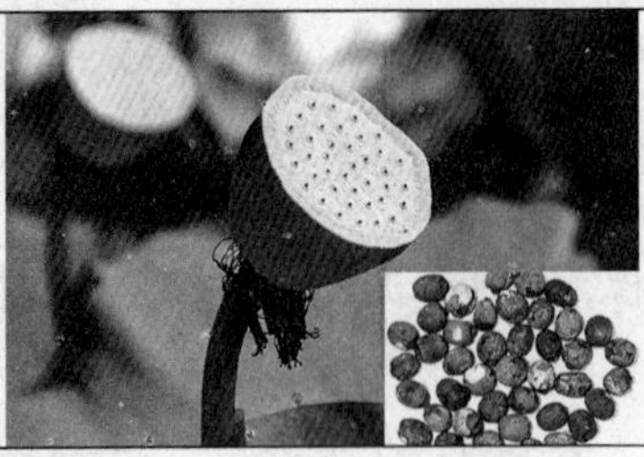

药材概述

莲子，是睡莲科水生草本植物莲的种子。秋、冬季果实成熟时，割取莲房（莲蓬），取出果实；或取坠入水中，沉于泥内的果实，除去果壳，鲜用或晒干用，或剥去莲子的外皮和芯（青色的胚芽）用，特称为莲肉。莲子略呈椭圆形或类球形，表面浅黄棕色至红棕色，有细纵纹和较宽的脉纹。一端中心呈乳头状突起，深棕色，多有裂口，其周边略下陷。质硬。种皮薄，不易剥离。子叶两片，黄白色，肥厚，中有空隙，具绿色莲子心。无臭，味甘、微涩。

药材性味

【药名】莲子

【英文名】Semen Nelumbinis，Lotus Seed

【别名】莲肉、莲实、莲米、水芝丹。

【来源】睡莲科植物莲的成熟种子。

【性味】鲜者甘、涩，平，无毒；干者甘、涩，温，无毒。

【归经】归脾、肾、心经。

【功效】清心醒脾，补脾止泻，养心安神明目、补中养神，健脾补胃，止泻固精，益肾涩精止带，滋补元气。

【主治】心烦失眠，脾虚久泻，大便溏泄，久痢，腰疼，男子遗精，妇人赤白带下。预防早产、流产、孕妇腰酸。

【用法用量】内服：煎汤，2～4钱；或入丸、散。

【产地】全国各地均有分布。

采制、炮制与贮藏

【采制】秋季果实成熟时采割莲房，取出果实，除去果皮，干燥。

【炮制】（1）莲子肉：取原药材，除去杂质，用温水略浸，捞出润软，剥开去芯（另作药用），干燥。（2）炒莲子肉：取净莲子肉，置预热炒制容器内，用温火加热，炒至表面颜色加深，内表面微黄色，有香气逸出，取出晾凉。

【贮藏】置于通风干燥处，防潮防蛀。

现代研究

【性状鉴别】莲子肉：呈半椭圆形，中心有凹槽。外表面棕红色或黄棕色，肉白色。味甘微涩。炒莲子肉：外表面颜色加深，内表面微黄色，略有焦斑。

【化学成分】莲子含大量的淀粉、棉子糖、蛋白质（16.6%）、脂肪（2.0%）、碳水化合物（62%）及钙、磷、铁等，亦含有 β－谷甾醇、β－谷甾醇脂肪酸酯，尚含丰富的维生素 C、葡萄糖、叶绿素、棕榈酸及谷胱甘肽等。莲叶中含有莲碱、荷叶碱、番荔枝碱、原荷叶碱、N－降荷叶碱、杏黄罂粟碱、N－甲基衡州乌药碱、脱氢莲碱、脱氢番荔枝碱等。

【提取工艺】将莲子去芯，准确称取一定量的果肉，研磨成浆，加入 15 倍量的蒸馏水，在加热到 55℃时加入 α－淀粉酶酶解淀粉，然后升高至 100℃提取 3 小时，冷却后过滤，3000r/min 离心 10 分钟，取上清液。向上清液中加入 5 倍量的 95% 乙醇，沉降 6～8 小时，3000r/min 离心 15 分钟，得莲子可溶性多糖沉淀。莲子水溶性多糖的提取率为 0.82%。

临床应用

莲子具有清心醒脾，补脾止泻，养心安神明目，补中养神，止泻固精，益肾涩精止带，滋补元气的作用。莲子适宜轻度失眠人群，如不见效，可适当使用安定控制，但不可长期服用。长期服用安定会产生药物依赖性。另外，失眠患者应该培养良好的生活习惯。

药用禁忌

中满痞胀及大便燥结者忌服。

药用配伍

1. 莲子配伍芡实：二者均为收涩之品，相伍为用，共奏益肾固精、健脾止泻之功效。用于治疗心肾不交之遗精、早泄、遗尿；或脾肾两虚之久泻久痢、带下清稀、小便频数、白浊等症。

2. 莲子配伍人参、白术、茯苓、山药：莲子补脾收涩止泻，人参、白术益气健脾且白术燥湿止泻，茯苓、山药健脾渗湿止泻。诸药伍用，共奏益气健脾、渗湿止泻之功效，用于治疗脾胃气虚、运化失职、湿浊下注之便溏泄泻、食少纳呆、消瘦乏力、面色无华、胸脘痞闷等症。

食疗选方

1. 莲肉糕：莲子肉、糯米（或大米）各200克，炒香；茯苓100克（去皮）。共研为细末，白糖适量，一同捣匀，加水使之成泥状，蒸熟，待冷后压平切块即成。源于《士材三书》。具有补脾益胃之功。用于脾胃虚弱、饮食不化、大便稀溏等。

2. 脾益胃散：莲子肉、芡实、扁豆、薏米、山药、白术、茯苓各120克，人参15克（或党参60克）。共炒研末。临用时可加适量白糖。每次用15～30克，以温开水冲调服。源于《方脉正宗》。本书实即古方四君子汤去甘草，加入补脾诸物而成。药性平和，能滋养补益，健运脾胃。用于脾虚少食、腹泻、小儿疳积消瘦、肺结核病人肺脾两虚、咳嗽少气等。

3. 莲子百合麦冬汤：莲子15克（带芯），百合30克，麦门冬12克。加水煎服。本方用带芯莲子以清心宁神，百合、麦门冬亦有清心宁神之效。用于病后余热未尽、心阴不足、心烦口干、心悸不眠等。

4. 莲子粥：莲子20克发胀后，在水中用刷把擦去表层，抽去莲芯冲洗干净后放入锅内，加清水煮烂熟，备用。粳米100克同煮，淘洗干净，放入锅中加清水煮成薄粥，粥熟后掺入莲子，熟后加冰糖或白糖再稍炖即可食用。

5. 冰糖莲子：将莲子浸泡吸水，加冰糖上笼蒸，然后再炖浓食用。

6. 莲子红枣汤：莲藕两大截，去皮切块洗净沥干；红枣4两、莲子2两用水浸泡至软后捞起；将藕块和红枣、莲子加冰糖适量水煮1个半小时，至食材软透。可补血润肤，是长期疲劳过度，消耗精神的药补食品。

7. 红枣银耳莲子汤：红枣100克，白木耳50克，莲子100克，红糖适量。将红枣、白木耳、莲子洗净后泡水。锅中加适量的水，放入3种材料，煮熟后，加糖调味。

8. 银耳莲子羹：莲子100克，干银耳15克，鲜百合120克，香蕉2根，枸杞5克，冰糖100克。干银耳泡水2小时，拣去老蒂及杂质后撕成小朵，加水4杯入蒸笼蒸半个小时取出备用。新鲜百合剥开洗净去老蒂，香蕉洗净去皮，切为0.3厘米片。将所有材料放入炖盅中，加调味料入蒸笼蒸半个小时。

9. 蜜汁红莲：将莲子与红枣先用文火炖1小时，再加入白糖、猪板油，文火焖至汁干食用。配上银耳可调制成莲子银耳汤；配上人参和适量冰糖隔水蒸炖，为莲肉人参汤；配上桂圆再加红枣、糯米共煮，可熬成莲子桂圆汤。

10. 木瓜莲子百合汤：原料为木瓜、莲子、百合、红枣、银耳、牛奶、冰糖。将原料洗净切小块，莲子泡发蒸熟，银耳泡发撕小块。将原料放入开水中煮半小时，放入牛奶和木瓜，最后放入百合即可，装入汤盘用薄荷叶点缀。

11. 百合莲子炖瘦肉：莲子、百合各30克，精瘦肉200克。将莲子、百合清泡好与洗净的精瘦肉一同入锅，炖熟即可。这道炖品清肺润燥，止咳，适宜慢性支气管炎的朋友们预防、保健和调理。

12. 莲子薏米炖牡蛎肉：莲子 20 克，薏米 20 克，牡蛎肉 100 克。将莲子 20 克（去芯），薏米 20 克，牡蛎肉 100 克，一起放入锅内，加水适量。加少许姜丝、油、盐，煮沸后转文火炖 50 分钟。熟后直接食用。可治消瘦、心慌气短、神倦乏力、面色苍白、腰酸腿软、头晕目眩、舌淡、少苔、脉沉细。

13. 莲子芯茶：莲子适量，用来泡茶，可以清目；此外尚有清热、固精、安神的功效，可治高热躁烦、神志不清、梦遗滑泄等症。还有降血压的作用，可用于高血压而有烦热症状者。

用药禁忌

在服用莲子期间，少吃辛辣或者刺激性食物。

药理作用

1. 防癌抗癌：莲子善于补五脏不足，通利十二经脉气血，使气血畅而不腐，莲子所含氧化黄心树宁碱对鼻咽癌有抑制作用。

2. 降血压：莲子所含非结晶形生物碱 N－9 有降血压作用。

3. 强心安神：莲子芯所含生物碱具有显著的强心作用，莲芯碱则有较强抗钙及抗心律不齐的作用。

4. 滋养补虚、止遗涩精：莲子中所含的棉子糖，是老少皆宜的滋补品，对于久病、产后或老年体虚者，更是常用营养佳品；莲子碱有平抑性欲的作用，对于青年人梦多、遗精频繁或滑精者，服食莲子有良好的止遗涩精作用。

5. 清心、祛斑：带芯莲子能清心火，祛除雀斑，然不可久煎。

各家论述

1.《本经》：主补中、养神、益气力。

2. 孟诜：主五脏不足，伤中气绝，利益十二经脉血气。

3.《本草拾遗》：令发黑，不老。

4.《食医心镜》：止渴，去热。

5.《日华子本草》：益气，止渴，助心，止痢。治腰痛，泄精。

6.《日用本草》：止烦渴，治泻痢，止白浊。

7.《滇南本草》：清心解热。

8.《本草纲目》：交心肾，厚肠胃，固精气，强筋骨，补虚损，利耳目，除寒湿，止脾泄久痢，赤白浊，女人带下崩中诸血病。

9.《本草备要》：清心除烦，开胃进食，专治噤口痢、淋浊诸证。

10.《随息居饮食谱》：镇逆止呕，固下焦，愈二便不禁。

11.《本草纲目》：莲之味甘，气温而性涩，禀清芳之气，得稼穑之味，乃脾之果也。土为元气之母，母气既和，津液相成，神乃自生，久视耐老，此其极舆也。昔人治心肾不交，劳伤白浊，有清心莲子饮；补心肾，益精血，有瑞莲丸，皆得此理。

12.《本经逢原》：石莲子，本莲实老于莲房，堕入淤泥，经久坚黑如石，故以得名。为热毒噤口痢之专药。补助脾阴而涤除热毒，然必兼人参之大力开提胃气，方始克应。若痢久胃气虚寒，口噤不能食，则为戈戟也。

13.《玉楸药解》：莲子甘平，甚益脾胃，而固涩之性，最宜滑泄之家，遗精便溏，极有良效。

14.《医林纂要》：莲子，去心连皮生嚼，最益人，能除烦、止渴、涩精、和血、止梦遗、调寒热。煮食仅治脾泄、久痢、厚肠胃，而交心肾之功减矣。更去皮，则无涩味，其功止于补脾而已。

15.《重庆堂随笔》：莲子，交心肾，不可去心，然能滞气。

16.《王氏医案》：莲子，最补胃气而镇虚逆，若反胃由于胃虚，而气冲不纳者，但日以干莲子细嚼而咽之，胜于他药多矣。凡胃气薄弱者常服玉芝丸，能令人肥健。至痢症噤口，热邪伤其胃中清和之气，故以黄连苦泄其邪，即仗莲子甘镇其胃。今肆中石莲皆伪，味苦反能伤胃，切不可用。惟鲜莲子煎之，清香不浑，镇胃之功独胜，如无鲜莲，干莲亦可。

57. 高良姜 *Alpinia officinarum Hance*

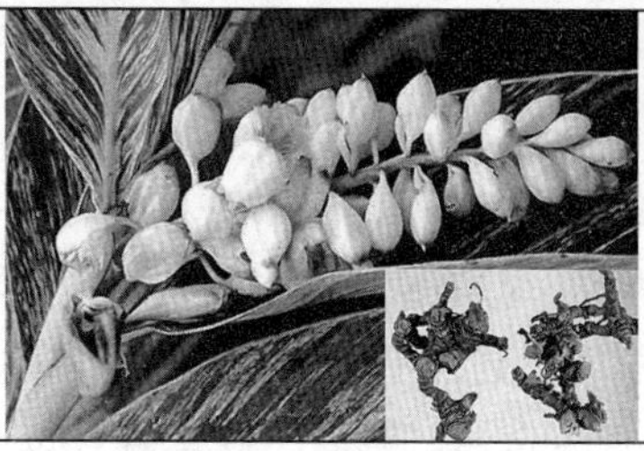

药材概述

高良姜，多年生草本，高 30～110 厘米。根茎圆柱状，横生，棕红色，直径 1～1.5 厘米，具节，节上有环形膜质鳞片，节上生根。茎丛生，直立。叶无柄或近无柄；叶片线状披针形，先端渐尖或尾尖，基部渐窄，全缘，两面无毛；叶鞘开放，抱茎，具膜质边缘。总状花序顶生，直立，长 6～15 厘米，花序轴被茸毛；花萼筒状，管长 8～14 毫米，先端不规则 3 浅圆裂；侧生退化雄蕊锥状；发育雄蕊 1，长约 1.6 厘米，生于花冠管喉部上方；子房 3 室，密被茸毛，花柱细长，基部下方具 2 个合生的圆柱形蜜腺，柱头 2 唇状。蒴果球形，不开裂，直径约 1.2 厘米，被茸毛，熟时橙红色。种子具假种皮，有钝棱角，棕色。花期 4～9 月，果期 8～11 月。

药材性味

【药名】高良姜

【英文名】Rhizoma Alpiniae Officinarum，Lesser Galangal Rhizome

【别名】风姜、小良姜、高凉姜、良姜、蛮姜、佛手根、海良姜。

【来源】姜科植物高良姜的根茎。

【性味】根：辛，大温，无毒。

【归经】归脾、胃经。

【功效】温胃散寒，消食止痛。

【主治】脘腹冷痛，胃寒呕吐，嗳气吞酸。

【用法用量】内服：煎汤，0.5～1.5 钱；或入丸、散。

【产地】产于广东、广西。模式标本采自广东、海南。

采制、炮制与贮藏

【采制】栽培 4～6 年后，于夏末秋初采挖，除去地上茎、叶、鳞片及须根，截成短段，晒干或堆闷后晒干。

【炮制】拣净杂质，水洗，稍浸，捞出，润透，切片，晾干。

【贮藏】置阴凉干燥处。

现代研究

【性状鉴别】根茎圆柱形，多弯曲，有分枝，长 4～9 厘米，直径 1～1.5 厘米。表面棕红色或暗褐色，有细密纵皱纹及灰棕色波状环节，节间长 0.5～1 厘米，下面有圆形根痕。质坚韧，不易折断，断面灰棕色或红棕色，纤维，内皮层环较明显，散有维管束点痕。气香，味辛辣。以分枝少、色红棕、香气浓、味辣者为佳。

【化学成分】根茎含多种二苯基庚烷类化合物：姜黄素，二氢姜黄素，六氢姜黄素，八氢姜黄素，（1ξ）-1-羟基-1，7-双（4-羟基-3-甲氧基苯基）-6-庚烯-3，5-二酮，（3R，5R）-1-（4-羟苯基）-7-苯基-3，5 庚二醇等。还含黄酮类化合物：高良姜素、槲皮素、山奈酚、山奈素、异鼠李素、槲皮素-5-甲醚、高良姜素-3-甲醚等。又含挥发油：桉叶素、丁香油酚、汇报烯、荜澄茄烯、桂皮酸甲酯。根尚含 β-谷甾醇-β-葡萄糖苷、豆甾醇葡萄糖苷、菜油甾醇葡萄糖苷。

【提取工艺】将高良姜粉碎，准确称取一定量的高良姜粉，用 8 倍量的 80% 乙醇提取 2 次，每次 1.5 小时，过滤，合并滤液，离心，取上清液浓缩。向浓缩液中加入 5 倍量的水，静置 24 小时，离心，取沉淀得高良姜素。

药理作用

1. 对消化系统的作用：高良姜煎剂给犬灌胃，能使胃液总酸排出量较对照组有明显升高，但对胃蛋白活力无明显影响。

2. 抗菌作用：高良姜对人型结核杆菌、炭疽杆菌、α-溶血性链球菌、β-溶血性链球菌、肺炎双球菌、金黄色葡萄球菌等均有不同程度的抗菌作用。

3. 其他作用：高良姜水提取物或挥发油给大鼠灌胃，均有抗血栓作用；水提取物能明显抑制 ADP 或胶原诱导的兔血小板聚集。

药用禁忌

阴虚有热者忌服。

药用配伍

1. 凡中焦寒凝，或冷物所伤，脘腹冷痛者，可与干姜同用。

2. 若脾胃虚弱而脘腹冷痛者，可与人参、白术配伍，以补虚温中止痛。

3. 若痰饮内停而致呕吐清水痰涎者，可与党参、胃肠饮组合。凡肝郁气滞，胃有寒凝，症见脘腹疼痛者可与香附组合。

临床应用

1. 霍乱吐泻：用高良姜（炙令焦香）五两，加酒一升，煮三、四沸，一次服完。

2. 脚气欲吐：用高良姜一两，加水三升，煮成一升，一次服完。如急切间找不到高良姜，可以母姜一两代替，清水煎服。疗效较差，然亦有效。

3. 心脾冷痛：用高良姜四两，切片，分成四份：一两以陈米半合炒黄，去米；一两以陈壁土半两炒黄，去土；一两以巴豆三十四个炒黄，去豆；一两以斑蝥三十四个炒黄，去蝥。另取吴茱萸一两，酒浸一夜后，同高良姜一起再炒，共研为末，以浸吴茱萸的酒调药做成丸子，如梧子大。每服十五丸，空心服，姜汤送下。此方名“高良姜丸”。又方：高良姜三钱，五灵脂六钱，共研为末。每服三钱，醋汤调下。

4. 养脾温胃，去冷消痰，宽胸下气：用高良姜、干姜等份，炮过，研细，加面糊做成丸子，如梧子大。每服十五丸，饭后服，橘皮汤送下。妊妇忌服。

5. 脾虚寒疟（寒多热少，不思饮食）：用高良姜（麻油炒）、干姜（炮）各一两，共研为末。每服五钱，以猪胆汁调成膏子，临发病前，热酒调服。又方：上方所制的药末，加胆汁和丸，每服四十丸，酒送下。又方：高良姜、干姜，半生半炮各半两，穿山甲三钱，共研为末。每服二钱，猪肾煮酒送下。

6. 双目突然红痛：用小管吹高良姜末入鼻，使打喷嚏，红痛即消。

7. 风牙痛肿：用高良姜二寸、全蝎（焙）一枚，共研为末，搽痛处，吐出涎水，以盐汤漱口。

药用选方

1. 治卒心腹绞痛如刺，两胁支满，烦闷不可忍：高良姜五两，厚朴二两，当归、桂心各三两。上四味，以水升，煮取一升八合，分三服，日二。若一服痛止，便停，不须服，若强人为二服，劣人分三服。（《千金方》高良姜汤）

2. 养脾温胃，去冷消痰，大治心脾疼病，宽胸下气，进美饮食，疗一切冷物所伤：良姜（去声）、干姜（炮）等份。上为末，面糊为丸，如梧桐子大。每服十五丸至二十一丸，食后皮汤下。妊娠妇人忌服。（《局方》二姜丸）

3. 治心脾痛：高良姜、槟榔等份，各炒。上为细末，米饮调下。（《百一选方》）

4. 治心口一点痛，乃胃脘有滞或有虫，多因恼怒及受寒起，遂致终身不痿：高良姜（酒洗七次，焙，研）、香附子（洗七次，焙，研）。上二味，须要各焙、各研、各贮。如病因而得者，用高良姜二钱，香附末一钱；如病因怒而得者，用高良姜一钱，香附末二钱，如因寒怒兼有者，用高良姜一钱五分，香附末一钱五分，以米饮汤加入姜汁一匙，盐一撮，为服之。（《良方集腋》良附丸）

5. 治霍乱吐痢腹痛：高良姜，火炙令焦香。每用五两，破，以酒一升，煮取三、四沸，顿服。（《备急方》）

6. 治霍乱呕吐不止：高良姜（生锉）一味，粗捣筛。每服三钱匕，水一盏，枣一枚（去核），煎至五分，去滓，用水沉冷，顿服。（《圣济总录》冰壶汤）

7. 治诸寒疟疾：良姜、白姜各等份。二味火上煅，留性，为末。每服三钱，雄猪胆一个，水一盏，温和胆汁调下。（《续本事方》）

8. 治风牙疼痛，不拘新久，亦治腮颊肿痛：良姜一块（约二寸），全蝎一枚（瓦上焙干）。上为末。以手指点药，如齿药用，须擦令热彻，须臾吐出少涎，以盐汤漱口。（《百一选方》逡巡散）

食疗选方

高良姜炖鸡：高良姜 5 克、陈皮 1 角、草果 3 克、胡椒 2 克、鸡 500 克、葱适量。先将各种药材洗净备用，然后将鸡切块放入用武火煮沸，撇去污沫，最后与药材一同放入炖盅同炖 1.5 小时，调味后喝汤吃渣。药膳功效：高良姜辛热纯阳，善于温脾暖胃，行气降逆，具有健脾胃、止吐泻、散寒力强等特点；草果性味辛温，善于燥湿、消积化滞，是治疗寒湿积滞、腹痛胀满的要药；陈皮性味辛温苦，气香质燥，具有健脾燥湿化痰，善治脾胃不和、胀满呕吐等证；胡椒性味辛热，具有温中散寒止痛的功效，与陈皮同为居家常用的调味品；鸡肉性味甘温，可温中益气，补精填髓，是炖品中常采用的食材；此膳药食配合，既加强了温脾暖胃、祛寒止痛的功效，又能增香调味，补益的同时又散寒除湿，达到补而不滞、滋而不腻的功效，一般情况体质偏于虚寒的人都可以食用。

各家论述

1. 杨士瀛：噫逆胃寒者，高良姜为要药，人参、茯苓佐之，为其温胃，解散胃中风邪也。

2.《本草汇言》：高良姜，祛寒湿、温脾胃之药也。若老人脾肾虚寒，泄泻自利，妇人心胃暴痛，因气怒、因寒痰者，此药辛热纯阳，除一切沉寒痼冷，功与桂、附同等。苟非客寒犯胃，胃冷呕逆，及伤生冷饮食，致成霍乱吐泻者，不可轻用。叶正华曰：古方治心脾疼，多用良姜。寒者，与木香肉桂、砂仁同用至三钱。热者，与黑山、川黄连、白芍药同用五六分，于清火药中，取其辛温下气、止痛。若治脾胃虚寒之证，须与参、耆、半、术同行尤善，单用多用，辛热走散，必耗冲和之气也。

3.《本草新编》：良姜，止心中之痛，然亦必与苍术同用为妙，否则有愈有不愈，以良姜不能去湿故耳。

4.《本经逢原》：良姜，寒疝小腹掣痛，须同茴香用之：产后下焦虚寒，瘀血不行，小腹结痛者加用之。

5.《本草求真》：良姜，同姜、附则能入胃散寒；同香附则能除寒祛郁。若伤暑泄泻，实热腹痛切忌。此虽与干姜性同，但干姜经炮经制，则能以去内寒，此则辛散之极，故能以辟外寒之气也。

6.《本草正义》：良姜大辛大温，洁古谓辛热纯阳，故专主中宫真寒重症；《别录》独以治胃冷气逆，霍乱腹痛者，正以霍乱皆中气大寒，忽然暴仆，俄顷之间，胸腹绞痛，上吐下泻，即四肢冰冷，面唇舌色淡自如纸，脉伏不见，冷汗如油，大肉陡削。良囱盛暑之时，乘凉饮冷，汩没真阳，致中气暴绝，见症如是之剧，甚者一、二时即已告毙，此非大剂温热；万不能挽回垂绝之元阳。姜、附、吴萸、良姜、荜菱之属，均为此症必须要药。惟近贤王孟英、陆九芝两家，所论霍乱，皆主湿热而言，且谓胶冷脉伏，即是热深顾深之候，万万不可用四逆法者，此则当时见症之不同，盖亦天时人事之变迁，固自有不可一概论者。此当以舌苔之既自与黄腻辨之，而所泻所吐之物，一则清澈如水，一则秽气恶浊，亦必确乎有凭，固不患临症时之无所适从看也。

7.《别录》：主暴冷、胃中冷逆、霍乱腹痛。

8.《药性论》：治腹内久冷，胃气逆、呕吐。治风，破气，腹冷气痛；去风冷痹弱，疗下气冷逆冲心，腹痛、吐泻。

9.《本草拾遗》：下气，益声。煮作饮服之，止痢及霍乱。

10.《日华子本草》：治转筋泻痢，反胃呕食，消宿食。

11.《本草图经》：治忽心中恶，口吐清水者，取根如骰块，含之咽津，逡巡即瘥；若（口中）臭亦含咽，更加草豆蔻为末，煎汤常饮之佳。

12.《珍珠囊》：温通脾胃。

13.《滇南本草》：治胃气疼，肚腹疼痛。

14.《本草纲目》：健脾胃，宽噎膈，破冷癖，除瘴疟。

15. 姚可成《食物本草》：去白睛翳膜，补肺气，益脾胃，元气。

16.《本草求原》：治脚气欲吐，目卒赤，头痛，风冷痹痛。

58. 淡竹叶 *Lophatherum gracile Brongn.*

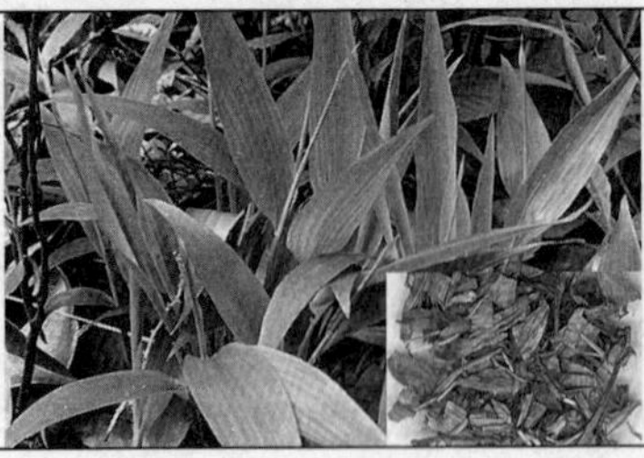

药材概述

淡竹叶为多年生草本，高40～90厘米。根状茎粗短，坚硬。须根稀疏，其近顶端或中部常肥厚成纺锤状的块根。秆纤弱，多少木质化。叶互生，广被外形，长5～20厘米，宽1.5～3厘米，先端渐尖或短尖，基部近圆形或换形而渐狭缩成柄状或无柄，平行脉多条，并有明显横脉，呈小长方格状；叶舌短小，质硬，长0.5～1毫米，有缘毛。圆锥花序顶生，长10～30厘米，分枝较少，疏散，斜升或展开；小穗线状技针形，具粗壮小穗柄；颖长圆形，具五脉，先端钝，边缘薄膜质，第1颖短于第2颖；外稃较颖为长，被针形，先端具短尖头，具5～7脉，内释较外停为短，膜质透明。颖果纺锤形，深褐色。花期6～9月，果期8～10月。

药材性味

【药名】淡竹叶

【英文名】Herba Lophatheri，Lophatherum Herb

【别名】竹叶、碎骨子、山鸡米、金鸡米、迷身草、竹叶卷心。

【来源】禾本科植物淡竹叶的茎叶。

【性味】甘淡，寒，无毒。

【归经】归心、肾经。

【功效】甘淡渗利，性寒清降，善导心与小肠之火下行而利尿通淋。

【主治】胸中疾热，咳逆上气，热狂烦闷，中风失音不语，痛头风，止惊悸，瘟疫迷闷，妊妇头旋倒地，小儿惊痫天吊，喉痹，烦热。

【用法用量】内服：煎汤，3～5钱。

【产地】主产于长江流域至南部各省。

采制、炮制与贮藏

【采制】栽后3～4年开始采收。在6～7月将开花时，除留种以外，其余一律离地 2～5 厘米处割起地上部分，晒干，理顺扎成小把即成。但在晒时，不能间断，以免脱节；夜间不能露天堆放，以免黄叶。可连续收获几年。

【炮制】拣去杂质及根，切段，晒干。

【贮藏】置于通风干燥处。

现代研究

【性状鉴别】茎圆柱形，长 25～30 厘米，直径 1.5～2 厘米；表面淡黄绿色，有节，节上抱有叶鞘，断面中空。叶多皱缩卷曲，叶片被外形，长 5～20 厘米，宽 1～3.5 厘米；表面浅绿色或黄绿色，叶脉平行，具横行小脉，形成长方形的网格状，下表面尤为明显。叶鞘长约 5 厘米，开裂，外具纵条纹，沿叶鞘边缘有白色长柔毛。体轻，质柔韧。气微，味淡。以叶大、色绿、不带根及花德者为佳。

【化学成分】茎、叶含三萜化合物——芦竹素、印白茅素、蒲公英赛醇和无羁萜。另谓地上部分含酚性成分、氨基酸、有机酸、糖类。根茎含芦竹素及白茅素。竹叶中所含的功能因子主要是黄酮糖苷和香豆素类内酯。其有效成分含量和生物活性均与银杏叶有可比性。

【提取工艺】将淡竹叶粉碎，准确称取一定量的淡竹叶粉，加入 18 倍量的 75% 乙醇，于 85℃回流提取 1 小时，过滤，浓缩至黏稠膏状，真空干燥，得淡竹叶总黄酮。

药理作用

1. 淡竹叶解热作用：该品水浸膏给注射酵母混悬液引起发热的大鼠灌胃，有解热作用，解热的有效成分溶于水及稀盐酸。

2. 利尿作用：其利尿作用较木通、猪苓为弱，但其增加尿中氯化物量的排泄则比猪苓强。

3. 其他作用：该品水煎剂体外试验对金黄色葡萄球菌、溶血性链球菌有抑制作用。该品还有升高血糖的作用。

药用禁忌

本品不宜久煎，入食以鲜品为佳，煮粥时宜稀薄。无实火、湿热者慎服，体虚有寒者禁服。孕妇忌服。肾亏尿频者忌服。

药用配伍

1. 凡外感热病，心烦口渴，热在气分者，可与生石膏、知母、芦根等配伍，以清热除烦止渴。

2. 若气阴两伤者，可再加麦冬、人参等，以益气生津。

3. 心经热盛下移小肠而致小便涩痛者，可与生地、木通、生甘草梢等配伍，以清心导热利尿。

4. 膀胱湿热蕴结小便淋沥赤涩者，可与海金沙、车前子、白茅根等同用，以清热利尿通淋。

常用配方

1. 淡竹叶预防中暑：淡竹叶、大青叶、埔姜叶、金银花叶各 10 克，一枝香 6 克，水煎（或开水泡）当茶饮。

2. 治发热心烦口渴：淡竹叶 10～15 克，水煎服。

3. 治尿血：淡竹叶 12 克，鲜茅根 30 克，仙鹤草 15 克，水煎服。

4. 治尿路感染：淡竹叶 12～15 克，叮咚藤、凤尾草各 30 克，或灯心草 10 克，水煎服，每日 1 剂。

5. 治血淋、小便疼痛：淡竹叶、生藕节各 30 克，生地 15 克，水煎服，每日 2 次。

6. 治膀胱炎：淡竹叶 15 克，灯心草 10 克，叮咚藤 6 克，水煎服。

7. 治肾炎：淡竹根及块根、淡竹叶、杜枝杜（芯）各 15 克，水煎服，每日 1 剂。

8. 治口舌糜烂：鲜淡竹叶 30 克，车前草 15 克，甘草 3 克，水煎服。

9. 治火热牙痛、牙龈溃烂：淡竹叶 50 克，生姜 5 克，食盐 2 克，生石膏 30 克，水煎，药液频频含咽。

10. 治热病口渴、心烦不安、口糜舌疮：淡竹叶、茅根、金银花各 15 克，水煎服，每日 1 剂。

11. 治肺炎高热咳嗽：淡竹叶 30 克，麦冬 15 克，水煎，冲蜜服，每日 2～3 次。

12. 治小儿发热、惊风：淡竹叶、灯心、麦冬各 6 克，乌豆 15 克，竹心 20 条，柿饼 1 块，水煎服。

13. 治小儿水痘：淡竹叶、蒲公英、金素英各 9 克，金银花 15 克，水煎服。

14. 预防麻疹：淡竹叶 12 克，夏枯草 30 克，钱葱（马蹄）40～60 克，水煎当茶饮。

15. 治伤寒、温病、暑病之后，余热未清，气精两伤证，身热多汗，心胸烦闷，气逆欲呕，口干喜饮，虚烦不寐，舌红苔少，脉细数：竹叶 6 克，石膏

50克，半夏9克，麦门冬20克，人参6克，甘草（炙）6克，粳米10克。上七味，以水一斗，煮去六升，去渣，内粳米，煮米熟，汤成去米，温服一升，日三服。方中竹叶清热除烦，兼以生津，为君药。(《伤寒论》竹叶石膏汤)

16. 治眼赤：淡竹叶10克，黄连4枚，青钱20文，大枣（去皮、核）20枚，栀子7枚，车前草10克。上六味，以水四升，煮取一升以洗眼，每日6～7遍。忌猪肉。方中淡竹叶配伍诸药有清热除烦，利尿之功。(《外台秘要》竹叶汤)

17. 单味煎汤，代茶饮，预防喉痛。

食疗选方

1. 茵陈淡竹叶粥：粳米100克，茵陈蒿15克，淡竹叶10克，冰糖30克。将各原料加入水中煮一段时间。功效：清热利湿，平肝化痰。适用于高血压病、冠心病、黄疸型肝炎等。

2. 淡竹叶凉茶：淡竹叶10克、车前草10克、枸杞10颗。冰糖（或砂糖）适量。将淡竹叶和车前草、枸杞用水洗去浮灰，放入锅中，添入2升水。烧开后，转小火煮30分钟，关火晾凉。用滤网过滤，按自己的口味加入砂糖，即可饮用。

各家论述

1.《本草纲目》：去烦热，利小便，除烦止渴，小儿痘毒，外症恶毒。

2.《生草药性备要》：消痰止渴，除上焦火，明眼目，利小便，治白浊，退热，散痔疮毒。

3.《握灵本草》：去胃热。

4.《本草再新》：清心火，利小便，除烦止渴，小儿痘毒，外症恶毒。

5.《草木便方》：消痰，止渴。治烦热，咳喘，吐血，呕哕，小儿惊痫。

6.《分类草药性》：治咳嗽气喘，眼痛。

7.《现代实用中药》：清凉解热，利尿。治热病口渴，小便涩痛，烦热不寐，牙龈肿痛，口腔炎。

相关故事

相传，建安十九年，曹操独揽大权，在朝中威势日甚。此时刘备已取得了汉中，羽毛渐丰，在诸葛亮的建议下，发兵声讨曹操，先锋即张飞与马超。兵分二路，张飞一路兵马到巴西城后，即与曹操派来的大将张郃相遇。张郃智勇双全，筑寨拒敌。猛张飞急攻不下后，便指使军士在阵前骂阵。张郃不理，在山寨上多置擂木炮石，坚守不战，并大吹大擂饮酒，直气得张飞七窍生烟，口舌生疮，众兵士也多因骂阵而热病烦渴。

诸葛亮闻知后，便派人送来了50瓮佳酿，并嘱咐张飞依计而行。酒抬到了阵前，张飞吩咐军士们席地而坐，打开酒瓮大碗饮酒，自己更是把瓮大饮。有细作报上山寨，张郃登高一看，果然如此，恶狠狠地骂道："张飞欺我太甚！"传令当夜下山劫寨，结果遭到惨败。原来张飞使的是一条"诱敌之计"，他们白天在阵前喝的不是什么"佳酿美酒"，而是孔明遣人送来的一种中药汤——淡竹叶汤，既诱张郃上当，又为张飞和众军士们解火治病。

59. 淡豆豉 *Glycine max*（*L.*）*Merr.*

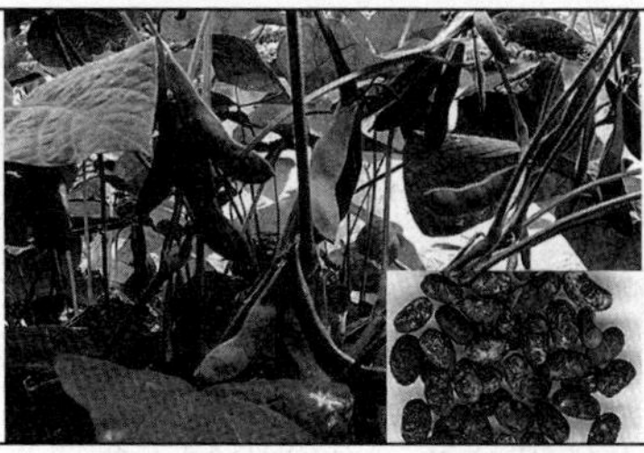

药材概述

淡豆豉为豆科植物大豆的成熟种子发酵加工品。晒干，生用。《释名·释饮食》:"豉，嗜也。五味调和，须之而成，乃可甘嗜也。豉有淡咸二种，淡者入药，故名淡豆豉。"《名医别录》:"主伤寒头痛，寒热，瘴气恶毒，烦躁满闷，虚劳喘急，两脚疼冷。" 现代研究，淡豆豉含脂肪、蛋白质和酶类等成分，有微弱的发汗作用，并有健胃、助消化作用。

药材性味

【药名】淡豆豉

【英文名】Fermented Soybean

【别名】香豉、豉、淡豉、大豆豉。

【来源】豆科植物大豆的成熟种子的发酵加工品。

【性味】辛、甘、微苦，寒（根据炮制方法另有辛、微温），性平。

【归经】归肺、胃经。

【功效】解肌发表，宣郁除烦。

【主治】外感表证，寒热头痛，心烦，胸闷，虚烦不眠。

【用法用量】内服：煎汤，5～15克；或入丸剂。外用：适量，捣敷或炒焦研末调敷。

【产地】全国各地区均产，主产于东北。

采制、炮制与贮藏

【采制】秋季收取全株，晒干，打下种子，取黑色者洗净。

【炮制】取桑叶、青蒿加水煎汤，过滤，取药汤与洗净的黑大豆拌匀，俟汤吸尽后，置笼内蒸透，取出略凉，再置容器内，上盖煎过的桑叶、青蒿渣，闷至发酵生黄衣为度，取出，晒干即得。每黑大豆100斤，用桑叶4斤、青蒿7斤。

【贮藏】贮干燥容器内，置阴凉干燥处，防蛀。

现代研究

【性状鉴别】该品呈椭圆形，略扁，长 0.6～1 厘米，直径 0.5～0.7 厘米。表面黑色，皱缩不平。质柔软，断面棕黑色。气香，味微甘。

【化学成分】本品含蛋白质 19.5%，脂肪 6.9%，碳水化合物 25%，维生素 $B_1$0.07mg/100g，维生素 $B_2$0.34mg/100g，烟酸 2.4mg/100g；另含钙、铁、磷盐、氨基酸以及酶。又谓，从发酵大豆中分离出四甲基吡嗪。

【提取工艺】将淡豆豉粉碎、过筛，用石油醚脱脂。准确称取一定量的脱脂淡豆豉，用 10 倍量的 80% 乙醇室温浸润 24 小时，再在 60℃下超声提取 3 次，30 分钟每次，过滤，合并滤液，浓缩，得豆异黄酮浓缩液。合并三次的滤渣，加入蒸馏水，再在 70℃下超声提取 3 次，30 分钟一次，过滤，合并滤液，浓缩，并用 3% 胃蛋白酶除蛋白质杂质，脱色，无水乙醇沉淀，丙酮洗涤沉淀，烘干得淡豆豉多糖。

药用禁忌

胃虚易泛恶者慎服，服用本药不宜复用汗吐之药。

药用配伍

1. 若湿热郁蒸之酒疸，心中热痛者，可与大黄、栀子同用，以清热利湿。

2. 外感表证。用治风热感冒，或温病初起，发热、微恶风寒，头痛口渴，咽痛等症，常与金银花、连翘、薄荷、牛蒡子等药同用，如银翘散（《温病条辨》）；若风寒感冒初起，恶寒发热、无汗、头痛、鼻塞等症，常配葱白，如葱豉汤（《肘后方》）。

3. 热病烦闷。常与清热泻火除烦的栀子同用，治疗外感热病，邪热内郁胸中，心中懊侬，烦热不眠，如栀子豉汤（《伤寒论》）。

药用案例

1. 三黄石膏汤［黄连 9 克，黄芩 9 克，黄柏 9 克，栀子 9 克，淡豆豉 2 克，麻黄 8 克，石膏 40～50 克（先煎），生姜 3 片，大枣 3 枚，细茶 10 克］，每日 1～2 剂，水煎服，治疗流行性感冒高热 53 例，收到了较好的疗效。［《福建中医药》1997，28（1）：44］

2. 以淡豆豉、地骨皮各 15 克，焦山栀 5 克，柴胡 12 克，白薇 30 克组成“癌热灵”，水煎服，2 周为一个疗程，治疗癌性发热 59 例有效。［《浙江中医

杂志》1997，32（6）：250]

3. 以薄荷、前胡、牛蒡子、淡豆豉、木通、葛根为主组成辛凉解表汤，腹胀痛加厚朴、香附，乳食减少有完谷者加神曲、山楂，治疗小儿泄泻 52 例，收到了较好的疗效。[《长春中医学院学报》1997，13（1）：48]

药用选方

1. 治发汗吐下后，虚烦不得眠，心中懊侬：栀子十四个（擘），香豉四合（绵裹）。上二味，以水四升，先煎栀子，得二升半，纳豉，煮取一升半，去滓。分为二服，温进一服，得吐者止后服。（《伤寒论》栀子豉汤）

2. 治温毒发斑，大疫难救：黑膏生地黄半斤（切碎），好豉一升，猪脂二斤。合煎五六沸，令至三分减一，绞去滓，末雄黄、麝香如大豆者纳中，搅和，尽服之；毒从皮中出。（《补缺肘后方》）

3. 治伤寒暴下及滞痢腹痛：豉一升，薤白一把（寸切）。上二物，以水三升，煮令薤熟，去滓，分为再服，不瘥复作。（《范汪方》豉薤汤）

4. 治多年肺气喘急，呴嗽，晨夕不得眠：信砒一钱半（研飞如粉），豆豉（好者）一两半（水略润少时，以纸浥干，研成膏）。上用膏子和砒同杵极匀，丸如麻子大。每服十五丸，小儿量大小与之，并用极冷腊茶情临卧吞下，以知为度。（《本事方》紫金丹）

5. 治断奶乳胀：豆豉半斤，水煎，服一小碗，余下洗乳房。（《中草药新医疗法处方集》）

6. 治小儿丹毒破作疮，黄水出：焦炒豉，令烟绝为末，油调敷之。（姚和众）

7. 治阴茎上疮痛烂：豉一分，蚯蚓湿泥二分，水研和涂上，干易，禁热食韭菜、蒜。（《药性论》）

食疗选方

淡豆豉蒸鲫鱼：淡豆豉 30 克，鲫鱼 200 克，白糖 30 克。将鲫鱼洗净，去鳞及内脏，放入蒸盘内，在鲫鱼上洒上淡豆豉、料酒、白糖。然后将鱼置武火上蒸 20 分钟即成。食法：每日 2 次，每次 100 克，佐餐食用。淡豆豉蒸鲫鱼的特色：清热解毒，利湿消肿。

各家论述

1.《别录》：主伤寒头痛寒热，瘴气恶毒，烦躁满闷，虚劳喘吸，两脚疼冷。又杀六畜胎子诸毒。

2.《药性论》：主下血痢如刺者，治时疾热病发汗，又寒热风，胸中生疮者。

3.《日华子本草》：治中毒药，蛊气，疟疾，骨蒸；并治犬咬。

4.《食疗本草》：能治久盗汗。

5.《本草纲目》：下气，调中。治伤寒温毒发痘，呕逆。

6.《本经逢原》：治误食鸟兽肝中毒。

7.《会约医镜》：安胎孕。

8.《珍珠囊》：去心中懊侬，伤寒头痛，烦躁。

60. 菊花 *Chrysanthemum morifolium Ramat.*

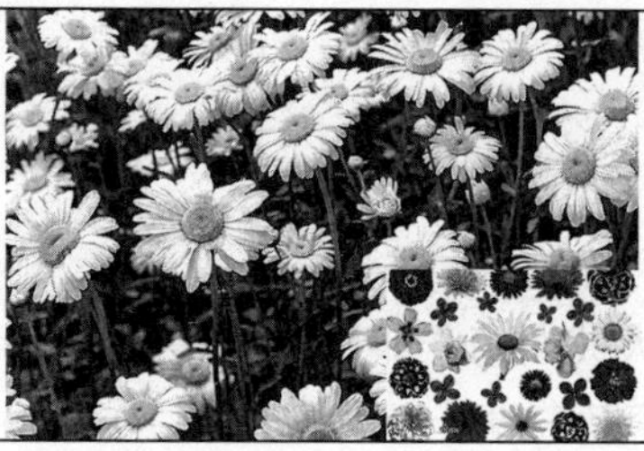

药材概述

菊花是中国十大名花之一，品种达三千余种。菊花为多年生菊科草本植物，茎色嫩绿或褐色，除悬崖菊外多为直立分枝，基部半木质化。单叶互生，卵圆至长圆形，边缘有缺刻和锯齿。头状花序顶生或腋生，一朵或数朵簇生。舌状花为雌花，筒状花为两性花。其花瓣呈舌状或筒状。花序大小和形状各有不同，有单瓣，有重瓣；有扁形，有球形；有长絮，有短絮，有平絮和卷絮；有空心和实心；有挺直的和下垂的，式样繁多，品种复杂。菊花为多种方剂配伍要药及中成药生产的重要原料。

药材性味

【药名】菊花

【英文名】Dendranthema Morifolium，Chrysanthemum，Flos Chrysanthemi

【别名】黄花、寿客、金英、黄华、秋菊、陶菊、艺菊。

【来源】菊科植物菊的头状花序。

【性味】味辛、甘、苦，性微寒。

【归经】归肺、肝经。

【功效】散风清热，平肝明目。

【主治】风热感冒，头痛眩晕，目赤肿痛，眼目昏花。

【用法用量】内服：煎汤，1.5～3 钱；泡茶或入丸、散。

【产地】全国各地均有栽培。其中，浙江杭菊、河南怀菊、安徽滁菊和亳菊、安徽歙县的贡菊、河北泸菊及四川川菊较优。

采制、炮制与贮藏

【采制】一般于霜降至立冬采收。以花心散开 2/3 时为采收适期。采收菊花要选择晴天，采收后要及时加工，防止腐烂、变色。

【炮制】各产区都有传统的加工方法。置烘房内烘焙干燥，以无烟的木炭作燃料，烘房温度控制在40～50℃之间，将菊花摊于竹帘上，当花色烘至象牙白时，即可从烘房内取出，再置通风干燥处阴至全干。

【贮藏】置阴凉干燥处，密闭保存，防霉，防蛀。

现代研究

【化学成分】菊花含挥发油，成分主要为龙脑、樟脑、菊油环酮。还含木犀草素-7葡萄糖苷、大波斯菊苷即芹菜素-7-O-葡萄糖苷、刺槐苷、芹菜素、芹菜素-7-O-鼠李葡萄糖苷、刺槐素-7-O-葡萄糖苷、槲皮素-3-O-半乳糖苷、木犀草素-7-O-鼠李葡萄糖苷、木犀草素-7-O-鼠李葡萄糖苷、木犀草素、β-榄香烯、百里香酚、二十一烷、二十三烷、二十六烷。还含有糖类和氨基酸等。

【提取工艺】将菊花粉碎，粒径为80～100目。准确称取一定量的菊花粉，加一定量饱和NaCl与数粒玻璃珠，振荡混匀。加入14倍量的水，浸泡10小时，回流提取13小时，收集挥发油，用无水硫酸钠脱水，得淡黄色菊花挥发油（提取率0.55%）。

药理作用

1. 心血管方面作用：菊花的总提取物对离体心脏、心肌细胞均显示具有正性肌力作用，杭白菊具有抗乌头碱诱发的大鼠心律失常，以及氯仿诱发的小鼠心律失常作用。

2. 抗病毒作用：菊花对单纯疱疹病毒（HSV1）、脊髓灰质炎病毒和麻疹病毒具有不同程度的抑制作用。此外，菊花还具有抗艾滋病的作用，其活性成分为金合欢素7-O-β-D-半乳糖。

3. 抗衰老作用：菊花提取物对生物膜的超氧阴离子自由基损伤具有明显保护作用。这一新的发现使菊花有望在抗衰老食品中发挥作用。

4. 抗炎作用：菊花中的三萜烯二醇、三醇及其相应的棕榈酸酯和肉豆蔻酸酯对由12-O-十四酰大戟二萜醇-13-酰（TPA）诱发的小鼠耳水肿具有明显的抗炎作用。

5. 抗肿瘤作用：从菊花中分离得到的蒲公英赛烷型三萜烯醇类对由TPA引起的小鼠皮肤肿瘤有较显著的抑制作用。

药用禁忌

菊花茶不宜贪多，不适当服用可能会引起腹泻、呕吐等症状。另外，痰湿型、血瘀型高血压病患者也不宜用菊花。

药用配伍

1. 菊花用于外感风热常配桑叶同用，也可配黄芩、山栀治热盛烦躁等症。

2. 菊花治目赤肿痛，无论属于肝火或风热引起者，均可应用，常配合蝉衣、白蒺藜等同用。如肝阴不足，眼目昏花，则多配生地、枸杞子等同用。

3. 菊花清热解毒之功甚佳，主要用于热毒疮疡、红肿热痛之症，特别对于疔疮肿痛毒尤有良好疗效，既可内服，又可捣烂外敷。临床上常与地丁草、蒲公英等清热解毒之品配合应用。菊花能平降肝阳，对肝阳上亢引起的头目眩晕，往往与珍珠母、葛藤等配伍应用。

4. 桑叶与菊花，均能疏散风热，清泄肺肝，故在外感风热、发热头痛及目赤肿痛等症，两药往往相辅为用。但桑叶疏风清肺的功效较好，故治肺燥咳嗽，往往用桑叶而不用菊花；菊花则长于平肝阳，且能清热解毒。

附方

1. 风热头痛：菊花、石膏、川芎各三钱，为末。每服一钱半，茶调下。(《简便之》)

2. 膝风疼痛：菊花、陈艾叶作护膝，久则自除也。(吴旻《扶寿方》)

3. 女人阴肿：甘菊苗捣烂煎汤，先熏后洗。(《危氏得效方》)

食疗选方

1. 菊花粳米粥：将菊花与粳米同煮制粥，濡糯清爽，能清心、除烦、悦目、去燥。

2. 决明子菊花粥：决明子、菊花、糯米或大米、冰糖适量。先将决明子和菊花煎汁，再用汁煮粥，根据口味放入冰糖。功效：清热明目、排毒养颜、润燥。

3. 菊花雪梨牛奶汤：牛奶 500 毫升，白菊花 4 朵，雪梨 4 个，银杏 20 克，蜂蜜适量。将白菊花洗净，摘下花瓣备用；雪梨削皮，取梨肉，切块；银杏去壳、衣、心。把银杏、雪梨块放入砂锅中，倒入适量清水，大火煮沸，转小火煲至银杏熟。放入白菊花花瓣，牛奶煮沸，熄火稍降温，放蜂蜜调匀即可。此汤不宜长时间高温煲煮，这样牛奶中的蛋白质不会转变成凝胶状态，营养价值较高，而且具有滑润口感。

4. 菊花酒：由菊花加糯米、酒曲酿制而成，古称“长寿酒”，其味清凉甜美，有养肝、明目、健脑、延缓衰老等功效。

5. 菊花茶：用菊花泡茶，气味芳香，可消暑、生津、祛风、润喉、养目、解酒。

6. 菊花糕：把菊花拌在米浆里，蒸制成糕，或用绿豆粉与菊花制糕，具有清凉去火的食疗效果。

7. 菊花肴：由菊花与猪肉、蛇肉炒或与鱼肉、鸡肉煮食的“菊花肉片”，荤中有素，补而不腻，清心爽口，可用于头晕目眩、风热上扰之症的治疗。

8. 菊花羹：将菊花与银耳或莲子煮或蒸成羹食，加入少许冰糖，可去烦热、利五脏、治头晕目眩等症。

9. 菊花膏：以鲜菊花加水煎熬，滤取药汁并浓缩，兑入炼好的蜂蜜，制成膏剂，具有疏风清热、明目之效用。

10. 菊花枕：将菊花瓣阴干，收入枕中，对高血压、头晕、失眠、目赤有较好疗效。

11. 菊花护膝：将菊花、陈艾叶捣碎为粗末，装入纱布袋中，做成护膝，可祛风除湿、消肿止痛，治疗鹤膝风等关节炎。

12. 菊花香气：有疏风、平肝之功，嗅之，对感冒、头痛有辅助治疗作用。

各家论述

1.《本草衍义补遗》：菊花，能补阴，须味甘者，若山野苦者勿用，大伤胃气。

2.《本草纲目》：菊花，昔人谓其能除风热，益肝补阴。盖不知其尤多能益金、水二脏也，补水所以制火，益金所以平木，木平则风息，火降则热除，用治诸风头目，其旨深微。

3.《本草经疏》：菊花专制风木，故为去风之要药。苦可泄热，甘能益血，甘可解毒，平则兼辛，故亦散结，苦入心、小肠，甘入脾、胃，平辛走肝、胆，兼入肺与大肠。其主风头眩、肿痛、目欲脱、泪出、皮肤死肌、恶风、湿痹者，诸风掉眩，皆属肝木，风药先入肝，肝开窍于目，风为阳邪，势必走上，血虚则热，热则生风，风火相搏故也。腰痛去来陶陶者，乃血虚气滞之候，苦以泄滞结，甘以益血脉，辛平以散虚热也。其除胸中烦热者，心主血，虚则病烦，阴虚则热收于内，故热在胸中，血益则阴生，阴生则烦止，苦辛能泄热，故烦热并解。安肠胃，利五脉，调四肢，利血气者，即除热，祛风，益血，入心，入脾，入肝之验也。生捣最治疔疮，血线疔尤为要药，疔者风火之毒也。

4.《药品化义》：甘菊，取白色者，其体轻，味微苦，性气和平，至清之品。《经》曰，治温以清。凡病热退，其气尚温，以此同桑皮理头痛，除余邪。佐黄芪治眼昏，去翳障。助沙参疗肠红，止下血。领石斛、扁豆，明目聪耳，调达四肢。是以肺气虚，须用白甘菊。如黄色者，其味苦重，清香气散，主清肺火。凡头风眩晕，鼻塞热壅，肌肤湿痹，四肢游风，肩背疼痛，皆繇肺气热，以此清顺肺金，且清金则肝木有制。又治暴赤眼肿、目痛泪出。是以清肺热须用黄甘菊。

5.《本草新编》：甘菊花，气味轻清，功亦甚缓，必宜久服始效，不可责以近功，惟目痛骤用之，成功甚速，余则俱于缓始能取效也。近人多种菊，而不知滋补之方间有用之者。又取作茶茗之需，以为明目也。然而甘菊不单明目，可以大用之者，全在退阳明之胃火。盖阳明内热，必宜阴寒之药以泻之，如石膏、知母之类，然石膏过于太峻，未免太寒以损胃气，不若用甘菊花至一二两，同元参、麦冬共剂之，既能平胃中之火，而不伤胃之气也。

6.《本草经百种录》：凡芳香之物，皆能治头目肌表之疾。但香则无不辛燥者，惟菊不甚燥烈，故于头目风火之疾，尤宜焉。

7.《本草便读》：甘菊之用，可一言以蔽之，曰疏风而已。然虽系疏风之品，而性味甘寒，与羌、麻等辛燥者不同，故补肝肾药中可相需而用也。

8.《本草正义》：凡花皆主宣扬疏泄，独菊花则摄纳下降，能平肝火，熄内风，抑木气之横逆。

61. 菊苣 *Cichorium intybus L.*

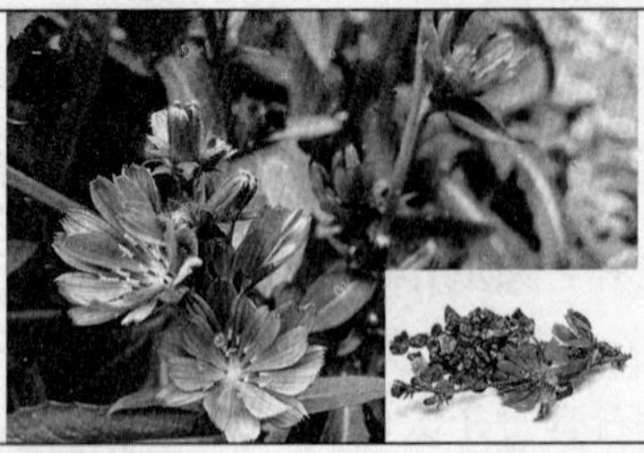

药材概述

菊苣，为菊科多年生草本植物。根肉质、短粗。茎直立，有棱，中空，多分枝。茎生叶少数，较小，卵状倒披针形至披针形，无柄，基部圆形或戟形扩大半抱茎。头状花序，花冠舌状，花色青蓝，有色斑。瘦果倒卵状、椭圆状或倒楔形，外层瘦果压扁，紧贴内层总苞片，3～5 棱，顶端截形，向下收窄，褐色，有棕黑色色斑。冠毛极短，2～3 层，膜片状，长 0.2～0.3 毫米。花果期 5～10 月。菊苣为药食两用植物，菊苣叶可调制生菜，植物的地上部分及根可供药用。此外，菊苣还可以成为粗饲料或牧草。

药材性味

【药名】菊苣

【英文名】Cichorium Intybus L，endive

【别名】苦苣、苦菜、卡斯尼、皱叶苦苣、明目菜、咖啡萝卜、咖啡草。

【来源】菊科植物毛菊苣或菊苣的地上部分或根。

【性味】味苦，性寒。

【归经】归肺、胆、脾、大肠、小肠经。

【功效】清热解毒，利尿消肿。

【主治】湿热黄疸，肾炎水肿，胃脘胀痛，食欲不振。

【用法用量】内服：煎汤，3～9 克。外用：适量，煎水洗。

【产地】分布于北京、黑龙江、辽宁、山西、陕西、新疆、江西。

采制、炮制与贮藏

【采制】菊苣的植株生长有 100～120 天，便形成充实的肉质根，即可采收。收获肉质根务必在霜冻前完成。采收时用铁锹将整个肉质根挖起，不要挖伤根，不要有断根留在土中。

【炮制】除去杂质，切段。

【贮藏】肉质根最好用0.1毫米的乙烯薄膜包装，如用硅像胶气调包装袋包装效果更好。低温保存。

现代研究

【性状鉴别】毛菊苣全体被硬毛。茎呈圆柱形，稍弯曲，表面灰绿色或带紫色，具纵棱；断面黄白色，中空。叶多破碎，灰绿色，茎中部的完整叶片呈大头羽裂。头状花序5～13个成短总状排列。总苞圆筒状，直径5～6毫米；苞片2层，外层稍短或近等长，有腺毛；舌状花蓝色。瘦果倒卵形，有棱，顶端截形，被鳞片状冠毛，长1～2毫米，黄褐色或棕褐色。气微，味咸、微苦。菊苣茎近光滑。茎生叶少或退化，长圆状披针形。头状花序少数，簇生；苞片2层，外短内长，无毛。

【化学成分】全草含有马栗树皮素、马栗树皮苷、野莴苣苷、山莴苣素和山莴苣苦素。叶含咖啡酰酒石酸、二咖啡酰酒石酸又名菊苣酸。

【提取工艺】将菊苣干原材料粉碎，过筛。准确称取一定量的菊苣粉，加入60倍量的70%甲醇，于60℃回流提取1小时，冷却过滤，减压浓缩，纯化干燥，菊苣中菊苣酸的提取量为8.808mg/g。

药理作用

野生菊苣花的浸剂对动物注射，可兴奋中枢神经系统并增强心脏活动（振幅加大而频率减慢）；煎剂有抗菌、收敛作用。根可提高食欲，改善消化功能；还有抗菌、轻泻作用。种子有非特异性植物血球凝集素。

食疗选方

1. 熏肉菊苣沙拉：1棵菊苣，15克奶油，1个小洋葱，1匙芹菜叶，2匙红酒醋，1匙碎葱，1匙芥末，125克熏肉，80毫升橄榄油。从菊苣的根部开始将破损的最外层的叶子摘掉并洗净沥干，撕成片。洋葱去皮并切碎、芹菜切碎。将洋葱、芹菜和葱、菊苣放碗中。将熏肉除去外皮，切成小块，放在平底锅里煎成棕色。准备酸辣沙司，将盐、姜和醋放在小碗中，放入芥末和橄榄油，搅拌均匀，浇到沙拉上，再搅拌。上面放上热熏肉，注意不要倒入烹制时产生的油脂，再搅拌。

2. 菊苣芽球沙拉：芽球菊苣200克，番茄沙司2勺。将芽球外层有破损、斑痕的叶片去掉，叶片用清水洗净，再用冷开水冲洗一次后摆盘，蘸番茄沙司就可品尝鲜味了。

3. 素炸菊苣：黄菊苣250克，面粉20克，鸡蛋1个，盐少许，红椒1/4

个，葱白一小段。将黄菊苣叶片洗干净，鸡蛋取蛋清待用，红椒、葱白洗净切细丝用冷水浸泡。面粉加水，蛋清打成稀面糊。锅中油热后，将叶片滚上面糊，下锅炸至金黄装盘，上撒彩茭细丝、葱丝。

4. 香酥肉末菊苣：锅内放少许油，油热后将精瘦肉末放入锅内煸炒，加入老抽、精盐少许，至香酥。2～3 片菊苣叶片叠放在一起，将肉末放在叶片上。

5. 荷叶饼、菊苣、烤鸭：将荷叶饼上涂抹少量甜面酱，放上 1～2 片芽球叶片，在叶片上放烤好的鸭肉，卷起食用。以芽球菊苣替代传统的大葱，味道更为鲜美。

6. 菊花火锅涮羊肉菊苣：火锅内放入吊好的高汤，煮开后放入食用菊花。备好调味料，羊肉片、菊苣涮食。

7. 鲍鱼汁菊苣：将菊苣叶片摆放成莲花状，熬制好的鲍鱼汁浇在上面。此菜鲜美脆嫩，华美名贵。

8. 玉蚌含珠：虾仁斩成泥，放入调料，做成珍珠小丸子，用水汆熟。菊苣叶片平放，将珍珠丸子 2～3 个码放在菊苣叶片上，淋上少许李锦记海鲜酱，将另一片菊苣叶片扣在上面，即可。

各家论述

1.《新疆中草药》：清热，利尿，利胆，消炎。主治黄疸型肝炎、急性肾炎、气管炎。

2.《中国民族药志》：清热解毒，利水消肿，健胃。用于肝火食少，肾炎水肿，胃脘湿热胀痛，食欲不振。

62. 黄芥子 *Brassica juncea*（*L.*） *Czern.et Coss*

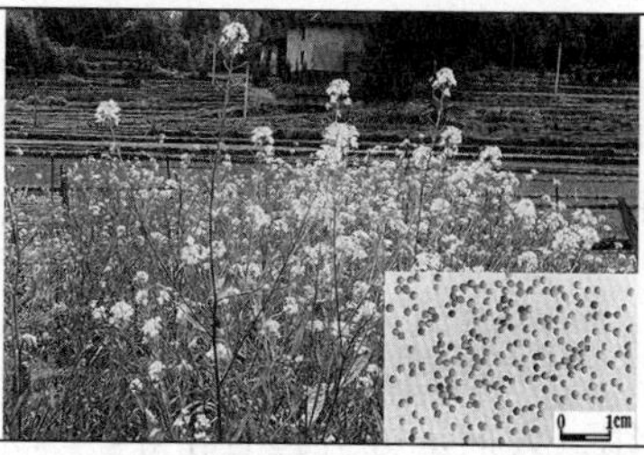

药材概述

黄芥子为十字花科植物芥菜的成熟种子。全国各地均产，通常在夏末果实成熟时采收，打出种子，晒干。黄芥子种子，直径 0.1 ~ 0.2 厘米，表面黄色至棕黄色，少数呈红棕色。破碎后加水浸湿，则发生辛裂的特异臭气。以子粒饱满，均匀，鲜黄色，无杂质者为佳。芥子是常用的中药材，性温、味辛，有润肺豁痰、消肿止痛之功效，但药品中有黄芥子和白芥子之分。

药材性味

【药名】黄芥子

【英文名】Semen Sinapis Albae

【别名】芥子、芥菜子、青菜子。

【来源】十字花科植物芥的成熟种子。

【性味】味辛，性温。

【归经】归肺经。

【功效】温中散寒，利水化瘀，通经络，消肿毒。

【主治】胃寒呕吐，心腹疼痛，肺寒咳嗽，痹症，喉痹，流痰，跌打损伤。

【用法用量】煎服，一次常用量 3 ~ 10 克。

【产地】全国各地均产。

采制与贮藏

【采制】秋天和早春播种的一般在芒种收获。角果由绿色变白，喙部成枯萎状时即已成熟。可将地上部分割回晒干，打出种子，去杂质，再晒至全干。

【贮藏】置于通风干燥处，防止潮湿种子集中存放发霉变质。

现代研究

【性状鉴别】（1）白芥子外观呈球形，直径约 1.5 ~ 2.5 毫米；黄芥子较小，直径 1～2 毫米。(2) 白芥子表面呈灰白色或淡黄色；黄芥子表面呈黄色或棕黄色，少数呈暗红棕色。(3) 白芥子具有细微网纹，有明显的点状种脐，种皮薄而脆，破开后有白色折叠的子叶，有油性，无臭气，味辛辣；黄芥子研碎后加水浸湿，会发出辛烈的特异臭味。

【化学成分】含黑子芥、芥子酶、芥子酸、芥子碱、脂肪油、蛋白质等。

药用禁忌

本品有明显刺激作用，大剂量可引起呕吐等。

肺虚咳嗽及阴虚火旺者忌服。

药用配伍

1. 配苏子，二者皆能祛痰，然一偏温经散寒，一偏下气定喘，可用于寒痰壅肺之咳喘证。

2. 配肉桂，活血通络，散寒止痛功增，常用于肾虚作喘，寒痰壅肺，复感风寒者。

3. 配没药，利气活血，通经止痛及消肿功力增强，凡寒凝血瘀，痹痛拘挛，跌打损伤及疮疡久溃不敛，均可应用。

食疗选方

黄芥子面外敷治疗面神经麻痹：黄芥子面，俗称芥末面，主要成分为芥子贰、芥子酶、芥子碱。其中，脂肪油约占 30%，蛋白质约占 25%，黏液质等。取黄芥子 250 克，用药碾碾成粉面过筛，用 95% 酒精调成糊状，放在纱布上涂匀后敷在患处，用胶布固定，24 小时换药 1 次，3～5 次可愈。注意事项：治疗期间必须避风，适当休息，少说话、少笑。

63. 黄精 *Polygonatum sibiricum Red.*

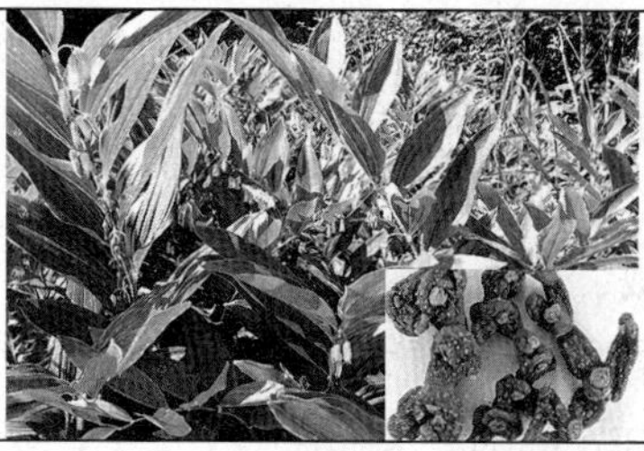

药材概述

黄精为百合科植物滇黄精、黄精或多花黄精的干燥根茎。根据原植物和药材性状的差异，黄精可分为姜形黄精、鸡头黄精和大黄精三种。黄精为多年生草本。根茎横生，肥大肉质，黄白色，略呈扁圆形。有数个茎痕，茎痕处较粗大，生少数须根。茎直立，圆柱形，单一，高 50～80 厘米，光滑无毛。叶无柄；通常 4～5 枚轮生；叶片线状披针形至线形，先端渐尖并卷曲，上面绿色，下面淡绿色。花腋生，下垂，着生花 2 朵；苞片小，远较花梗短；花被筒状，白色，先端 6 齿裂，带绿白色；雄蕊 6，着生于花被除数管的中部，花丝光滑；雌蕊 1，与雄蕊等长，子房上位，柱头上有白色毛。浆果球形，直径 7～10 毫米，成熟时黑色。花期 5～6 月，果期 6～7 月。

药材性味

【药名】黄精

【英文名】Polygonatum Sibiricum，Sealwort，Manyflower Solomonseal Rhizome，Siberian Solomonseal Rhizome，King Solomonseal Rhizome

【别名】鸡头参、囊丝黄精、金氏黄精、多花黄精、玉竹黄精、姜形黄精、鸡头黄精、生姜、野生姜、野仙姜、山生姜、老虎姜、山姜、兔竹、鹿竹、仙人余粮、救荒草、黄鸡根、戊己芝、救穷、米铺、黄芝、黄鸡菜、龙衔、太阳草、垂珠、鸡格、苟格、马箭、土灵芝、阳雀蕻、山捣白、白及、笔菜、笔管菜、姜蕤、重楼。

【处方名】生黄精、黄精、熟黄精、甜黄精、制黄精、酒黄精等。

【来源】百合科植物滇黄精、黄精或多花黄精的根茎。

【性味】甘，平。

【归经】归肺、脾、肾经。

【功效】滋肾润肺，补脾益气。

【主治】阴虚劳嗽，肺燥咳嗽，脾虚乏力，食少口干，消渴，肾亏腰膝酸软，阳痿遗精，耳鸣目暗，须发早白，体虚羸瘦，风癞癣疾。

【用法用量】煎服，10～30克，黄精。

【产地】黄精主产于河北、内蒙古、陕西省等省区。滇黄精主产于贵州、广西、云南等省区。多花黄精主产于贵州、湖南、云南、安徽、浙江等省。

采制、炮制与贮藏

【采制】春、秋两季采挖，以秋季采者为好。于栽培3～4年后采收，除去地上部分及须根，洗净，晾晒后反复揉晒至足干，或将洗净的根茎置沸水中稍煮片刻后晒干或烘干。

【炮制】(1) 黄精：取原药材，洗净，略润，切厚片，干燥。(2) 酒黄精：取净黄精，用黄酒拌匀，置炖药罐内，密闭，隔水加热或用蒸气加热，至酒被吸尽。或置蒸具内，蒸至内外滋润、色黑，取出，晒至外皮稍干时，切厚片，干燥。黄精每100千克，用黄酒20千克。(3) 蒸黄精：取原药材除去杂质，洗净，沥干，润透，置蒸具内，蒸至内外滋润黑色，取出，晒或晾至外干内润。切厚片，再将蒸时所得汁水拌入，使之吸尽，干燥。生黄精具有麻味，刺人咽喉，故多蒸用。

【贮藏】置通风干燥处，防霉，防蛀。

现代研究

【性状鉴别】黄精根茎结节状。一端粗，类圆盘状，一端渐细，圆柱状，全形略似鸡头，长2.5～11厘米，粗端直径1～2厘米，常有短分枝，上面茎痕明显，圆形，微凹，周围隐约可见环节；细端长2.5～4厘米，直径5～10毫米，环节明显，节间距离5～15毫米，有较多须根或须根痕，直径约1毫米。表面黄棕色，有的半透明，具皱纹；圆柱形处有纵行纹理。质硬脆或稍柔韧，易折断，断面黄白色，颗粒状，有许多黄棕色管束小点。气微，味微甜。

【化学成分】黄精根茎含烟酸、黏液质、醌类。并含黄精多糖甲、乙、丙（均由葡萄糖、甘露糖、半乳糖醛酸结合而成），黄精低聚糖甲、乙、丙（均由葡萄糖和果糖结合而成）。此外，另含赖氨酸等11种氨基酸。黄精的根状茎含甾体皂苷，已分离出2个呋甾烯醇型皂苷和2个螺甾烯醇型皂苷。另含黄精多糖A，B，C，三者的相对分子质量均大于20万，均由葡萄糖，甘露糖和半乳糖醛酸按照摩尔比6 ∶ 26 ∶ 1缩合而成；又含黄精低聚糖A，B，C，相对分子质量分别为1630，862和472，系由果糖与葡萄糖按摩尔比8 ∶ 1，4 ∶ 1和2 ∶ 1缩合而成。

【提取工艺】将黄精粉碎，准确称取一定量的黄精粉末，加入15倍量的

80% 乙醇，于 60℃回流提取 1.5 小时（重复提取一次），冷却过滤，合并滤液，减压浓缩，得黄精皂苷。

药理作用

1. 抗病原微生物作用：黄精含有抗菌物质，对抗酸菌、革兰阴性伤寒杆菌和革兰阳性金黄色葡萄球菌有抑制作用。

2. 对血糖的影响：黄精浸膏对盐酸肾上腺素引起的血糖过高则呈显著抑制作用。其降糖作用可能与其抑制肝糖酵解系统的功能有关。

3. 对心血管系统的作用：黄精甲醇提取物能明显增加大鼠心房肌的收缩力，黄精水浸膏给离体兔心灌流有明显增加冠脉流量的作用。

4. 对血脂及动脉粥样硬化的作用：黄精煎剂（100%）给实验性高脂血症兔灌胃，对甘油三酯、β-脂蛋白和血胆固醇有明显降低作用。

5. 对免疫功能的作用：黄精对细胞免疫、体液免疫有一定影响，能提高淋巴细胞转化率，有利于抗体的形成。黄精、人参、淫羊藿的复方制剂有增强细胞免疫功能的作用，能提高动物脾脏 T 细胞数和外源胸腺依赖抗原的体液免疫水平。

6. 其他作用：黄精的浸出液有降低麻醉动物血压的作用。黄精有抑制肾上腺皮质功能的作用；对肾上腺皮质功能亢进所引起的脂肪及糖代谢紊乱有一定的改善作用。黄精煎液给小鼠灌胃，能明显降低心肌脂褐素的含量和提高肝脏中超氧化物歧化酶活性，对增强机体健康水平和延缓衰老有一定意义。

药用禁忌

凡脾虚有湿、咳嗽痰多及中寒泄泻者均忌用黄精。

临床应用

1. 治疗肺结核：取黄精经蒸晒干燥，洗净，切碎，加水 5 倍，用文火煎熬 24 小时，滤去渣，再将滤液用文火煎熬，不断搅拌，待熬成浸膏状，冷却，装瓶备用。一般 5 斤黄精可制黄精浸膏 1 斤。剂量：每日 4 次，每次 10 毫升。临床观察 19 例，均属浸润型肺结核，其中浸润期 9 例，浸润溶解期 2 例，溶解播散期及吸收好转期各 1 例，静止期 6 例。两侧病变者 11 例，有空洞者 6 例，经单独内服黄精浸膏 2 个月后，病灶完全吸收者 4 例，吸收好转者 12 例，无改变者 3 例。6 例空洞，2 例闭合，4 例有不同程度的缩小。痰集菌检查多数转阴；血沉绝大部分病例均恢复正常值。体重及临床症状也有所改善。

2. 治疗癣菌病：取黄精捣碎，以 95% 酒精浸 1～2 天，蒸馏去大部分酒精，使浓缩，加3倍水，沉淀，取其滤液，蒸去其余酒精，浓缩至稀糊状，即成为黄精粗制液。使用时直接搽涂患处，每日2次。一般对足癣、腰癣都有一定疗效，尤以对足癣的水疱型及糜烂型疗效最佳。黄精粗制液搽用时无痛苦，亦未见变坏的不良反应。缺点是容易污染衣服。

3. 黄精常配甘麦大枣汤，芍药柔肝养心，治小儿多动症、神经官能症。配黄芪、牡蛎、黄连等益气养阴，泻火泻热，治甲状腺功能亢进。配山楂、枸杞、女贞子、丹参治代谢综合征。并防治动脉硬化，延缓衰老。

4. 灵精胶囊：黄精、灵芝、丹参、槐花（炒）、泽泻、葛根、山楂（炒）、荷叶、决明子（炒）、至灵菌丝。有健脾益肾、化痰祛瘀之功效。用于脾肾两虚、瘀浊阻滞型高脂血症的辅助治疗。腹泻便溏者慎用。

药用选方

1. 黄精壮筋骨，益精髓，变白发：黄精、苍术各四斤，枸杞根、柏叶各五斤，天门冬三斤。煮汁一石，同曲十斤，糯米一石，如常酿酒饮。（《本草纲目》）

2. 黄精治糖尿病：黄精15克，山药15克，知母、玉竹、麦冬各12克。水煎服。对本病见口渴多饮，体倦乏力属气阴两虚证者有效。

3. 肺阴不足：黄精30克，冰糖50克。将黄精洗净，用冷水泡发3～4小时，放入锅内，再加冰糖、适量清水，用大火煮沸后，改用文火熬至黄精熟烂。每日2次，吃黄精喝汤。适宜用于肺阴不足所致的咳嗽痰少、干咳无痰、咳血等症。

4. 黄精补精气：枸杞子（冬采者佳）、黄精等份。为细末，二味招和，捣成块，捏作饼子，干复捣为末，炼蜜为丸，如梧桐子大。每服五十丸，空心温水送下。（《奇效良方》枸杞丸）

5. 黄精治肺结核，病后体虚：黄精五钱至一两。水煎服或炖猪肉食。（《湖南农村常用中草药手册》）

6. 黄精治肺劳咳血，赤白带：鲜黄精根头100克，冰糖50克。开水炖服。（《闽东本草》）

7. 黄精治眼，补肝气，明目：蔓菁子一斤（以水淘净），黄精二斤（和蔓菁子水蒸九次，曝干）。上药，捣细罗为散。每服，空心以粥饮调下二钱，日午晚食后，以温水再调服。（《圣惠方》蔓菁子散）

8. 治荣气不清，久风入脉，因而成癞，鼻坏色败，皮肤痒溃：黄精根（去皮洗净）二斤。日中曝令软，纳粟米饭甑中同蒸之，二斗米熟为度，不拘时服。（《圣济总录》）

9. 黄精治小儿下肢痿软：黄精一两，冬蜜一两。开水炖服。(《闽东本草》)

10. 黄精治胃热口渴：黄精六钱，熟地、山药各五钱，天花粉、麦门冬各四钱。水煎服。(《山东中草药手册》)

11. 治蛲虫病：黄精 40 克，加冰糖 50 克，炖服。[《福建中医药》1965（6）：44]

12. 黄精治脾胃虚弱，体倦无力：黄精、党参、淮山药各 50 克，蒸鸡食。(《湖南农村常用中草药手册》)

13. 黄精治白细胞减少症：黄精 2 份，大枣 1 份。制成 100% 煎剂口服，每次 20 毫升，每日 3 次。

14. 黄精治高脂血症：黄精 30 克，山楂 25 克，何首乌 15 克。水煎服，每日 1 剂。本方也可用于动脉硬化的防治。

食疗选方

1. 黄精粥：黄精 30 克，粳米 100 克。黄精煎水取汁，入粳米煮至粥熟。加冰糖适量吃。(《饮食辨录》。本方重用黄精以滋养脾肺。用于阴虚肺燥，咳嗽咽干，脾胃虚弱）

2. 党参黄精猪肚：党参、黄精各 30 克，山药 60 克，橘皮 15 克，糯米 150 克，猪胃 1 具。猪胃洗净，党参、黄精煎水取汁，橘皮切细粒，加盐、姜、花椒少许，一并与糯米拌匀，纳入猪胃，扎紧两端；置碗中蒸熟食。（本方以党参、黄精补脾益气，山药滋养补脾，橘皮理气健胃。用于脾胃虚弱，少食便溏，消瘦乏力）

3. 九转黄精膏：黄精、当归各等份。水煎取浓汁，加蜂蜜适量，混匀，煎沸。每次吃 1～2 匙。(《和剂局方》，原方为丸。方中以黄精补益脾肾、益精血，当归协黄精补血。用于老人身体虚弱，精血不足，早衰白发）

4. 黄精膏方：黄精一石，去须毛，洗令净洁，打碎蒸，令好熟，押得汁，复煎去上游水，得一斗，内干姜末 150 克，桂心末 50 克，微火煎之。看色郁郁然欲黄，便去火待冷，盛不津器中，酒五合和，服二合，常未食前，日二服，旧皮脱，颜色变光，花色有异，眉须更改。欲长服者，不须和酒，内生大豆黄，绝谷食之，不饥渴，长生不老。（孙思邈《备急千金要方》）

各家论述

1.《本经逢原》：黄精，宽中益气，使五藏调和，肌肉充盛，骨髓强坚，皆是补阴之功。

2.《本草便读》：黄精，为滋腻之品，久服令人不饥，若脾虚有湿者，不宜服之，恐其腻膈也。此药味甘如饴，性平质润，为补养脾阴之正品。

3.《食疗本草》：黄精，凡生时有一硕，熟有三四斗，蒸之若生，勋刺人咽喉。暴使干，不尔朽坏。根叶花实皆可食之，但相对者是，不对者名偏精。

4.《本草图经》：黄精，旧不载所出外郡，但云生山谷，今南北皆有之，以嵩山、茅山者为佳。三月生苗，高一、二尺以来。叶如竹叶而短，两两相对。茎梗柔脆，颇似桃核，本黄末赤。四月开细青白花如小豆花状。子白如黍，亦有无子者。根如嫩生姜，黄色。二月采根，蒸过暴干用。今通八月采，山中人九蒸九暴作果卖，甚甘美，而黄黑色。江南人说黄精苗叶，稍类钩吻，但钩吻叶头极尖而根细。苏恭注云，钩吻蔓生，殊非此类，恐南北所产之异耳。初生苗时，人多采为菜茹，谓之笔菜，味极美，采取尤宜辨之。

5.《本草求原》：消黄气，黄精叶，堡鱼肉食。

相关故事

相传明朝时，泰安岱庙南门住着一对中年夫妇，以开小杂货铺为生，日子倒也不错。后来他们生了一个女孩，视若掌上明珠，起名宝珠。

宝珠十八岁那年，父母染上了瘟疫，宝珠变卖了所有家产给父母治病。父母的病慢慢地好起来，可欠下债务却无法偿还，宝珠只好到城西地主家做婢女。地主见宝珠模样俊俏，硬要纳她为小妾，可宝珠宁死不从，便偷偷跑回家中。地主前来抓人，家人只好把宝珠送进深山老林里，从此，宝珠过起了近似野人的生活。在山里，宝珠常吃一种像萝卜样的东西，不久，她就觉得走起路来身轻似燕，跳涧越沟如履平川。

一天，泰安城有人进山打柴，在扇子崖附近见到一披头散发的“女妖”，吓得没命地跑回家，消息传开后，再也没人敢进山砍柴了。后来泰安知县派衙役捉住了“女妖”。原来这正是两年前逃进山里的宝珠。李时珍得知此事后，赶往泰安，探访了宝珠，见到她吃的东西，原来是中药黄精，后来就将黄精和这故事写进了《本草纲目》。

64. 紫苏 *Perilla frutescens*（*L.*）*Britt.*

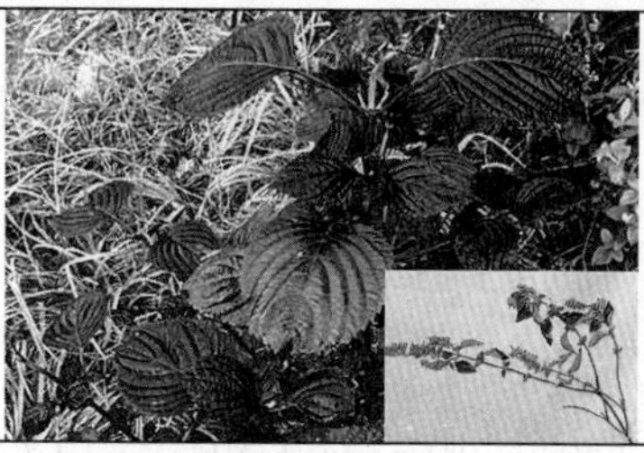

药材概述

紫苏是唇形科紫苏属下唯一种，一年生草本植物。紫苏属于综合交叉商品，是临床常用药，又能食用。紫苏高60～180厘米，有特异芳香。茎四棱形，紫色、绿紫色或绿色，有长柔毛，以茎节部较密。单叶对生；叶片宽卵形或圆卵形，基部圆形或广楔形，先端渐尖或尾状尖，边缘具粗锯齿，两面紫色，或面青背紫，或两面绿色，上面被疏柔毛，下面脉上被贴生柔毛。轮伞花序2花，组成项生和腋生的假总状花序；每花有1苞片，苞片卵圆形，先端渐尖；花萼钟状，2唇形，具5裂，下部被长柔毛，果时等膨大和加长，内面喉部具疏柔毛；花冠紫红色成粉红色至白色，2唇形，上唇微凹，2强；子房4裂，柱头2裂。小坚果近球形，棕褐色或灰白色。

药材性味

【药名】紫苏

【英文名】Perilla

【别名】桂荏、荏、白苏、荏子（银子）、赤苏、红勾苏、黑苏（江苏）、白紫苏（西藏）、青苏、鸡苏、香苏、臭苏、野（紫）苏（子）、（野）苏麻、大紫苏、假紫苏、水升麻、野藿麻、聋耳麻、香荽、孜珠。

【来源】唇形科植物紫苏的叶（或带嫩枝）。

【性味】辛，温。

【归经】归肺、脾经。

【功效】发汗解表，理气宽中，解鱼蟹毒。

【主治】风寒感冒，头痛，咳嗽，胸腹胀满，鱼、蟹中毒。

【用法用量】煎服，5～9克，不宜久煎。

【产地】主产于东南亚、台湾、浙江、江西、湖南等中南部地区、喜马拉雅地区。

采制、炮制与贮藏

【采制】夏秋采茎，大暑前后采叶。其采收标准是：叶片中间最宽处达到12厘米以上，无缺损、无洞孔、无病斑。一般于5月下旬或6月初，若秧苗壮健，从第四对至第五对其叶开始即能达到采摘标准。6月中、下旬及7月下旬至8月上旬，是采收高峰期，平均3～4天可以采摘一对叶片，其他时间一般每隔6～7天采收一对叶片。从5月下旬至9月上旬，一般可采收20～23对合格的商品叶，腌制后可达株产120克左右。作药用的苏叶，于秋季种子成熟时，即割下果穗，留下的叶和梗，另放阴凉处阴干后收藏。以收获种子为目的时，应适当进行摘心处理，在种子40%～50%成熟时割下，在准备好的场地上晾晒数日，脱粒，晒干。

【炮制】取鲜紫苏拣去杂质，洗净，切成2分长横片，晒干。

【贮藏】装箱内加盖，防潮及虫蛀。

现代研究

【性状鉴别】叶片多皱缩卷曲，常破碎，完整的叶片呈卵圆形，长4～13厘米。宽2.5～9厘米或过之。顶端急尖，基部阔楔形，边缘有撕裂状锯齿。叶柄长2～7厘米。两面紫色至紫蓝色或上面紫绿色，疏被灰白色毛，下面可见多数凹陷的腺点。质脆易碎。气辛香，味微辛，以叶片大、色紫、不带枝梗、香气浓郁者为佳。

【化学成分】皱紫苏全草含挥发油约0.5%，内含紫苏醛约55%，左旋柠檬烯20%～30%及少量α-蒎烯。还含精氨酸、枯酸、矢车菊素-3-（6-对香豆酰-β-D-葡萄糖苷）5-β-D-葡萄糖苷。叶的挥发油中含异白苏烯酮等。尖紫苏全草含挥发油，内有异戊基-3-呋喃甲酮、紫苏醛、α-蒎烯及β-蒎烯、d-柠檬烯、l-芳樟醇、莰烯、薄荷醇、薄荷酮、紫苏醇、二氢紫苏醇、丁香油酚。紫苏中尚含铜、铬、锌、镍、铁等11种无机元素。

【提取工艺】将紫苏叶粉碎，准确称取一定量的紫苏粉末，加入45倍量的20%乙醇，超声提取70分钟，过滤，浓缩，得紫苏叶抗氧化物。

药理作用

1. 抗菌作用：紫苏叶的水煎剂对金黄色葡萄球菌、绿脓杆菌、伤寒杆菌、大肠杆菌等有抑制作用。其中所含的紫苏醛、柠檬醛起主要抑菌作用。

2. 解热作用：紫苏叶煎剂及浸剂，对伤寒混合菌苗引起发热的家兔，有微弱的解热作用。

3. 对中枢神经系统的作用：紫苏叶水提取物与紫苏醛均有延长雄鼠给予巴

比妥酸盐引起的睡眠作用。

4. 止血作用：鲜紫苏叶外用确有止血作用。紫苏对动物局部创面有收敛止血作用，使结痂加快，并能缩短凝血酶原时间，止血的有效成分可能是缩合鞣质类。

5. 对代谢的影响：饲喂紫苏种子油的小鼠，在颈周围产生病灶性脱毛，而且在同样部位有皮肤损伤。紫苏油给予家兔口服，可使血糖上升。

6. 其他作用：紫苏对豚鼠离体气管有松弛作用，对丙烯醛或枸橼酸引起的咳嗽有明显的镇咳作用，尚有祛痰和平喘作用。紫苏能促进消化液分泌，增强胃肠蠕动。紫苏叶提取物能增强脾细胞的免疫功能。紫苏粉提取物在油-水乳剂系统中有明显的抗氧化作用。紫苏叶对放射性皮肤损害有保护作用。

药用禁忌

气弱表虚者忌服。

临床应用

1. 用于感冒风寒：紫苏能散表寒，发汗力较强，用于风寒表症，见恶寒、发热、无汗等症，常配生姜同用；如表症兼有气滞，又可与香附、陈皮等同用。

2. 用于胸闷、呕恶等症：紫苏用于脾胃气滞、胸闷、呕恶，不论有无表症，均可应用，都是取其行气宽中的作用，临床常与藿香配伍应用。

3. 用于行气安胎：常配砂仁、陈皮同用，治疗妊娠恶阻、胎动不安。

4. 用于食鱼蟹后引起的吐泻腹痛：紫苏辛温，能解鱼蟹毒，中鱼蟹毒后可用单味紫苏煎服，或配合生姜同用。

药用选方

1. 治疗子宫出血：将紫苏制成每毫升相当于原生药 2 克之水提取液，分装成 5 毫升安瓿。使用时以无菌棉球、纱布或擦镜头纸浸润紫苏液贴敷于出血处。

2. 治寒泻：紫苏叶 15 克，水煎加红糖 6 克冲服。

3. 解食鱼、鳖中毒：紫苏叶 60 克，煎浓汁当茶饮，或加姜汁十滴调服。

4. 治疗子宫下垂：紫苏叶 60 克，煎汤熏洗。

5. 治疗乳痈肿痛：紫苏煎汤频服并捣封之。(《海上仙方》)

6. 治疗金疮出血：嫩紫苏叶、桑叶同捣贴之。(《永类钤方》)

精制方剂

1. 紫苏散：紫苏叶、桑白皮、青皮、五味子、杏仁、麻黄、炙甘草各5克。该方具有宣肺散寒，化痰止咳的功效。主治：外感风寒束肺，证见咳嗽痰多，头痛，发热恶寒，口不渴，舌淡苔白，脉浮。本方证以发热恶寒，咳嗽，痰多，脉浮为辨证要点。可用治慢性气管炎、支气管哮喘、肺气肿。

2. 杏苏散：紫苏叶9克，半夏9克，茯苓9克，前胡9克，苦桔梗9克，枳壳6克，甘草3克，生姜3片，大枣3枚，杏仁9克，橘皮6克，水煎温服。功用：轻宣凉燥，理肺化痰。主治：秋季外感凉燥证，恶寒无汗，头微痛，咳嗽痰稀色白，鼻塞咽干，苔白，脉弦。

3. 香苏散：香附子120克炒香，去毛，紫苏叶120克，炙甘草30克，陈皮60克，上述四药共研成粗粉。每日3次，每次取药粉9克，水煎热服。功用：疏散风寒，理气和中，主治外感风寒，胸脘（胃）气滞证，恶寒发热，头痛无汗，胸脘（胃）部痞闷，不思饮食，舌苔薄白，脉浮。

4. 香苏葱豉汤：制香附4.5～6克，陈皮4.5～6克，鲜葱白（葱头）3枚，紫苏4.5～9克，炙甘草2～2.5克，淡豆豉9～12克，水煎服。功用主治：发汗解表，调气安胎。妊娠伤寒（孕妇感受风寒），恶寒发热，无汗，头痛身痛，胸脘（胃）痞闷，苔薄白，脉浮。

5. 苏姜汤：紫苏叶22.5克，生姜2.5克，水煎成25%浓度的药汤（两种药共25克，要煎成100毫升的药汤），每天早晚各服一次，每次100毫升，10天为一疗程，每两个疗程间隔3天。功用：化痰，止咳，平喘。主治支气管炎。

常用配方

1. 用于感冒：紫苏叶10克，葱白5根，生姜3片；水煎温服。

2. 用于外感风寒头痛：紫苏叶10克，桂皮6克，葱白5根，水煎服。

3. 用于急性胃肠炎：紫苏叶10克，藿香10克，陈皮6克，生姜3片，水煎服。

4. 用于胸膈痞闷、呃逆：紫苏梗15克，陈皮6克，生姜3片，水煎服。

5. 用于孕妇胎动不安：麻根30克，紫苏梗10克，水煎服。

6. 用于妊娠呕吐：紫苏茎叶15克，黄连3克，水煎服。

7. 用于水肿：紫苏梗20克，蒜头连皮1个，老姜皮15克，冬瓜皮15克，水煎服。

8. 用于食蟹中毒：紫苏叶30克，生姜3片，煎汤频饮。

9. 用于阴囊湿疹：紫苏茎叶适量，水煎泡洗患处。

食疗选方

1. 凉拌紫苏叶：紫苏嫩叶 300 克，精盐、味精、酱油、麻油适量。将紫苏叶洗净，入沸水锅内炉透，捞出洗净，挤干水分。切段放盘内，加入精盐、味精、酱油、麻油，拌匀即成。此菜适用于感冒风寒、恶寒发热、咳嗽、气喘、胸腹胀满等病症。健康人食用能强身健体、泽肤、润肤、明目而健美。气表虚弱者忌食。

2. 紫苏粥：粳米 100 克，紫苏叶 15 克，红糖适量。以粳米煮稀粥，粥成入紫苏叶稍煮，加入红糖搅匀即成。紫苏叶具有开宣肺气、发表散寒、行气宽中的功效，与健脾胃的粳米相配成粥。适用于感冒风寒、咳嗽、胸闷不舒等病症。紫苏粥是很好的健胃解暑食品。

3. 紫苏饮：紫苏鲜叶 3～5 片，白糖适量。紫苏叶洗净沥水，放入杯内用开水冲泡，放入白糖成清凉饮料。此饮具有健胃解暑的功效。健康人在炎热天气饮用，可增强食欲，助消化，防暑降温，还可预防感冒、胸腹胀满等病症。

4. 紫苏梅：青梅洗净加盐浸渍，至梅子软化（其间将梅子上下层互换使梅子盐分平均）。将梅子捞出，以流水漂水 2 小时后，日晒 2 天至约七分干。取紫苏叶置入容器中，取 1 斤糖将梅子置入容器并以一层梅子一层糖的方式放置。待糖于数日后溶化，将糖水倒掉再续加 1 斤糖入容器中。重复放糖一次，但此后无需将糖液倒掉，至糖全数加完即完成。

各家论述

1.《本草纲目》：紫苏，近世要药也。其味辛，入气分，其色紫，入血分。故同橘皮、砂仁，则行气安安胎；同藿香、乌药，则温中止痛；同香附、麻黄，则发汗解肌；同芎、当归，则和血、散血；同木瓜、厚朴，则散湿解暑，治霍乱脚气；同桔梗、枳壳，则利膈宽肠；同杏仁、莱菔子，则消痰定喘。

2.《本草汇言》：紫苏，散寒气，清肺气，宽中气，安胎气，下结气，化痰气，乃治气之神药也。一物有三用焉：如伤风伤寒，头疼骨痛，恶寒发热，肢节不利，或脚气疝气，邪郁在表者，苏叶可以散邪而解表；气郁结而中满痞塞，胸膈不利，或胎气上逼，腹胁胀痛者，苏梗可以顺气而宽中；设或上气喘逆，苏子可以定喘而下气，痰火奔迫，苏子可以降火而清痰，三看所用不同，法当详之。

3.《药品化义》：紫苏叶，为发生之物。辛温能散，气薄能通，味薄发泄，专解肌发表，疗伤风伤寒，及疟疾初起，外感霍乱，湿热脚气，凡属表症，放邪气出路之要药也。丹溪治春分后湿热病，头痛身热，脊强目痛，鼻干口渴，每以此同葛根、白芷，入六神通解散，助其威风，发汗解肌，其病如扫。取其辛香，以治抑郁之气，停滞胸膈，八分心气饮，开心胸郁热神妙。如寒滞腹痛，火滞痢疾，湿滞泄泻，少佐二、三分，从内略为疏表解肌最为妥当。参苏饮治虚人感冒风寒，方中一补一散，良有深意。如不遵其义，减去人参，或服之不应，或邪未散而正气先虚。

4.《本草乘雅半偈》:（紫苏）致新推陈之宣剂，轻剂也。故主气下者，可使之宣发，气上者，可使之宣摄。叶则偏于宣散，茎则偏于宣通，子则兼而有之，而性稍缓。

5.《长沙药解》: 苏叶辛散之性，善破凝寒而下冲逆，扩胸腹而消胀满，故能治胸中瘀结之证而通经达脉，发散风寒，双解中外之药也。

6.《本草正义》: 紫苏，芳香气烈。外开皮毛，泄肺气而通腠理；上则通鼻塞，清头目，为风寒外感灵药；中则开胸膈，醒脾胃，宣化痰饮，解郁结而利气滞。今人恒以茎、叶、子三者分主各症。盖此物产地不同，形状亦别，多叶者其茎亦细，而茎干大者，则叶又少，故分析辨治，尤为精切。叶本轻扬，则风寒外感用之，疏散肺闭，宣通肌表，泄风化邪，最为敏捷。茎则质坚，虽亦中空，而近根处伟大丰厚，巨看径寸，则开泄里气用之，解结止痛，降逆定喘，开胃醒脾，固与开泄外感之旨不同。而子则滑利直下，降气消痰，止嗽润肺，又是别有意味。此今人选药之密，已与宋金元明不同，不可谓非药物学之进境者。

7.《日华子本草》: 补中益气。治心腹胀满，止霍乱转筋，开胃下食，并（治）一切冷气，止脚气，通大小。

8.《本草图经》: 通心经，益脾胃。

9.《履蝉岩本草》: 止金疮出血；疗痔疾，煎汤洗之。

10.《滇南本草》: 发汗，解伤风头痛，消痰，定吼喘。

相关故事

相传有一年重阳节，华佗带着徒弟到镇上一个酒铺里饮酒，见几个少年在比赛吃螃蟹。他们狂嚼大吃，蟹壳堆成一座小塔。华佗想，这伙少年无知，螃蟹性寒，吃多了会生病。他便上前好言相劝。那伙少年吃得正来劲，哪听得进华佗的良言。一个少年还讽刺说："老头儿，你是不是眼馋了，我分一点给你尝尝。"华佗对掌柜的说："不能再卖给他们了，吃多了会出人命的。"

酒店老板正想从那伙少年身上多赚些钱，哪里听得进华佗的话，把脸一沉，说："就是出了事也不关你的事，你少管闲事，别搅了我的生意！"华佗叹息一声，只好坐下来吃自己的酒。过了一个时辰，那伙少年突然都喊肚子疼，有的疼得额上冒汗珠，喊爹喊妈地直叫，有的捧着肚子在地上翻滚。酒店老板吓坏了，忙问："怎么啦，得了什么病？是不是这螃蟹有毒？去请个大夫来看看吧。"这时，华佗在旁边说："我就是大夫，我知道你们得的什么病。"少年们都很惊异，原来这老头是个大夫！想到刚才自己的失礼，不好意思开口求救，但没有别的办法，只好央求："大夫，刚才是我们的不是，冒犯了先生，请您大人不记小人过，救救我们吧。"

华佗说："我要你们答应一件事！"

"别说一件，一千件，一万件都行。你快说是什么事？"

"今后一定要尊重老人，听从老人的劝告，再不准胡闹！"

"一定，一定。你快救命！"

华佗回答道："别着急，稍等一等，我去取药来给你们治。"

华佗和徒弟出了酒店，徒弟以为是回家取药，便说："师傅不用您操劳了，告诉我取什么药，我去取吧。"

"不用回家，就在这酒店外的洼地里采些紫草叶给他们吃。"华佗和徒弟很快从洼地里采回一捧紫草叶，请酒店老板熬了几碗汤，叫少年们服用后，不一会儿，肚子不疼了。他们可乐了，再三向华佗表示感谢，各自回家了，并到处向人们讲华佗医道如何高明。

徒弟疑惑道："老师，您可从没有用紫草治过病，您怎么知道紫草能治吃螃蟹中毒的病？是哪本书上这样写的？"华佗道："书上没有讲过，难道你忘了？前不久我们不是看到水獭吃紫草叶治病的情况吗？"

那年夏天，华佗带着徒弟在一条河边采药。忽听河湾里"哗啦啦"一阵水响，掀起一层层波浪。一看，原来是一只水獭逮住了一条大鱼。水獭把大鱼叼到岸边。嚼吃了好一阵，把大鱼连鳞带骨通通吞进肚里，肚皮撑得像鼓一样。水獭撑得难受极了，一会儿在水边躺，一会儿往岸上窜，一会儿躺着不动，一会儿翻滚折腾。后来，只见水獭爬到岸边一块紫草地边，吃了些紫草叶，又爬了几圈，跳跳蹦蹦地回到了河边，一会儿便舒坦自如地游走了。

为什么水獭吃了紫草就逐渐舒服了呢？华佗对徒弟说："鱼属凉性，紫草属温性。今天少年们吃的螃蟹也是凉性，我用紫草来解毒，这是向水獭学的。"

徒弟听了老师的述说，心里顿时开了窍，更加佩服老师的高明，也知道了增长才干和学问的诀窍。

此后，华佗把紫草的茎叶制成丸、散。给人治病时，又发现这种药还具有表散功能，有益脾、宣肺、利气、化痰、止咳的作用。

本来，因为这种药草是紫色的，吃到腹中很舒服。所以，华佗给它取名叫"紫舒"。可不知怎的，后来人们又把它叫作"紫苏"了——大概是音近的缘故，弄混了吧。

65. 紫苏子（籽） *Perilla frutescens* （L.） Britt.

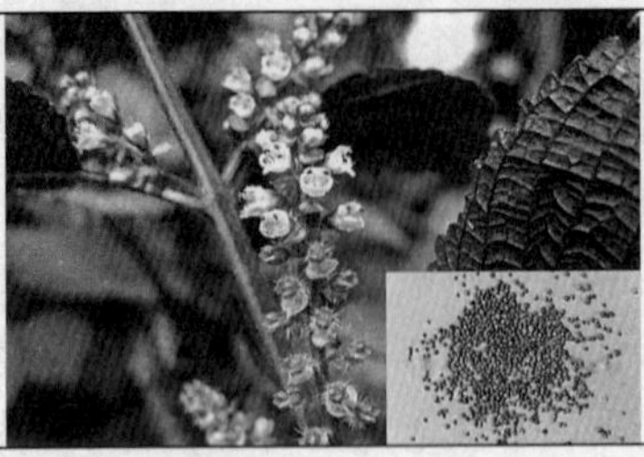

药材概述

紫苏子为唇形科植物紫苏的干燥成熟果实，临床用名有紫苏子、炒紫苏子、蜜炙紫苏子、紫苏子霜。紫苏在中国种植应用约有2000年的历史，主要用于药用、油用、香料、食用等方面，其叶（苏叶）、梗（苏梗）、果（苏子）均可入药，嫩叶可生食、作汤，茎叶可淹渍。近些年来，紫苏因其特有的活性物质及营养成分，成为一种备受世界关注的多用途植物，经济价值很高。

药材性味

【药名】紫苏子（籽）

【英文名】Perilla Seed

【别名】苏子、黑苏子。

【来源】唇形科植物紫苏的成熟果实。

【性味】辛，温。

【归经】归肺、脾经。

【功效】降气消痰，平喘，润肠。

【主治】风寒感冒，咳嗽气喘，妊娠呕吐，胎动不安。又可解鱼蟹中毒。

【用法用量】内服：煎汤，1.5～3钱；捣汁饮或入丸、散。

【产地】全国各地区均产，主产于湖北、江苏、湖南、浙江、安徽、河南等地。

采制、炮制与贮藏

【采制】九月全草半枯时采子。

【炮制】（1）紫苏子：取原药材，除去杂质，洗净，干燥。（2）炒紫苏子：取净紫苏子，置预热炒制容器内，用文火加热，炒至有爆裂声，表面颜色加深，断面浅黄色，并有香气逸出时，取出晾凉。（3）蜜紫苏子：取炼蜜，加适量开水稀释，淋入净紫苏子内拌匀，稍闷，用文火加热，炒至深棕色、不黏手时，取出晾凉。每 100 千克紫苏子，用炼蜜 10 千克。（4）苏子霜：去净紫苏子，碾如泥状，加热，用布或吸油纸包裹，压榨去油，如此反复操作，至药物不再黏结成饼为度，研细。

【贮藏】置通风干燥处，防蛀。

现代研究

【性状鉴别】（1）紫苏子：小坚果卵圆形或类球形，直径 0.6～2 毫米。表面灰棕色或灰褐色，有微隆起的暗紫色网状花纹，基部稍尖，有灰白色点状果梗痕。果皮薄而脆，易压碎。种子黄白色，种皮膜质，子叶 2 枚，类白色，富有油性。压碎有香气，味微辛。（2）野紫苏子：略小，直径 0.6～1.5 毫米，表面棕色或灰棕色，外层常剥落，露出浅黄色石细胞层。（3）炒紫苏子：外表黄褐色，质脆，具香气。（4）蜜紫苏子：外表深棕色，略有黏性，具蜜香气，味微甜。（5）苏子霜：为灰白色粗粉状，气微香。

【化学成分】紫苏种子中含大量油脂，出油率高达 45% 左右，油中含亚麻酸 62.73%、亚油酸 15.43%、油酸 12.01%。种子中蛋白质含量占 25%，内含 18 种氨基酸，其中赖氨酸、蛋氨酸的含量均高于高蛋白植物籽粒苋。此外，还有谷维素、维生素 E、维生素 B_1、缁醇、磷脂等。

【提取工艺】将紫苏子粉碎，准确称取一定量的紫苏子粉末，将其放入萃取釜中，对萃取釜、分离釜进行加热，对储罐进行冷却。萃取釜温度为 40℃，压力 20MPa；分离釜Ⅰ温度 38℃，压力 8MPa；分离釜Ⅱ温度 35℃，压力 5MPa，CO_2 流量约为 30L/h，萃取时间 2 小时。紫苏籽油的出油率为 38.58%。

药理作用

1. 紫苏子可增强学习记忆功能，其有效成分是紫苏子油。

2. 紫苏子有降血脂作用。

3. 紫苏子有降血压作用，其有效成分是 α－亚麻酸。

4. 紫苏子有抑制血小板聚集作用，其有效成分是 α－亚麻酸。

5. 紫苏子有防腐、抗氧化作用，可用于食品和药物的长期贮存。

6. 紫苏子有抗癌作用。

7. 紫苏子有抑菌作用，0.1% 紫苏子油对变形杆菌、酵母菌、黑面霉菌、青霉菌及自然界中的多种霉菌均有抑制作用。

药（毒）理学

紫苏子 2.3～15.5g/kg 喂牛，可致非典型间质性肺炎，但紫苏子在霜冻期后则无此毒性。

药用禁忌

肺虚咳喘，脾虚滑泄者禁服。

药用配伍

1. 用治痰壅气逆，咳嗽气喘，痰多胸痞，甚则不能平卧之证，常配白芥子、莱菔子，如三子养亲汤。(《韩氏医通》)

2. 若上盛下虚之久咳痰喘，则配肉桂、当归、厚朴等温肾化痰下气之品，如苏子降气汤。(《和剂局方》)

3. 本品富含油脂，能润燥滑肠，又能降泄肺气以助大肠传导。常配杏仁、火麻仁、瓜蒌仁等，如紫苏麻仁粥。(《济生方》)

药用选方

1. 治伤寒啘不止：赤苏一把，水三升，煮取二升，稍稍饮。(《补缺肘后方》)

2. 治乳痈肿痛：紫苏煎汤频服，并捣封之。(《海上仙方》)

3. 治食蟹中毒：紫苏煮汁饮之。(《金匮要略》)

4. 治小儿久咳嗽，喉内痰声如拉锯，老人咳嗽吼喘：苏子一钱，八达杏仁一两（去皮、尖），年老人加白蜜二钱。共为末，大人每服三钱，小儿服一钱，白滚水送下。(《滇南本草》苏子散)

5. 治气喘咳嗽，食痞兼痰：紫苏子、白芥子、萝卜子。上三味，各洗净，微炒，击碎，看何证多，则以所主者为君，余次之，每剂不过三钱，用生绢小袋盛之，煮作汤饮，随甘旨，代茶水吸用，不宜煎熬太过。若大便素实者，临服加熟蜜少许，若冬寒，加生姜三片。(《韩氏医通》三子养亲汤)

6. 顺气、滑大便：紫苏子、麻子仁。上二味不拘多少，研烂，水滤取汁，煮粥食之。(《济生方》紫苏麻仁粥)

7. 治脚气及风寒湿痹，四肢挛急，脚踵不可践地：紫苏子二两，杵碎，水二升，研取汁，以苏子汁煮粳米二合作粥，和葱、豉、椒、姜食之。(《圣惠方》)

8. 治消渴变水，服此令水从小便出：紫苏子（炒）三两，萝卜子（炒）三两。为末，每服二钱，桑根白皮煎汤服，日二次。(《圣济总录》)

9. 治阴虚肝旺型子悬：紫苏 6 克，白芍 12 克，枸杞子 15 克，冰糖 5 克。将紫苏、白芍、枸杞子用纱布包好，放砂锅内煮沸后用小火煮 20 分钟，入冰糖再煮片刻，去药渣饮汤，每日1剂，连服3～5剂（子悬俗称“胎气上逆”或“胎上逼心”）。

10. 治习惯性流产：苏梗10克，陈皮6克，莲子60克。将莲子去皮、蕊后放入锅内，加水500毫升煮至八成熟，然后加入苏梗、陈皮，再煮3～5分钟，食莲、饮汤，每日1～2次。

11. 治风热感冒：紫苏、荆芥各15克，大青叶、四季青、鸭跖草各30克，加清水500毫升，浓煎，每日3～4次。

12. 治湿疹：紫苏30克，水煎浓汁泡洗患处；苏叶15克，冰片3克，共研细末，用香油调匀涂患处。

食疗选方

1. 紫苏子粥：紫苏子25克，粳米100克，红糖适量。将紫苏子研细以水提取汁。粳米淘洗干净。铝锅内加水适量，放入粳米煮成粥，加入苏子汁煮沸一会儿，加入红糖搅匀即成。苏子含有丰富的脂肪、蛋白质等营养成分，脂肪多为亚麻酸、亚油酸、油酸组成，对心血管病患者大有裨益。苏子具有下气、消痰、润肺、宽肠的功效。适宜老人因肺气较虚，易受寒邪而引起的胸隔满闷、咳喘痰多、食少以及心血管病患者食用。

2. 紫苏麻仁粥：紫苏子10～15克，麻子仁10～15克，粳米100克。先将紫苏子、麻子仁捣烂如泥，然后加水慢研，滤汁去渣，再同粳米煮为稀粥食用。具有润肠通便的作用。适宜老人、产妇、病后、体质虚弱等大便不通、燥结难解的患者。

3. 紫苏子汤团：紫苏子300克，糯米粉1000克。调料：白糖、猪油。将紫苏子淘洗干净，沥干水，放入锅内炒熟，出锅晾凉研碎，放入猪油、白糖拌匀成馅。将糯米粉用沸水和匀，做成一个个粉团，包入馅即成生汤团，入沸水锅煮熟，出锅即成。此汤团由紫苏子与健脾胃的糯米组成，具有宽中开胃、理气利肺的功效。适用于咳喘痰多、胸隔满闷、食欲不佳、消化不良、便秘等病症。脾胃虚弱泄泻者忌食用。

各家论述

1.《日华子本草》：主调中，益五脏，下气，止霍乱、呕吐、反胃，补虚劳，肥健人，利大小便，破症结，消五膈，止咳，润心肺，消痰气。

2.《名医别录》：味辛，温。主下气，除寒中。

3.《药性论》：无毒。主上气咳逆，治冷气及腰脚中湿风结气。将子研汁煮弱良，长服令人肥白身香。和高良姜，橘皮等份蜜丸，空心下十丸。下一切宿冷气，及脚湿风。

4.《本草分经》：苏子，降气消痰，开郁温中，润心肺，止喘嗽。力倍苏叶。苏梗，顺气安胎，功力和缓。

5.《本草纲目》：治风顺气，利膈宽肠。苏子与叶同功。发散风气，宜用叶；清利上下，宜用子。

6.《本草经疏》：苏子，味辛温无毒。主下气，除寒温中。甄权用以治上气咳逆，冷气，及腰脚中湿气，风结气。研汁煮粥常食，令人肥白身香。日华子谓其能止霍乱，呕吐反胃，消五膈，消痰止嗽，润心肺。寇宗奭用以治肺气喘急。皆辛温能散结而兼润下之功也。简误：苏叶，其气芬芳，其味辛，其性温，纯阳之草也。故善发散，解肌出汗。病属阴虚，因发寒热，或恶寒及头痛者，慎毋投之，以病宜敛宜补故也。火升作呕者，亦不宜服，惟可用子。

7.《药性解》：味甘辛，性温，无毒，入肺、脾二经。叶能发汗散表，温胃和中，除头痛肢节痛。双面紫者佳。不敢用麻黄者，以此代之。梗能顺气安胎。子能开郁下气，定喘消痰。

8.《本草备要》：苏子与叶同功，润心肺，尤能下气定喘，止嗽消痰，利膈宽肠，温中开郁。有苏子降气汤。

9.《本经逢原》：诸香皆燥，惟苏子独润，为虚劳咳嗽之专药。性能下气，故胸膈不利者宜之。与橘红同为除喘定嗽，消痰顺气之良剂。但性主疏泄，气虚久逆，阴虚喘逆，脾虚便滑者，皆不可用。

10.《得配本草》：降气定喘，宽肠，开郁，利大小便，温中祛寒，消痰止嗽。得川贝，降气止嗽；配萝卜子、桑白皮，治消渴变水。服此令水从小便出。研末，入煮粥，和葱、椒、姜、豉食，治风寒湿痹。肠滑气虚，虚气上逆，呕吐频频者，禁用。

66. 葛根 *Pueraria lobata*（*Willd.*）*Ohwi*

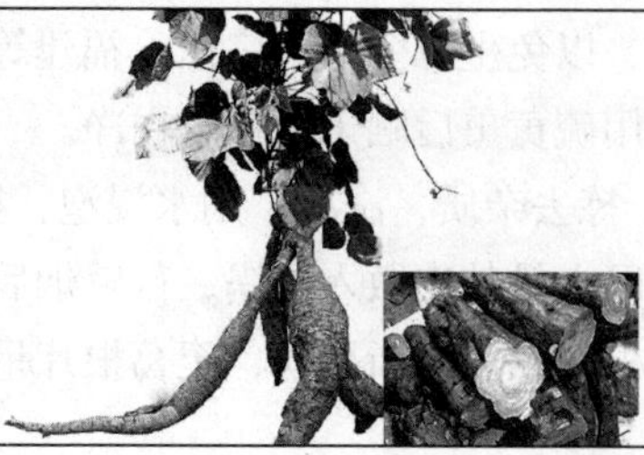

药材概述

葛根为豆科植物野葛的根。野葛，多年生藤本，长达 10 米，全株被黄褐色粗毛。块根肥厚。叶互生，具长柄，3 出复叶，顶端小叶的柄较长，叶片菱状圆形，有时有 3 波状浅裂，先端急尖，基部圆形，两面均被白色伏生短柔毛，下面较密；侧生小叶较小，偏椭圆形或偏菱状椭圆形，有时有 2～3 波状浅裂。总状花序腋生，总花梗密被黄白色茸毛；花密生；蝶形花蓝紫色或紫色，长 15～19 厘米；花萼 5 齿裂，萼齿披针形；旗瓣近圆形或卵圆形，先端微凹，基部有两短耳，翼瓣狭椭圆形，较旗瓣短，通常仅一边的基部有耳，龙骨瓣较翼瓣稍长；雄蕊 10，两体（9+1）；子房线形，花柱弯曲。荚果线形，扁平，密被黄褐色的长硬毛。种子卵圆形而扁，赤褐色，有光泽。花期 4～8 月，果期 8～10 月。

药材性味

【药名】葛根

【英文名】Radix Puerariae，Kudzuvine Root

【别名】野葛。

【来源】豆科植物野葛的根。

【性味】性凉，味甘、辛。

【归经】归肺、脾、胃、膀胱、心经等。

【功效】升阳解肌，透疹止泻，除烦止渴。

【主治】伤寒，温热头痛项强，烦热消渴，泄泻，痢疾，癍疹不透，高血压，心绞痛，耳聋。

【用法用量】内服：煎汤，1.5～3 钱；或捣汁。外用：捣敷。

【产地】全国大部地区均产。

采制、炮制与贮藏

【采制】春、秋采挖，洗净，除去外皮，切片，晒干或烘干。晒时应经常翻动，防止雨淋及夜露，以免生霉变色。广东、福建等地切片后，用盐水、白矾水或淘米水浸泡，再用硫黄熏后晒干，色较白净。

【炮制】（1）葛根：拣去杂质，洗净，用水浸泡，捞出，润透，及时切片，晒干。（2）煨葛根：先以少量麸皮撒入热锅，待冒烟后，将葛根片倒入，上面覆盖剩下的麸皮，将葛根与麸皮不断翻动，至葛根片呈深黄色，取出，筛去麸皮，凉透。

【贮藏】置于通风干燥处。

现代研究

【性状鉴别】本品呈纵切的长方形厚片或小方块，长5～35厘米，厚0.5～1厘米。外皮淡棕色，有纵皱纹，粗糙。切面黄白色，纹理不明显。质韧，纤维性强。气微，味微甜。干燥块根呈长圆柱形，药材多纵切或斜切成板状厚片，长短不等，约长20厘米，直径5～10厘米，厚0.7～1.3厘米。白色或淡棕色，表面有时可见残存的棕色外皮，切面粗糙，纤维性强。质硬而重，富粉性，并含大量纤维，横断面可见由纤维所形成的同心性环层，纵切片可见纤维性与粉质相间，形成纵纹。无臭，味甘。以块肥大、质坚实、色白、粉性足、纤维性少者为佳。

【化学成分】葛根主要含碳水化合物，植物蛋白，多种维生素和矿物质，此外还含有黄酮类物质：大豆素、大豆苷、大豆素-4、7-二葡萄糖苷、葛根素、葛根素-7-木糖苷、葛根醇、葛根藤及异黄酮苷等。葛藤亦含有大豆苷元、大豆苷、葛根素和β-谷甾醇。

【提取工艺】将葛根粉碎，准确称取一定量的葛根粉，加入20倍量的80%乙醇，微波功率为800W，于80℃提取1小时，过滤，浓缩，得葛根总黄酮浓缩液。葛根总黄酮的提取率为91.68%，总黄酮的纯度为87.56%。

药理作用

1. 对循环系统的作用：葛根中提出的黄酮能增加脑及冠状血管血流量。葛根（日本产）煎剂中有兴奋和抑制心脏两种成分。

2. 解痉作用：中国葛根（品种未注明）与日本市售葛根中均含大豆黄酮，对小鼠、豚鼠离体肠管具有罂粟碱样解痉作用，但中国产葛根较日本产者解痉作用强。

3. 降血糖作用：葛根水提取物也能使家兔血糖初上升后下降，对饥饿家兔升血糖作用更显著。

4. 解热及雌激素样作用：日本产葛根浸剂对人工发热家兔有明显解热作用，维持 4～5 小时之久。葛根中的大豆黄酮，有雌激素样作用。

药用禁忌

脾胃虚寒者慎用。

药用配伍

1. 葛根配伍柴胡、石膏：葛根与柴胡，均轻清升散而解表退热；石膏清解里热。三药伍用有解肌清热之功效，用于治疗外感风寒、邪郁化热之发热重、恶寒轻、头痛鼻干之证。

2. 葛根配伍黄连、黄芩：葛根解表清热，升脾胃之阳而生津、止泻；黄连、黄芩清热燥湿。三者配用，共奏清热解表、燥湿止泻之功效，用于治疗湿热泻痢。

3. 葛根配伍麻黄、桂枝：葛根善于缓解项背肌肉痉挛，为表证兼项背强急之要药；麻黄、桂枝有发散风寒之功效。三者合用，共奏散寒解表、缓急止痛之功效，多用于治疗风寒表证而见恶寒无汗、项背强痛者。

4. 葛根配伍人参、茯苓：葛根升脾胃清阳而止泻痢；人参大补元气；茯苓健脾渗湿。三药合用，有益气健脾止泻之功效，用于治疗脾虚泄泻。

5. 葛根配伍天花粉：葛根生津止渴；天花粉可入肺胃清肺胃之燥热，又能养阴生津以止渴，为清热生津之良药。二者伍用，有清热生津止渴之效，用于治疗热病口渴及消渴等证。

临床应用

1. 治疗高血压病颈项强痛：（1）葛根煎剂：10～15 克 / 日，煎分 2 次服，连服 2～8 周。观察 52 例，颈项强痛消失 17 例，明显减轻 30 例。（2）葛根总黄酮：每日量 100 毫克，两次分服，疗程同上。治疗 40 例，项痛消失 9 例，明显减轻 27 例。同时对高血压病的头痛、头晕、耳鸣及肢麻等症状也有一定改善作用，但降压不明显。

2. 治疗冠心病心绞痛：用葛根酒浸膏片每日 6～12 片，分 2～3 次服，总疗程 4～22 周。治疗冠心病心绞痛 71 例，对心绞痛症状显效 29 例，改善 20 例，基本无效 22 例。葛根糖浆（每毫升相当生药 1 克）也有疗效。

3. 治疗眼底病：用葛根黄酮注射液（每毫升含黄酮 40 毫克）局部注射。共观察中央性视网膜炎 35 例，痊愈 26 例，显效 5 例，进步 1 例，无效 3 例。

视神经萎缩12例，显效6例，进步2例，无效4例。妊娠毒血症视网膜病变2例均无效。陈旧性脉络膜炎3例，视网膜中央动脉栓塞、视网膜剥离手术后各1例，均有进步。

4. 治疗早期突发性耳聋：日服葛根（总黄酮体）2～3次，每次20毫克；同时配合复合维生素B口服。观察33例，年龄15～64岁。根据EAG（电听阈曲线）和症状判断疗效，痊愈9例，显效6例，进步9例，无效9例。

5. 治疗强直性脊柱炎：葛根汤治疗强直性脊柱炎6例，30日内见效者4例，60日内见效者1例，5个月见效者1例，能完全解除临床症状。验放举例：柴葛根30克，麻黄10克，桂枝15克，赤、白芍各30克，狗脊30克，骨碎补30克，接骨木20克，大血藤30克，红藤30克，附子20克，生姜20克。

6. 葛根与女性：葛根具有很好的丰胸功效，内含异黄酮相当可观（葛根异黄酮又叫植物雌激素），不仅具有有效的抗乳腺癌作用，而且还有预防心血管疾病的功能。

7. 葛根与男性：在这充满竞争的社会，男人承受着巨大的压力，时刻保持一个清醒、敏捷的头脑至关重要。葛根中的葛根素可使冠状血管阻力下降，冠脉流量增加，有利于改善缺血心肌氧的供需平衡，亦有明显的抗心率失常作用。

8. 葛根与儿童：葛根中含有丰富的氨基酸，其中人体不能自己合成的必需氨基酸（以100克干物质计）：苯丙氨酸（>9.65毫克）、苏氨酸（>9.63毫克）、异亮氨酸（>7.45毫克）、亮氨酸（>11.54毫克）、缬氨酸（>11.24毫克），被认为儿童必需的氨基酸——组氨酸含量亦高达6.74毫克。丰富的微量元素如铁、硒、锌、钙等，能促进儿童的体格、智力的发育。

9. 葛根与老人：葛根对高血压、高血脂、高血糖、老年骨质疏松症有非常好的疗效。葛根食品，作为食品，无副作用，可以在充饥的同时起到调理的目的，而且可以长期食用。

食疗选方

1. 桂花葛粉羹：桂花糖5克，葛根50克。先用凉开水适量调葛粉，再用沸水冲化葛粉，使之成晶莹透明状，加入桂花糖调拌均匀即成。此羹具有退热生津，解肌发表的功效，适用于发热、口渴、心烦、口舌溃疡等病症。

2. 葛根粉粥：葛粉200克，粟米300克。用清水浸粟米一晚，第二天漉出，与葛粉同拌均匀，按常法煮粥，粥成后酌加调味品。此粥软滑适口，清香沁脾，具有营养机体，时举阳气的功效，适用于防治心脑血管病症。高血压，糖尿病，腹泻，痢疾患者宜常食之。

3. 葛粉饭：葛粉200克，粱粟米饭500克。先用滚开水将饭淋湿，加入葛粉拌匀，放入豆鼓汁水适量，在旺火上煮熟。适当拌以调味品即可食。此饭具有清心醒脾，促进智力的作用。适用于狂症，心神恍惚，言语失常，记忆衰退等病症。

4. 葛粉猪胰汤：葛粉50克，猪胰半具。将猪胰洗净切薄片，煎水，待猪胰熟后，加入葛粉调匀，酌加五味调料，即可食用。此汤鲜香适口，具有生津止渴，降糖的功效，适用于治疗，消渴，多尿等病症。

各家论述

1. 张元素：用此（葛根）以断太阳入阳明之路，即非太阳药也，故仲景治太阳阳明合病，桂枝汤加麻黄、葛根也。又有葛根黄芩黄连解肌汤，是知葛根非太阳药，即阳明药。……太阳初病，未入阳明，头痛者，不可便服葛根发之，若服之是引贼破家也，若头颅痛者可服之。

2. 李杲：干葛，其气轻浮，鼓舞胃气上行，生津液，又解肌热，治脾胃虚弱泄泻圣药也。

3.《本草纲目》：本草十剂云，轻可去实，麻黄、葛根之属。盖麻黄乃太阳经药，兼入肺经，肺主皮毛；葛根乃阳明经药，兼入脾经，脾主肌肉。所以二味药皆轻扬发散，而所入迥然不同也。

4.《本草经疏》：葛根，解散阳明温病热邪主要药也，故主消渴，身大热，热壅胸膈作呕吐。发散而升，风药之性也，故主诸痹。……伤寒头痛兼项强腰脊痛，及遍身骨疼者，足太阳也，邪犹未入阳明，故无渴证，不宜服。

5.《本草汇言》：葛根，清风寒，净表邪，解肌热，止烦渴。泻胃火之药也。尝观发表散邪之药，其品亦多，如麻黄拔太阳营分之寒，桂枝解太阳卫分之风，防风、紫苏散太阳在表之风寒，藁本、羌活散太阳在表之寒湿，均称发散药也，而葛根之发散，亦入太阳，亦散风寒，又不同矣，非若麻、桂、苏、防，辛香温燥，发散而又有损中气之误也；非若藁本、羌活，发散而又有耗营血之虞也。《神农经》谓起阴气，除消渴，身太热，明属三阳表热无寒之邪，能散之清之之意也，如伤风伤寒，温病热病，寒邪已去，标阳已炽，邪热伏于肌腠之间，非表非里，又非半表半里，口燥烦渴，仍头痛发热者，必用葛根之甘寒，清肌退热可也，否则舍葛根而用辛温（如麻、桂、苏、防之类），不惟疏表过甚，而元气虚，必致多汗亡阳矣。然而葛根之性专在解肌，解肌而热自退，渴自止，汗自收。而本草诸书又言能发汗者，非发三阳寒邪在表之汗也，又非发风温在经之汗也，实乃发三阳寒郁不解，郁极成热之汗也。又如太阳汗出不彻、阳气怫郁，其人面色缘缘正赤，躁烦不知痛之所在，短气，更发汗以愈，宜葛根汤治之，郁解热除，汗出而邪自退，此所以本草诸书言发汗者此也。

6.《本草正》：葛根，用此者，用其凉散，虽善达诸阳经，而阳明为最，以其气轻，故善解表发汗。凡解散之药多辛热，此独凉而甘，故解温热时行疫疾，凡热而兼渴者，此为最良，当以为君，而佐以柴、防、甘、桔。

7.《药品化义》：葛根，根主上升，甘主散表，若多用二三钱，能理肌肉之邪，开发腠理而出汗，属足阳明胃经药，治伤寒发热，鼻干口燥，目痛不眠，疟疾热重。盖麻黄、紫苏专能攻表，而葛根独能解肌耳。因其性味甘凉，能鼓舞胃气，若少用五六分，治胃虚热渴，酒毒呕吐，胃中郁火，牙疼口臭。或佐健脾药，有醒脾之力。且脾主肌肉，又主四肢，如阳气郁遏于脾胃之中，状非表症，饮食如常，但肌表及四肢发热如火，以此同升麻、柴胡、防风、羌活，升阳散火，清肌退热，薛立斋常用剂也。若金疮，若中风，若痉病以致口噤者，捣生葛根汁，同竹沥灌下即醒，干者为末，酒调服亦可。痘疮难出，以此发之甚捷。

8.《本经逢原》：葛根轻浮，生用则升阳生津，熟用则鼓舞胃气，故治胃虚作渴，七味白术散用之。又清暑益气汤兼黄柏用者，以暑伤阳明，额颅必胀，非此不能开发也。

9.《本经疏证》：葛根之用，妙在非徒如栝蒌但浥阴津，亦非徒如升麻但升阳气，而能兼擅二者之长，故太阳阳明合病，自下利者（葛根汤证），太阳被下，利遂不止，脉促喘汗者（葛根芩连汤证）咸用之。盖两者之利，为阳盛于外，不与阴交，阴遂不固而下溜，起其阴气，使与阳浃，得曳以上行，则非但使利止，并能使阳之遏于外者，随胃阳鼓荡面散矣。

10.《本草正义》：葛根，气味皆薄，最能升发脾胃清阳之气，《伤寒论》以为阳明主药，正惟表寒过郁于外，胃家阳气不能散布，故以此轻扬升举之药，捷动清阳，捍御外寒，斯表邪解而胃阳舒展，所以葛根汤中仍有麻黄，明为阳明表寒之主药，非阳明里热之专司，若已内传而为阳明热症，则仲景自有白虎诸法，非葛根汤之所宜用。其葛根黄芩黄连汤方，则主阳明协热下利，貌视之，颇似专为里有实热而设，故任用芩、连之苦寒，则葛根似亦为清里之品；抑知本条为太阳病桂枝证医反下之之变，邪热因误下而入里，里虽宜清，而利遂不止，即以脾胃清阳下陷之侯，葛根只以升奉陷下之气，并非为清里而设，此皆仲师选用葛根之真旨。由此推之，而知《本经》之主消渴者，亦以燥令太过，降气迅速，故虽饮多而渴不解，此药治之，非特润燥，亦以升清。又主呕吐者，亦以胃气不能敷布，致令食不得入，非可概治胃火上逆之呕吐。而仅知为清胃生津、甘润退热之普通药剂，则似是实非，宁独毫厘之差，真是千里之谬矣。

相关故事

相传盛唐年间，某山脚下住着一对夫妻，男称付郎，女叫畲女，男读女耕，十年寒窗，付郎高中进士。本是喜从天降，付郎却烦恼满怀，只因长安城里富家女子个个艳若牡丹，丰盈美丽，想妻子长年劳作，瘦弱不堪，于是有心休掉畲女。他托乡人带信回家，畲女打开只见两句诗："缘似落花如流水，驿道春风是牡丹。"畲女明白付郎要将自己抛弃，终日茶饭不思，以泪洗面，更是容颜憔悴。山神得知后，怜爱善良苦命的畲女，梦中指引畲女每日到山上挖食葛根，不久，畲女竟脱胎换骨，变得丰盈美丽，光彩照人。付郎托走乡人后，思来想去：患难之妻，怎能抛弃！于是快马加鞭，赶回故里，发现妻子变得异常美丽，更加大喜过望，夫妻团圆，共享荣华。从此畲族女子便有了吃食葛根的习俗，而且个个胸臀丰满，体态苗条，肤色白皙。

67. 黑芝麻 *Sesamum indicum L.*

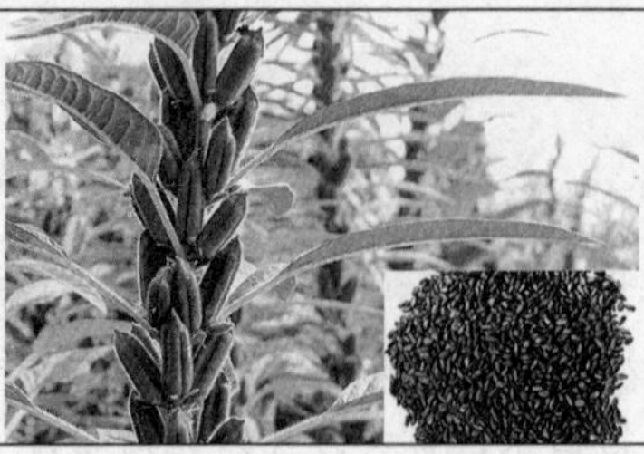

药材概述

脂麻科植物脂麻的成熟黑色种子，含有大量的脂肪和蛋白质，还有糖类、维生素 A、维生素 E、卵磷脂、钙、铁、铬等营养成分。黑芝麻——增加细胞免疫，抵抗辐射。中医理论认为，黑色入肾，“肾主骨升髓通于脑”，各种辐射危害主要影响人体大脑和骨髓，使人免疫系统受损。多吃补肾食品可增强机体细胞免疫、体液免疫功能，能有效保护人体健康。黑芝麻呈扁卵圆形，长约 3 毫米，宽 2 毫米。表面黑色，平滑或有网状纹。尖端有棕色点状种脐。种皮薄，子叶 2，白色，富油性。在调味品中也称“胡麻”“芝麻”。

药材性味

【药名】黑芝麻

【英文名】Semen Sesami Nigri，Black Sesame

【别名】胡麻、油麻、巨胜、脂麻。

【来源】脂麻科植物脂麻的成熟种子。

【性味】甘，平。

【归经】归肝、肾、大肠经。

【功效】补肝肾，益精血，润肠燥。

【主治】头晕眼花，耳鸣耳聋，须发早白，病后脱发，肠燥便秘。

【用法用量】内服：煎汤，9～15 克；或入丸、散。外用：适量，煎水洗浴或捣敷。

【产地】全国各地均有栽培。

采制、炮制与贮藏

【采制】秋季果实成熟时采割植株，将黑芝麻齐根割下捆成小捆，晒干后将黑芝麻脱粒，晒干扬净杂质，再晒干。

【炮制】除去杂质，洗净，晒干。用时捣碎。或取净黑芝麻，照清炒法炒至有爆声。用时捣碎。

【贮藏】置通风干燥处，防蛀。

现代研究

【性状鉴别】本品扁卵圆形，长 2.5～4 毫米，宽 1.5～2 毫米，一端钝圆，另端尖，厚约 1 毫米，表面黑色，有网状皱纹或不明显，放大镜下可见细小疣状突起，边缘平滑或有 2 圈凸起的棱线，尖端有圆点状棕色的种脐，种皮膜质。胚乳白色，肉质，包于胚外成 1 薄层。胚直生，有 2 片大形白色的子叶，油性。气微弱，味淡，压碎后有麻油香气。

【化学成分】黑芝麻营养价值十分丰富，不仅含有丰富的优质植物油（50% 左右）、蛋白质（20% 左右）和矿物质，还含有不饱和脂肪酸和维生素 E 等，另外黑芝麻的营养成分中还包括了极其珍贵的芝麻素和黑色素等物质。此外，黑芝麻膳食纤维的含量也相当丰富，占质量比重的 20% 左右。

【提取工艺】将黑芝麻粉碎，准确称取一定量的黑芝麻粉，加入 12 倍量的石油醚，超声提取 45 分钟，过滤，减压浓缩，收集黑芝麻油。所得黑芝麻的出油率为 60.32%。

药理作用

1. 降血糖：种子提取物可降低血糖，增加肝脏及肌肉中糖元的含量，但大剂量则降低糖元含量。

2. 促肾上腺：黑芝麻可增加肾上腺中抗坏血酸及胆固醇含量。

3. 抗炎：灭菌的芝麻油涂布皮肤黏膜，有减轻刺激、促进炎症恢复等作用。

4. 致泻：种子有致泻作用。

5. 对心血管作用：黑芝麻中的亚油酸可使血中胆固醇含量降低，有防治冠状动脉硬化的作用。

药用禁忌

患有慢性肠炎、便溏腹泻者忌食。

保健功能

1. 补钙：提到食物补钙，人们很容易想到牛奶和鸡蛋，而黑芝麻的钙含量却远高于前两者。每百克黑芝麻中含钙接近 800 毫克，而每百克牛奶中钙含量才 200 毫克左右。

2. 降血压：高血压的病因之一是就高盐饮食。而钾能排钠，黑芝麻中钾含量丰富，钾钠含量的比例接近 40 ： 1。

3. 乌发润发：头发毛囊中黑素细胞分泌黑色素减少是白发的主要原因，其中酪氨酸酶数量减少是病理机制之一。研究发现黑芝麻水提液能够促使酪氨酸酶表达，黑色素的合成量则得以提高。

4. 养颜润肤：黑芝麻中富含丰富的天然维生素 E，其含量高居植物性食物之首，维生素 E 是良好的抗氧化剂，适当地补充维生素 E 可以起到润肤养颜的作用，使皮肤保持柔嫩、细致和光滑。

5. 提高生育能力：黑芝麻富含维生素 E，而维生素 E 对人体的生育机能具有良好的促进作用，可使男性精子数量生成增加、精子活力增强，使女性雌性激素浓度提高，因此又称“生育酚”。黑芝麻还富含镁元素，又称为男性的“保健素”。

6. 减肥塑身：黑芝麻中含有防止人体发胖的物质蛋黄素、胆碱、肌糖，因此芝麻吃多了也不会发胖。

7. 抗衰老：每百克黑芝麻中含蛋白质 21.9 克，脂肪 61.7 克，钙 564 毫克，磷 368 毫克，铁 50 毫克，还含有芝麻素、花生酸、芝麻酚、油酸、棕榈酸、硬脂酸、甾醇、卵磷脂、维生素等营养物质。

食疗选方

1. 芝麻蜜糕：用黑芝麻 100 克，蜂蜜 150 克，玉米粉 200 克，白面 500 克，鸡蛋 2 个，发酵粉 1.5 克。先将黑芝麻炒香研碎，和入玉米粉、蜂蜜、面粉、蛋液、发酵粉，加水和成面团，以 35℃保温发酵 1.5 ~ 2 小时，上屉蒸 20 分钟即熟。有健胃、保肝、促进红细胞生长的作用。

2. 黑芝麻椹糊：用黑芝麻、桑椹各 60 克，大米 30 克，白糖 10 克。将大米、黑芝麻、桑椹分别洗净，同放入石钵中捣烂，砂锅内放清水 3 碗，煮沸后放入白糖，再将捣烂的米浆缓缓调入，煮成糊状即可。此糊补肝肾、润五脏、祛风湿、清虚火，常服可治病后虚羸、须发早白、虚风眩晕等症。

3. 芝麻核桃粥：黑芝麻 50 克，核桃仁 100 克，一齐捣碎，加适量大米和水煮成粥。此粥补肝肾，对继发性脑萎缩症有食疗作用。

4. 芝麻木耳茶：生黑木耳、炒焦黑木耳各 30 克，炒香黑芝麻 15 克，共研末，装瓶备用。每次取 5 克，沸水冲代茶饮。此茶能凉血止血，对血热便血、痢疾下血有食疗作用。

5. 芝麻杏仁蜜：黑芝麻 500 克，炒香研末，甜杏仁 100 克，捣烂成泥，与白糖、蜂蜜各 125 克，共置瓷盆内，上锅隔水蒸 2 个小时，离火，冷却。每日

2 次，每次 2 ～ 4 匙，温开水配服。能补肝益肾、润肺止咳，是支气管哮喘病人的食疗方，并有一定防癌作用。

6. 芝麻五味葛根露：葛根 250 克，五味子 125 克，共入锅内水煎 2 次，去渣合汁，同炒香的黑芝麻、蜂蜜各 250 克，共置瓷盆内，加盖，隔水蒸 2 个小时，离火，冷却，装瓶。每日 3 次，每次服 1 匙。有补肾养心、凉血止血、润燥生津之功。对血热、津枯、便秘的动脉硬化患者，常食有益。

7. 黑芝麻枣粥：粳米 500 克；黑芝麻炒香，碾成粉，锅内水烧热后，将粳米、黑芝麻粉、红枣同入锅，先用大火烧沸后，在改用小火熬煮成粥，食用时加糖调味即可。具有补肝肾、乌发等食疗效果。

8. 双色黑芝麻寿司卷：原料为饭、炒香的黑白芝麻、寿司醋、馅（腌黄瓜条、煎蛋丝、红萝卜丝等），寿司席、保鲜膜各一张；把煮好的饭放凉后，倒入适量的甜醋，拌均匀。把保鲜膜放在寿司席上面，再把拌好醋的饭均匀铺在保鲜膜上，压实。把各样五颜六色的丝放在离饭开头边缘的 1 厘米位置（就是对着自己身体的这一边），打横排放好。然后就开始慢慢地逐步把寿司卷结实。把保鲜膜小心地撕走，均匀地撒上芝麻，粘实，切块。

9. 黑芝麻蜂蜜方：早餐前，用 15 克蜂蜜、5 克芝麻油、150 毫升温开水，调和服下。芝麻除了有滋养、强壮、防止老化、对肠胃疾病的功效外，对便秘也有效果。且黑芝麻的效果比白芝麻高。食用沾有黑芝麻的食品，再加蜂蜜，对便秘很有帮助。

各家论述

1.《晶珠本草》：芝麻分黑白两种。除颜色不同外，形状大小一样，扁而微椭圆形，上大下小，有棱，略像菥蓂子，用指挤压有油性。治龙病、镇风，增加体力。

2. 巴保：芝麻性温、缓、凉、重，化味辛。生发，增生体力，涩尿，舒心，提升胃温，生培根、赤巴。

3. 让钧多杰：黑、白芝麻均祛风，治龙病。

4.《本草纲目》：服黑芝麻百日能除一切痼疾。一年身面光泽不饥，二年白发返黑，三年齿落更出。

68. 黑胡椒 *Piper nigrum L.*

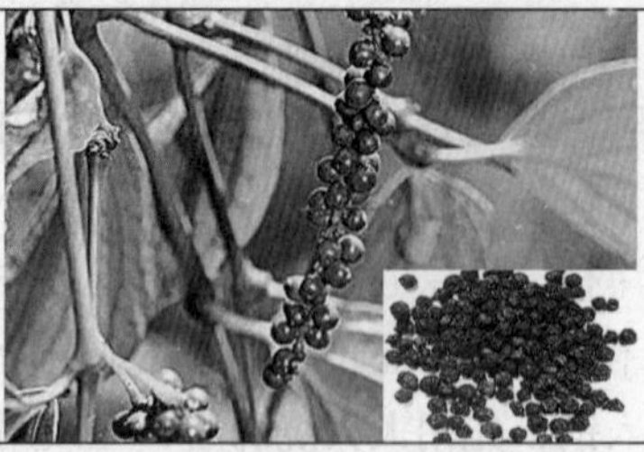

药材概述

黑胡椒是胡椒科的一种开花藤本植物，其果实在晒干后通常可作为香料和调味料使用。胡椒是一种多年生的木本藤蔓植物，常攀缘于树木、木棒或格架上，高度可达4米。叶片椭圆形、全缘、单叶互生，叶面深绿色，叶柄短。胡椒的花朵很小，呈穗状花序。在枝条上的节处会结出长4～8厘米的穗条，上面有30～120朵不等的花，成螺旋状排列。黑胡椒的果实在熟透时会呈现黑红色，并包含一粒种子；果实在晒干后会成为直径5毫米的胡椒子核果。在调味品中称“白胡椒”。

药材性味

【药名】黑胡椒

【英文名】Black Pepper，Fructus Piperis Nigrum

【别名】黑川。

【来源】胡椒科植物胡椒的近成熟或成熟果实。

【性味】味辛，热。

【归经】归胃、大肠经。

【功效】温中散寒，健胃止痛。

【主治】寒痰，食积，脘腹冷痛，反胃，呕吐清水，泄泻，冷痢。

【用法用量】每服2～4克，研粉吞服，每次0.5～1克。

【产地】原产于南印度，在当地及其他热带地区都有种植，中国广西、广东、云南等地有栽培。

采制、炮制与贮藏

【采制】秋季至次年春季当果穗基部的果实开始变红时，剪下果穗，晒干或烘干，取下果实，呈黑褐色。

【炮制】清洗黑胡椒表面，并预备干燥。其后几天，浆果会被曝晒于太阳下或在机器中烘干。在此过程中，由于真菌反应的作用，包裹着种子的果皮会逐渐地变黑并收缩，最后成为薄皱的一层。在干燥过程结束后，即得黑胡椒子。

【贮藏】置于通风干燥处。

现代研究

【化学成分】主要含黑胡椒精油 1% ~ 3%，精油使胡椒拥有芳香。辣味主要由含油树脂产生，成分有：胡椒碱、佳味碱、哌啶和胡椒亭等。其中，胡椒的辛辣味主要来源于化合物胡椒碱，胡椒碱同时存在于果皮和种子中。胡椒的外果皮中还含有可产生气味的蒎烯、桧烯、苯烯、石竹烯与芳樟醇等萜类，这些还是让柠檬、树木和花朵等产生气味的物质。

【提取工艺】将黑胡椒粉碎，准确称取一定量的黑胡椒粉，加入 8 倍量的 70% 乙醇，回流提取 2 小时，过滤，浓缩得黑胡椒碱。黑胡椒的提取率为 83.94%。

药物应用

黑胡椒含有少量的黄樟脑，这是一种致癌物质。可以与高良姜、毕拨等温中药同用，也可单用胡椒粉置膏药中贴脐部，治虚寒腹泻。胡椒是常用的调味品，少量使用，能增进食欲。

相关历史

在印度，胡椒自史前时代便被用作香料。被称作“黑色黄金”的胡椒子是贵重的贸易货物。在英语中，胡椒子的单词“pepercorn”至今都还有“空有其名的租金”之引申义。黑胡椒的古代史经常会与荜茇联系（并混淆）在一起。罗马人知道这两种植物，但他们只用一个“piper”来描述两者。实际上，直到抵达新大陆并发现辣椒后，荜茇才不再受到欧洲人的欢迎。因为某些辣椒在干燥后的形状和味道上都与荜茇相似，而且辣椒还可以在更广泛的地区栽培，这些对欧洲人来说都是极大的便利。埃及法老拉美西斯二世的木乃伊鼻孔中曾发现过黑胡椒子，应是在前 1213 年法老死后不久的木乃伊化仪式中放入的。现今对胡椒在古埃及的使用及胡椒从印度运到尼罗河流域的方式都知之甚少。早在公元前 4 世纪，希腊人便已经知道了胡椒与荜茇的存在：尽管胡椒在当时极有可能既罕见又昂贵，且只有极富阶层才能够买到。在当时，胡椒是通过陆路贸易或沿阿拉伯海的水路航线运达欧洲的。印度西南部出产的荜茇比更南面出产的胡椒更易获取；由于荜茇贸易的优势，加上荜茇更浓郁的香馥，在那个时代的流行程度也许超过了黑胡椒。

69. 槐花、槐米 *Sophora japonica L.*

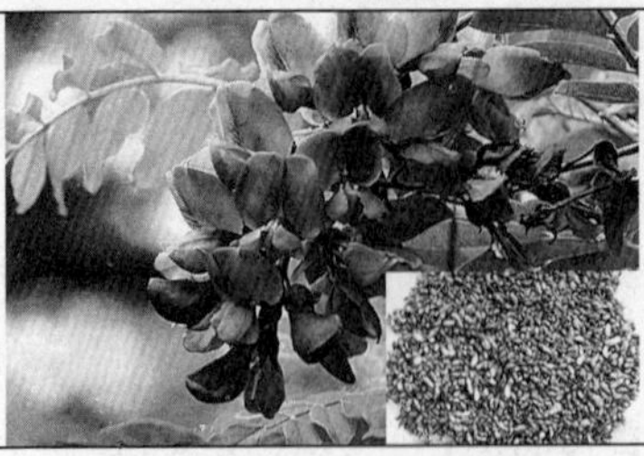

药材概述

槐花、槐米是为豆科植物槐的干燥花及花蕾。夏季花未开放时采收其花蕾，称为“槐米”；花开放时采收，称为“槐花”。落叶乔木，高15～25米。羽状复叶互生；叶轴有毛，基部膨大；小叶9～15，卵状长圆形，先端尖，基部阔楔形，下面灰白色，疏生短柔毛。圆锥花序顶生；萼钟状，有5小齿；花冠乳白色，其瓣阔心形，有短爪，并有紫脉，翼瓣和龙骨瓣边缘稍带紫色；雄蕊10，分离，不等长。荚果肉质，串珠状，长2.5～5厘米，无毛，不裂。种子1～6，肾形。花期7～9月，果期9～10月。花蕾卵形或椭圆形，长2～6毫米，直径约2毫米。花萼黄绿色，下部有数条纵纹。萼的上方为黄白色未开放的花瓣。花梗细小。体轻，手捻即碎。无臭、味微苦涩。

药材性味

【药名】槐花、槐米

【英文名】Pagodatree Flower，Sophora Flower Bud

【别名】槐蕊、白槐、槐花、槐花米、槐籽（中医将槐的花与蕾做相同使用)。

【来源】豆科植物槐的花及花蕾。

【性味】(1）槐花：味苦，性微寒。(2）槐米：性寒凉，味甘平。

【归经】归肝、肺、心、大肠经。

【功效】凉血止血，清肝降火。

【主治】肠风便血，痔血，尿血，血淋，崩漏，赤白痢，目赤，疮毒，高血压等病症。

【用法用量】槐花：煎服，10～15克；槐米：煎汤，5～10克，或入丸、散。外用适量，煎水熏洗；或研末撒。

【产地】主产于河南、山东、山西、陕西、安徽、河北、江苏等地。

采制、炮制与贮藏

【采制】夏季花开放或花蕾形成时采收，及时干燥，除去枝、梗及杂质。

【炮制】槐花：取原药材，除去杂质及枝梗，筛去碎屑。炒槐花：取净槐花，置预热炒制容器内，用文火加热，炒至深黄色，取出晾凉。槐花炭：取净槐花，置预热炒制容器内，用中火加热，炒至焦褐色，喷洒少许清水，灭尽火星，炒干，取出晾凉。

【贮藏】置干燥处，防潮，防蛀。

现代研究

【性状鉴别】槐花皱缩而卷曲，花瓣多散落。完整者花萼钟状，黄绿色，先端5浅裂；花瓣5，黄色或黄白色，1片较大，近圆形，先端微凹，其余4片长圆形。雄蕊10，其中9个基部连合，花丝细长。雌蕊圆柱形，弯曲。体轻。气微，味微苦。槐花：皱缩而卷曲，花瓣多散落，完整者花萼钟状，黄绿色，花瓣黄色或黄白色。体轻。味微苦。炒槐花：外表深黄色，具香气。槐花炭：外表焦褐色，质轻，味涩。槐米呈卵形或椭圆形，长2～6毫米，直径2～3毫米。花萼下部有数条纵纹。萼的上方为黄白色未开放的花瓣。花梗细小。体轻，气微，味微苦涩。

【化学成分】生槐花（洋槐开的花）中主要含芸香苷（芦丁）或其化合物，另有蜡、绿色素、树脂、缩合鞣质、色素、蛋白质（或黏液质）、氨基酸（或肽）、糖和维生素A等。炒槐花基本与生槐米相同，仅部分氨基酸（或肽）或糖受到破坏，鞣质含量略有增加。槐花中的芦丁在酸或酶的作用下可水解为槲皮素。干槐花蕾中含芸香苷（芦丁）、三萜皂苷、白桦脂醇、槐花二醇、葡萄糖、葡萄糖酸醛。槐花蕾中还含有槐花米甲素（14%）、槐花米乙素（1.25%）和槐花米丙素（0.35%），其中甲素是和芸香苷不同的黄酮类化合物，乙素和丙素为甾醇类化合物。

【提取工艺】（1）将槐花粉碎，称取一定量的槐花粉，加入1.5倍量的蒸馏水，在60℃下超声波萃取30分钟（超声功率40%），静置过夜，加入一定量的3%的硼砂溶液，用饱和石灰水调至pH=9.0，静置1小时后煮沸使晶体溶解，趁热过滤，滤液用9%盐酸调至pH=3.0，静置过夜，抽滤，得芦丁粗品。将芦丁粗品再次碱提酸沉操作，即得芦丁精品。槐花中芦丁的提取率为4.4%。（2）将槐米粉碎成细粉，准确称取一定量的槐米粉，加入25倍量的水，加热回流提取3次，每次40分钟，过滤，合并滤液，浓缩得槐米芦丁粗品。向芦丁粗品中加入200倍的蒸馏水，煮沸至完全溶解，稍冷后抽滤、冷却、结晶、抽滤，将沉淀物于80℃干燥8小时，得芦丁精制品。槐米中芦丁的提取率为 12.66%。

药理作用

1. 抗炎作用：本品所含的芦丁，对植入羊毛球的发炎过程有明显的抑制作用。

2. 维生素 P 样作用：芦丁具有维持血管抵抗力，降低其通透性，减少脆性等作用，对脂肪浸润的肝有祛脂作用。

3. 抑制醛糖还原酶作用：芦丁此作用有利于糖尿病型白内障的治疗。

4. 祛痰、止咳等作用：本品所含的槲皮素有一定的平喘作用。此外，还有降低血压，增强毛细血管抵抗力，减少毛细血管脆性、降血脂，扩张冠状动脉，增加冠脉血流量等作用。

5. 对心血管系统的作用：槐花液对离体蛙心有轻度兴奋作用，对心传导系统有阻滞作用。对麻醉犬、猫有暂时显著的降低血压作用。

6. 解痉、抗溃疡作用：槲皮素能降低肠、支气管平滑肌的张力，其解痉作用较芸香苷强 5 倍。

7. 抗病原微生物作用：槐花水浸剂（2 ∶ 5），对堇色毛癣菌、许兰黄癣菌、奥杜盎小芽胞癣菌、羊毛状小芽胞癣菌、星形奴卡菌等皮肤致病性真菌均有抑制作用。

药用禁忌

脾胃虚寒及阴虚发热而无实火者慎服。糖尿病患者少吃，中老年人不宜多食，过敏性体质者慎食。注意过敏反应。

药用配伍

槐花配伍栀子：二者合用，栀子清肺热，槐花清肠热，脏腑同治，共奏清热利湿、凉血止血之功效；如炒炭入药，则止血作用更强。用于治疗大肠火盛或湿热蕴结之大便下血、痔疮出血、血痢、崩漏。槐花主要用于便血、尿血、痔血，还可配合仙鹤草、白茅根治疗咯血、衄血等。煎水代茶饮，亦可与夏枯草、菊花、黄芩等同用，以增强清肝泻火明目之效。

临床应用

1. 治疗银屑病：取槐花炒黄研成细粉，每次 1 钱，每日 2 次，饭后用温开水送服。亦可将槐花制成蜜丸内服，剂量同上。临床观察 53 例，痊愈 6 例，显著进步 22 例，进步 19 例，无效 6 例。此药对有胃肠道疾病的人有一定副作用，服药时加用维生素 B_1，B_6 可以缓解。

2. 治疗颈淋巴结核：取槐米 2 份，糯米 1 份，炒黄研末，每天早晨空腹服 2 匙（约 10 克）。服药期间禁止服糖。临床治疗 30 多例，均获治愈。

3. 治疗暑疖：用干槐花米 1～2 两，加水 1500 毫升煎汁，用棉花蘸洗局部。药汁可反复加热，1 日洗 2～3 次。同时将药渣捣烂如泥敷于患部。一般用药 1～2 日后局部即可消肿而愈。

药用选方

1. 治大肠下血：槐花、荆芥穗等份。为末，酒服一钱匕。(《经验方》)

2. 治脏毒，酒病，便血：槐花（半两炒，半两生），山栀子一两（去皮，炒）。上为末，每服二钱，新汲水调下，食前服。(《经验良方》槐花散)

3. 治暴热下血：生猪脏一条，洗净，控干，以炒槐花末填满扎定，米醋炒，锅内煮烂，擂，丸弹子大，日干。每服一丸，空心，当归煎酒化下。(《永类钤方》)

4. 治诸痔出血：槐花二两，地榆、苍术各一两五钱，甘草一两。俱微炒，研为细末，每早晚各食前服二钱。气痔（因劳损中气而出血者）人参汤调服；酒痔（因酒积毒过多而出血者）陈皮、干葛汤调服；虫痔（因痒而内有虫动出血者）乌梅汤调服；脉痔（因劳动有伤，痔窍血出远射如线者）阿胶汤调服。(《杜氏家抄方》)

5. 治小便尿血：槐花（炒）、郁金（煨）各一两。为末。每服二钱，淡豉汤下。(《箧中秘宝方》)

6. 治血淋：槐花烧过，去火毒，杵为末。每服一钱，水酒送下。(《滇南本草》)

7. 治血崩：陈槐花一两，百草霜半两，为末。每服三、四钱，温酒调下；若昏愦不省人事，则烧红秤锤淬酒下。(《良朋汇集》槐花散)

8. 治白带不止：槐花（炒）、牡蛎（煅）等份。为末。每酒服三钱，取效。(《摘元方》)

9. 治衄血不止：槐花、乌贼鱼骨等份。半生半炒，为末，吹鼻。(《世医得效方》)

10. 治吐血不止：槐花不拘多少。火烧存性，研细，入麝香少许。每服三钱巴，温糯米饮调下。(《圣济总录》槐香散)

11. 治舌出血不止，名曰舌衄：槐花，晒干研末，敷舌上，或火炒，出火毒，为末敷。(《奇效良方》槐花散)

12. 治赤白痢疾：槐花（微炒）三钱，白芍药（炒）二钱，枳壳（麸炒）

一钱，甘草五分。水煎服。(《本草汇言》)

13. 治疗疮肿毒，一切痈疽发背，不问已成未成，但焮痛名皆治：槐花（微炒）、核桃仁二两，无灰酒一钟。煎千余沸，热服。(《医方摘要》)

14. 治疮疡：槐花二合，金银花五钱。酒二碗煎服之，取汗。(《医学启蒙》槐花金银花酒）

15. 治杨梅疮，棉花疮毒及下疳，初感或毒盛经久难愈者：槐花蕊（拣净，不必炒），每食前清酒吞下三钱许，早中晚每日三服。如不能饮酒，滚水盐汤俱可送下。(《景岳全书》)

16. 治中风失音：炒槐花，三更后仰卧嚼咽。(《世医得效方》)

食疗选方

1. 槐花酒：槐花 100 克，白酒 750 毫升，白糖适量。摘取即将开放的槐花蕾，装入纱布中，与白酒同装入容器内，加入适量白糖，密封，2 个月后即可饮用。每次饮用 30～50 毫升，每日 1 次。此酒甘醇清香，具有降低血压，预防中风，健胃消食，消除疲劳的功效，适用于老年人心血管疾患及脾虚纳呆、体倦欲寐、形体肥胖等病症。

2. 槐花饮：陈槐花 10 克，粳米 30 克，红糖适量。先煮米取米汤，将槐花研面调入米汤中，加红糖适量调服。此饮清香甘甜适口，具有凉血止血，清肝降火的功效，适用于风热内扰引起的大便便血，目赤，痔血等病症。

3. 槐花荆芥饮：槐花、炒荆芥等份，煎水饮。功效：本方用槐花凉血止血，以炒荆芥增强止血功能。用于便血、痔疮出血。

4. 槐菊茶：槐花 6 克，菊花 15 克，嫩桑叶 10 克。沸水浸泡，代茶饮。功效：本方用三者清肝明目，桑叶、菊花兼以疏散风热。用于肝热或风热目赤。

5. 大黄槐花蜜饮：生大黄 4 克，槐花 30 克，蜂蜜 15 克，绿茶 2 克。先将生大黄拣杂，洗净，晾干或晒干，切成片，放入砂锅，加水适量，煎煮 5 分钟，去渣，留汁，待用。锅中加槐花、茶叶，加清水适量，煮沸，倒入生大黄煎汁，离火，稍凉，趁温热时，调拌入蜂蜜即成。早晚 2 次分服。功效：清热凉血。本食疗方适用于大肠癌患者引起的便血、血色鲜红，以及癌术后便血等症。

6. 马齿苋槐花粥：鲜马齿苋 100 克，槐花 30 克，粳米 100 克，红糖 20 克。先将鲜马齿苋拣杂，洗净，入沸水锅中焯软，捞出，码齐，切成碎末，备用。将槐花拣杂，洗净，晾干或晒干，研成极细末，待用。粳米淘洗干净，放入砂锅，加水适量，大火煮沸，改用小火煨煮成稀粥，粥将成时，兑入槐花细末，并加入马齿苋碎末及红糖，再用小火煨煮至沸，即成。早晚 2 次分服。功效：清热解毒，凉血止血。本方适用于大肠癌患者引起的便血、血色鲜红症。

7. 地榆槐花蜜饮：地榆 60 克，槐花 30 克，蜂蜜 30 克。先将挖取的地榆洗净，也可从中药店购买，拣杂，切成片，放入砂锅加水适量，煎煮 2 次，每次 40 分钟，合并 2 次浓煎液，回入砂锅加入槐花，视需要可酌加清水，大火再煎煮 10 分钟，用洁净纱布过滤，去渣，收取滤汁放入容器，待其温热时，兑入蜂蜜，拌和均匀即成。早晚 2 次分服。功效：清热凉血，抗癌止血。本食疗方适用于宫颈癌阴道出血等症。

8. 两地槐花粥：生地、地骨皮、槐花各 30 克，粳米 30 ~ 60 克。将生地、地骨皮、槐花洗净煎水去渣取汁，与粳米共煮为粥。每日 1 次，可连服 3 ~ 5 日。功效：清热固经。用于月经过多，经色深红或紫红，质地黏稠有块，腰腹胀痛。心烦口渴，尿黄，舌质红，苔黄，脉滑数。

9. 槐花清蒸鱼：槐花 15 克、葱白 7 枚、紫皮蒜 20 克、鲫鱼或鲤鱼 500 克，姜片、盐、料酒适量。将鱼洗净，去鳞、鳃、内脏，鱼体躯干部斜切 3 ~ 5 刀，放入砂锅，加葱、姜、蒜、盐、料酒和适量清水，在文火上蒸 20 分钟。然后放入洗净的槐花，加味精、香油少许，即可食用。功效：此方功能重在清热利湿，对表现为红色丘疹上覆盖多层银白色鳞屑、口渴、便秘、苔黄腻的寻常型银屑病且湿热盛者，有较好疗效。

各家论述

1.《日华子本草》：治五痔，心痛，眼赤，杀腹藏虫及热，治皮肤风，并肠风泻血，赤白痢。

2.《本草纲目》：炒香频嚼，治失音及喉痹。又疗吐血，衄，崩中漏下。

3.《本草正》：凉大肠，杀疳虫。治痈疽疮毒，阴疮湿痒，痔漏，解杨梅恶疮，下疳伏毒。

4.《医林纂要》：泄肺逆，泻心火，清肝火，坚肾水。

5.《本草求真》：治大、小便血，舌衄。

6.《本草求原》：为凉血要药。治胃脘卒痛，杀蛔虫。

7.《东北药植志》：治疗糖尿病的视网膜炎。

8.《药品化义》：槐花味苦，苦能直下，且味厚而沉，主清肠红下血，痔疮肿痛，脏毒淋沥，此凉血之功能独在大肠也，大肠与肺为表里，能疏皮肤风热，是泄肺金之气也。

70. 蒲公英 *Taraxacum mongolicum Hand.-Mazz.*

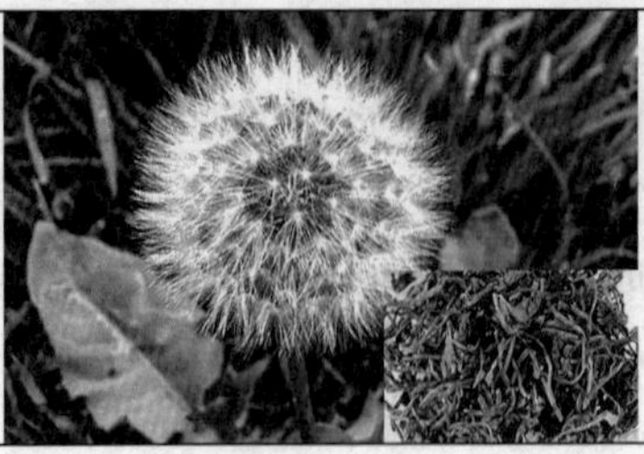

药材概述

蒲公英属菊科多年生草本植物。种子上有白色冠毛结成的绒球，花开后随风飘到新的地方孕育新生命。蒲公英有丰富的营养价值，可生吃、炒食、做汤，药用部位为干燥的全草，是药食兼用的植物。多年生草本植物，含白色乳汁。根深长，单一或分枝，外皮黄棕色。叶根生，排成莲座状，狭倒披针形，大头羽裂，裂片三角形，全缘或有数齿，先端稍钝或尖，基部渐狭成柄，无毛薮有蛛丝状细软毛。花茎比叶短或等长，结果时伸长，上部密被白色蛛丝状毛。头状花序单一，顶生；舌状花鲜黄色，先端平截，5齿裂，两性。瘦果倒披针形，土黄色或黄棕色，有纵棱及横瘤，中产以上的横瘤有刺状突起，先端有喙，顶生白色冠毛。花期早春及晚秋。

药材性味

【药名】蒲公英

【英文名】Dandelion

【别名】蒲公草、食用蒲公英、尿床草、西洋蒲公英，凫公英、耩褥草、地丁、金簪草、孛孛丁菜、黄花苗、黄花郎、鹁鸪英、婆婆丁、白鼓丁、黄花地丁、蒲公丁、真痰草、狗乳草、奶汁草、残飞坠、黄狗头、卜地蜈蚣、苦须、鬼灯笼、羊奶奶草、双英卜地、黄花草、古古丁、茅萝卜、黄花三七、仆公罂。

【来源】菊科植物蒲公英、碱地蒲公英或同属数种植物的全草。

【性味】甘，微苦，寒。

【归经】归肝、胃经。

【功效】清热解毒，消肿散结。

【主治】眼结膜炎，流行性腮腺炎，高血糖，乳痈肿痛，胃炎，痢疾，肝炎，胆囊炎，急性阑尾炎，泌尿系统感染，盆腔炎，痈疖疔疮，咽炎，治急性乳腺炎，淋巴腺炎，瘰疬，疔毒疮肿，急性结膜炎，感冒发热，急性扁桃体炎，急性支气管炎、尿路感染。

【用法用量】内服：10～30克，外用适量。

【产地】全国各地均有分布。

采制、炮制与贮藏

【采制】春至秋季花初开时连根挖出，除去杂质，洗净，晒干。

【炮制】拣去杂质，洗净泥土，捞出摊开晾干，切1～1.5毫米段片，晒干，筛去灰屑。

【贮藏】置干燥处，防霉蛀。

现代研究

【性状鉴别】皱缩卷曲的团块，根圆柱形，多弯曲，长3～7厘米，棕褐色，根头部有茸毛，叶破碎，完整叶片为倒披针形，暗灰绿色或绿褐色，边缘浅裂或具有羽状缺刻，基部下延成柄状，下表面主脉明显，花葶1至数条，头状花序顶生，黄褐色或淡黄白色，有的可见多数具有白色冠毛的长椭圆形瘦果，气微，味微苦。

【化学成分】含蒲公英甾醇、胆碱、菊糖、果胶。主要含蒲公英醇，豆甾醇，β-香树脂醇，β-谷甾醇，蒲公英赛醇，蒲公英素，蒲公英苦素和维生素A，B，C等。

【提取工艺】将晾干的蒲公英粉碎，称取一定量的蒲公英粉，加入适量甲醇溶剂，在80℃下超声功率为800KHz，超声15分钟，过滤，减压浓缩，得蒲公英总黄酮浸膏。黄酮的提取量为0.84mg/g。

药理作用

1. 抗病原微生物作用：蒲公英注射液对金黄色葡萄球菌耐药菌株、溶血性链球菌有较强的杀菌作用，对肺炎双球菌、脑膜炎球菌、白喉杆菌、绿脓杆菌、变形杆菌、伤寒杆菌等亦有一定的杀菌作用。

2. 保肝、利胆作用：蒲公英煎剂，对四氯化碳引起的谷丙转氨酶升高有明显抑制作用；能显著缓解四氯化碳性肝损伤引起的组织学改变。

3. 抗胃溃疡作用：蒲公英对应激性溃疡有显著保护作用；对无水乙醇所引起的大鼠胃黏膜损伤亦有显著保护作用；并能明显对抗幽门结扎大鼠胃溃疡的形成。

4. 对免疫功能的作用：蒲公英煎剂能显著提高人体外周血淋巴细胞母细胞转化率。

5. 其他作用：蒲公英有利尿作用，特别是对门脉性水肿有效。对离体蛙心，有小量兴奋而大量抑制作用。其根及全草可作苦味健胃剂或轻泻剂。叶浸剂可治蛇咬伤，也可促进妇女的乳汁分泌。

药用禁忌

阳虚外寒、脾胃虚弱者忌用。

用量过大伴有不良反应，个别出现过敏反应。

临床应用

1. 单味新鲜者，捣碎，取汁直接敷于痛处，治肺癌引起的疼痛。

2. 单味新鲜者，捣碎，加鸡蛋清（少加白糖）调糊，外敷，治流行性腮腺炎。

3. 单味捣烂取汁，高温消毒后点眼，治砂眼痒痛。

4. 舒肝益脾颗粒：蒲公英、茵陈、五味子、茯苓、山楂、黄芪。有清热化湿、舒肝利胆、解毒退黄、健脾和胃之功效。用于湿热阻滞而致的急、慢性肝炎，迁延性肝炎，胆囊炎等病症见脾胃虚弱、体倦乏力、肋腹胀痛、胃纳欠佳者。

药用选方

1. 治乳痈初起、肿痛未成脓者：用蒲公英春秋间开黄花似菊取连根蒂叶二两捣烂，用好酒半斤同煎数沸，存渣敷肿上，用酒热服，盖睡一时许，再用连须葱白一茶盅催之得微汗而散。（《外科正宗》治乳便用方）

2. 治乳痈初起：蒲公英 50 克，忍冬藤 100 克，生甘草 10 克水二盅煎一盅，食前服。（《洞天奥旨》英藤汤）

3. 治产后不自乳儿蓄积乳汁结作痈：蒲公英捣敷肿上日三四度易之。（《梅师集验方》）

4. 治疳疮疔毒：蒲公英捣烂覆之，别更捣汁和酒煎服取汗。（《本草纲目》引《唐氏方》）

5. 治急性结膜炎：蒲公英、金银花将两药分别水煎，制成两种滴眼水。每日滴眼三至四次，每次二至三滴。（《全展选编·五官》）

6. 治肝炎：蒲公英干根 18 克，茵陈蒿 12 克，柴胡、生山栀（栀子）、郁金、茯苓各 9 克。煎服，或用干根、天名精各 30 克。煎服。（《南京地区常用中草药》）

7. 治急性乳腺炎：蒲公英 100 克，香附 50 克。每日一剂，煎服二次。

(《中草药新医疗法资料选编》)

8. 治急性化脓性感染：蒲公英、乳香、没药、甘草，煎服。[《中医杂志》1965 (11期)：31]

9. 治上中下三背发及三手搭并乳发：蒲公英、忍冬藤各二钱，以好酒煮热，尽量饮之醉，仍以生葱一根，灌蜜入内要满，以炭火煨热压酒，以被盖睡取汗，汗出而愈。(《万氏秘传外科心法》二味神仙一醉失笑散)

10. 治胆囊炎：蒲公英 50 克，煎服。

11. 治慢性胃炎，胃溃疡：蒲公英干根、地榆根各等份。研末，每服 6 克，每日 3 次，生姜汤送服。(《南京地区常用中草药》)

12. 治胃弱，消化不良，慢性胃炎，胃胀痛：蒲公英 30 克（研细粉），橘皮（陈皮）18 克（研细粉），砂仁 9 克（研细粉）。混合共研。每服 6～9 克，每日数回，食后开水送服。(《现代实用中药》)

13. 治乳痈初起，肿痛未成脓者：用蒲公英春秋间开黄花似菊，取连根蒂叶二两捣烂，用好酒半斤同煎数沸，存渣敷肿上，用酒热服，盖睡一时许，再用连须葱白一茶盅催之，得微汗而散。(《外科正宗》治乳便用方)

14. 治痈疽发背或生头项，或生手足臂腿、腰脐之间、前阴粪门之际，无论阴毒阳毒，未溃即消，已溃即敛：蒲公英一两，金银花四两，当归二两，玄参一两。水煎，饥服。此方既善攻散诸毒，又不耗损真气。可多服久服，俱无碍也。即治肺痈、大小肠痈，无不神效。(《洞天奥旨》立消汤)

15. 治肺脓疡：蒲公英、冬瓜子各 15 克，鱼腥草、鲜芦根各 30 克，桃仁 9 克。水煎服。(《湖北中草药志》)

16. 治天蛇头（手中指头结毒，焮赤肿痛）：蒲公英草取干与苍耳草二味等份为末，以好醋浓煎浸洗。(《证治准绳》)

17. 治急性结膜炎：蒲公英 30 克，菊花 9 克，薄荷 6 克（后下），车前子 12 克（布包）。煎服。(《安徽中草药》)

18. 治肠风：蒲公英（连根打烂，青盐腌一宿，晒干，收尽无汁）、槐角子（炒）、柿饼（炙焦存性）、黑木耳（煅焦存性），神曲丸，白汤下二钱。(《何氏济生论》久近肠风奇效丸)

19. 治噎膈：拣蒲公英高尺许者，掘下数尺，择根大如拳者，捣汁和酒服。(《鲟溪单方选》)

20. 治急性黄疸型肝炎：蒲公英、茵陈蒿、土茯苓、白茅根、田基黄（地耳草）各 25 克。水煎服。(《长白山植物药志》)

21. 治急性胆道感染：蒲公英、刺针草各 30 克，海金沙、连钱草各 15 克，郁金 12 克，川楝子 6 克。水煎两次，浓缩至 150 毫升。每服 50 毫升，每日

3次。

22. 治急性阑尾炎：蒲公英30克，地耳草、半边莲各15克，泽兰、青木香各9克。水煎服。（21～22方出自《全国中草药汇编》）

23. 治肠痈：用蒲公英二两，忍冬藤二两，将它们捣烂，加两盅水煎，煎到一盅水时，然后在饭前后服用。睡一觉后就会觉得病已经好多了。

食疗选方

1. 蒲公英粥：蒲公英30克，粳米100克，煮成粥，可清热解毒，消肿散结。

2. 蒲公英茵陈红枣汤：蒲公英50克，茵陈50克，大枣10枚，白糖50克，制成汤，是治疗急性黄疸型肝炎的上等辅疗药物。

3. 蒲公英桔梗汤：蒲公英60克，桔梗10克，白糖少许，一起煎成汤，对痈有一定疗效。

4. 蒲公英玉米汤：蒲公英60克，玉米蕊60克，加水浓缩煎服或代茶饮，用于治疗热淋，小便短赤。

5. 蒲公英炒肉丝：蒲公英250克，猪肉100克。料酒、精盐、味精、葱花、姜末、酱油。将蒲公英去杂洗净，入沸水锅焯一下，捞出洗净，挤水切段。猪肉洗净切丝。将料酒，精盐、味精、酱油、葱、姜同放碗中搅匀成芡汁。锅烧热，下肉丝煸炒，加入芡汁炒至肉熟而入味，投入蒲公英炒至入味，出锅即成。

6. 蒲公英茶：干燥蒲公英75克、水1000毫升。将蒲公英洗净，放入锅中，加水淹过蒲公英，大火煮沸后盖上锅盖，小火熬煮一小时，滤除茶渣，待凉后即可饮用。

各家论述

1.《本草经疏》：蒲公英味甘平，其性无毒。当是入肝入胃，解热凉血之要药。乳痈属肝经，妇人经行后，肝经主事，故主妇人乳痈肿乳毒，并宜生暖之良。

2.《本草述》：蒲公英，甘而微余苦，是甘平而兼有微寒者也。希雍有曰：甘平之剂点朗肝肾。味此一语，则知其入胃而兼入肝肾矣，不然，安能凉血、乌须发，以合于冲任之血脏乎？即是思之，则东垣所谓肾经必用者，尤当推而广之，不当止以前所主治尽之也。

3.《本草新编》：蒲公英，至贱而有大功，惜世人不知用之。阳明之火，每至燎原，用白虎汤以泻火，未免太伤胃气。盖胃中之火盛，由于胃中土衰也，泻火而土愈衰矣。故用白虎汤以泻胃火，乃一时之极宜，而不可恃之为经久也。蒲公英亦泻胃火之药，但其气甚平，既能泻火，又不损土，可以长服久服而无碍。凡系阳明之火起者，俱可大剂服之，火退而胃气自生。但其泻火之力甚微，必须多用，一两，少亦五六钱，始可散邪辅正耳。或问，蒲公英泻火，止泻阳明之火，不识各经之火，亦可尽消之乎？曰，火之最烈者，无过阳明之焰，阳明之火降，而各经余火无不尽消。蒲公英虽非各经之药，而各经之火，见蒲公英而尽伏，即谓蒲公英能消各经之火，亦无不可也。或问，蒲公英与金银花，同是消痈化疡之物，二物毕竟孰胜？夫蒲公英止入阳明、太阴二经，而金银花则无经不入，蒲公英不可与金银花同于功用也。然金银花得蒲公英而其功更大。

4.《医林纂要》：蒲公英能化热毒，解食毒，消肿核，疗疔毒乳痈，皆泻火安上之功。通乳汁，以形用也。固齿牙，去阳阴热也。人言一茎两花，高尺许，根下大如拳，旁有人形拱抱，捣汁酒和，治噎膈神效。吾所见皆一茎一花，亦鲜高及尺者，然以治噎膈。

5.《本草求真》：蒲公英，入阳明胃、厥阴肝，凉血解热，故乳痈、乳岩为首重焉。缘乳头属肝，乳房属胃，乳痈、乳岩，多因热盛血滞，用此直入二经，外敷散肿臻效，内消须同夏枯、贝母、连翘、白英等药同治。

6.《本草正义》：蒲公英，其性清凉，治一切疔疮、痈疡、红肿热毒诸证，可服可敷，颇有应验，而治乳痈乳疖，红肿坚块，尤为捷效。鲜者捣汁温服，干者煎服，一味亦可治之，而煎药方中必不可缺此。

7.《唐本草》：主妇人乳痈肿。

8.《本草图经》：敷疮，又治恶刺及狐尿刺。

9.《本草衍义补遗》：化热毒，消恶肿结核，解食毒，散滞白。

10.《滇南本草》：敷诸疮肿毒，疥颓癣疮；祛风，消诸疮毒，散瘰疬结核；止小便血，治五淋癃闭，利膀胱。

11.《本草纲目》：乌须发，壮筋骨。

12.《医林纂要》：补脾和胃，泻火，通乳汁，治噎膈。

13.《本草纲目拾遗》：疗一切毒虫蛇伤。

14.《随息居饮食谱》：清肺，利嗽化痰，散结消痈，养阴凉血，舒筋固齿，通乳益精。

15.《岭南采药录》：炙脆存性，酒送服，疗胃脘痛。

16.《山东中药》：为解毒、消炎、清热药。治黄疸，目赤，小便不利，大便秘结。

17.《上海常用中草药》：清热解毒，利尿，缓泻。治感冒发热，扁桃体炎，急性咽喉炎，急性支气管炎，流火，淋巴腺炎，风火赤眼，胃炎，肝炎，骨髓炎。

18.《本草新编》:蒲公英，味苦，气平。入阳明、太阴。溃坚肿，消结核，解食毒，散滞气。

相关故事

1.孙思邈在贞观五年七月十五日夜，因左手中指触碰了庭树，到天亮时已疼痛难忍。十几天过去后，伤处痛得更厉害，疮一天天地肿大。他以前听长辈说可以用鲜蒲公英根茎白汁涂恶刺伤处，于是用蒲公英来治疗。疼痛被止住，疮也好了，没到十日，手恢复了原状。

2.相传在很久很久以前，有个十六岁的大姑娘患了乳痈，乳房又红又肿，疼痛难忍。但她羞于开口，只好强忍着。这事被她母亲知道了，当时是封建社会，她母亲又缺乏知识，从未听说过大姑娘会患乳痈，以为女儿做了什么见不得人的事。姑娘见母亲怀疑自己的贞节，又羞又气，更无脸见人，便横下一条心，在夜晚偷偷逃出家园投河自尽。事有凑巧，当时河边有一渔船，上有一个蒲姓老翁和女儿小英正在月光下撒网捕鱼。他们救起了姑娘，问清了投河的根由。第二天，小英按照父亲的指点，从山上挖了一种好草，翠绿的披针形叶，上被白色丝状毛，边缘呈锯齿状，顶端长着一个松散的白绒球。风一吹，就分离开来，飘浮空中，活像一个个降落伞。小英采回了这种小草，洗净后捣烂成泥，敷在姑娘的乳痈上，不几天就霍然而愈。后来，姑娘将这草带回家园栽种。为了纪念渔家父女，便叫这种野草为蒲公英，简称公英。

71. 榧子 *Torreya grandis Fort.*

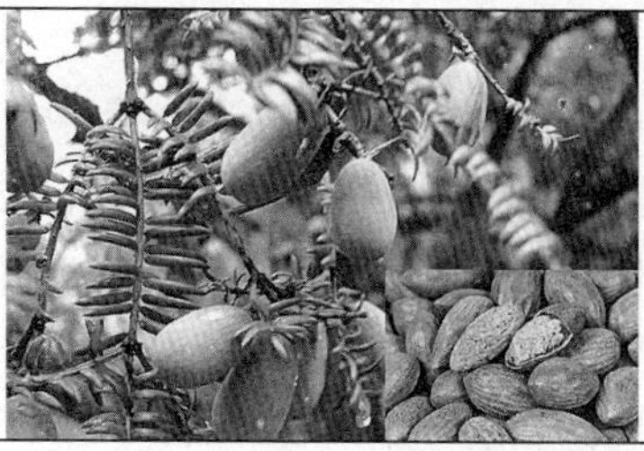

药材概述

榧子为红豆杉科植物榧的干燥成熟种子。常绿乔木，高达25米。树皮灰褐色，枝开张。叶呈假二列状排列，线状披针形，愈向上部愈狭，先端突刺尖，基部几成圆形，全缘，质坚硬，上面暗黄绿色，有光泽，下面淡绿色，中肋显明，在其两侧各有一条凹下黄白色的气孔带。花单性，通常雌雄异株；雄花序椭圆形至矩圆形，具总花梗，雄蕊排成4～8轮，花药4室；雌花无梗，成对生，只1花发育，基部具数对交互对生的苞片，胚珠1，直生。种子核果状、矩状椭圆形或倒卵状长圆形，长2～3厘米，先端有小短尖，红褐色，有不规则的纵沟。花期4月。种子成熟期为次年10月。

药材性味

【药名】榧子

【英文名】Semen Torreyae，Grand Torreya Seed

【别名】彼子、榧实、罴子、玉山果、赤果、玉榧。

【来源】红豆杉科植物榧的成熟种子。

【性味】甘，平。

【归经】归肺、胃、大肠经。

【功效】杀虫，消积，润燥。

【主治】虫积腹痛，小儿疳积，燥咳，便秘，痔疮。

【用法用量】内服：煎汤，1.5～3钱；或入丸、散。

【产地】分布于安徽、江苏、浙江、福建、江西、湖南、湖北等地。

采制、炮制与贮藏

【采制】10～11月间种子成熟时采摘，除去肉质外皮，取出种子，晒干。

【炮制】拣净杂质，或去壳取仁，用时捣碎。炒榧子：将净仁微炒至外表褐黑，内仁黄黑，发出焦香味为度。或用砂拌炒至热透，内呈黄色，外具焦斑，取出，筛去砂，放冷。

【贮藏】置于通风干燥处。

现代研究

【性状鉴别】种子呈卵圆形或长卵圆形，长 2～3.5 厘米，直径 1.3～2 厘米。表面灰黄色或淡黄棕色，具纵皱纹，一端钝圆，有色较深椭圆形种脐，另一端稍尖；种皮质硬，内面红棕色，有麻纹，种仁一枚，卵形，皱缩坚实，外胚乳呈波纹环状，富油性。气微，味微甜而涩。

【化学成分】种子含脂肪油，中有棕榈酸、硬脂酸、油酸、亚油酸的甘油酯、甾醇。又含草酸、葡萄糖、多糖、挥发油、鞣质等。

【提取工艺】将香榧子去壳、粉碎、过 40 目筛，在 105℃下干燥 3 小时。称取一定量的香榧子粉，萃取温度 50℃、压力 45MPa 的条件下，超临界萃取 4 小时。香榧子的得油率为 94.57%，其中不饱和脂肪酸的含量为 87.28%。

药理作用

榧子浸膏在试管内对猪蛔、蚯蚓无作用，有谓能驱除猫绦虫；日本产榧子含生物碱，对子宫有收缩作用，民间用以堕胎；浸膏体外对猪蛔、蚯蚓、蚂蟥有毒性作用；5% 煎剂 2 小时可杀死血吸虫尾蚴；榧实油有驱钩虫作用。

药用禁忌

腹泻、大便溏薄、咳嗽咽痛且痰黄者忌用。

临床应用

1. 治疗钩虫病：每日吃炒榧子 3～5 两，直至确证大便中虫卵消失为止。曾治 5 例（其中 3 例兼有鞭虫），皆经 1 月左右痊愈。治疗过程中未见副作用。该品如配合使君子肉、蒜瓣煎服，则疗效更佳。

2. 治疗丝虫病：取榧子肉 5 两，头发灰（血余灰）1 两，研末混合调蜜搓成 150 丸。日服 3 次，每次 2 丸，以 4 天为一疗程。临床观察 20 例，第一疗程后微丝蚴转阴 4 例，第二疗程后转阴 9 例，其余大部分患者也有不同程度的好转。治疗过程中除 1 例服药后有轻度头晕外，其他皆无不良反应。初步认为该品对杀灭微丝蚴有一定作用。

药用选方

1. 治寸白虫：榧子日食七颗，满七日。（《食疗本草》）

2. 治白虫：榧子一百枚。去皮，火燃啖之，能食尽佳，不能者，但啖五十枚亦得，经宿虫消自下。(《救急方》)

3. 治十二指肠虫、蛔虫、蛲虫等：榧子（切碎）一两，使君子仁（切细）一两，大蒜瓣（切细）一两。水煎去滓，一日三回，食前空腹时服。(《现代实用中药》)

4. 治卒吐血出：先食蒸饼两三个，以榧子为末，白汤服三钱，日三服。(《圣济总录》)

食疗选方

1. 独脚金榧子鹌鹑瘦肉汤：鹌鹑肉 300 克、猪肉（瘦）120 克、独脚金 40 克、榧子 20 克、蜜枣 40 克、陈皮 10 克、盐 3 克。独脚金用水洗净，晾干。榧子去壳，取仁，去掉异味，霉烂者，用水洗净。蜜枣、陈皮和瘦猪肉用水洗净。将鹌鹑刮洗，去毛，去内脏，斩去脚爪。加水于瓦煲内煲至水滚。放入独脚金、榧子、蜜枣、陈皮、鹌鹑、瘦猪肉，候水滚起。用中火煲 3 小时，以细盐调味，即可饮用。

2. 香榧焖鸡脯：鸡胸脯肉 500 克，炒香榧子 15 克，净冬笋 100 克，加工好的水香菇 50 克，植物油 500 克（实耗约 80 克），酱油、白糖、熟大油、湿淀粉各 50 克，盐 4 克，料酒 10 克，葱段、姜块各 15 克，味精 5 克，糖少许，鸡汤 1000 克。香榧子剥去皮取仁，除去黑皮。冬笋掰成块拍松。将鸡胸脯肉剁成三角块，放入烧至七成热的植物油炒勺中炸至金黄色捞出沥油。再把冬笋略炸一下，捞出沥油。炒勺上旺火，放入 50 克熟大油烧热、投入葱、姜煸出香味，把酱油和料酒烹入，再加入鸡汤、白糖和味精，用糖色把汤调成浅红色。然后，再把炸好的鸡块、香榧子和冬笋块放入，用微火把鸡块焖熟烂，用适量淀粉勾芡即可。

食物相克

榧子与绿豆同食易腹泻。

各家论述

1. 陶弘景：榧实，今出东阳诸郡，其子乃言疗寸白，不复有余用。

2.《唐本草》：榧实，此物是虫部中彼子也。

3.《尔雅》：杉也。其树大连抱，高数仞，叶似杉，其木如柏，作松理，肌细软，堪器用者。

4.《开宝本草》：彼子与此（榧实）殊类，既未知所用，退入有名无用。

5.《本草衍义》：榧实，大如橄榄，壳色紫褐而脆，其中子有一重粗黑衣，其仁黄白色，嚼久，渐甘美。过多则滑肠。

6. 汪颖《食物本草》：榧有一种粗榧，其木与榧相似，但理粗色赤耳，其子稍肥大，仅圆不尖，《神农本草》子即粗榧也。

7.《本草经疏》：榧实，《本经》味甘无毒，然尝其味，多带微涩，详其用，应是有苦，气应微寒。五痔三虫，皆大肠湿热所致，苦寒能泻湿热，则大肠清宁而二证愈矣。

8.《本草新编》：榧子杀虫最胜，但从未有用入汤药者，切片用之至妙，余用人汤剂，虫痛者立时安定，亲试屡验，故敢告入共用也。凡杀虫之物，多伤气血，惟榧子不然。

72. 酸枣仁 *Ziziphus jujube Mill.var. Spinosa*（*Bunge*）*Hu ex H.F.Chou*

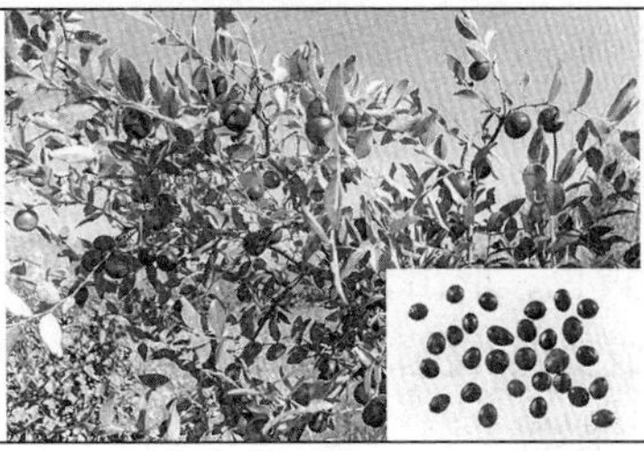

药材概述

酸枣树属鼠李科枣属植物，落叶灌木或小乔木，高 1～3 米。老枝褐色，幼枝绿色。枝上有两种刺，针形刺或反曲刺。叶互生；叶柄极短；托叶细长，针状；叶片椭圆形至卵状披针形，先端短尖而钝，基部偏斜，边缘有细锯齿，主脉 3 条。花 2～3 朵簇生叶腋，小形，黄绿色；花梗极短，萼片 5，卵状三角形；花瓣小，5 片，与萼互生；雄蕊 5，与花瓣对生，比花瓣稍长；花盘 10，浅裂；子房椭圆形，2 室，埋于花盘中，花柱短，柱头 2 裂。核果近球形，直径 1～1.4 厘米，先端钝，熟时暗红色，有酸味。花期 4～5 月。果期 9～10 月。酸枣树全身是宝：枣仁是贵重药材；枣面可做清凉饮料；枣壳可做活性炭；枣花是最好的蜜源；酸枣枝干木质坚硬、耐磨，是制作农具的好材料。

药材性味

【药名】酸枣仁

【英文名】Spina Date Seed

【别名】枣仁、酸枣核、山枣仁、酸枣、酸枣子、棘仁、棘实、棘刺实、樲仁、樲枣仁、樲枣实、野枣仁、山酸枣仁、调睡参军、刺酸枣。

【来源】鼠李科植物酸枣的果肉和成熟种子。

【性味】甘，平。

【归经】归心、脾、肝、胆经。

【功效】宁心安神，养肝，敛汗。

【主治】虚烦不眠，惊悸怔忡，体虚自汗、盗汗。

【用法用量】内服：煎汤，6～15 克；研末，每次 3～5 克；或入丸、散。

【产地】分布辽宁、内蒙古、河北、河南、山东、山西、陕西、甘肃、安徽、江苏等地。

采制、炮制与贮藏

【采制】栽后7～8年，9～10月果实呈红色时，摘下浸泡1夜，搓去果肉，捞出，碾破核壳，淘取酸枣仁，晒干。

【炮制】（1）酸枣仁：原药放入竹箩内，沉入清水缸中，使仁浮在水面，壳沉水底，将枣仁捞出、晒干。（2）炒酸枣仁：取洁净的酸枣仁，置锅内用文火炒至外皮鼓起并呈微黄色，取出，放凉。（3）焦酸枣仁：取洁净的酸枣仁，置锅内用武火炒至有五成变黑红色，取出，放凉。

【贮藏】置于通风干燥处。

现代研究

【性状鉴别】种子扁圆形或扁椭圆形，长5～9毫米，宽5～7毫米，厚约3毫米。表面紫红色或紫褐色，平滑有光泽，有的具纵裂纹。一面较平坦，中间有1条隆起的纵线纹；另一面稍凸起。一端凹陷，可见线形种脐；另端有细小凸起的合点。种皮较脆，胚乳白色，子叶2，浅黄色，富油性。气微、味淡。以粒大、饱满、有光泽、外皮红棕色、种仁色黄白者为佳。

【化学成分】酸枣仁含生物碱——酸枣仁碱A，B，D，E，F，G_1，G_2，Ia，Ib，K（其中碱A就是欧鼠李叶碱，碱E就是荷叶碱，碱Ia就是原荷叶碱，碱Ib就是去甲异紫堇定，碱K就是右旋的衡州乌药碱），N-甲基巴婆碱，酸李碱，5-羟基-6-甲氧基去甲阿朴啡，安木非宾碱D。还含酸枣仁环肽、三萜类和黄酮类。还含苏氨酸、缬氨酸、蛋氨酸、亮氨酸等17种氨基酸和钾、钠、钙、锌、铁、铜、锰等多种金属元素。又含阿魏酸、维生素C及植物甾醇等。

【提取工艺】准确称取一定量的炒酸枣仁，加入6倍量的水，提取2次，每次3小时，过滤，合并滤液，浓缩，得酸枣仁总苷浸膏。酸枣仁总苷含量为4.84mg/g。

药理作用

1. 镇静、催眠作用：酸枣仁煎剂给大白鼠口服或腹腔注射均表现镇静及嗜眠，无论白天或黑夜，正常状态或咖啡因引起的兴奋状态，酸枣仁均能表现上述作用。

2. 镇痛、抗惊厥、降温作用：酸枣仁煎剂注射于小白鼠腹腔有镇痛、降温作用，但不能抗实验性电休克。

3. 对心血管系统的影响：酸枣仁可引起血压持续下降，心传导阻滞。

4. 对烧伤的影响：酸枣仁单用或与五味子合用，均能提高烫伤小白鼠的存活率，延长存活时间，并能减轻小白鼠烧伤局部的水肿。

5. 其他作用：对子宫有兴奋作用，对狗因去水吗啡引起的呕吐无抑制作用。

药（毒）理学

酸枣仁毒性极低，但极大剂量亦可有毒性表现。

药用禁忌

凡有实邪郁火及患有滑泄症者慎服。

药用配伍

1. 凡肝虚劳热，虚烦不得眠者，可与知母、茯苓、川芎、甘草等配伍。

2. 凡心气不足，腠理不固，症见自汗不止者，可与黄芪、人参、牡蛎、浮小麦等配伍，以增益气固表敛汗之功。

3. 若睡中汗出者，可与人参、茯苓同用。

4. 若心肾阴亏，阴虚阳亢，致虚烦失眠、心悸健忘、口干咽燥、舌红少苔者，可与生地、玄参、麦冬、柏子仁等同用。

临床应用

1. 治疗失眠：每晚睡前 1 小时左右服生枣仁散或炒枣仁散，或两者交替服用，每次 3 克、5 克和 10 克，最多有 1 次服 30 克者，连服 7 日。治疗失眠患者 87 例，有效率为 73.5%，并表明生品与炒用同样有效。有 7 例一次口服生或炒枣仁散 20～30 克，未发现任何副作用及麻醉作用。

2. 治疗不射精症：酸枣仁 30 克，细茶末 60 克，共研细末。人参须 6 克，煎水送服药末，每次 6 克，每日 2 次。治疗不射精症 4 例，均愈。（《现代中药临床研究》）

3. 治心脾气血两虚，脾不统血证：白术 3 克，当归 3 克，白茯苓 3 克，黄芪 3 克，龙眼肉 3 克，远志 3 克，酸枣仁 3 克，木香 1.5 克，甘草 1 克，人参 3 克。加生姜、大枣，水煎服。方中酸枣仁宁心安神，为佐药。归脾汤（《正体类要》）

4. 治阴亏内热，心神不宁证：生地黄 120 克，人参 15 克，丹参 15 克，玄参 15 克，白茯苓 15 克，远志 15 克，桔梗 15 克，五味子 30 克，当归身 30 克，天门冬 30 克，麦门冬 30 克，柏子仁 30 克，酸枣仁 30 克。上药为末，炼蜜丸如梧桐子大，朱砂三五钱为衣，临卧竹叶煎汤下三钱，或圆眼汤佳。方中

酸枣仁养心安神，为臣药。(《校注妇人良方》天王补心丹)

5. 治心火过盛，失眠：酸枣仁配生栀子，治心火过盛之烦躁，多梦，失眠。用于虚烦不眠，惊悸多梦，体虚多汗，津伤口渴。

药用选方

1. 治虚劳虚烦，不得眠：酸枣仁二升，甘草 50 克，知母 100 克，茯苓 100 克，芎穷 100 克。上五味，以水八升，煮酸枣仁得六升，纳诸药煮取三升，分温三服。(《金匮要略》酸枣仁汤)

2. 治骨蒸，心烦不得眠卧：酸枣仁 100 克。以水二大盏半，研滤取汁，以米二合煮作粥，候临熟，入地黄汁一合，更微煮过，不计时候食之。(《圣惠方》酸枣仁粥)

3. 治胆虚睡卧不安，心多惊悸：酸枣仁 50 克。炒熟令香，捣细罗为散。每服 10 克，以竹叶汤调下，不计时候。(《圣惠方》)

4. 治心脏亏虚，神志不守，恐怖惊惕，常多恍惚，易于健忘，睡卧不宁，梦涉危险，一切心疾：酸枣仁（微炒，去皮）、人参各 50 克，辰砂（研细，水飞）25 克，乳香（以乳钵坐水盆中研）0.5 克。上四味研和停，炼蜜丸如弹子大。每服一粒，温酒化下，枣汤亦得，空心临卧服。(《局方》宁志膏)

5. 治胆风毒气，虚实不调，昏沉睡多：酸枣仁 50 克（生用），全梃蜡茶 100 克，以生姜汁涂炙，令微焦，捣罗为散。每服 10 克，水七分，煎六分，无时温服。(《简要济众方》)

6. 治睡中盗汗：酸枣仁、人参、茯苓各等份。上为细末，米饮调下半盏。(《普济方》)

食疗选方

1. 酸枣仁人参粉：酸枣仁 20 克，人参 12 克，茯苓 30 克。共研为细末。每次 5～6 克，温水送服。亦可入粥中煮食。功效：可以补益肺气，养心安神。

2. 酸枣仁粥：酸枣仁 10 克，生地黄 15 克，粳米 100 克。枣仁、地黄水煎取汁，入粳米煮粥食。功效：本方以酸枣仁滋养安神，生地黄养阴清心。用于心阴不足，心烦发热，心悸失眠。

3. 酸枣仁人参茶：60 克枣仁，适量人参。水煎入暖水瓶当茶喝。功效：用于治疗虚烦不眠，惊悸健忘，体虚多汗，津少口干等症。

各家论述

1. 朱震亨：血不归脾而睡卧不宁者，宜用此（酸枣仁）大补心脾，则血归脾而五藏安和，睡卧自宁。

2.《本草纲目》：酸枣仁，甘而润，故熟用疗胆虚不得眠，烦渴虚汗之证；生用疗胆热好眠。皆足厥阴、少阳药也，今人专以为心家药，殊昧此理。

3.《本草经疏》：酸枣仁，实酸平，仁则兼甘。专补肝胆，亦复醒脾。熟则芳香，香气入脾，故能归脾。能补胆气，故可温胆。母子之气相通，故亦主虚烦、烦心不得眠。其主心腹寒热，邪结气聚，及四肢酸疼湿痹者，皆脾虚受邪之病，脾主四肢故也。胆为诸脏之首，十一脏皆取决于胆，五脏之精气，皆禀于脾，故久服之，功能安五脏。

4.《本草切要》：酸枣，性虽收敛而气味平淡，当佐以他药，方见其功，如佐归、参，可以敛心；佐归、芍，可以敛肝；佐归、术，可以敛脾；佐归、麦，可以敛肺；佐归、柏，可以敛肾；佐归、苓，可以敛肠、胃、膀胱；佐归、芪，可以敛气而灌溉营卫；佐归、地，可以敛血而营养真阴。又古方治胆气不和，甚佳。如胆气空虚，心烦而不得眠，炒用可也。

5.《本草汇言》：酸枣仁，均补五藏，如心气不足，惊悸怔忡，神明失守，或腠理不密，自汗盗汗；肺气不足，气短神怯，干咳无痰；肝气不足，筋骨拳挛，爪甲枯折；肾气不足，遗精梦泄，小便淋沥；脾气不足，寒热结聚，肌肉羸瘦；胆气不足，振悸恐畏，虚烦不寐等症，是皆五藏偏失之病，得酸枣仁之酸甘而温，安平血气，敛而能运者也。

6.《本草再新》：平肝理气，润肺养阴，温中利湿，敛气止汗，益志，聪耳明目。

7.《本经》：主心腹寒热，邪结气聚，四肢酸疼，湿痹。

8.《别录》：主烦心不得眠，脐上下痛，血转久泄，虚汗烦渴，补中，益肝气，坚筋骨，助阴气，令人肥健。

9.《药性论》：主筋骨风，炒末作汤服之。

10.《本草拾遗》：睡多生使，不得睡炒熟。

11. 王好古：治胆虚不眠，寒也，炒服；治胆实多睡，热也，生用。

相关故事

相传唐代永淳年间，相国寺有位和尚名允惠，患了癫狂症，经常妄哭妄动，狂呼奔走。病程半年，虽服了许多名医的汤药，均不见好转。允惠的哥哥潘某，与名医孙思邈是至交，潘恳请孙思邈设法治疗。孙详询病情，细察苔脉，然后说道："令弟今夜睡着，明日醒来便愈。"潘某听罢，大喜过望。孙思邈吩咐："先取些咸食给小师父吃，待其口渴时再来叫我。"到了傍晚时分，允惠口渴欲饮，家人赶紧报知孙思邈，孙取出一包药粉，调入约半斤白酒中，让允惠服下，并让潘某安排允惠住一间僻静的房间。不多时，允惠便昏昏入睡，孙再三嘱咐不要吵醒病人，待其自己醒来。直到次日半夜，允惠醒后，神志已完全清楚，癫狂痊愈，潘家重谢孙思邈，并问其治愈道理。孙回答："此病是用朱砂酸枣仁乳香散治之，即取辰砂一两，酸枣仁及乳香各半两，研末，调酒服下，以微醉为度，服毕令卧睡，病轻者，半日至一日便醒，病重者二三日方觉，须其自醒，病必能愈，若受惊而醒，则不可能再治了。昔日吴正肃，也曾患此疾，服此一剂，竟睡了五日才醒，醒来后病也好了。"

73. 白茅根 *Imperata cylindrical Beauv.var.major (Nees) C.E.Hubb.*

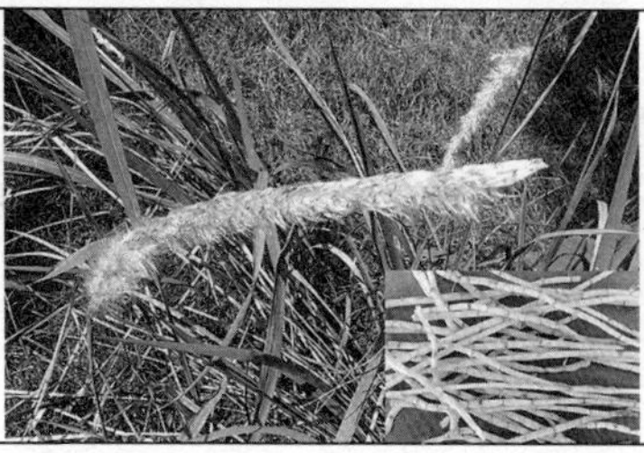

药材概述

白茅根，禾本科植物白茅的根茎。白茅，多年生草本，根茎密生鳞片。秆丛生，直立，高 30～90 厘米，具 2～3 节，节上有柔毛。叶多丛集基部；老时基部或破碎呈纤维状；叶舌干膜质，钝头，长约 1 毫米；叶片线形或线状披针形，先端渐尖，基部渐狭，根生叶长，几与植株相等，茎生叶较短。圆锥花序柱状，分枝短缩密集；小穗披针形或长圆形，基部密生丝状柔毛，具长短不等的小穗柄；两颖相等或第一颖稍短，边缘具纤毛，背面疏生丝状柔毛；第二外稃披针形，长 1.2 毫米，先端尖，两侧略呈细齿状；内稃长约 1.2 毫米，宽约 1.5 毫米，先端截平，具尖钝划、不同的数齿；雄蕊 2，花药黄色，长约 3 毫米；柱头 2 枚，深紫色。颖果。花期为夏、秋季。

药材性味

【药名】白茅根（鲜白茅根或干白茅根）

【英文名】Rhizome Imperatae

【别名】茅根、兰根、茹根、地菅、地筋、白花茅根、地节根、茅草根、甜草根、丝毛草根。

【来源】禾本科植物白茅的根茎。

【性味】甘、寒。

【归经】归肺、胃、小肠经。

【功效】凉血，止血，清热，利尿。

【主治】热病烦渴，吐血，衄血，肺热喘急，胃热哕逆，淋病，小便不利，水肿，黄疸。

【用法用量】内服，煎汤 10～15 克（鲜者加倍），捣汁或研末。

【产地】全国各地区均产，但以华北地区较多。

采制、炮制与贮藏

【采制】春、秋季采挖，除去地上部分和鳞片状的叶鞘，洗净，鲜用或扎把晒干。

【炮制】除去须根及膜质叶鞘，切段生用或炒炭用。干茅根：拣净杂质，洗净，微润，切段，晒干，簸净碎屑。茅根炭：取茅根段，置锅内用武火炒至黑色，喷洒清水，取出，晒干。

【贮藏】置于通风干燥处保存。

现代研究

【性状鉴别】根茎长圆柱形，有时分枝，长短不一，长 30～60 厘米，直径 2～4 毫米。表面黄白色或淡黄色，有光泽，具纵皱纹，环节明显，节上残留灰棕色鳞叶及细根，节间长 1～3 厘米。体轻，质韧，折断面纤维性，黄白色，多具放射状裂隙，有时中心可见一小孔。气微，味微甜。以条粗、色白、味甜者为佳。

【化学成分】根茎含芦竹素、印白茅素、薏苡素、羊齿烯醇、西米杜鹃醇、异山柑子萜醇、白头翁素。还含甾醇类：豆甾醇、β－谷甾醇、菜油甾醇；糖类和简单酸类。

【提取工艺】将白茅根粉碎，准确称取一定量白茅根粉，加入 40 倍量的 40% 乙醇，在 33℃下超声提取 38 分钟，过滤，减压浓缩。白茅根总酚酸的含量为 2.46mg/g。

药理作用

1. 利尿作用：白茅根煎剂和水浸剂灌服，对正常家兔有利尿作用。

2. 止血作用：白茅根粉撒于犬或兔的股动脉出血处，压迫 1～2 分钟，有止血作用。

3. 治疗急性肾炎：服白茅根后通常在 1～5 天内小便即显著增多，随之水肿即渐消失，高血压及尿检变化亦渐好转而趋正常。

4. 治疗急性传染性肝炎：用白茅根（干品）2 两，水煎，每日两次分服。治疗后，主要症状大多在 10 天内消失。

5. 抗菌作用：白茅根煎剂在试管内对福氏及宋内氏痢疾杆菌有明显的抑制作用。

6. 其他作用：白茅根所含薏苡素对骨骼肌的收缩及代谢有抑制作用。此外还有镇静、解热镇痛，治疗热病烦渴、胃热呕逆、肺热喘咳、水肿、黄疸等作用。

药用禁忌

茅根性寒，故脾胃虚寒、腹泻便溏者忌食。

药用配伍

1. 临床可单用该品，或与小蓟、栀子、侧柏叶、牡丹皮等配伍，以增清热凉血止血之效。

2. 热病津伤口渴，轻者可单用鲜品煎汤代茶饮，重者可配鲜石斛、天花粉、芦根等，以增强清热生津止渴之功。

3. 热结膀胱，小便淋沥涩痛者，可与生石韦、冬葵子、滑石等配伍。

临床应用

1. 用于热病烦渴，胃热呕哕，肺热咳嗽。白茅根能清肺胃之热，故适用于上述诸症，常作辅助药应用。另外，在麻疹出疹期与恢复期，均可用茅根煎汤作饮料。

2. 用于血热妄行、吐衄尿血等症。该品有凉血止血作用，治血热妄行之症，可以单用，也可配小蓟、藕节等同用。

3. 用于水肿、热淋、黄疸等症。

4. 复肝能胶囊：白茅根、黄芪、蒲黄、五灵脂、三七、水牛角浓缩粉、葛根、山楂。有益气活血、清热利湿之功效。用于慢性肝炎属气虚血瘀、湿热停滞证者。孕妇慎服。

药用选方

1. 刀伤出血：白茅花适量，干敷伤口。轻轻加压后包扎即可。

2. 跌打内伤出血：白茅根 60 克，马兰根 30 克，白糖 15 克。将前 2 味药水煎，加白糖调服。

3. 肺结核咳血：鲜白茅根 60 克，藕节炭 15 克，栀子炭 15 克，仙鹤根 15 克，侧柏叶炭 20 克，水煎服。

4. 鼻衄：白茅花 15 克，猪鼻 1 个。将猪鼻切碎，与白茅花同炖 1 小时，饭后服。每日服 1 次，连服 3～5 次。

5. 肺热咯血：鲜白茅根 90 克，仙鹤草 15 克。水煎服。

6. 血尿：鲜血茅根 60 克，小蓟 30 克，车前草 30 克。水煎服。

7. 经行吐衄，血色深红，口干心烦：（1）白茅花适量，鲜藕适量。将白茅花烘干研细末，瓶贮备用。每次 15 克，藕汁 1 杯调服。（2）白茅根 100 克，捣汁与藕汁 1 杯调服。

8. 乳糜尿：鲜白茅根 250 克，荠菜 30 克，马鞭草 20 克。水煎服，每日 1 剂，连服 3～5 剂。

9. 急性肾炎：鲜白茅根 40 克，一枝黄花 30 克，葫芦壳 15 克，白花蛇舌草 30 克。水煎服，每日 1 剂。

10. 小便热淋：鲜白茅根 90 克，车前草 30 克。水煎服。

11. 肝硬化腹水：鲜白茅根 300 克。水煎，分 2 次服，每天 1 剂。

12. 病毒性肝炎：白茅根 60 克。水煎 2 次，分 2 次服，每天 1 剂。

13. 肾小球肾炎：白茅根干品 250 克。加水 800 毫升，煎至 300 毫升，分早晚 2 次服。

14. 麻疹疹透后身身热不退：鲜白茅根 50 克。水煎代茶饮。

15. 反胃，酒醉呕吐，暑日口渴少津：鲜白茅根 80 克，鲜芦根 60 克。共切碎，加水煎成 500 毫升，顿服。每日 1 剂，连服 3～5 天。

16. 高热后，口渴多饮：鲜白茅根 100 克，葛根 30 克。水煎当茶饮。

17. 黄汗：鲜白茅根 200 克，猪瘦肉 200 克。将白茅根切细，与猪肉共炖烂，分次食肉喝汤。

18. 曼陀罗中毒：鲜白茅根 50 克，甘蔗 500 克，椰子 1 个。将白茅根、甘蔗捣烂、榨取自然汁，加入椰子水煎服。

19. 产后风湿痛：老白茅草叶、石菖蒲、陈艾各适量。水煎外洗患部。

20. 热喘：鲜白茅根、桑白皮各 30 克。水煎，分 2 次服。

食疗选方

1. 白茅根瘦肉汤：猪肉（瘦）250 克，白茅根 60 克，盐 3 克。将白茅根洗净，切段；猪瘦肉洗净，切块；把全部用料一齐放入锅内，加清水适量，武火煮沸后，文火煮 1 小时，调味即可。该品清热生津、利湿退黄。适宜急性黄疸型肝炎属淡热者，泌尿系感染而属湿热下注者。鲜白茅根效力更佳。脾胃虚寒者不宜饮用。

2. 胡萝卜竹蔗茅根瘦肉汤：胡萝卜 250 克，甘蔗 150 克，白茅根 120 克，猪肉（瘦）120 克，盐 3 克。胡萝卜去皮、蒂，切厚件，用水洗净。竹蔗（甘蔗）去皮，斩段，劈开。茅根，瘦猪肉用水洗干净。将以上全部材料，放入已经煲滚了的水中，用中火煲 3 小时。以少许细盐调味，即可以饮用了此汤具有清热利尿、润燥解毒的作用。出水痘的小孩除了药物治疗之外，也可用此汤作食疗。

3. 玉米须猪小肚汤：猪小肚 500 克，白茅根 60 克，玉米须 60 克，红枣 10 个。猪小肚去净肥脂，切开，用盐、生粉拌擦，用水冲洗，放入开水锅煮

15分钟，取出在冷水中冲洗，白茅根、玉米须、红枣（去核）洗净。把全部材料放入开水锅内，武火煮沸后，文火煲3小时，调味供用。特色：清热去湿，利水消肿。现多用于急性肾炎、血管神经性水肿、柯兴氏综合征及急性传染性黄疸型肝炎、药物中毒性黄疸、高血压病等属于湿热内盛兼有上症者。

4. 鲜白茅根竹蔗煲猪肺：鲜白茅根80克，竹蔗120克，马蹄10个，猪肺1个，生姜3片。鲜白茅根洗净；竹蔗洗净切对半；马蹄去皮，切对半；猪肺从喉部灌入清水，反复揉擦干净，挤干水，切块置镬中，不下油、盐，微火稍炒片刻，然后与其他汤料及生姜一起放入瓦煲内，加入清水2500毫升（约10碗量），武火煮沸后改文火煲约两个小时，调入适量食盐便可。此量可供4～5人用。特色：该汤清润甘甜可口，能润肺生津、清肝和胃、养心益脾，为干燥秋日的养生汤饮。

食用禁忌

白茅根忌铁器。

各家论述

1.《本草图经》：茅根，今处处有之。春生芽，布地如针，俗间谓之茅针，亦可啖，甚益小儿。夏生白花，茸茸然，至秋而枯，其根至洁白，亦甚甘美，六月采根用。

2.《南方主要有毒植物》：白茅，解白薯莨、南椰等中毒，用根煎水饮，亦为清凉利尿剂。

3.《本经》：主劳伤虚羸，补中益气，除瘀血、血闭寒热，利小便。

4.《别录》：下五淋，除客热在肠胃，止渴，坚筋，妇人崩中。

5.《医学衷中参西录》：白茅根必用鲜者，其效方著。春前秋后剖用之味甘，至生苗盛茂时，味即不甘，用之亦有效验，远胜干者。

6.《日华子本草》：主妇人月经不匀，通血脉淋沥。

7.《滇南本草》：止吐血，衄血，治血淋，利小便，止妇人崩漏下血。

8.《动植物民间药》：治脚气。

9.《本草经疏》：劳伤虚羸，必内热，茅根甘能补脾，甘则虽寒而不犯胃。甘寒能除内热，故主劳伤虚羸。益脾所以补中，除热所以益气，甘能益血，血热则瘀，瘀则闭，闭则寒热作矣，寒凉血，甘益血，热去则血和，和则瘀消而闭通，通则寒热自止也。小便不利，由于内热也，热解则便自利。淋者，血分虚热所致也，凉血益血，则淋自愈，而肠胃之客热自解，津液生而渴亦止矣。肝藏血而主筋，补血凉肝，则筋坚矣。血热则崩，凉血和血，则崩自愈矣。血热则妄行，溢出上窍为吐，为咯，为鼻衄、齿衄，凉血和血，则诸证自除。益脾补中，利小便，故亦治水肿黄疸，而兼理伤寒哕逆也。

10.《本草求原》：白茅根，和上下之阳，清脾胃伏热，生肺津以凉血，为热血妄行上下诸失血之要药。

11.《本草正义》：白茅根，寒凉而味甚甘，能清血分之热，而不伤干燥，又不黏腻，故凉血而不虑其积瘀，以主吐衄呕血。泄降火逆，其效甚捷，故又主胃火哕逆呕吐，肺热气逆喘满。且甘寒而多汁液，虽降逆而异于苦燥，则又止渴生津，而清涤肺胃肠间之伏热，能疗消谷燥渴。又能通淋闭而治溲血下血，并主妇女血热妄行，崩中淋带。又通利小水，泄热结之水肿，导瘀热之黄疸，皆甘寒通泄之实效。然其甘寒之力，清泄肺胃，尤有专长，凡齿痛龈肿，牙疳口舌诸疮，及肺热郁窒之咽痛腐烂诸证，用以佐使，功效最著，而无流弊。

74. 芦根 *Phragmites communis Trin.*

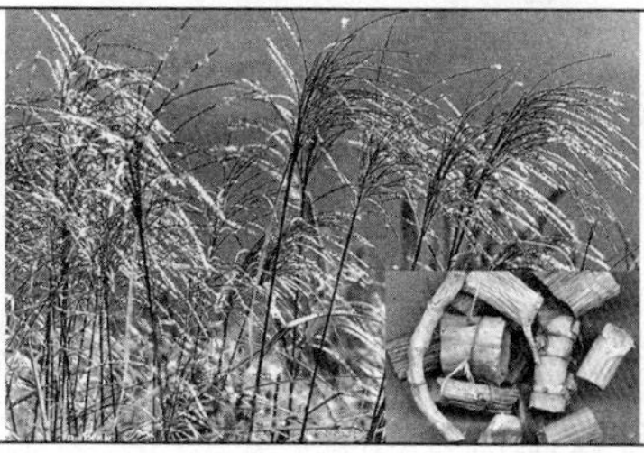

药材概述

芦根，禾本科植物芦苇的根茎。芦苇，多年生高大草本，具有匍匐状地下茎，粗壮，横走，节间中空，每节上具芽。茎高 2～5 米，节下通常具白粉。叶 2 列式排列，具叶鞘；叶鞘抱茎无毛或具细毛；叶灰绿色或蓝绿色，较宽，线状披针形，粗糙，先端渐尖。圆锥花序大形，顶生，直立，有时稍弯曲；小穗长 9～12 毫米，暗紫色或褐紫色，稀淡黄色；颖披针形，内颖比外颖长约 1 倍；第 1 花通常为雄性，脊上粗糙；第 2 外稃长 9～16 毫米，先端长渐尖；两性花具雄蕊 3，雌蕊 1，花柱 2，柱头羽状。颖果，椭圆形至长圆形，与内外稃分离。花期 9～10 月。

药材性味

【药名】芦根（鲜芦根或干芦根）

【英文名】Reed Rhizome

【别名】芦茅根、苇根、芦头、芦柴根、芦菇根、顺江龙、水蓢蕻、芦通、苇子根、芦芽根、甜梗子。

【来源】禾本科植物芦苇的根茎。

【性味】甘，寒。

【归经】归肺、胃经。

【功效】清热生津，除烦，止呕，利尿。

【主治】热病烦渴，胃热呕吐，肺热咳嗽，肺痈吐脓，热淋涩痛。

【用法用量】内服：煎汤，15～30 克（鲜品 60～120 克）；或鲜品捣汁。外用：适量，煎汤洗。

【产地】全国各地区均有分布。

采制、炮制与贮藏

【采制】本品全年均可采挖，除去芽、须根及膜状叶，鲜用或晒干。

【炮制】(1)鲜芦根：取鲜品，除去残茎、膜质状叶片、须根及杂质，洗净泥土，用时切段或捣汁。(2)芦根：取原药材，除去杂质及须根，洗净，稍润，切段，干燥。

【贮藏】置于干燥处保存，防霉防蛀。

现代研究

【性状鉴别】鲜根茎长圆柱形，有的略扁，长短不一，直径1～2厘米。表面黄白色，有光泽，外皮疏松可剥离。节呈环状，有残根及芽痕。体轻，质韧，不易折断。折断面黄白色，中空，壁厚1～2毫米，有小孔排列成环。无臭，味甘。干根茎呈压扁的长圆柱形。表面有光泽，黄白色。节处较硬，红黄色节间有纵皱纹。质轻而柔韧。无臭，味微甘。均以条粗均匀、色黄白、有光泽、无须根者为佳。

【化学成分】根茎含多量的维生素B_1、B_2、C以及蛋白质(5%)，脂肪(1%)，碳水化合物(51%)，天冬酰胺(0.1%)。又含氨基酸、脂肪酸、甾醇、生育酚、多元酚如咖啡酸和龙胆酸。还含2，5-二甲氧基-对-苯醌、对-羟基苯甲醛、丁香醛、松柏醛、香草酸、阿魏酸、对-香豆酸及二氧杂环己烷木质素。另含薏苡素、小麦黄素、β-香树脂醇、蒲公英赛醇、蒲公英寒酮、多糖、游离的脯氨酸和三甲铵乙内酯类化合物。

【提取工艺】将新鲜芦根真空干燥后粉碎，准确称取一定量的芦根粉，用19倍量的蒸馏水提取2次，提取温度为82℃，提取155分钟，过滤，合并滤液，真空浓缩。用4倍量的95%乙醇醇沉，静置过夜，4000r/min离心20分钟，抽滤，用蒸馏水复溶后脱蛋白，再次醇沉、过滤，并用乙醇、丙酮洗涤滤饼，真空干燥得芦根粗多糖。芦根粗多糖的得率为1.226%。

药理作用

1. 对骨骼肌有抑制作用：能抑制蛙神经肌肉标本的电刺激所引起的收缩反应及大鼠膈肌的氧摄取和无氧糖酵解，并能抑制肌动蛋白-三磷酸腺苷系统的反应。

2. 对离体豚鼠肠管有松弛作用：能显著抑制离体兔小肠收缩。

药用禁忌

脾胃虚寒者忌服。

药用配伍

1. 芦根用于热病烦渴。芦根甘寒，功能清热生津，除烦止渴，治热病伤津，烦躁口渴，常配生石膏、麦门冬、天花粉等药，以增强药力。

2. 鲜用药力更强，可治热盛津伤较重，证见口燥烦渴，吐白沫黏滞不快者，常配荸荠汁、梨汁、麦冬汁等。(《温病条辨》五汁饮)

3. 芦根兼透散之性，又可治温病初起表证未罢者，常配金银花、连翘、荆芥穗等药，共奏透热解毒、生津止渴之功。(《温病条辨》银翘散)

4. 小儿麻疹初期疹出不畅，可以芦根配薄荷、蝉衣，疏风清热，宣毒透疹。

5. 用于胃热呕吐。轻者单用即可，重者常配竹茹、生姜、粳米等，以增强清热降逆，和中止呕之功。(《千金要方》芦根饮子)

6. 用于肺热咳嗽，肺痈吐脓。芦根可治肺热咳嗽痰稠及肺痈咳吐脓血，治前者，常配桑白皮、黄芩、贝母等药，以清热化痰止咳；治后者，常配桔梗、鱼腥草、生苡仁、金银花等药，以清肺排脓，解毒疗痈。

7. 芦根清中兼透风热，治风热咳嗽可用，常配桑叶、菊花、桔梗等药，以疏风清热，宣肺止咳。(《温病条辨》桑菊饮)

8. 用于热淋涩痛。芦根清热利尿而通淋，治热淋，常配木通、车前子、滑石等药，以清利湿热、通淋止痛；治血淋，当配白茅根、小蓟、苎麻根等，以清热通淋，凉血止血。

9. 芦根还可用于河豚鱼中毒。单用捣汁，或配生姜、紫苏叶等，煎水饮。

药用选方

1. 消渴：芦根 15 克，麦门冬、地骨皮、茯苓各 9 克，陈皮 4.5 克。煎服。(《安徽中草药》)

2. 治百日咳，咯血：(芦根) 30 克，卷柏 6 克，木蝴蝶 6 克，牛皮冻 7.5 克。水煎服。(《湖南药物志》)

3. 治大叶性肺炎，高热烦渴，喘咳：芦根 30 克，麻黄 3 克，甘草 6 克，杏仁 9 克，石膏 15 克。水煎服。(《宁夏中草药手册》)

4. 治肺痈吐血：鲜芦根 1000 克，炖猪心肺服。(《重庆草药》)

5. 治肺痈咳嗽吐腥臭脓痰：芦根 30 克，薏米、冬瓜子各 15 克，桃仁、桔梗各 9 克。水煎服。(《宁夏中草药手册》)

6. 治骨蒸肺痿，烦躁不能食：芦根（切讫秤）、麦门冬（去心）、地骨皮各 500 克，生姜 500 克（合皮切），橘皮、茯苓各 250 克。上六味，切，以水二斗，煮取八升，绞去滓，分温五服。服别相去八九里，昼三服，夜二服，忌酢

物。(《外台》引《玄感传尸方》芦根饮)

7. 治五噎，心膈气滞，烦闷吐逆，不下食：芦根250克，锉，以水三大盏，煮取二盏，去滓，不计时，温服。(《金匮玉函方》)

8. 治伤寒后，呕哕反胃，及干呕不下食：生芦根（切）、青竹茹各一升，粳米三合，生姜150克。上四味，以水五升，煮取二升半，随便饮。(《千金要方》芦根饮子)

9. 治小儿呕吐，心烦热：生芦根50克。净洗，以水一升，煎取七合，去滓，红米一合，于汁中煮粥食之。(《食医心鉴》生芦根粥)

10. 治妊娠呕吐不食，兼吐痰水：生芦根十分，橘皮四分，生姜六分，槟榔二分。以水二升，煎取七合，空腹热服。(《经效产宝》)

11. 芦根治产后吐利，霍乱，心腹痛：芦根、人参、枇杷叶各50克。上捣筛，每服25克，水一盏半，煎八分，去滓，温服，不拘时。(《普济方》芦根饮)

12. 治胃气痛吐酸水：芦根15克，香樟根9克。煨水服，一日2次。(《贵州草药》)

13. 治麻疹不透：(1)芦根30克，柽柳9克。水煎服。(《山东中草药手册》)(2)芦根、芫荽各适量。水煎浓液擦身。(《青岛中草药手册》)

14. 治猩红热：鲜芦根、鲜白茅根各30克，白糖适量。水煎，当茶喝。(《河南中草药手册》)

15. 治咽喉肿痛：鲜芦苇根，捣绞汁，调蜜服。(《泉州本草》)

16. 治口疮：芦根200克，黄柏、升麻各150克，生地五两。上四味切，以水四升，煮取二升，去滓含，取瘥。含极冷吐却，更含之。(《外台》引《集验方》)

17. 治牙龈出血：(芦根)水煎，代茶饮。(《湖南药物志》)

18. 治风火虫牙：鲜苇根60克，柳树根60克，黄荆根、路边姜各30克，二月泡根、薅秧泡根各18克。水煎服。(《重庆草药》)

19. 治目暴肿：芦根250克，甘草（炙）50克，粟米三合，甜竹茹鸡子大。上四味，锉如麻豆。每用25克，水二盏，煎取一盏，去滓，食后温服，日三。(《圣济总录》芦根汤)

20. 治大便燥结：芦根、夏枯草、蜂蜜各15克，土大黄、皂角、银花各6克。煨水服。(《贵州草药》)

21. 治白带：芦根（干）15克，五指毛桃根30克。煎服。(《广东省惠阳地区中草药》)

22. 治河豚鱼中毒：(1)芦根120克。煎服。(《广东省惠阳地区中学药》)

（2）芦根150克，蜀葵根60克。捣烂冲水内服。(《青岛中草药手册》)

各家论述

1.《名医别录》：主消渴客热，止小便利。

2.《药性论》：能解大热，开胃。治噎哕不止。

3.《唐本草》：疗呕逆不下食、胃中热、伤寒患者弥良。

4.《本草经疏》：芦根，味甘寒而无毒。消渴者，中焦有热，则脾胃干燥，津液不生而然也，甘能益胃和中，寒能除热降火，热解胃和，则津液流通而渴止矣。客热者，邪热也，甘寒除邪热，则客热自解。肺为水之上源，脾气散精，上归于肺，始能通调水道，下输膀胱，肾为水脏而主二便，三家有热，则小便频数，甚至不能少忍，火性急速故也，肺、肾、脾三家之热解，则小便复其常道矣，火升胃热，则反胃呕逆不下食及噎哕不止；伤寒时疾，热甚则烦闷；下多亡阴，故泻利人多渴；孕妇血不足则心热，甘寒除热安胃，亦能下气，故悉主之也。

5.《日华子本草》：治寒热时疾烦闷，好孕人心热，并泻痢人渴。

6.《日用本草》：解河豚鱼毒。

7.《本草蒙筌》：解酒毒，鱼、蟹中毒。

8.《本草原始》：治干呕霍乱。

9.《玉楸药解》：清降肺胃，消荡郁烦，生津止渴，除呕下食，治噎哕懊侬。

10.《医学衷中参西录》:《千金》苇茎汤，释者谓苇用茎而不用根者，以肺原在上，取本乎天者亲上也。而愚则以为不然。苇之根居于水底，其性凉而善升，患大头瘟者，愚常用之为引经要药，是其上升之力可至脑部，而况于肺乎？且其性凉能清肺热，中空能理肺气，而又味甘多液，更善滋养肺阴则用根实胜于茎明矣。今药房所鬻者名为芦根，实即苇根也。其性颇近茅根，凡当用茅根而无鲜者，皆可以鲜芦根代之也。

11.《医林纂要》：能渗湿行水，疗肺痈。

12.《天宝本草》：清心益肾，去目雾，头晕，耳鸣，疮毒，夜梦颠倒，遗精。

13.《中国药植志》：治便秘。

14.《南京民间药草》：治喉痛。

15.《山东中药》：治浮肿。

16.《四川中药志》：治斑疹舌燥及津少。

相关故事

相传从前有一户姓田的穷人家，有一年在秋冬之交，由于孩子受了风寒，发烧烧得满面通红，昏睡不起，田家人急忙去镇上的药铺买药。外号叫“刀黑心”的药店店主慢悠悠地对其说：“要退烧，就得吃羚羊角，离了羚羊角，发烧退不了。”田某急忙问道：“那羚羊角需要多少钱？”“刀黑心”说：“退烧需要五分羚羊角，名贵药材，一分一两，五分五两银子。”田某哪里有这么多银子，便向“刀黑心”哀求能不能少要点钱。“刀黑心”把脸一沉说：“穷鬼，买不起药就别来，我还不想卖给你呢！”田某听了非常气愤，但又没有办法，无奈之下只有忍气吞声走出药店。田某刚一迈出药店店门，就碰见了一个叫花子。叫花子同情地对田某说：“退烧不一定要吃羚羊角不可，我教给你个法儿，不花一分钱，就可以退孩子的烧。”田某听了非常感激，急忙问道：“好师傅，什么法儿？”叫花子说：“你赶快到池塘边挖些芦根，用水洗净后，给孩子煎成汤药喝，烧就自然退了。”田某听了连忙到村外池塘边上挖了些鲜芦根，用水洗去根上的泥沙，切成半寸长，煎成汤给孩子灌下去。果然，三剂过后，孩子烧退病愈。从此以后，村里的人都知道芦根能解大热，是一种退烧药，谁家有发高烧的病人，便去挖些芦根，再也不去药店求那个“刀黑心”了，芦根也就成了一味不花钱能退烧的草药。

75. 橘皮 *Citrus reticulate Blanco*

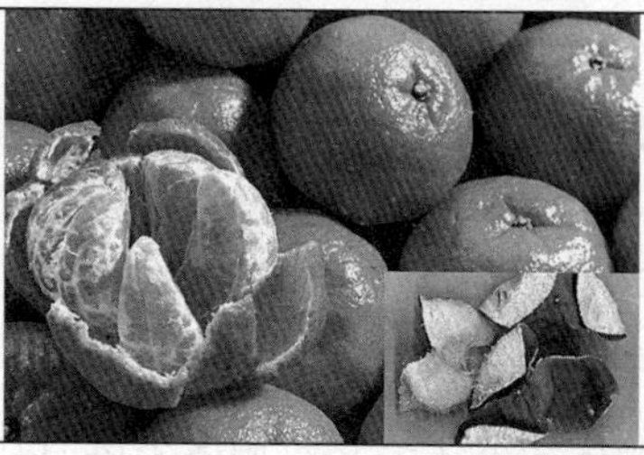

药材概述

橘皮，为芸香科植物橘及其栽培变种的成熟果皮。橘为常绿小乔木或灌木，栽培于丘陵、低山地带、江河湖泊沿岸或平原。10～12 月果实成熟时，摘下果实，剥取果皮，阴干或通风干燥。广橘皮剥取时多割成 3～4 瓣。橘皮药材分“陈皮”和“广陈皮”。

药材性味

【药名】橘皮

【英文名】Pericarpium Citri Reticulatae，Orange Peel

【别名】陈皮。

【来源】芸香科植物橘及其栽培变种的成熟果皮。

【性味】辛苦，温。

【归经】归脾、肺经。

【功效】理气，调中，燥湿，化痰。

【主治】胸腹胀满，不思饮食，呕吐哕逆，咳嗽痰多。亦解鱼蟹毒。

【用法用量】内服：适量，煮汤、泡茶饮。

【产地】分布于长江以南，主产于浙江、福建、广东、江西、四川、湖南等地。

采制、炮制与贮藏

【采制】秋末冬初果实成熟时采收果皮。晒干或低温干燥，生用。

【炮制】刷去泥土，拣净杂质，喷淋清水，闷润后切丝或切片，晾干。

【贮藏】置于通风干燥处，防潮，防蛀。

现代研究

【性状鉴别】多剖成 3～4 瓣片，基部相连，或为不规则的碎片，厚约 1

毫米。外表面成黄色或红棕色，有细皱纹及圆形小凹点，内表面黄白色，粗糙，呈海绵状，极易观察到圆大而紧密的凹点，基部残留有经络。质柔软，不易折断。

【化学成分】陈皮含挥发油 1.9% ~ 3.5%。其中主要为柠檬烯，尚有 α-侧柏烯、α-蒎烯、β-蒎烯、β-月桂烯、桧烯、辛醛、α-水芹烯、α-松油烯、芳樟醇、麝香草酚、香茅醛等多种成分。此外，尚含橙皮苷、新橙皮苷、柑橘素、黄酮化合物、枸橼醛、β-谷甾醇、对羟福林等。

【提取工艺】取鲜橘皮切成小块，将橘皮水洗后在 95℃水浴中加热 10 分钟，使果胶酶失活，然后将橘皮漂洗至沥液呈白色，可除去可溶性糖、有机酸、色素及苦味物质，挤干水分，50℃干燥至恒重。将干燥后的柑橘皮粉碎，准确称取一定量的橘皮粉末，加入 25 倍量的水，用盐酸调至 pH=1.5，于 90℃回流提取 1 小时，4000r/min 离心 5 分钟，取上清液浓缩至有少量固形物出现，冷却至室温。向浓缩液中加入 95% 乙醇，静置 4 ~ 8 小时，过滤得果胶沉淀，40 ~ 60℃干燥。柑橘皮果胶的得率为 36%。

药理作用

1. 祛痰、平喘：陈皮所含挥发油有刺激性祛痰作用，主要成分为柠檬烯。

2. 对心血管系统的作用：陈皮煎剂、橙皮苷对蛙心有兴奋作用。磷酰橙皮苷有降低血清胆固醇的作用，并能明显地减轻和改善其主动脉粥样硬化病变。

3. 对消化系统的作用：陈皮煎剂对小鼠和兔离体小肠运动有抑制作用，静脉注射亦可以抑制麻醉犬胃肠、麻醉兔小肠及不麻醉兔的胃运动。

4. 抗病原微生物作用：陈皮与小叶榕合剂在体外对绿脓杆菌、金黄色葡萄球菌、福氏痢疾杆菌、变形杆菌亦有抗菌作用。

5. 抗炎、抗过敏：橙皮苷有维生素 P 样作用，能降低毛细血管通透性，防止微血管出血；可以拮抗组胺、溶血卵磷脂引起的血管通透性增加。

6. 其他作用：煎剂对小鼠离体子宫有抑制作用，高浓度则使之呈完全松弛状态。陈皮中的右旋柠檬酸对蚊子有显著的触杀和熏杀作用。

药用禁忌

气虚及阴虚燥咳患者不宜。吐血证慎服。

临床应用

1. 用于胸腹胀满等症：橘皮辛散通温，气味芳香，长于理气，能入脾肺，故既能行散肺气壅遏，又能行气宽中，用于肺气拥滞、胸膈痞满及脾胃气滞、脘腹胀满等症。常与木香、枳壳等配伍应用。

2. 用于湿阻中焦、脘腹痞胀、便溏泄泻，以及痰多咳嗽等症：橘皮苦温燥湿而能健脾行气，故常用于湿阻中焦、脘腹胀闷、便溏苔腻等症，可配伍苍术、厚朴同用。又善于燥湿化痰，为治湿痰壅肺、痰多咳嗽的常用要药，每与半夏、茯苓同用。

3. 用于脾虚饮食减少、消化不良，以及恶心呕吐等症：该品燥湿而能健脾开胃，适用于脾胃虚弱、饮食减少、消化不良、大便泄泻等症，常与人参、白术、茯苓等配合应用。因其既能健脾，又能理气，故往往用作补气药之佐使，可使补而不滞，有防止壅遏作胀作用。

4. 用于呕吐：橘皮又能和中，可治胃失和降、恶心呕吐，若胃寒呕吐，可与生姜同用；胃热呕吐，又可配伍竹茹、黄连等药同用。

5. 治疗急性乳腺炎：取陈皮 1 两，甘草 2 钱，每日 1 剂，煎服 2 次；严重者可每日 2 剂，煎服 4 次。据临床观察，发病在 1 ～ 2 天内治疗者，大都获得良好效果，治愈率在 70% 以上。一般 2 ～ 3 天即愈。已化脓者无效。

6. 参芪益肺丸：陈皮、黄芪（蜜炙）、党参、白芍、山药、茯苓、五味子（蒸）、法半夏、白术、鸡内金（炒）、北沙参、麦冬、白及、木香、香附、豆蔻、百部、肉桂、炙甘草、炮姜。有健脾益肺、化痰止咳之功效。适用于肺痨属肺脾同病、痰湿稽留者，症见有短气声低、咳痰清稀、食少纳呆、腹胀便溏、面色晄白、疲乏胸闷、体质消瘦、畏寒自汗等的辅助治疗。

药用选方

1. 治脾胃不调，冷气暴折，客乘于中，寒则气收聚，聚则壅遏不通，是以胀满，其脉弦迟：黄橘皮四两，白术二两。上为细末，酒糊和丸如桐了大，煎木香汤下三十丸，食前。（《鸡蜂普济方》宽中丸）

2. 治胸痹，胸中气塞短气：橘皮一斤，枳实三两，生姜半斤。上三味，以水五升，煮取二升，分温再服。（橘皮枳实生姜汤）

3. 治干呕哕，手足厥者：橘皮四两，生姜半斤。上二味，以水七升，煮取三升，温服一升。（橘皮汤）

4. 治哕逆：橘皮二升，竹茹二升，大枣三十枚，生姜半斤，甘草五两，人参一两。上六味，以水一斗，煮取三升，温服一升，日三服。（橘皮竹茹汤）

5. 治反胃吐食：真橘皮，以壁土炒香为末，每服二钱，生姜三片，枣肉一枚，水二钟，煎一钟，温服。（《仁斋直指方》）

6. 治痰膈气胀：陈皮三钱。水煎热服。（《简便单方》）

7. 治大便秘结：陈皮（不去白，酒浸）煮至软，焙干为末，复以温酒调服

二钱。(《普济方》)

8. 治卒食噎：橘皮一两（汤浸去瓤）。焙为末，以水一大盏，煎取半盏，热服。(《食医心镜》)

9. 治疳瘦：陈橘皮一两，黄连一两五钱（去须，米泔浸一日）。上为细末，研入麝香五分，用猪胆七个，分药入在胆内，浆水煮，候临熟，以针微扎破，以熟为度，取出以粟米粥和丸绿豆大，每服十丸至二三十丸，米饮下，量儿大小与之，无时。久服消食和气，长肌肉。(《小儿药证直诀》橘连丸）

10. 治产后吹奶：陈皮一两，甘草一钱。水煎服，即散。(《本草纲目》)

11. 治鱼骨鲠在喉中：常含橘皮即下。(《圣惠方》)

食疗选方

1. 橘皮粥：在熬大米粥时，在粥烧滚前，放入几小块干净的橘子皮，等粥煮熟后，不仅芳香可口而且开胃，对胸腹胀满或咳嗽痰多的人，能够起到饮食治疗的作用。

2. 橘皮汤：在做肉汤或排骨汤时，放几块橘子皮，不仅汤味鲜美，而且有一股淡淡的橘子味，会使人吃起来没有油腻的感觉。

3. 橘皮茶：把清洗干净的橘子皮切成丝、丁或块，可以单独用开水冲泡，也可以和茶叶一起泡饮，不仅味道清香，而且有开胃、通气、提神的功效。

4. 橘皮酒：把洗净晒干的橘子皮（适量）浸泡在白酒中，大约 20 天之后就可以饮用。橘子酒有清肺化痰的功效。如果浸泡时间稍长，酒味更佳。

5. 橘皮菜：吃过橘子后，把新鲜的橘皮收集起来，清洗干净，在清水中泡 1 天，然后切成细丝，再用白糖腌 20 天，就成了非常可口的下酒菜。不仅吃起来甜香爽口，而且还有解酒的作用。

6. 橘皮酱：将橘皮洗净切碎，按 1 ∶ 1 的比例加入白糖，放入锅内煮烂，再用筷子搅拌成糊状，如有条件再加入少量果胶或琼脂，冷却后即为橘皮酱。可以佐食面包、馒头等。

7. 橘皮生姜：橘皮 10 克，生姜适量，共泡茶饮服，可用于脘胀、恶心、呕逆。

8. 橘皮梨子饮：用秋梨 1 只，加橘皮、冰糖少许，同熬成的橘皮梨子饮可润肺止咳，尤适宜秋季肺燥咳嗽者食用。

各家论述

1.《医学启源》：橘皮能益气，加青皮减半，去滞气，推陈致新。若补脾胃，不去白，若理胸中滞气，去包。《主治秘要》云，苦辛益气，利肺，有甘草则补肺，无则泻肺。

2.《日用本草》：橘皮，能散能泻，能温能补，能消膈气，化痰涎，和脾止嗽，通五淋。中酒呕吐恶心，煎饮之效。

3.《本草纲目》：橘皮，苦能泻能燥，辛能散，温能和。其治百病，总是取其理气燥湿之功，同补药则补，同泻药则泻，同升药则升，同降药则降。脾乃元气之母，肺乃摄气之籥，故橘皮为二经气分之药，但随所配而补泻升降也。洁古张氏云，陈皮、枳壳，利其气而痰自下，盖此义也。同杏仁治大肠气闷，同桃仁治大肠血閟，皆取其通滞也。按方勺《泊宅编》云，橘皮宽膈降气、消痰饮极有殊功。他药贵新，惟此贵陈。

4.《本草经疏》：橘皮，主胸中瘕热逆气，气冲胸中呕咳者，以肺主气，气常则顺，气变则逆，逆则热聚于胸中而成瘕，瘕者假也，如痞满郁闷之类也，辛能散，苦能泄，温能通行，则逆气下，呕咳止，胸中瘕热消矣。脾为运动磨物主脏，气滞则不能消化水谷，为吐逆、霍乱、泄泻等证，苦温能燥脾家之湿，使滞气运行，诸证自瘳矣。肺为水之上源，源竭则下流不利，热结膀胱，肺得所养而津液贯输，气化运动，故膀胱留热，停水、五淋皆通也。去臭及寸白者，辛能散邪，苦能杀虫也。

5.《木草正》：陈皮，气实痰滞必用。留白者微甘而性缓，去白者用辛而性速。

6.《本草汇言》：顾朽匏曰，橘皮总属理气之珍，若霍乱呕吐，气之逆也；泄泻下利，气之寒也；关格中满，气之闭也；食积痰涎，气之滞也；风寒暑湿，气之搏也；七情之部，气之结也；橘皮统能治之。其去白开痰，留白和脾。盖味辛善散，故能开气；味苦善泄，故能行痰；其气温平，善于通达，故能止呕、止咳，健胃和脾者也。东垣曰，夫人以脾胃为主，而治病以调气为先，如欲调气健脾者，橘皮之功居其首焉。然君白术则益脾，单则利脾，佐甘草则和气，否则损气。同竹茹、芩、连治呃逆，因热也；同干姜、桂、附治呃逆，因寒也。补中用之以益气，二陈用之以除痰，干葛用之以清胃解酲，平胃用之以消食去湿。

7.《本草崇原》：按上古诸方，止曰橘皮个用不切，并无去白之说，李东垣不参经义，不体物性，承雷敩炮制，谓留白则理脾健胃，去白则消痰止嗽。后人习以为法，每用橘红治虚劳咳嗽。……若去其白，其味但辛，止行皮毛，风寒咳嗽，似乎相宜，虚劳不足，益辛散矣。

8.《本草经百种录》：橘柚通体皆香，而皮辛肉酸，乃肝胆通气之药也。故凡肝气不舒，克贼脾土之痴，皆能已之。

9.《医林纂要》：橘皮，上则泻肺邪，降逆气；中则燥脾湿，和中气；下则舒肝木，润肾命。主于顺气、消痰、去郁。

10.《本草求真》：橘皮，利气，虽有类于青皮，但此气味辛温，则入脾、肺而宣壅，不如青皮考入肝疏泄，而无入脾燥湿，入肺理气之故也。治火痰童便制，寒痰姜汁制，治下焦盐水制。

相关故事

《泊宅编》记载：橘皮宽膈降气、消痰逐冷，有特殊功效。其他药物多以新鲜为珍贵，唯有橘皮以陈年者为货。橘皮品种又以洞庭一带所产为最佳。作者的舅舅莫强中做江西半城县令时，突然得了消化系统的病症，凡食毕，便立即感到胸闷，十分难受，用方百余帖，病情依旧。偶得一同族的偏方，称合橘红汤，煎来早晚饮服，数帖之后，吃饭有了味道。一日莫强中坐堂视事，操笔批阅文件，顿觉有一物坠入腹中，感觉十分明显。莫强中大惊，汗如雨下，小吏扶其归后宅休养。须臾间，腹疼便急，解下数块坚硬如铁弹丸的东西，腥臭不可闻。从此，莫强中胸部渐渐宽舒。原来他解下的是脾胃冷积之物。询问作者是何药起了作用，作者说："……阿舅，你病有十年多了，药饵吃下百余帖；论品类也有数百种，而治疗胸闷之症，橘皮有特效，那是今古籍中记载过的。"

古方之一是二贤散，力川橘红（陈皮）四两，炙甘草一两，一君一臣，煎制而成。另有一方是将一斤橘子去瓤，盐、甘草各四两，加水五碗，用慢火煮干，焙烤保存，捣碎为末服用。以上两方剂宽膈、降气、消痰，功效显著，比医家用半夏、南星、枳实、茯苓的效果还要好得多。

76. 薄荷 *Mentha haplocalyx Briq.*

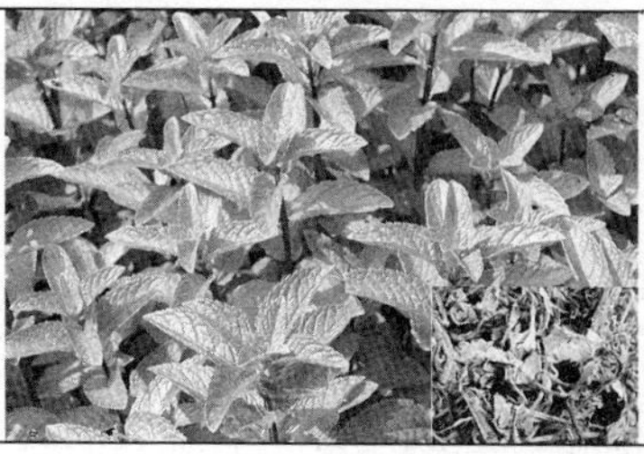

药材概述

薄荷，土名叫“银丹草”，为唇形科植物薄荷的地上部分。多年生草本，全株青气芳香。茎直立，下部数节具纤细的须根及水平匍匐根状茎，锐四菱形，具四槽，上部被倒向微柔毛，下部仅沿菱上被柔毛，多分枝。叶对生，叶片长圆状披针形，先端锐尖，侧脉约 5 ~ 6 对。轮伞花序腋生，轮廓球形，花冠淡紫色。花小淡紫色，唇形，花后结暗紫棕色的小粒果。花期 6 ~ 9 月，果期 10 月。薄荷用途广泛，可作食品添加剂、烟草矫味剂、日化加香杀菌剂及医药领域。

药材性味

【药名】薄荷

【英文名】Herba Menthae，Peppermint

【别名】苏薄荷、鱼香草、蕃荷菜、野薄荷、夜息香、南薄荷、水薄荷、鱼香菜、狗肉香、水益母、接骨草、土薄荷、人丹草、野仁丹草、五香等。

【来源】唇形科植物薄荷的地上部分。

【性味】辛，凉。

【归经】归肺、肝经。

【功效】疏风，散热，辟秽，解毒。

【主治】外感风热，头痛，目赤，咽喉肿痛，食滞气胀，口疮，牙痛，疮疥，瘾疹。

【用法用量】内服：煎汤（不宜久煎），4 ~ 10 克；或入丸、散。

【产地】中国大部分地方，如云南、江苏、浙江、江西等都有出产。

采制、炮制与贮藏

【采制】7 ~ 8 月割取地上部分（刀头），供提取挥发油用；10 ~ 11 月割取的供药用（二刀）。采收前 1 ~ 2 天及采收时宜选晴天，割后晒至半干，捆把，堆放 1～2 天，再摊开晒干。

【炮制】除去老茎和杂质，略喷清水，稍润，切短段，及时低温干燥。

【贮藏】置于通风干燥处。

现代研究

【化学成分】薄荷鲜叶含渍 1%～1.46%，油中主成分为左旋薄荷醇（62.3%～87.2%），还含左旋薄荷酮、异薄荷酮、乙酸薄荷酯、苯甲酸甲酯、α－及β－蒎烯、β－侧柏烯、3－戊醇等。又含黄酮类成分：异瑞福灵、木犀草素－7－葡萄糖苷、薄荷异黄酮苷；有机酸成分：迷迭香酸、咖啡酸；氯基酸成分：天冬氨酸、谷氨酸、丝氨酸、天冬酰胺、缬氨酸、亮氨酸、异亮氨酸、苯丙氨酸、蛋氨酸和赖氨酸。最近报道，从叶中分阶段得具抗炎作用的以二羟基－1，2－二氢萘二羟酸为母核的多种成分。

【提取工艺】准确称取一定量的薄荷粉，加入萃取釜中。萃取釜温度为 50℃，压力 9MPa，CO_2 流量约为 25L/h，萃取 1.5 小时，收集产物。薄荷油的得率为 2.43%，薄荷醇的得率为 1.77%。

药理作用

1. 抗病毒作用：薄荷水煎剂 1 ∶ 20 浓度，对病毒 ECHO11 株有抑制作用。

2. 镇痛、止痒作用：薄荷脑主要作外用止痒、微弱的局麻及对抗刺激剂。

3. 抗刺激、止咳作用：薄荷脑的抗刺激作用导致气管产生新的分泌，而使稠厚的黏液易于排出，故有祛痰作用。

4. 杀菌作用：薄荷脑有很强的杀菌作用，d－薄荷脑比 l－薄荷脑的抑菌作用强。

5. 抗着床、抗早孕作用：薄荷油对小白鼠具有一定的抗着床与抗早孕作用。

6. 利胆作用：薄荷挥发油中主要成分薄荷醇具有很强的利胆作用。

药用禁忌

该品芳香辛散，发汗耗气，故体虚多汗者，不宜使用。阴虚血燥，肝阳偏亢，表虚汗多者忌服。过量服用会导致呼吸麻痹而死亡。睡前服用，难入睡。除非特定目的，薄荷不适合作为泡澡使用，但极适合用于洗发与洗手（需与其他精油搭配），同时应避开眼睛附近及身体黏膜组织附近。

药用配伍

1. 用于风热感冒，温病初起。常配银花、连翘、牛蒡子、荆芥等同用，如银翘散。

2. 用于头痛目赤，咽喉肿痛。多配合桑叶、菊花、蔓荆子等同用；用治风热壅盛，咽喉肿痛，常配桔梗、生甘草、僵蚕、荆芥、防风等同用。

3. 用于麻疹不透，风疹瘙痒。用治风热束表，麻疹不透，常配蝉蜕、荆芥、牛蒡子、紫草等，如透疹汤；治疗风疹瘙痒，可与苦参、白鲜皮、防风等同用，取其祛风透疹止痒之效。

4. 用于肝郁气滞，胸闷胁痛。该品兼入肝经，能疏肝解郁，常配合柴胡、白芍、当归等疏肝理气调经之品，治疗肝郁气滞，胸胁胀痛，月经不调，如逍遥散。

5. 治夏令感受暑湿秽浊之气，所致痧胀腹痛吐泻等症，常配藿香、佩兰、白扁豆等同用。

临床应用

1. 清上化痰，利咽膈，治风热：薄荷末炼蜜丸，如芡子大，每噙一丸。白砂糖和之亦可。(《简便单方》)

2. 治眼弦赤烂：薄荷，以生姜汁浸一宿，晒干为末，每用5克，沸汤泡洗。(《明目经验方》)

3. 治风气瘙痒：大薄荷、蝉蜕等份为末，每温酒调服5克。(《永类钤方》)

4. 治血痢：薄荷叶煎汤单服。(《普济方》)

5. 治衄血不止：薄荷汁滴之。或以干者水煮，绵裹塞鼻。(《本事方》)

6. 治蜂虿螫伤：薄荷按贴之。(孟诜《必效方》)

7. 治火寄生疮如炙，火毒气入内，两股生疮，汁水淋漓者：薄荷煎汁频涂。(《医说》)

8. 治耳痛：鲜薄荷绞汁滴入。(《闽东本草》)

药用选方

1. 清上化痰，利咽膈，治风热：薄荷末炼蜜丸，如芡子大，每噙一丸。白沙糖和之亦可。(《简便单方》)

2. 治眼弦赤烂：薄荷，以生姜汁浸一宿，晒干为末，每用5克，沸汤泡洗。(《明目经验方》)

3. 治瘰疬结成颗块，疼痛，穿溃，脓水不绝，不计远近：薄荷一束如碗大(阴干)，皂荚十挺(长一尺二寸不蛀者，去黑皮，涂醋，炙令焦黄)。捣碎，以酒一斛，浸经三宿，取出曝干，更浸三宿，如此取酒尽为度，焙干，捣罗为散，以烧饭和丸，如梧桐子大。每于食前，以黄芪汤下二十丸，小儿减半服之。(《圣惠方》薄荷丸)

4. 治风气瘙痒：大薄荷、蝉蜕等份为末，每温酒调服一钱。(《永类钤方》)

5. 治血痢：薄荷叶煎汤单服。(《普济方》)

6. 治衄血不止：薄荷汁滴之。或以干者水煮，绵裹塞鼻。(《本事方》)

7. 治蜂虿螫伤：薄荷按贴之。(孟诜《必效方》)

8. 治火寄生疮如灸，火毒气入内，两股生疮，汁水淋漓者：薄荷煎汁频涂。(《医说》)

9. 治耳痛：鲜薄荷绞汁滴入。(《闽东本草》)

10. 治干湿疥疮，皆以湿热而生，通身奇痒不休：薄荷 50 克，百部 50 克，克地肤子 50 克，每日煎水洗一二次。(《吉人集验方》)

11. 治皮肤隐疹不透，瘙痒：薄荷叶 10 克，荆芥 10 克，防风 10 克，蝉蜕 6 克，水煎服。(《四川中药志》1980)

12. 治发背初觉小，后五七日赤热肿高：乳香 50 克，青薄荷 200 克，上两味和研匀，厚罨患处。上以青生绢剪靥盖之，觉干，再以新水润之。常令湿润，三五度其热毒自然消失。(《鬼遗方》乳香膏)

食疗选方

1. 薄荷粥：鲜薄荷 30 克或干品 15 克，清水 1 升，用中火煎成约 0.5 升，冷却后捞出薄荷留汁。用 150 克梗米煮粥，待粥将成时，加入薄荷汤及少许冰糖，煮沸即可。功效：清新怡神，疏风散热，增进食欲，帮助消化。

2. 薄荷豆腐：豆腐 2 块，鲜薄荷 50 克，鲜葱 3 条，加 2 碗水煎，煎至水减半，即趁热食用。功效：可治疗伤风鼻塞、打喷嚏、流鼻涕等症。

3. 薄荷鸡丝：鸡胸脯肉 150 克，切成细丝，加蛋清、淀粉、精盐拌匀待用。薄荷梗 150 克洗净，切成同样的段。锅中油烧至五成热，将拌好的鸡丝倒入过下油。另起锅，加底油，下葱姜末，加料酒、薄荷梗、鸡丝、盐、味精略炒，淋上花椒油即可。功效：消火解暑。

4. 薄荷糕：取糯米、绿豆各 500 克，薄荷 15 克，白糖 25 克，桂花少许。先将绿豆煮至烂熟，再加入白糖、桂花和切碎的薄荷叶做成馅备用。把糯米焖熟，放入盒内晾凉，然后用糯米饭包豆沙馅，用木槌压扁即成。功效：清凉，疏风散热，清咽利喉。

5. 鲜薄荷鲫鱼汤：活鲫鱼 1 条，剖洗干净，用水煮熟，加葱白 1 根，生姜 1 片，鲜薄荷 20 克，水沸即可放调味品和油盐，汤肉一起吃。每天吃 1 次，连吃 3～5 日。功效：可治小儿久咳。

6. 薄荷汤：将薄荷叶清洗干净，切碎，用开水烫一下，放少许盐，香油。功效：解毒败火。

7. 薄荷凉茶：新鲜薄荷叶少许，清洗干净，沸水冲泡，放入适量白砂糖，自然冷却。日饮 3～5 杯，饮用后通体舒坦，精力倍增。

8. 薄荷冰：用锅将 4 碗清水煮开，加入薄荷煮 5 分钟，放凉。将薄荷水放入冰箱冻成冰粒，咽喉痛或口干时取冰粒放于口中咀嚼，可收清凉利咽之效。

9. 薄荷酒：取薄荷油 10 克，米酒、黄酒各 50 毫升，将薄荷油与米酒、黄酒兑在一起，早晚空腹饮用。

10. 薄荷银花茶：薄荷 10 克，金银花 15 克。沸水浸泡，代茶饮。本方用于感冒风热，发热恶风，头昏，咽喉痛。

11. 薄荷菊花茶：薄荷 6 克，菊花 10 克，茶叶 3 克。沸水浸泡，代茶饮。本方用于感冒风热，头目不清，头昏。

各家论述

1.《本草纲目》：薄荷，辛能发散，凉能清利，专于消风散热。故头痛、头风、眼目、咽喉、口齿诸病、小儿惊热及瘰疬、疮疥为要药。

2.《本草经疏》：薄荷，辛多于苦而无毒。辛合肺，肺合皮毛，苦合心而从火化，主血脉，主热，皆阳脏也。贼风伤寒，其邪在表，故发汗则解。风药性升，又兼辛温，故能散邪辟恶。辛香通窍，故治腹胀满、霍乱。《食疗》引为能去心家热，故为小儿惊风、风热家引经要药。辛香走散，以通关节，故逐贼风、发汗者，风从汗解也。本非脾胃家药，安能主宿食不消？上升之性，亦难主下气；劳乏属虚，非散可解，三疗俱非，明者当子别之。又：病人新瘥勿服，以其发汗虚表气也。咳嗽若因肺虚寒客之而无热症者勿服，以其当补而愈。阴虚人发热勿服，以出汗则愈竭其津液也。脚气类伤寒勿服，以其病主下而属脾故也。血虚头痛，非同诸补血药不可用。小儿身热由于伤食者不可用，小儿身热因于疳积者不可用。小儿痘疮诊得气虚者，虽身热初起，亦不可用。

3.《药品化义》：薄荷，味辛能散，性凉而清，通利六阳之会首，祛除诸热之风邪。取其性锐而轻清，善行头面，用治失音，疗口齿，清咽喉。同川芎达巅顶，以导壅滞之热。取其气香而利窍，善走肌表，用消浮肿，散肌热，除背痛，引表药入营卫以疏结滞之气。

4.《本草新编》：薄荷，不特善解风邪？尤善解忧郁，用香附以解郁，不若用薄荷解郁之更神。薄荷入肝胆之经，善解半表半里之邪，较柴胡更为轻清。

5.《本草求真》：薄荷，气味辛凉，功专入肝与肺。故书载辛能发散，而于头痛、头风、发热恶寒则宜，辛能通气，而于心腹恶气、痰结则治。凉能清热，而于咽喉、口齿、眼、耳、瘾疹、疮疥、惊热，骨蒸、衄血则妙。是以古方逍遥，用此以为开郁散气之具；小儿惊痫，用此以为宣风向导之能；肠风血痢，用此以为疏气清利之法，然亦不敢多用，所用不过二三分为止，恐其有泄真元耳。

6.《本经续疏》：吐下则胀满应减，下气则宿食应行，即不减不行，亦宜以宽中理气消导顺降为治，何取于薄荷？不知薄荷之凉，大有似乎豆蔻辈，原能宽中理气，消导顾降者也。特其芳烈外发，不似豆蔻辈内藏，所以重在散发，而治内不专耳。设使恶气宿食既已内扰，仍复托根于表，则非薄荷之内解其结，外剧其根，何以使表里尽除耶。

7.《医学衷中参西录》：薄荷味辛，气清郁香窜，性平。其力能内透筋骨，外达肌表，宣通脏腑，贯串经络，服之能透发凉汗，为温病宜汗解者之要药。若少用之，亦善调和内伤，治肝气胆火郁结作痛，或肝风内动，忽然痫痉瘈疭，头疼、目疼，鼻渊、鼻塞，出疼、咽喉肿疼，肢体拘挛作疼，一切风火郁热之疾，皆能治之。痢疾初起挟有外感者，亦宜用之，散外感之邪即以清肠中之热，则其痢易愈。又善消毒菌，逐除恶气，一切霍乱痧证，亦为要药。为其味辛而凉，又善表瘾疹，愈皮肤瘙痒，为儿科常用之品。温病发汗用薄荷，犹伤寒发汗用麻黄也，按薄荷古原名苛，以之作蔬，不以之作药。《本经》《别录》皆未载之，至唐时始列于药品，是以《伤寒论》诸方未有用薄荷者。然细审《伤寒论》之方，确有方中当用薄荷，因当时犹未列入药品，即当用薄荷之方，不得不转用他药者。试取《伤寒》之方论之，如麻杏甘石汤中之麻黄，宜用薄荷代之。盖麻杏甘石汤，原治汗出而喘无大热，既云无大热，其仍有热可知，有热而犹用麻黄者，取其泻肺定喘也；然麻黄能泻肺定喘，薄荷亦能泻肺定喘（薄荷之辛能抑肺气之盛，又善搜肺风），用麻黄以热治热，何如用薄荷以凉治热乎？又如凡有葛根诸汤中之葛根，亦可以薄荷代之；盖葛根原所以发表阳明在经之热，葛根之凉不如薄荷，而其发表之力又远不如薄荷，则用葛根又何如薄荷乎？斯非背古训也，古人当药物未备之时，所制之方原有不能尽善尽美之处，无他，时势限之也。

8.《本草再新》：消目翳。

9.《本草述》：治中风，癫痫，伤燥热郁。

10.《医林纂要》：愈牙痛，已热嗽，解郁暑，止烦渴，止血痢，通小便。

相关故事

传说冥王哈迪斯（Hades）爱上了美丽的精灵曼茜（Menthe），引起了冥王的妻子佩瑟芬妮（Persephone）的嫉妒。为了使冥王忘记曼茜，佩瑟芬妮将她变成了一株不起眼的小草，长在路边任人踩踏。可是内心坚强的曼茜变成小草后，身上却拥有了一股令人舒服的清凉迷人的芬芳，越是被摧折踩踏就越浓烈。虽然变成了小草，她却被越来越多的人喜爱。人们把这种草叫薄荷（Mentha）。

罗马人与希腊人都很喜欢薄荷的味道。在节庆时，他们还会把薄荷编织成花环佩戴在身上。

埃及人则有把一包包薄荷与大茴香、小茴香充当赋税的做法。

美洲印地安人会用薄荷来治疗肺炎。

77. 薏苡仁 *Coix lacryma-jobi L.var.mayuen.（Roman.）Stapf*

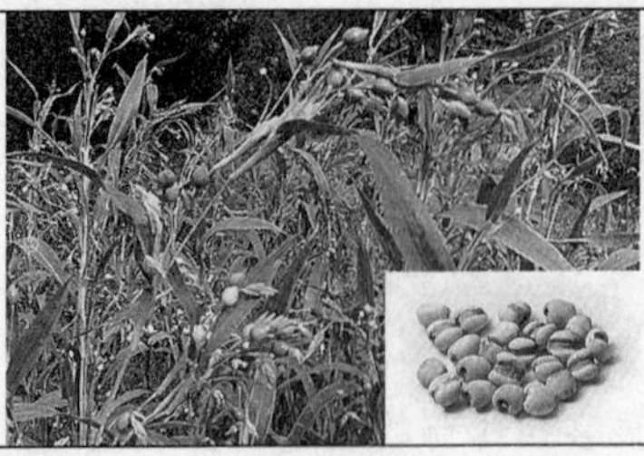

药材概述

薏苡仁是常用的利水渗湿药，又是普遍、常吃的美容食物。野生者少，主要为栽培。一年生草本，秆直立，高 1～1.5 米，约有 10 节。叶鞘光滑，上部者短于节间；叶舌质硬；叶片线状披针形。总状花序，腋生成束，长 6～10 厘米，直立或下垂，具总柄；雌小穗位于花序的下部，外包以念珠状总苞，小穗和总苞等长，能育小穗。第一颖下部膜质，上部厚纸质，先端钝，具 10 数脉；第二颖船形，被包于第一颖内，前端厚纸质，渐尖；第一小花仅具外稃，较颖略短，前端质较厚而渐尖；雄蕊 3 枚，退化，微小；雌蕊具长花柱，柱头分离，伸出总苞。果实成熟时，总苞坚硬具珐琅质，卵形或卵状球形，内包颖果；颖果，长约 5 毫米。花、果期 7～10 月。

药材性味

【药名】薏苡仁

【英文名】Semen Coicis，Coix Seed

【别名】薏仁、苡米、苡仁、土玉米、薏米、起实、薏珠子、草珠珠、回回米、米仁、六谷子。

【来源】禾本科植物薏苡的成熟种仁。

【性味】性凉，味甘、淡。

【归经】归脾、肺、肾经。

【功效】健脾渗湿，除痹止泻。

【主治】肌肉酸重，关节疼痛，水肿，脚气，白带，肺脓疡，阑尾炎。

【用法用量】煎汤，10～30 克；或入丸、散，浸酒，煮粥，作羹。

【产地】产于贵州、福建、河北、辽宁等地。

采制、炮制与贮藏

【采制】在 9～10 月大部成熟（约 85% 成熟）时，割下植株，集中立放

3～4天后脱粒，筛去茎叶杂物，晒干或烤干，用脱壳机械脱去总苞和黄褐色种皮即可。

【炮制】（1）薏仁：取原药材，除去皮壳及杂质，筛去灰屑。（2）炒薏仁：取净薏仁，置预热炒制容器内，用文火加热，炒至表面微黄色，略鼓起，具香气时，取出晾凉。（3）麸炒薏仁：取麸皮撒于热锅内，用中火加热至冒烟时，倒入净薏仁，炒至表面黄色，微鼓起，取出，筛去麸皮，晾凉。（每100千克薏仁用麸皮15千克）

【贮藏】置于通风干燥处。

现代研究

【性状鉴别】（1）薏仁：呈宽卵形或长椭圆形，种仁宽卵形或长椭圆形，长4～8毫米，宽3～6毫米。表面乳白色，光滑，偶有残存的黄褐色种皮。一端钝圆，另端较宽而微凹，有1淡棕色点状种脐。背面圆凸，腹面有1条宽而深的纵沟。质坚实，断面白色粉性。气微，味微甜。以粒大充实、色白、无皮碎者为佳。（2）炒薏仁：微鼓起，表面淡黄色，略有焦斑，气微香。（3）麸炒薏仁：微鼓起，表面黄色，略有香气。

【化学成分】种子含氨基酸（亮氨酸、赖氨酸、精氨酸、酪氨酸等）、薏苡素、薏苡酯、三萜化合物。种仁含薏仁酯、粗蛋白（13%～14%）、脂类（2%～8%）。脂类中含三酰甘油（61%～64%）、二酰甘油（6%～7%）、一酰甘油（4%）、甾醇酯（9%）、游离脂肪酸（17%～18%）。一酰甘油中有具搞肿瘤作用的 α-单油酸甘油酯，甾醇酯中有具促排卵作用的顺-、反-阿魏酰豆甾醇和顺-、反-阿魏酰菜油甾醇等。种仁还含抗补体作用的葡聚糖和酸性多糖CA-1，CA-2及降血糖作用的薏苡多糖A，B，C。种子挥发油含69种成分，其中主要的有己醛、己酸、2-乙基-3-羟基丁酸己酯、γ-壬内酯、壬酸等。

【提取工艺】将薏仁粉碎，准确称取一定量的薏仁，加入8倍量的90%乙醇，在65℃下回流提取2小时，过滤，浓缩，收集薏仁油。薏仁油的提取率为13.64%。

药理作用

1. 抗肿瘤作用：薏仁提取物，能抑制艾氏腹水癌细胞的增殖，显著延长动物的生存时间。还对子宫颈癌14及腹水型肝癌实体瘤有明显抑制作用。

2. 免疫作用：从薏仁热水提取物分得的中性多糖葡聚糖混合物及酸性多糖Ⅱa-1，2，3，Ⅱb部分均显示抗补体活性。

3. 降血糖、血压作用：薏仁油可使血糖值和血钙值降低。

4. 抑制胰蛋白酶作用：从软壳的薏苡种子麸皮中发现一种热稳定的胰蛋白酶抑制剂。

5. 诱发排卵作用：顽固性无排卵症患者服用薏仁为主药的方剂后，可显著改善下丘脑的机能。

6. 美白祛斑作用：薏仁具有治疣平痘、淡斑美白、润肤除皱等美容养颜功效，尤其是所含的蛋白质分解酵素能使皮肤角质软化，维生素 E 有抗氧化作用。

7. 其他作用：它能促进体内血液和水分的新陈代谢，有活血调经止痛、利尿、消水肿的作用。美白滋润，消斑，防止脱发，瘦脸，同时也有节食的效果。可预防癌症。

药用禁忌

脾虚无湿，大便燥结者及孕妇慎服。津液不足者慎用。

薏米性寒，不适合长期大量食用。长期大量单独食用，会导致肾阳虚，体质下降，严重会导致不孕不育。

药用选方

1. 用于脾胃虚寒性慢性浅表性胃炎：薏仁 30 克，黄芪、白术各 12 克，桂枝、干姜各 6 克，大米、白糖适量。黄芪、白术、桂枝、干姜水煎取汁，入薏仁、大米煮成粥，加白糖调味即可。每日 1 剂，分 2 次食用。具有健脾温中、和胃降逆等作用。

2. 用于脾胃虚寒性慢性浅表性胃炎胃脘疼痛、呕吐、呃逆：薏仁 20 克，白豆蔻、丁香各 10 克，生姜 6 片，粳米、食盐、味精各适量。前 4 味水煎取汁，入粳米煮成粥，加食盐、味精调味即可。每日 1 剂，分 2 次食用。具有温中散寒、理气止呕等作用。

3. 薏米粥用于治粉刺：薏米 50 克，白糖 15 克。薏米加水煮粥加白糖服食，每日 1 次。(《中华偏方》)

食疗选方

1. 薏苡粳米粥：薏米、粳米各 30 克，共煮粥，空腹食用，可治风湿脾痛、筋脉拘挛、脾虚泄泻。

2. 薏苡冰糖饮：薏米 50 克，百合 10 克，水煎汁，加冰糖服用，可治扁平疣、雀斑、痤疮。

3. 薏米羊肉汤：苡米 150 克，羊肉 250 克，加水适量煲汤，食盐、味精调味（亦可加生姜数片）。佐膳。可健脾补肾，益气补虚。治病后体弱、贫血、食欲不振等。

4. 解暑茶：将熟薏米粉5克泡500毫升温开水，做茶水饮用。功效：降暑解渴，利水消肿，清热解毒。营养头发，防止脱发，并使头发光滑柔软。

5. 瘦身汤：将鲜牛奶煮沸后加入薏米粉3～5克，搅拌一下即可。润泽肌肤，美白补湿行气活血调经止痛，排水瘦身。乌龙茶、干海带、薏米适量。共研末，沸水冲泡饮用。有减肥之功效。

6. 绿豆薏米粥：将15克大米，15克绿豆，15克薏米洗净，加水熬粥。直接食用可充饥，清热解渴，补肺、健脾胃、清热、祛风湿、消水肿。也可以加上绿豆粉一起做成豆沙，煮成绿豆薏米粥，绿豆和薏米都有利尿、改善水肿的效果。薏米本身有淡化黑斑、美白肌肤的功效，而绿豆则有解毒的作用，使体内毒素尽快排出。对于爱美的女性，薏米粥除了有美白的功效，同时还是一种低卡路里的减肥食品。

7. 百合薏米粥：将薏米50克、百合15克洗净，放入锅中，加水适量，煮至薏米热烂，加入蜂蜜调匀，出锅即成。特点：甜香，热糯，略有清香味，此粥常吃，健脾益胃，泽肤祛斑，可用于治疗妇女面部雀斑、痤疮、湿疹等症，对青春少女美容有益。百合薏米粥对痛风有直接治疗作用，并能改善其关节炎的症状，是痛风病人的理想主食。

8. 钱草苡米粥：将金钱草30克，放入砂锅加水煎煮半小时滤渣留汁，放入100克苡米，煮成粥，加适量糖即成。功效：利尿，排石，通淋。主治：肾结石，尿路结石。

9. 山药苡米粥：怀山药、薏米各30克，莲子肉15克，大枣10枚，小米50克，白糖少许。将山药切细，莲子去芯，红枣去核。淘洗干净后与小米共煮成粥，粥煮熟后加白糖调匀即成。功效：健脾益气。适用于脾胃虚弱，食少纳差，腹胀便溏，肢体无力，老年浮肿，妇女带下症。注意：大便秘结者忌食。

10. 薏米冬瓜排骨汤：薏米30克，排骨250克，冬瓜300克，香菇数朵，盐、鸡精适量，姜一片。瓦煲内盛适量的水，将薏米、排骨洗净，冬菇泡发，一起放入（如果想让汤清一些，可先将排骨飞水，去除血水后再放入，不过一般是一起放入，滚开后将汤面的浮沫撇去，这样汤味浓一点），大火烧开后，撇去浮沫，放入冬瓜、姜，盖上煲盖，水开后关小火，煲50分钟左右，加入盐和鸡精调味即可。

11. 薏米枸杞粥：薏米200克，枸杞10克，糯米50克，糖15克。先将薏米和糯米洗净后，用冷水浸3小时以上。枸杞洗净泡发。泡好的薏米和糯米放入锅内加满水，大火烧开后，放一只小的陶瓷勺子在粥内防止糊底，小火煲 1 小时左右，最后十分钟放入糖和枸杞。

12. 扁豆薏米炖鸡脚：扁豆 2 克，薏米 2 克，鸡脚 50 克，姜 1 片。鸡脚在入汤前要先“飞水”（在滚水里过一次）。将扁豆、薏米、鸡脚、姜片一起放进炖盅煲内，待煮好后加入食盐调味即可。功效：健脾去湿，舒筋活络。

13. 木瓜薏米玉竹汤：木瓜 500 克，生熟薏米 15 克，玉竹 15 克，淮山 15 克，炖肉 3块，水 10 碗。木瓜去皮切块，将材料洗净放进煲内，水滚转慢火煲 2 小时，加盐即可。功效：利水去湿去暑，滋润中气，健脾胃，润肠通便，治湿疹，益皮肤。

14. 薏米高丽参茶：薏米 15 克，高丽参 5 克，紫藤子 3 克，梓叶 2 克，沸水 400 毫升。先将高丽参、薏米略洗后沥干；锅中加入紫藤子与洗好的高丽参、薏米，分别以小火炒至微黄；壶中放入炒好的茶材，再加入梓叶，冲沸水，静置 2 分钟后即可装杯饮用。功效：清热解毒，延年益寿。

15. 薏米莲子粥：薏米 150 克，莲子 50 克，红枣五颗，冰糖 15 克，冷水 1000 毫升。薏米淘洗洁净，用冷水浸泡三个小时，捞出沥干水分。莲子去莲心，用冷水洗净；红枣洗净去核。锅内加 1000 毫升冷水，放入薏米，用旺火烧沸，然后加莲子、红枣，一起焖煮至熟透，末了加冰糖，熬至成粥状，即可食用。

美容功效

1. 薏仁油：有兴奋、解热、止血的作用，还具有消炎排脓的效用，对于癌细胞还可以抑制成长。还可用于头发和皮肤。

2. 薏仁粉面膜：薏仁粉、绿豆粉、水（或丝瓜水）、面膜纸，将它们以 1∶1 的比例混合（如各 5 克混合），然后视材料混合比例加入适当的水（如各 5 克，加入 10 毫升的水），将之均匀地搅拌。在经适当搅拌过后，建议直接将材料均匀涂抹于脸上，然后盖上面膜，敷上 15～20 分钟后用水清洗。也可以用蜂蜜、纯牛奶、酸奶调和。

3. 薏仁粉美白小秘方：白芷加牛奶和薏仁粉能有效美白肌肤、淡化色斑、改善油性。

各家论述

1.《本草正》：薏苡，味甘淡，气微凉，性微降而渗，故能去湿利水，以其志湿，故能利关节，除脚气，治痿弱拘挛湿痹，消水肿疼痛，利小便热淋，亦杀蛔虫。以其微降，故亦治咳嗽唾脓，利膈开胃。以其性凉，故能清热，止烦渴、上气。但其功力甚缓，用为佐使宜倍。

2.《药品化义》：薏米，味甘气和，清中浊品，能健脾阴，大益肠胃。主治脾虚泻，致成水肿，风湿盘缓，致成手足无力，不能屈伸。盖因湿胜则土败，土胜则气复，肿自消而力自生。取其入肺，滋养化源，用治上焦消渴，肺痈肠痈。又取其味厚沉下，培植部，用治脚气肿痛，肠红崩漏。若咳血久而食少者，假以气和力缓，倍用无不效。

3.《本草述》：薏仁，除湿而不如二术助燥，清热而不如芩、连辈损阴，益气而不如参、术辈犹滋湿热，诚为益中气要药。然其味淡，其力缓，如不合群以济，厚集以投，冀其奏的然之效也能乎哉？

4.《本草新编》：薏仁最善利水，不至损耗真阴之气，凡湿盛在下身者，最宜用之，视病之轻重，准用药之多寡，则阴阳不伤，而湿病易去。故凡遇水湿之症，用薏仁一二两为君，而佐之健脾去湿之味，未有不速于奏效者也，倘薄其气味之平和而轻用之，无益也。

5.《本经疏证》：论者谓益气、除湿、和中，健脾，薏苡与术略似，而不知毫厘之差，千里之谬也。盖以云乎气，则术温而薏苡微寒，以云乎味，则术甘辛而薏苡甘淡。且术气味俱厚，薏苡气味俱薄，为迥不相侔也。此其义盖见于《金匮要略·痉湿暍篇》，曰湿家身烦疼，当与麻黄加术汤，发其汗为家，慎勿以火攻之。曰病者一身尽疼，发热日晡所剧者，此名风湿，此病伤于汗出当风，或久伤取冷所致也，可与麻黄杏仁薏苡甘草汤。夫身烦疼者，湿而兼寒；一身尽疼者，湿而兼风。寒从阴化，风从阳化。故身烦疼者，属太阳；发热日晡所剧者，属阳明。属太阳者宜发汗，属阳明者宜清热，发汗所以泄阳邪，清热所以折阳邪，质之以用术用桂者为发汗，薏苡则为清热矣。虽然，薏苡既治风湿，又主筋急铁拘挛，不能屈伸，彼风湿相搏，骨节疼烦，不得屈伸，风湿相搏，身体疼烦，不能自转侧，独不用薏苡何耶？

相关故事

1. 相传古代有一位长了赘疣的妇女，因在给当郎中的丈夫制造苡仁酒（薏米、白酒）时常偷偷品尝，天长日久，不仅颈部的赘疣不知不觉地消失了，就连脸上的皱纹也没有了，显得十分年轻，后来苡仁酒美容的方法一直流传至今。

2. 传说古代一位富翁家的千金小姐，不知何因，皮肤没有弹性，粗糙得像海桐皮似的。经多方医治无效。年近 24 岁仍无人上门提亲，富翁心急如焚。后听说用苡仁煮粥，可除此疾，于是每日早中晚用 50 克左右苡仁煮粥，又用 100 克净苡仁米煎水给小姐当茶饮。半年后，小姐皮肤光滑如珠，细腻如玉，光彩照人！

78. 薤白 *Allium chinensis G. Don*

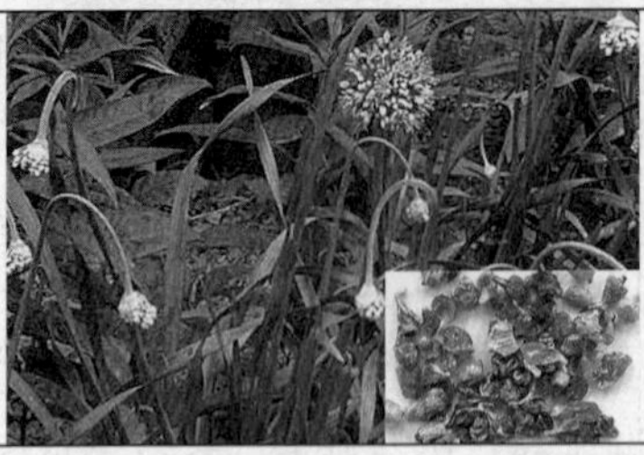

药材概述

薤白，多年生草本，高 30～60 厘米。鳞茎近球形，旁侧常有 1～3 个小鳞茎附着，外有白色膜质鳞被，后变黑色。叶互生；叶苍绿色，半圆柱状狭线形，中空，先端渐尖，基部鞘状抱茎。花茎单一，伞形花序顶生，球状，下有膜质苞片，卵形，先端长尖；花梗长 1～2 厘米，有的花序只有很少的小花，而间以许多的肉质小珠芽，甚而全变不小株芽；花被片 6，粉红色或玫瑰色；雄蕊 6，比药被长，花丝细长，下部略扩大；子房上位，球形。蒴果倒卵形，先端凹入。花期 5～6 月，果期 8～9 月。

药材性味

【药名】薤白

【英文名】Longstamen Onion Bulb

【别名】小根蒜、山蒜、苦蒜、小么蒜、小根菜、小根菜、大脑瓜儿、野蒜。

【来源】百合科植物小根蒜或薤的鳞茎。

【性味】味辛，苦；性温。

【归经】归肺、心、胃、大肠经。

【功效】通阳散结，行气导滞。

【主治】胸痹心痛彻背，胸脘痞闷，咳喘痰多，脘腹疼痛，泄痢后重，白带，疮疖痈肿。

【用法用量】内服：煎汤，5～10 克，鲜品 30～60 克；或入丸、散，亦可煮粥食。外用：适量，捣敷；或捣汁涂。

【产地】分布于除新疆、青海以外的全国各地，在新疆天山以北地区也有分布。

采制、炮制与贮藏

【采制】栽后第 2 年 5～6 月采收，将鳞茎挖起，除去叶苗和须根，洗去泥土，鲜品或略蒸一下，晒干或焙干。

【炮制】（1）薤白：拣去杂质，簸筛去须毛。（2）炒薤白：将净薤白入锅内，文火炒至外表呈现焦斑为度，取出放凉。

【贮藏】置于通风干燥处，防潮防蛀。

现代研究

【性状鉴别】干燥鳞茎，呈不规则的卵圆形，大小不一，长 1～1.5 厘米，直径 0.8～1.8 厘米，上部有茎痕；表面黄白色或淡黄棕色，半透明，有纵沟与皱纹，或有数层膜质鳞片包被，揉之易脱。质坚硬，角质，不易破碎，断面黄白色。有蒜臭，味微辣。以个大、质坚、饱满、黄白色、半透明、不带花茎者为佳。

【化学成分】鳞茎含薤白苷 A，D，E，F，异菝葜皂苷元-3-O-β-D-吡喃葡萄糖基（1→2）-β-D-吡喃乳糖苷，胡萝卜苷，腺苷，β-谷甾醇，21-甲基二十三（烷）酸，琥珀酸，前列腺素 A_1 及 B_1。又含具特异臭气的挥发油，内有 19 种含硫化合物，主要有二甲基三硫化物，甲基丙基三硫化物，甲基丙基二硫化物，丙基异丙基二硫化物，甲基烯丙基三硫化物等；还有 2 种酸：棕榈酸及十八碳-9，12-二烯酸。

【提取工艺】将薤白粉碎，准确称取一定量的薤白粉，加入 12 倍量的蒸馏水，于 90℃下回流提取 1.5 小时，过滤，浓缩，加水复溶，脱蛋白质，浓缩得多糖。薤白多糖的提取率为 13.93%。

药理作用

1. 抑菌：薤白水煎剂对痢疾杆菌、金黄色葡萄球菌有抑制。

2. 对心血管系统的作用：PGA1 具有降压利尿和抗癌作用。PGB1 具有血管收缩作用。

药用禁忌

气虚者慎用。

临床应用

1. 薤白汤治霍乱，干呕不止：薤白（切细）1 握，生姜（切细）15 克，陈皮（去白）9 克。上用水 2 大盏，煎至七分，去渣，分 2 次温服。方中薤白温中通阳，下气散结，为君药。（《奇效良方》）

2. 薤白粥治反胃，无问久新冷热皆治：薤白 2 茎，鸡子（去黄）3 个，人参（切细，以水1大升，煎取3合），白粟米10克。上3味（薤白、鸡子黄、白粟米）同煮煎，搅匀，与温热人参汤相和调，不拘早晚，顿服，如思食，即与粟米粥饮，渐渐加粳米和之。方中薤白温中通阳，下气散结，为君药。（《奇效良方》）

3. 治鼻渊：薤白、木瓜华各9克，猪鼻管120克，水煎服。方中薤白下气散结，为臣药。（《陆川本草》）

4. 胸痹证。本品辛散苦降、温通滑利，善散阴寒之凝滞，通胸阳之闭结，为治胸痹之要药。治寒痰阻滞、胸阳不振所致胸痹证，常与瓜蒌、半夏、枳实等配伍；若治痰瘀胸痹，则可与丹参、川芎、瓜蒌皮等同用。

5. 脘腹痞满胀痛，泻痢里急后重。治胃寒气滞之脘腹痞满胀痛，可与高良姜、砂仁、木香等同用；若治胃肠气滞，泻痢里急后重，可单用本品或与木香、枳实配伍。

药用选方

1. 治胸痹之病，喘息咳唾，胸背痛，短气，寸口脉沉而迟，关上小紧数：栝楼实一枚（捣），薤白半斤，白酒七升。上三味，同煮，取二升。分温再服。（栝楼薤白白酒汤）

2. 治胸痹，不得卧，心痛彻背者：栝楼实一枚（捣），薤白三两，半夏半升，白酒一斗。上四味，同煮，取四升。温服一升，日三服。（栝楼薤白半夏汤）

3. 治胸痹，心中痞气，气结在胸，胸满，胁下逆抢心：枳实四枚，厚朴四两，薤白半斤，桂枝一两，栝楼实一枚（捣）。上五味，以水五升，先煮枳实、厚朴取二升，去滓，纳诸药，煮数沸。分温三服。（枳实薤白桂枝汤）

4. 治赤痢：薤、黄柏。煮服之。（《本草拾遗》）

5. 治赤白痢下：薤白一握。切，煮作粥食之。（《食医心镜》）

6. 治奔豚气痛：薤白捣汁饮之。（《肘后之》）

7. 治霍乱干呕不息：薤白一虎口。以水三升煮，取半，顿服，不过三作。（《独行方》）

8. 治灸疮肿痛：薤白（切）一升，猪脂一升（细切）。以苦酒浸经宿，微火煎三上三下，去滓，敷上。（《梅师集验方》）

9. 治手足疮：生薤一把。以热醋投入，封疮上。（《千金方》）

10. 治咽喉肿痛：薤根，醋捣，敷肿处，冷即易之。（《圣惠方》）

11. 治鼻渊：薤白三钱，木瓜花三钱，猪鼻管四两。水煎服。（《陆川本草》）

12. 治食诸鱼骨鲠：小嚼薤白令柔，以绳系中，持绳端，吞薤到鲠处，引之。（《补缺肘后方》）

13. 治妊娠胎动，腹内冷痛：薤白一升。当归四两。水五升，煮二升，分二服。(《古今录验方》)

14. 治赤白痢疾：薤头 60 克，糯米 60 克，煮稀饭食。

15. 治小儿疳痢（包括慢性肠炎）：鲜薤头洗净，捣烂如泥，用米粉和蜜糖适量拌和做饼，烤熟食之。

食疗选方

1. 薤白粥：薤白 10～15 克（鲜者 30～45 克），与粳米 100 克共煮粥。煮熟后油盐调味食用。有宽胸行气止痛作用，适用于冠心病之胸闷不舒或心绞痛，老年人慢性肠炎、菌痢。

2. 薤白煎鸡蛋：薤白 100 克，鸡蛋 3 枚。将薤白洗净切细，鸡蛋磕入碗内放盐，用竹筷抽打起泡。把平底锅烧热，放入猪油，油热后倒入鸡蛋液，撒上薤白细末，在火上煎 5 分钟，将一面煎成焦黄即成。此菜辛香开胃，宽胸除痹，可用治胸痹心痛。

3. 腌薤白：薤白 30 克，白砂糖 60 克。将薤白剥去皮，加水适量，捣烂如泥，入砂锅内，与白砂糖熬成膏状。此膏具有止咳平喘的功效，可防治急性上呼吸道感染引起的咳嗽、哮喘。

4. 糖醋薤白：薤白 500 克，白糖、白醋各适量。将薤白洗净，晾干水，置入密封的容器中，加白糖、白醋、浸泡 10 天以后可食用。糖醋薤白酸甜可口，具有开胃，健脾醒酒，帮助消化的作用。适宜于食欲不振，纳呆食少，消化不良引起的脘腹饱胀等病症。

用药禁忌

薤白性温，易发热病，春三月勿食生者。

各家论述

1.《本草图经》：凡用葱、薤，皆去青留白，云白冷而青热也，故断赤下方取薤白同黄柏煮服之，言其性冷而解毒也。

2.《汤液本草》：下重者，气滞也，四逆散加此（薤白），以泄气滞。

3.《长沙解药》：肺病则逆，浊气不降，故胸膈痹塞；肠病则陷，清气不升，故肛门重坠。薤白，辛温通畅，善散壅滞，故痹者下达而变冲和，重者上达而化轻清。其诸主治：断泄痢，除带下，安胎妊，散疮疡，疗金疮，下骨鲠，止气痛，消咽肿，缘其条达凝郁故也。

4.《本草求真》：薤，味辛则散，散则能使在上寒滞立消；味苦则降，降则能使在下寒滞立下；气温则散，散则能使在中寒滞立除；体滑则通，通则能使久痼寒滞立解。是以下痢可除，瘀血可散，喘急可止，水肿可敷，胸痹刺痛可愈，胎产可治，汤火及中恶卒死可救，实通气、滑窍、助阳佳品也。功用有类于韭，但韭则入血行气及补肾阳，此则专通寒滞及兼滑窍之为异耳。

5.《四民月令》：正月，可种组韭、芥。七月，别种薤矣。

6.《随息居饮食谱》：薤，辛温。散结定痛，宽胸止带，安胎活血，治痢。多食发热。忌与韭同食。

7.《本经》：主金疮疮败。

8.《别录》：归于骨。除寒热，去水气，温中散结。诸疮中风寒水肿，以涂之。

9.《千金·食治》：能生肌肉，利产妇。骨鲠在咽喉不下者，食之则去。

10.《唐本草》：白者补而美，赤者主金疮及风。

11.《食疗本草》：治妇人赤白带下。

12.《本草拾遗》：调中，主久利不瘥，大腹内常恶者，但多者食之。

13.《本义衍义》：与蜜同捣，涂汤火伤。

14.《用药心法》：治泄痢下重，下焦气滞。

15.《本草纲目》：治少阴病厥逆泄痢，及胸痹刺痛，下气散血，安胎。温补助阳道。

16.《本草备要》：利窍。治肺气喘急。

17.《本经逢原》：捣汁生饮，能吐胃中痰食虫积。

18.《岭南采药录》：和生盐捣烂敷疮；被铁针伤，留铁锈于肌肉，敷之可以吸出。能发散解表，健胃，开膈。

19.《南京民间药草》：打烂外敷，治各种疮疖。另外取野菊花煎水内服。

20.《食疗本草》：薤，轻身耐老。疗金疮，生肌肉，生捣薤白，以火封之。更以火就炙，令热气彻疮中，干则易之。

21.《食疗秘书》：薤，即见头，味辛苦，性温滑，除风，助阳道，去水气，泄大肠滞气，安胎利产妇。久病赤白带下作羹食良。骨硬在喉，食之即下。

相关故事

据《汉书》记载，有一读书人，姓龚名遂，官至太守后仍不忘百姓。因汉末兵乱，三国争雄，导致疾病流行。龚遂劝民众大种葱薤，以防治疾病。他规定："人一口，种五十本葱，一畦韭，百本薤。"

79. 覆盆子 *Rubus chingii Hu*

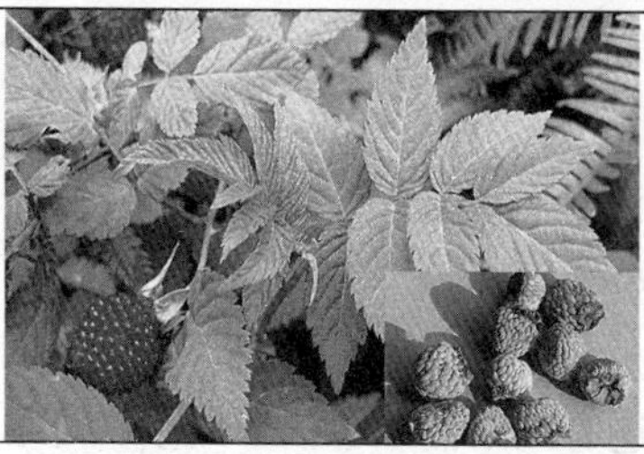

药材概述

覆盆子为蔷薇科植物华东覆盆子的成熟果实。覆盆子是一种水果，也有多种药物价值，其果实有补肾壮阳的作用。属落叶灌木，高 2 ~ 3 米。幼枝绿色，有白粉，有少数倒刺。单叶互生；叶片近圆形，掌状 5 深裂，中裂片菱状卵形，基部近心形，边缘有重锯齿；基生五出脉。花两性；单生于短枝的顶端，卵状长圆形，萼裂片两面有短柔毛；花瓣 5，白色，椭圆形或卵状长圆形，先端圆钝；雄蕊多数，花丝宽扁；花药丁字着生，2 室；雌蕊多数，具柔毛，着生在凸起的花托上。聚合果球形，直径 1.5 ~ 2 厘米，红色，下垂；小核果密生灰白色柔毛。花期 3 ~ 4 月，果期 5 ~ 8 月。

药材性味

【药名】覆盆子

【英文名】Fructus Rubi，Palmleaf Raspberry Fruit

【别名】覆盆、黑刺莓、乌藨子、小托盘、山泡、竻藨子、泡子、马连果、马灵果、刺毛、苗子、蘵藨。

【来源】蔷薇科植物华东覆盆子的果实。

【性味】甘酸，平。

【归经】归肝、肾经。

【功效】补肝肾，缩小便，助阳，固精，明目。

【主治】阳痿，遗精，溲数，遗溺，虚劳，目暗。

【用法用量】内服：煎汤，1.5 ~ 2 钱；浸酒、熬膏或入丸、散。

【产地】分布广泛，湖南省炎陵县山区最多。

采制、炮制与贮藏

【采制】立夏后，果实已饱满而尚呈绿色时采摘，除净梗叶，用沸水浸 1 ~ 2 分钟后，置烈日下晒干。

【炮制】筛去灰屑，拣净杂质，去柄。

【贮藏】贮干燥容器内，置于阴凉干燥处。

现代研究

【性状鉴别】覆盆子由众多核果聚合而成，略呈圆锥形或类球形，上端钝圆，底部较平坦，高 0.6～1.3 厘米，直径 0.5～1.2 厘米。表面灰绿色或淡棕色，密被灰白色或灰绿色短茸毛，宿萼棕色，5 裂，先端多折断，上有多数残存花丝，下有果柄痕或连有细果柄。小核果约呈半月形，背面隆起，腹面有突起棱线；表面棕色，背面及先端有灰白色毛，腹面及两侧有网状凹纹。质硬，内含棕色种子 1 粒。气清香，味微酸涩。以颗粒完整、饱满、色黄绿、具酸味者为佳。

【化学成分】覆盆子含有机酸、糖类及少量维生素 C，另含没食子酸、β－谷甾醇、覆盆子酸。

【提取工艺】准确称取一定量的覆盆子粉，加入 15 倍量的蒸馏水，先在 60KHz、140W 条件下超声处理 20 分钟，再在 50℃下回流提取 2 次，每次 4 小时，离心，浓缩。加入 4 倍体积的 95% 乙醇沉淀，4℃静置过夜，离心。重复两次乙醇沉淀，将沉淀物真空冷冻干燥，得糖蛋白粗品。薤白糖蛋白得率为 10.259%。

药理作用

1. 抑菌作用：煎剂对葡萄球菌、霍乱弧菌有抑制作用。

2. 雌激素样作用：大鼠、兔的阴道涂片及内膜切片，覆盆子似有雌激素样作用。

药用禁忌

肾虚火旺、小便短赤者，怀孕初期妇女慎服。

药用配伍

1. 阳痿早泄、遗精滑精者，即可单用研末服，亦可与沙苑子、山茱萸、芡实、龙骨等补肾涩精药配伍。

2. 肝肾亏损，精血不足，目视昏花者，可单用久服，亦可与桑椹子、枸杞子、怀生地等相配。

临床应用

治疗男性不育症：（1）覆盆子、车前子、枸杞子、五味子、菟丝子各50克，女贞子、补骨脂、黄芪各30克，附子15克，巴戟天25克，组成养育汤，水煎服，治疗31例，有效率达93.5%。[《辽宁中医杂志》1990，14（11）：46]（2）山萸肉、覆盆子、枸杞子、何首乌、蛇床子各12克，肉苁蓉、巴戟天各10克，淫羊藿15克，甘草5克，随症加减，水煎服，每日1剂。治疗71例，其中精液异常者58例，治愈56例，好转1例，无效1例；阳痿12例，治愈11例，无效1例；小阴茎1例，治愈[《陕西中医》1991，11（11）：496]

药用选方

1. 治疗阳事不起：覆盆子，酒浸，焙研为末，每旦酒服三钱。(《濒湖集简方》)

2. 添精补髓，疏利肾气，不问下焦虚实寒热，服之自能平：枸杞子八两，菟丝子八两（酒蒸，捣饼），五味子二两（研碎），覆盆子四两（酒洗，去目），车前子二两（扬净）。上药，俱择精新者，焙晒干，共为细末，炼蜜丸，梧桐子大。每服，空心九十丸，上床时五十丸，白沸汤或盐汤送下，冬月用温酒送下。(《摄生众妙方》五子衍宗丸)

3. 治肺虚寒：覆盆子，取汁作煎为果，仍少加蜜，或熬为稀饧，点服。(《本草衍义》)

食疗选方

1. 覆盆子粥：粳米、覆盆子、蜂蜜。首先将粳米淘洗干净，用冷水浸泡半小时，捞出，沥干水分；将覆盆子洗净，用干净纱布包好，扎紧袋口；然后取锅放入冷水、覆盆子，煮沸后约15分钟；再拣去覆盆子，加入粳米，用旺火煮开后改小火煮至粥成，下入蜂蜜调匀即可。

2. 三子核桃肉益发汤：猪肉（瘦）、女贞子、菟丝子、覆盆子（干）、核桃以及姜、盐适量。首先将女贞子、覆盆子、菟丝子分别洗净；核桃去壳略捣碎；瘦肉洗净原件下锅；然后将全部材料共置瓦煲，加水8碗，煲至出味；加姜、盐调味，去渣，即可饮用。

3. 固精益肾猪肚：猪肚、覆盆子（干）、山药（干）、猪脬以及黄酒、盐适量。首先快速洗净淮山药、覆盆子；打碎山药，加黄酒10克湿润，备用；将猪肚、猪脬初洗一次，再用细盐将内外壁反复擦洗，再用冷水洗净；洗干净后先把山药、覆盆子放入猪脬内；然后在猪肚切开一个大口子，将猪脬放入猪肚内，空隙部分放入糯米适量；再者用线将切口缝牢，并将猪肚的两头用线扎紧；然后将猪肚放入大砂锅内，加水浸没，用旺火烧开后加细盐、黄酒10克，再改用小火约煮3小时；直至将猪肚烧烂离火。稍凉后，剖开猪肚，拆线，取出糯米、猪脬、山药、覆盆子，并将猪脬切碎，一起烘干，研成粉末，装瓶。最后将猪肚切片后放入汤内，再煮片刻，离火，即可。

各家论述

1.《本草经集注》：覆盆子，五月于麦田中得之良，采得，烈日晒干，免烂不堪。

2.《本草图经》：覆盆子，旧不著所出州土，今并处处有之，而秦、吴地尤多。苗短不过尺，茎叶皆有刺，花自，子赤黄油口半弹丸大，而下有茎承如柿蒂状，小儿多食。其实五月采，其茵叶采无时。江南人谓之葛，然其地所生差晚，三月始有苗，八九月开花，十月而实成，功用则同，古方多用。

3.《本草衍义》：覆盆子，长条，四五月红熟。及时，山中人采来卖。其味酸甘，外如荔枝。樱桃许大，软红可爱，失采则就校生蛆。五六分熟便可采。烈日曝，仍须薄纳蒙之。

4.《本草蒙筌》：覆盆子，道旁田侧，处处有生。苗长七八寸余，实结四五颗止，大若半弹而有蒂，微生黑毛而中虚，赤熟，夏初小儿竞采，江南咸谓莓子。

5.《本草纲目》：蓬子，以八九月熟，故谓之割田。覆盆以四五月熟，故谓之插田，正与《别录》五月采相合。二熟时色皆乌赤，故能补肾。其四五月熟而色红者，乃蒴田也，不入药用。陈氏所谓以茅莓当覆盆者，盖指此也。南土覆盆极多。悬钩是树生，覆就是藤生，子状虽同，而覆盖色乌赤，悬钩色红赤，功亦不同。覆盆子、蓬，功用大抵相近，虽是二物，其实一类而二种也。一早熟，一晚熟，兼用无妨。其补益与桑椹同功。若树莓则不可混采者也。

6.《本草经疏》：覆盆子，其主益气者，言益精气也。肾藏精、肾纳气，精气充足，则身自轻，发不白也。苏恭主补虚续绝，强阴建阳，悦泽肌肤，安和脏腑。主男子肾精虚竭，阴痿，女子食之有子。大阴主安五脏，益颜色，养精气，长发，强志。皆取其益肾添精，甘酸收敛之义耳。

7.《本草通玄》：覆盆子，甘平人肾，起阳治屡，固精摄溺，强肾而无燥热之偏，固精而无凝涩之害，金玉之品也。

8.《本草述》：覆盆子，方书用之治劳倦虚劳等证，或补肾元阳，或益肾阴气，或专滋精血，随其所宜之主，皆能相助为理也。

9.《本草正义》：覆盆，为滋养真阴之药，味带微酸，能收摄耗散之阴气而生精液，故寇宗爽谓益肾缩小便，服之当覆其溺器，语虽附会，尚为有理。

10.《别录》：主益气轻身，令发不白。

11.《药性论》：主男子肾精虚竭，女子食之有子。主阴痿。

12.《日华子本草》：安五脏，益颜色，养精气，长发，强志。疗中风身热及惊。

13.《开宝本草》：补虚续绝，强阴建阳，悦泽肌肤，安和脏腑，温中益力，疗劳损风虚，补肝明目。

相关故事

很久以前，在某年夏天，有位老人上山砍柴，老人家口渴难忍，他发现山坡上有种植物（覆盆子），结了很多绿色、红色的果实，气味清香。当时他就摘了一个尝一尝，味甘而酸，十分可口，便摘了一些果实吃下以解渴。老人家原有尿频不适，自从吃了这种果实以后，却意外发现尿频改善，夜里只小便一次，而精力也比以前充沛，小便时没有尿无力、尿等待了。

这位老人家将这种果实的神奇功效告诉他所在村中的其他老者，事后他们便纷纷上山采摘以服用，也同样收到了不错的效果。就这样一传十、十传百，从而这种果实便作为补肝益肾的药物应用。

80. 藿香 *Pogostemon cablin*（*Blanco*）*Benth.*

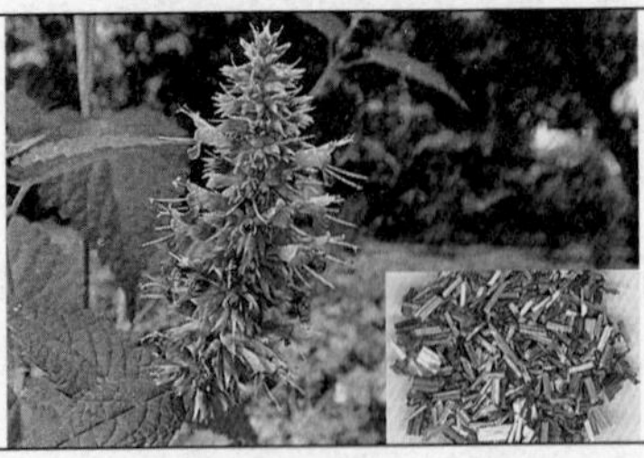

药材概述

藿香为唇形科多年生草本植物，全草可入药，果可作香料，亦可作为烹饪佐料。此外，藿香还可用作园林或庭院栽植美化环境。藿香为多年生草本。茎直立，高 0.5～1.5 米，四棱形，上部被极短的细毛，下部无毛，在上部具能育的分枝。叶心状卵形至长圆状披针形，向上渐小，先端尾状长渐尖，基部心形，稀截形，边缘具粗齿；叶柄长 1.5～3.5 厘米。轮伞花序多花，在主茎或侧枝上组成顶生密集的圆筒形穗状花序；花序披针状线形，长渐尖，苞片形状与之相似，较小；轮伞花序具短梗。花萼管状倒圆锥形，萼齿三角状披针形；花冠淡紫蓝色。雄蕊伸出花冠，花丝细，扁平，无毛。花柱与雄蕊近等长，丝状，先端相等的 2 裂。花盘厚环状。子房裂片顶部具茸毛。成熟小坚果卵状长圆形，腹面具棱，先端具短硬毛，褐色。花期 6～9 月，果期 9～11 月。

药材性味

【药名】藿香

【英文名】Wrinkled Gianthyssop

【别名】土藿香、排香草、大叶薄荷、兜娄婆香、猫尾巴香、山茴香、水蔴叶。

【来源】唇形科植物广藿香的地上部分。

【性味】味辛，性微温。

【归经】归肺、脾、胃经。

【功效】祛暑解表，化湿和胃。

【主治】夏令感冒，寒热头痛，胸脘痞闷，呕吐泄泻，妊娠呕吐，鼻渊，手足癣。

【用法用量】内服：煎汤，6～10 克；或入丸、散。外用：适量，煎水或研末搽。

【产地】分布广泛，主产于四川、江苏、浙江、湖南、广东等地。

采制、炮制与贮藏

【采制】北方作一年生栽培，南方种后可连续收获2年。6～7月，当花序抽出而未开花时，择晴天齐地割取全草，薄摊晒至日落后，收回堆叠过夜，次日再晒。第2次在10月收割，迅速晾干、晒干或烤干。

【炮制】(1) 藿香：去杂质、残根及老茎，先将叶摘下另放，茎用水润透，切段，晒干，然后与叶和匀。(2) 藿梗：取老茎，水浸润透，切片晒干。

【贮藏】置于通风干燥处。

现代研究

【性状鉴别】地上部分长30～90厘米，常对折或切断扎成束。茎方柱形，多分枝，直径0.2～1厘米，四角有棱脊，四面平坦或凹入成宽沟状；表面暗绿色，有纵皱纹，稀有毛茸；节明显，常有叶柄脱落的疤痕，节间长3～10厘米；老茎坚硬、质脆，易折断，断面白色，髓部中空。叶对生；叶片深绿色，多皱缩或破碎，完整者展平后呈卵形，长2～8厘米，宽1～6厘米，先端尖或短渐尖，基部圆形或心形，边缘有钝锯齿，上表面深绿色，下表面浅绿色，两面微具毛茸。茎顶端有时有穗状轮伞花序，呈土棕色。气芳香，味淡而微凉。以茎枝色绿、叶多、香气浓者为佳。

【化学成分】藿香含挥发油0.28%，其主要成分为甲基胡椒酚（80%以上），并含有茴香脑、茴香醛、柠檬烯、对甲氧基桂皮醛、α-和-β-蒎烯、芳樟醇、顺式-β，γ-己烯醛等。还黄酮类化合物：刺槐素、椴树素、蒙花苷、藿香苷、异藿香苷、藿香精。根含马斯里酸即是山楂酸、齐墩果酸、3-O-乙酰基齐墩果醛、刺槐素、藿香苷、胡萝卜苷、β-谷甾醇、去氢藿香酚、1-亚甲基-6，8-二羟基-5-甲氧基-7-（1，1-二甲基羟甲基）-1，2，3，4，9，10，10，a-七氢-9-菲酮。

【提取工艺】将新鲜广藿香洗净晾干，粉碎，过50目筛。准确称取一定量的藿香粉转入萃取釜中，使装料量为70%。萃取釜温度为40℃，压力28MPa，CO_2流量为0.8～1.0kg/h，萃取2小时，收集产物。广藿香挥发油的得率为2.75%。

药理作用

1. 抗真菌作用：藿香煎剂对许兰毛癣菌等多种致病性真菌有抑制作用。

2. 抗钩端螺旋体作用：藿香水煎剂对钩端螺旋体有抑制作用；高浓度对钩端螺旋体有杀灭作用。

3. 抗病毒作用：藿香中的黄酮类物质有抗病毒作用。

4. 对消化系统的作用：藿香中的挥发油有刺激胃黏膜、促进胃液分泌、帮助消化的作用。

药用禁忌

阴虚火旺、邪实便秘者禁服。

药用配伍

1. 用于湿阻脾胃、脘腹胀满、湿温初起。若湿阻中焦、脘闷纳呆者，与佩兰等同用；若湿温初起，可配薄荷、茵陈、黄芩等同用。

2. 用于呕吐、泄泻等。若感受秽浊、呕吐泄泻之症，可配苏叶、半夏、厚朴、陈皮等同用；若胃寒呕吐者，可配半夏同用；如湿热者，可配黄莲、竹茹；脾胃虚弱者，可配党参、甘草；妊娠呕吐，可配砂仁同用。

3. 用于暑湿症。其治暑湿，不论偏寒、偏热，都可应用，临床经常与佩兰配伍同用。

4. 用于发热恶寒、恶寒发热、胸脘满闷。配伍紫苏、陈皮。

5. 治鼻渊，常可配猪胆汁等同用。

临床应用

1. 治疗暑泻：藿香、苍术、槟榔各1000克，厚朴600克，黄连300克，木香500克，地锦草3000克。加清水80～100升，浸泡1小时，煎至25毫升，冷却后，分装瓶内。成人每次100毫升，开水冲服，轻者每日2次，重者每日3次。恶心呕吐重者，可少量多次，每次30～50毫升，频频咽下，每日6～10次，或加入生姜汁数滴冲服。儿童酌减。治疗128例，显效74例，有效46例，无效8例。一般服药后1日即可见效。[《中医杂志》1983（8）：40]

2. 治疗中焦湿热症：藿香、陈皮、茯苓各15克，砂仁、厚朴、半夏、槟榔、黄芩各10克，柴胡12克，水煎服，每日1剂。治疗32例，全部治愈。平均服药9剂。[《中原医刊》1990，17（3）：31]

3. 治疗夏令皮炎：藿香、青蒿、黄柏、苦参、地骨皮各9克，水煎服。治疗60例，用药一个疗程（7天为一疗程）后，痊愈30例，显效9例，无效12例。[《浙江中医杂志》1985（6）：374]

4. 治疗婴幼儿腹泻：（1）藿香、苍术各6克，野麻草15克，车前子9克，厚朴、陈皮各4克，粉甘草3克，生姜3片，大枣5～7枚。水煎服。治疗112例，全部治愈。[《福建中医药》1984（1）：13]（2）藿香、紫苏各4克，苍术、厚朴各6克，砂仁3克，云苓9克，车前子6克。水煎服。治疗36例，

痊愈25例，好转8例，无效3例。疗效优于对照组。[《河南中医》1990（4）：37]

5. 治疗急性卡他性结膜炎：藿香15～30克，水煎服，每日1剂，早晚各服1次。如发病3～4天，发炎较厉害者，可加入白茅根30克，用上药煎服。治疗病毒性传染性结膜炎患者34例，痊愈31例，无效3例。[《福建医药杂志》1976（1）：28]

药用选方

1. 治伤寒头疼，寒热，喘咳，心腹冷痛，反胃呕恶，气泻霍乱，脏腑虚鸣，山岚瘴疟，遍身虚肿，产前、后血气刺痛，小儿消伤：大腹皮、白芷、紫苏、茯苓（去皮）各50克，半夏曲、白术、陈皮（去白）、厚朴（去粗皮，姜汁炙）、苦梗各100克，藿香（去土）150克，甘草（炙）12.5克。上为细末，每服10克，水一盏，姜三片，枣一枚，同煎至七分，热服。如浓出汗，衣被益，再煎并服。（《局方》藿香正气散）

2. 治暑月吐泻：滑石（炒）100克，藿香12.5克，丁香2.5克。为末，每服5～10克，淅米泔调服。（《禹讲师经验方》）

3. 治霍乱吐泻：陈皮（去白）、藿香叶（去土）。上等份，每服25克，水一盏半，煎至七分，温服，不拘时候。（《百一选方》回生散）

4. 治疟：高良姜、藿香各25克。上为末，均分为四服，每服以水一碗，煎至一盏，温服，未定再服。（《鸡峰普济方》藿香散）

5. 香口去臭：藿香洗净，煎汤，时时噙漱。（《摘元方》）

6. 治小儿牙疳溃烂出脓血，口臭，嘴肿：土藿香，入枯矾少许为末，搽牙根上。（《滇南本草》）

7. 治胎气不安，气不升降，呕吐酸水：香附、藿香、甘草各10克。为末，每服10克，入盐少许，沸汤调服之。（《圣惠方》）

8. 治冷露疮烂：藿香叶、细茶等份。烧灰，油调涂叶上贴之。（《包会应验方》）

9. 治刀伤流血：土藿香、龙骨，少许为末，外敷。（《滇南本草》）

10. 治手足癣：藿香30克，黄精、生军、皂矾各12克。将上药浸于米醋1000毫升内7～8日，去渣，将患部浸入药液内，每日1～3次，每次20～30分钟。次数愈多时间愈长，效果愈佳。[《江苏中医》1964（5）：8]

11. 治上呼吸道感染发热：藿香10克，香薷6克，野菊花15克，青蒿10克。制成冲剂，每6小时1次，每次15克，开水冲服。[《江苏中医》1987（7）：11]

食疗选方

1. 藿香粥：粳米100克，藿香25克，白砂糖10克。先将鲜藿香叶拾去黄、老叶片，清水洗净，煎汁去渣，待用。把铝锅刷洗净后，加入适量的清水，放入已洗净的粳米煮成粥，加入藿香汁，再煮沸，放入白糖搅匀即成。

2. 霍香泡菜鲫鱼：活鲫鱼500克、藿香25克；泡辣椒、泡萝卜、豆瓣、泡姜、蒜米、葱花、醪糟汁、盐、料酒、胡椒粉、酱油、花椒、味精、白糖、醋、香油、淀粉、鲜汤。将鲫鱼宰杀后洗净，用盐、料酒、胡椒粉码味，泡辣椒、豆瓣均剁细，泡姜切粒，藿香洗净切末，泡萝卜切成小丁。炒锅上火，入油烧制七成热，下入鲫鱼炸制紧皮后捞出。锅底留油，下豆瓣，泡辣椒、泡姜、蒜米、花椒和泡萝卜炒香，掺入鲜汤，放入鲫鱼，调入料酒、醪糟汁、盐、酱油、白醋及部分藿香末。烧制鱼熟时捞出装盘，锅中留汤汁，用水淀粉勾薄芡调入味精，淋入香油，撒上葱花，起锅浇在盘中鲫鱼上，最后撒上剩余的藿香末即成。

3. 藿香鱼头汤：花鲢鱼头一个（1～2斤左右），洗净码味（少许盐、绍兴黄酒；下锅前裹点水豆粉）；泡酸菜或泡青菜适量；泡甜酸萝卜和泡野山椒适量；泡红椒切马耳朵状；葱切段；老黄姜、蒜切片；香菇切片；金针菇适量；藿香叶数片扯碎。制法：架锅，油烧辣，下泡红椒、姜、蒜炒出香味，再下泡酸菜、泡野山椒炒转。加鱼骨头汤一大碗烧开，下鱼头，小火煮10分钟左右，下香菇片、金针菇、甜酸萝卜、葱段，煮开，尝下汤味，适量放点盐、味精、胡椒。倒入汤碗内，撒上扯碎的藿香叶即可。

各家论述

1.《药品化义》：藿香，其气芳香，善行胃气，以此调中，治呕吐霍乱，以此快气，除秽恶痞闷。且香能和合五脏，若脾胃不和，用之肋胃而进饮食，有醒脾开胃之功。辛能通利九窍，若岚瘴时疫用之，不使外邪内侵，有主持正气之力。凡诸气药，独此体轻性温，大能卫气，专养肺胃。但叶属阳，为发生之物，其性锐而香散，不宜多服。

2.《本草正义》：藿香，清分微温，善理中州湿浊痰涎，为醒脾快胃，振动消阳妙品。

3.《别录》：治风水毒肿者，祛除湿浊，自能清理水道也。去恶气者，湿漫中宫之浊气业、霍乱心腹痛者，湿浊阻滞，伤及脾士清阳之气，则猝然撩乱，而吐泻绞痛，芳香能助中州清气，胜湿辟秽，故为暑湿时令要药。然性极和平，力量亦缓，止可以治霍乱轻症，而猝然大痛，吐泻并作，肢冷脉绝者，非大剂四逆中为功，断非此淡泊和平，所能独当大任。藿香芳香而不嫌其猛烈，温煦而不偏于燥热，能祛除阴霾湿邪，而助脾胃正气，为湿困脾阳，怠倦无力，饮食不甘，舌苔浊垢者最捷之药。亦辟秽恶，解时行疫气。盖病疫以气染人，无非湿浊秽腐之熨熬，感之者囱口鼻吸入，胃先受之，芳香得清气之正，而藿香气味和平，不嫌辛燥，故助脾胃而无流弊。但必以广产为佳，虽以气胜，而冲和可爱，今江浙间遍地产之，则味苦涩而气亦恶劣。石顽谓伐胃消食，且能耗气，而世俗以为能解暑气，瀹茶多次，未尽善也。仲醇谓阴虚火旺，胃弱欲呕及胃热作呕者弗用。按藿香虽不燥烈，然究是以气用事，惟舌有浊垢，而漾漾欲泛者最佳。若舌燥光滑，津液不布者，咸非所宜。凡芳香行气，醒脾胜湿诸芳草，皆有同情，不仅藿香、木香一类为然也。

4.《本草图经》：藿香，岭南郡多有之，人家亦多种植。二月生苗，茎梗甚密，作丛。叶似桑而小薄。六月、七月采之，暴干，乃芳香，须黄色，然后可收。治脾胃吐逆，为最要之药。

5.《珍珠囊》：补卫气，益胃气，进饮食，又治吐逆霍乱。

6.《汤液本草》：温中快气。肺虚有寒，上焦壅热，饮酒口臭，煎汤漱。

7.《本草述》：散寒湿、暑湿、郁热、湿热。治外感寒邪，内伤饮食，或饮食伤冷湿滞，山风瘴气，不伏水士，寒热作疟等症。

8.《本草再新》：解表散邪，利湿除风，清热止渴。治呕吐霍乱，疟，痢，疮疥。梗：可治喉痹，化痰、止咳嗽。

9.《本草纲目》：藿香，方茎有节，中虚，叶微似茄叶。洁古、东垣惟用其叶，不用枝梗，今人并枝梗用之，因叶多伪故耳。《唐史》云，顿逊国出藿香，插校便生，叶如都梁者，是也。刘欣期《交州记》言藿香似苏合香看，谓其气相似，非谓形状也。

相关故事

相传很久以前，深山里住着一户人家，哥哥与妹妹霍香相依为命。后来，哥哥娶亲后就从军在外，家里只有姑嫂二人。平日里，姑嫂相互体贴，日子过得和和美美。一年夏天，嫂子因劳累中暑，突然病倒。她发热恶寒、头痛恶心、倦怠乏力，十分难受。霍香急忙把嫂子扶到床上说："您恐怕是中了暑，咱家的后山上就有能治这种病的香味药草。我上山去把它采来。"嫂子念小姑年轻，出门不便，劝她别去。霍香却全然不顾，执意进了深山。

霍香一去就是一天，直到天大黑时才跌跌撞撞回到家里。只见她手里提着一小筐药草，精神萎靡，一进门便扑倒在地，瘫软一团。嫂子连忙将她扶起，询问缘由，才知她在采药时，不慎被毒蛇咬伤了右脚，中了蛇毒。嫂子听后赶紧脱下霍香右脚的鞋袜。只见在霍香的脚面上有两排蛇咬的牙印，小腿已肿胀变粗了。嫂子抱起霍香的右脚，准备用嘴从伤口处吮吸毒汁。但霍香因怕嫂子中毒，死活不肯。等乡亲们听见嫂子的呼救，将郎中找来，却为时已晚。

嫂子用小姑采来的药草治好了病，还把这种有香味的药草亲切地称为“霍香”。从此“霍香”草的名声越传越广，治好了不少中暑的病人。因为是药草，人们便在“霍”字头上加了一个“草头”，将“霍香”写成了“藿香”。

81. 乌梢蛇 *Zaocys dhumnades*（*Cantor*）

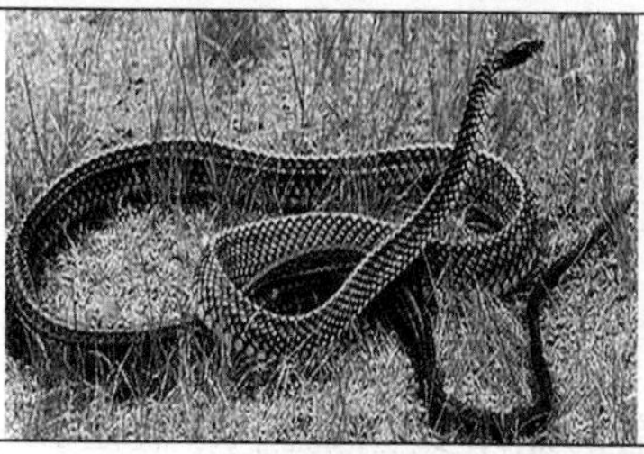

药材概述

乌梢蛇，俗称乌蛇、乌风蛇，属游蛇科。乌梢蛇属体形较大的无毒蛇，常生活在丘陵地带，为狭食性蛇类，以蛙类（主食）、蜥蜴、鱼类、鼠类等为食。乌梢蛇成蛇体躯长达2米，体背颜色由绿褐、棕褐到黑褐，也可分为黄乌梢、青乌梢和黑乌梢，有两条黑线纵贯全身，此黑线在成年蛇的身体部逐渐隐色。背部正中有一条黄色的纵纹；体侧各有两条黑色纵纹，至少在前段明显（成年个体），至体后部消失（有的个体是通身墨绿色的，有的前半身看上去是黄色，后半身是黑色）。母蛇每次产卵7～30枚，孵化期为45～50天。

药材性味

【药名】乌梢蛇

【英文名】Zoocys Dhumnade

【别名】乌蛇、乌花蛇、剑脊蛇、黑风蛇、黄风蛇、剑脊乌梢蛇、南蛇。

【来源】游蛇科动物乌梢蛇剥皮、除去内脏的整体。（仅限获得林业部门许可进行人工养殖的乌梢蛇）

【性味】甘，平。

【归经】归肝经。

【功效】祛风，通络，止痉。

【主治】风湿顽痹，麻木拘挛，中风口眼歪斜，半身不遂，抽搐痉挛，破伤风，麻风疥癣，瘰疬恶疮。

【用法用量】9～12克；或者研粉吞服1钱，入煎剂用3钱，也可泡酒。

【产地】河北、河南、陕西、山东、甘肃、四川、贵州、湖北、安徽、江苏、浙江、江西、湖南、福建、台湾、广东、广西吉林，国外未见报道。

采制、炮制与贮藏

【采制】多于夏、秋二季捕捉，剖开蛇腹或先剥去蛇皮留头尾，除去内脏，头在中央，盘成圆盘状，干燥。

【炮制】(1)乌梢蛇肉：去头及鳞片后，用黄酒闷透，除去皮骨，干燥。(2)酒(炙)乌梢蛇：取净乌梢蛇段，照酒炙法炒干。每100千克乌梢蛇，用黄酒20千克。

【贮藏】置于通风干燥处，防霉，防蛀。

现代研究

【性状鉴别】炮制后的蛇体多呈圆盘状，盘径13～16厘米，表面黑褐色或绿黑色，密被菱形细鳞。背部高耸，俗称“剑脊”。背鳞行数为偶数。头扁圆、似龟头，与颈部区分明显。口内有多数刺状牙齿。眼大但不塌陷而有光泽。腹部剖开边缘向内卷曲，内面黄白色或淡棕色，可见排列整齐的肋骨，尾部渐细而长，气腥，味淡。质坚硬。以头尾齐全，皮黑肉黄，质地坚实为佳。

【化学成分】主含蛋白质和脂肪。

【提取工艺】乌梢蛇肉蛋白质的提取：将乌梢蛇杀死，去皮和内脏后打浆。向肉浆中加入2000U/g的胰蛋白酶，调至pH=7，在50℃下水解5小时。然后于80℃灭酶15～20分钟，再以3000r/min离心5～10分钟，得蛋白质(乌梢蛇肉蛋白质的水解度为42.35%)。

药理作用

蛇血清(包括乌梢蛇、松花蛇及五步蛇血清)对小白鼠次全致死量或二倍致死量五步蛇毒的注入均有明显的保护作用；对注射五步蛇毒的小白鼠给予蛇血清后，可使其凝血时间正常；每毫升五步蛇血清可灭活五步蛇毒5毫克；注射后10分钟再注射蛇血清，对小白鼠亦有保护作用。

临床应用

1. 治疗中风：黄芪60克，党参、赤芍、桃仁各12克，当归、川芎、红花、地龙、乌梢蛇各10克，丹参30克，胆南星6克，川牛膝15克。水煎两次取500毫升，分2次温服，每日1剂。治疗44例，基本治愈5例，显著好转15例，好转17例，无效7例。[《河北中医》1990，12(5)：24]

2. 治疗痹症：乌蛇、麻黄、白芍、甘草、桃仁、川乌、草乌、地龙各15克，黄芪20克，桂枝25克，红花、细辛各10克。随症加减，水煎服。治疗150例，治愈92例，显效47例，有效8例，无效3例。[《实用中医内科杂志》1991，5(4)：43]

3. 治疗坐骨神经痛：(1)乌蛇、川芎各10～15克，白芍(赤芍)、熟地、穿山甲各15～20克，当归15～25克，蜈蚣2～3条，痛痹加附子10～15克，肉桂10～25克；行痹加独活、秦艽各15～20克，防风10～15克；着痹加茯苓15～25克，苡仁15～20克，苍术10～15克。治疗112例，显效61例，有效44例，无效7例。[《吉林中医药》1991（5）：封三]（2）制川、草乌各5克，制乳没、木香、防风、独活各9克，桑寄生25克，当归、玄胡各12克，丹参、杜仲各15克，蜈蚣5条，全虫、乌梢蛇各6条。水煎服，每日1剂，早中晚饭前各服1次，15天为一疗程。治疗42例，治愈21例，显效10例，好转8例，无效3例。止痛效果好，在使用过程中无不良反应。[《实用中西医结合杂志》1991，4（7）：419]

4. 治疗面神经麻痹：乌梢蛇、制白附子、香白芷、三棱、莪术、僵蚕、炮穿山甲片10克，石见穿、板蓝根、生黄芪各30克，蜈蚣末、全蝎末各3克（均分冲）。水煎服，日服2次。治疗51例，痊愈50例，好转1例。服药时间最短7天，最长30天。[《新中医》1991，23（10）：31]

5. 治疗慢性荨麻疹：黄芪、党参各30克，茯苓、补骨脂、当归、生地、丹参各12克，苦参、徐长卿各24克，防风、白藓皮、乌蛇各15克，甘草5克，水煎服，2周为一疗程。治疗139例，痊愈89例，有效29例，无效21例。[《辽宁中医杂志》1989，14（6）：32]

6. 治疗疥疮：乌梢蛇15克，桃仁、红花、赤芍、当归、川芎、生地各10克，蒲公英30克，僵蚕10克，薏米40克，水煎服。热甚加二花、黄芩；湿重加苍术、茯苓；痒甚加蝉蜕、地肤子、白藓皮；局部溃烂以三黄拔毒散外敷。治疗98例，痊愈90例，显效7例，无效1例（因服药中断）。[《陕西中医》1990，11（12）：552]

7. 治疗湿热型银屑病：乌蛇肉、鸡血藤、白茅根、茜草根、生槐花、白藓皮、土茯苓各30克，大黄（后下）9～12克，丹草、生薏米、地肤子各15克，泽泻9克，木通、川连各6克，水煎，每日1剂。头部皮损多者加全蝎、蜈蚣；皮损色鲜红者加生石膏、龙胆草、黄芩、栀子。治疗200例，临床痊愈168例，显著好转24例，好转7例，无效1例。[《上海中医药杂志》1991，（6）：33]

8. 治疗银屑病性关节炎：乌梢蛇、蕲蛇各100克，干地龙、全蝎、僵蚕各50克，共研末，每次5克，日服2次。辅以活血化瘀、舒筋通络、通利大便之药：荆三棱、防风、蓬莪术、王不留行各12克，徐长卿、海风藤、千年健、延胡索各9克，自然铜20克（先煎），生大黄4.5克（后下），紫贝齿30克（先煎），随症加减。水煎早晚分服，每日1剂，45天为一疗程。治疗20例，用药两个疗程后，痊愈9例，显效3例，有效2例，无效6例。[《上海中医

药杂志》1990（11）: 11]

9. 治疗跖痛症：乌梢蛇 20 克，川乌、川芎、五加皮各 15 克，石南藤、白芷、伸筋草各 30 克，桃仁、巴戟天各 12 克，全蝎、仙茅各 10 克。寒邪偏重者加附片、桂枝各 10 克；转筋加木瓜 15 克，甘草 40 克；伴麻木加熟地、何首乌各 15 克，当归 12 克；胀痛加苡仁 40 克，延胡索 12 克，泽泻 15 克；口渴加知母 10 克，花粉 12 克，水煎服，每日 1 剂，2 周为一疗程。治疗 18 例，治愈 14 例，好转 3 例，效差 1 例。[《辽宁中医杂志》1990，14（11）: 45]

食疗选方

1. 乌蛇酒：乌梢蛇适量，白酒适量，以能淹过蛇体为度，浸泡 10~15 日。每日服 10 毫升，一日 2 次。据《朝野佥载》："商州有人患大麻风，家人恶之。山中为起茅屋，有乌蛇堕酒器中，病人不知，饮酒渐瘥。罂底见有蛇骨，始知其由。" 今以乌蛇制成蛇酒服，防治麻风病，取其祛风湿，通经络，解毒；酒还可起到行血脉、行药势的作用。本方也可用来治疗风湿痹痛。

2. 三蛇酒：乌梢蛇、眼镜蛇、蝮蛇各等份。白酒适量，浸泡 10~15 日。每次服 25~50 毫升，每日 2 次。眼镜蛇、蝮蛇均为有毒蛇，祛风湿、通经络作用较强，乌梢蛇与二者同用，其效尤佳。用于风湿痹痛或类风湿关节炎、类风湿性脊柱炎等。

3. 乌蛇汤：乌梢蛇 1 条，切片煮汤。加猪脂、盐、姜少许调味，饮汤吃肉。乌梢蛇有祛风除湿和解毒作用，对于荨麻疹、湿疹脓疮也有一定预防或治疗效果。本方和以煮作汤羹，尤宜于食用。

4. 定命散：乌梢蛇、白花蛇各 60 克，蜈蚣 2 条。共研为细末，每次服 10 克，温酒调服。源于《圣济总录》。白花蛇和蜈蚣均有较强的祛风定惊、攻毒的作用，乌梢蛇与二者同用可协同奏效。温酒调服，可增强辛散祛风的力量。用于破伤风，风毒内浸，项强直，身体强直。

药用禁忌

该品忌犯铁器。

药用配伍

凡痹症日久，偏寒者，可与麻黄、桂枝、附子、威灵仙等相伍；凡小儿惊风或破伤中风，颈项强直，角弓反张者，可与蜈蚣、白花蛇等配伍；凡风疹瘙痒者，可与荆芥、蝉蜕、白蒺藜、地肤子等配伍。

82. 牡蛎 *Ostrea gigas Thunberg*

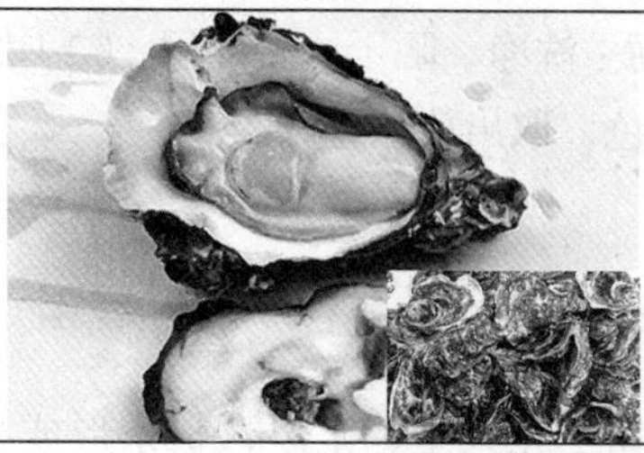

药材概述

牡蛎是牡蛎科动物长牡蛎、大连湾牡蛎或近江牡蛎的贝壳。牡蛎生活的海底坚硬的区域叫作牡蛎床，位于或深或浅的海水或有盐味的河口水域中。牡蛎生活在潮间带中区。牡蛎多雌雄异体，但也有雌雄同体者。牡蛎在夏季繁殖，受精卵发育成游泳的幼体，叫作缘膜幼体。两周以后缘膜幼体永久固著于其他物体上，比如其他牡蛎壳或岩石，固定三天以后，幼体失去了游泳的能力，变成了小的成体，叫作蚝仔。经 3～5 年后收获。鸟类、海星、螺类以及包括鳐在内的鱼类均食牡蛎。

药材性味

【药名】牡蛎

【英文名】Oyster Shell

【别名】蛎蛤、左顾牡蛎、牡蛤、海蛎子壳、海蛎子皮、左壳、海蛎子、蛎黄、生蚝、鲜蚵、蚝仔、古贲（bì）。

【来源】牡蛎科动物长牡蛎、大连湾牡蛎或近江牡蛎的贝壳。

【性味】性咸，微寒。

【归经】归肝、胆、肾经。

【功效】平肝息风药，养阴药。

【主治】眩晕耳鸣，手足振颤，心悸失眠，烦躁不安，惊痫癫狂，瘰疬瘿瘤，乳房结块，自汗盗汗，遗精尿频，崩漏带下，吞酸胃痛，湿疹疮疡。

【用法用量】内服：煎汤，15～30 克，先煎；或入丸、散。外用：适量，研末干撒或调敷。

【产地】中国的沿海均有分布及人工养殖，以渤海、黄海居多，南至福建也有人工养殖。长江下游入海口处也有野生或人工养殖。

采制、炮制与贮藏

【采制】全年均可采收，去肉，洗净，晒干。

【炮制】（1）生牡蛎：洗净、晒干，碾碎用。（2）煅牡蛎：将洗净的牡蛎，置无烟炉火上煅至灰白色，取出放凉，碾碎。

【贮藏】置干燥处。

现代研究

【性状鉴别】长牡蛎：壳大型、坚厚，长条形或长卵圆形，背腹缘几乎平行，一般壳长是壳高的3倍；壳长：左壳长为30～35厘米，右壳长为22～33厘米。壳高：左壳高为9.5～10厘米，右壳高为8.5～9.5厘米。右壳较平如盖，壳外面鳞片尖厚，自壳顶向后缘环生，呈波纹状，排列稀疏，但趋向愈合，无纵褶；壳面平或具数个凹陷，淡紫色、灰白色或黄褐色；壳内面瓷白色，有脊或无；壳顶两侧无小齿。闭壳肌痕大，呈蹄形，瓷白、紫棕色或黄色等，位于壳的后部背侧。左壳稍凹或很深，壳外面鳞片较右壳更粗大，但形状相同；壳内面顶部具宽大而长的韧带槽，长度为宽度的2倍以上，颜色与右壳相同。无臭，味微咸。

【化学成分】含80%～95%的碳酸钙、磷酸钙及硫酸钙，并含镁、铝、硅及氧化铁等。牡蛎煅烧后碳酸盐分解，产生氧化钙等。牡蛎原动物含糖原，牛磺酸，10种必需的氨基酸，谷胱甘肽，维生素A，B_1，B_2，D，无机质如铜，锌，锰，钡，磷及钙等，其中所含的亮氨酸，精氨酸，瓜氨酸含量最丰富，是迄今为止人类所发现的含量最高的海洋物种之一。

【提取工艺】取新鲜牡蛎20克，用自来水清洗3遍，粉碎，匀浆。取牡蛎匀浆液，加入到pH=6的水溶液中，75℃回流提取5小时（重复3次），过滤，离心，减压浓缩，醇沉得粗多糖，离心后取沉淀冷冻干燥。牡蛎多糖的得率为2.56%。

药理作用

1. 生吃牡蛎据说可以提高男性功能。新鲜的牡蛎肉在常温下进行酶解，筛分获得多种牡蛎多肽的混合物。通过特殊的生物转化技术，形成大小均等的小分子肽，使之能在活性状态下进入血液循环，达到修复及营养细胞的保健功效。

2. 对胃及十二指肠溃疡的作用。牡蛎所含的碳酸钙有收敛、制酸、止痛等作用，有利于胃及十二指肠溃疡的愈合。

3. 其他作用。牡蛎可能有调节整个大脑皮层的功能。生用镇静、软坚、解热的效力良好；煅用则涩而带燥，收敛固涩之力较强。

临床应用

1. 心神不安，惊悸失眠。该品质重能镇，有安神之功效，用治心神不安、惊悸怔忡、失眠多梦等症，常与龙骨相须为用，如桂枝甘草龙骨牡蛎汤。亦可配伍朱砂、琥珀、酸枣仁等安神之品。(《伤寒论》)

2. 肝阳上亢，头晕目眩。该品咸寒质重，入肝经，有平肝潜阳，益阴之功。用治水不涵木，阴虚阳亢，头目眩晕，烦躁不安，耳鸣者，常与龙骨、龟甲、白芍等同用，如镇肝息风汤(《医学衷中参西录》)；亦治热病日久，灼烁真阴，虚风内动，四肢抽搐之症，常与生地黄、龟甲、鳖甲等养阴、息风止痉药配伍，如大定风珠。(《温病条辨》)

3. 痰核，瘰疬，瘿瘤，症瘕积聚。该品味咸，软坚散结。用治痰火郁结之痰核，瘰疬，瘿瘤等，常与浙贝母、玄参等配伍，如消瘰丸(《医学心悟》)；用治气滞血瘀的症瘕积聚，常与鳖甲、丹参、莪术等同用。

4. 滑脱诸证。该品煅后有与煅龙骨相似的收敛固涩作用，通过不同配伍可治疗自汗，盗汗，遗精，滑精，尿频，遗尿，崩漏，带下等滑脱之证。用治自汗，盗汗，常与麻黄根、浮小麦等同用，如牡蛎散(《和剂局方》)，亦可用牡蛎粉扑撒汗处，有止汗作用；治肾虚遗精，滑精，常与沙苑子、龙骨、芡实等配伍，如金锁固精丸(《医方集解》)；治尿频，遗尿可与桑螵蛸、金樱子、益智仁、龙骨等同用；治疗崩漏，带下证，又常与海螵蛸、山茱萸、山药、龙骨等配伍。此外，煅牡蛎有制酸止痛作用，可治胃痛泛酸，与乌贼骨、浙贝母共为细末，内服取效。

药用禁忌

急、慢性皮肤病患者忌食；脾胃虚寒，慢性腹泻便溏者不宜多吃。

药用选方

1. 治眩晕：牡蛎六钱，龙骨六钱，菊花三钱，枸杞子四钱，何首乌四钱。水煎服。(《山东中草药手册》)

2. 治百合病，渴不瘥者：栝蒌根、牡蛎（熬），等份。为细末，饮服方寸匕，日三服。(《金匮要略》栝蒌牡蛎散)

3. 治一切渴：大牡蛎不计多少，黄泥裹煅通赤，放冷为末，用活鲫鱼煎汤调下一钱匕，小儿服半钱匕。(《经验方》)

4. 治小便数多：牡蛎五两（烧灰），童便三升。煎至二升，分三服。(《乾

坤生意》)

5. 治小便淋闷，服血药不效者：牡蛎、黄柏（炒），等份。为末，每服一钱，小茴香汤下取效。(傅滋《医学集成》)

6. 治崩中漏下赤白不止，气虚竭：牡蛎、鳖甲各三两。上二味，治下筛，酒服方寸匕，日三。(《千金方》)

7. 治诸虚不足及新病暴虚，津液不固，体常自汗，夜卧即甚，久而不止，羸瘠枯瘦，心松惊惕，短气烦倦：麻黄根（洗）、黄芪、牡蛎（米泔浸，烧赤）各一两。共为粗末，每服三钱，水一盏半，小麦百余粒，同煎至八分，去滓热服，日二，不拘时候。(《局方》)

8. 治卧即盗汗，风虚头痛：牡蛎、白术、防风各三两。治下筛，酒服方寸匕，日二。(《千金方》牡蛎散)

9. 治盗汗及阴汗：牡蛎研细粉，有汗处扑之。(《经验方》)

10. 治温病下后，大便溏甚，周十二时三四行，脉仍数者：生牡蛎二两。研细，水八杯，煎服三杯，分温三服。(《温病条辨》一甲煎)

11. 治一切瘰疬：一牡蛎（煅）四两，玄参三两。捣罗为末，以面糊丸如桐子大，早晚食后、临卧各服三十丸，酒下。(《经验方》)二牡蛎粉五钱，和鸡胆汁为膏贴之。(《脉因证治》)

12. 治胃酸过多：牡蛎、海螵蛸各五钱，浙贝母四钱。共研细粉，每服三钱，每日三次。(《山东中草药手册》)

13. 治大病瘥后，小劳便鼻衄：左牡蛎十分，石膏五分。捣末，酒服方寸匕，日三四次。亦可蜜丸如梧子大服之。(《补缺肘后方》)

14. 治金疮出血：牡蛎粉敷之。(《肘后方》)

15. 心脾气痛，有痰：用牡蛎煅成粉，酒送服二钱。

牡蛎食谱

1. 牡蛎蒸米饭：原料为酱油 4 大匙，辣椒面 1 小匙，切好的葱 1 大匙，蒜蓉 1 大匙，香油、芝麻、胡椒粉各少量。制作：将牡蛎去壳，用盐水洗净并除去水分；把饭做得干一点，并在焖的时候，放牡蛎，熟后加佐料拌饭吃。特色：鲜香可口，营养丰富。

2. 洋葱牡蛎：原料为牡蛎 300 克，洋葱、香菜各少许。调料：胡椒粉、绍酒、精盐各少许，淡炼乳、淀粉各一大匙，番茄酱三大匙，酱油一小匙，白糖大半匙，精盐少许。将牡蛎充分洗净，沥干水分，加精盐与胡椒粉并充分搅拌；撒上切丝的洋葱，淋入绍酒，罩上微波薄膜或加盖，高火约 1.5 分钟；将调料放入深容器中，倒入加盖或罩上微波薄膜，高火 2 分钟；取出容器，搅拌均匀后再高火 1.5 分钟，盛入盘后，再装饰香菜即可。

3. 皮蛋牡蛎粥：皮蛋 2 个，鲜牡蛎肉 100 克，粳米 100 克，葱花、油、鱼露适量。将皮蛋除泥料及外壳，每个切成 12 等份，牡蛎肉洗净。把粳米淘洗干净，放入锅内加适量清水，煮成稀粥，再加入皮蛋、牡蛎肉、葱花、鱼露、油适量调味，再煮沸片刻，即可食用，每天 2 料，连用 5 天。

4. 牡蛎汤：鱼牡蛎 300 克，豆腐 1 块，酸菜 50 克，姜 4 片，九层塔 10 克，盐、米酒各 1 小匙，胡椒粉 1/4 小匙。牡蛎放入盐水中泡 15 分钟，捞出，冲净；酸菜洗净；姜去皮，均切丝；豆腐洗净，沥干，切小块；九层塔洗净，摘下叶片备用；锅中倒入半锅水烧开，放入豆腐块和姜丝煮熟，加入牡蛎、酸菜煮熟，最后加调味料调匀，撒上九层塔叶即可。

5. 韩国烤牡蛎：原料为牡蛎 500 克、芋头 100 克、豆腐 100 克、芝麻盐 2 克、酱油 20 克、香油 10 克、醋 5 克、葱 20 克、蒜 10 克、胡椒面 0.5 克、生姜 10 克。制作过程：把牡蛎用滚烫的盐水烫，把芋头煮熟后去皮，大的切成一半。把豆腐煎一下，切均匀；在酱油里放入葱、蒜、香油、生姜汁、胡椒面、芝麻盐，做成调料；在签子上交错串上牡蛎、豆腐、芋头后，抹上调料汁在炭火上烤；待熟了以后放到碟子上，跟糖醋酱一起端出。

6. 紫薇花牡蛎火腿汤：原料为紫薇花 4 朵，牡蛎净肉 500 克，火腿末 5 克，水发冬菇 10 克，玉兰片 10 克，胡椒粉、盐、料酒、酱油、味精、鸡汤、姜片各适量。紫薇花去萼杂质，洗净，切成细丝，牡蛎肉拣洗干净，沥干水分，切碎。火腿肉、玉兰片、冬菇分别洗净，都切成片。将牡蛎、冬菇、玉兰片各用开水焯一下；锅烧热放入鸡汤、料酒、酱油、姜片、盐，大火煮沸，下入火腿、冬菇；玉兰片、牡蛎烧沸，下入味精、紫薇花细丝，调好口味，撒点胡椒粉即成。作佐餐食用。特点：味鲜嫩，花香，爽口。功用为滋阴养血止血，健脾开胃解毒。用丁虚损、烦热、产后血崩、带下、疮毒、失眠、心悸、健忘等症。

7. 丝瓜烩牡蛎：原料为牡蛎 200 克、丝瓜 300 克、姜米、葱花、精盐、胡椒粉、湿淀粉、色拉油各适量。牡蛎洗净后，用沸水烫一下即捞出；丝瓜刮掉粗皮洗净，切成滚刀片；净锅上火，放色拉油烧热，投姜米和葱花爆香，放入丝瓜片略炒，即掺适量清水，下入牡蛎，烧沸后调入精盐、胡椒粉，最后用湿淀粉勾薄芡，起锅装盘即成。特点：丝瓜碧绿，牡蛎鲜美，清淡爽口。此菜可治心神不宁、烦燥不安、火眼等疾，是夏季防暑之理想佳肴。

8. 牡蛎蘸辣椒酱：原料为牡蛎 500 克、水芹菜 100 克、萝卜 100 克、茼蒿 100 克、酱油 20 克、辣椒酱 5 克、醋 10 克、白糖 5 克、葱 10 克、蒜 5 克。制作过程：把牡蛎放到笊篱上用热水烫一下，捞出来冷却；把水芹菜和茼蒿切成5厘米长的段条，把萝卜切成丝；在酱油里放入醋、白糖、辣椒酱、葱、蒜做成糖醋酱；在碟子里铺上萝卜菜放上牡蛎后，旁边放上水芹菜和茼蒿，然后跟糖醋辣椒酱一起端出。

9. 牡蛎猪红汤：鲜牡蛎、猪血、小白菜，豆芽、辣椒片、蒜蓉、葱花。调味料：高汤2～3饭碗，红大酱大半匙，辣豆瓣酱大半匙，辣椒粉一茶匙，老抽半茶匙，生抽一茶匙，麻油一大匙，料酒一茶匙，香醋、太白粉。鲜牡蛎加少许料酒、太白粉稍腌；猪血切粗丁，烫飞水；麻油烧热，放进辣椒片、蒜蓉、辣豆瓣酱炒香；注入高汤，放进猪血、小白菜、豆芽，红大酱、辣椒粉、老抽、生抽、料酒，烧开后煮7～8分钟；加入牡蛎烫熟，滴进香醋即可。

10. 蒜辣牡蛎：牡蛎300克，嫩豆腐一小块。调料：豆、豆瓣酱各一大匙，色拉油三大匙，淀粉两小匙，芝麻油一小匙，蒜苗三根，红辣椒一只，精盐少许；酱油两大匙，绍酒一中匙，味精少许，白糖一小匙。牡蛎加入少许精盐，轻轻抓洗，并以清水漂净、沥干，加入淀粉拌匀；将蒜苗切成1厘米圆段，放入盘内，加入色拉油，高火3分钟爆香，并将豆豉、豆瓣酱及调料倒入拌匀；豆腐切小丁，放入牡蛎中，淋上豆豉等调料，加入辣椒段，加盖中高火9分钟，淋上芝麻油即可。

11. 鲤鱼牡蛎肉冬瓜汤：鲤鱼1条（约500克，去肠杂、腮），冬瓜500克，洗净切小块，牡蛎肉50克（洗净），葱白7茎，洗净切段，加适量盐同煮汤食，每日1次。药用价值：主要治疗原发性肝癌气血瘀型：右胁下肿块，胁部胀痛，恶心纳减，倦怠无力，面色黧黑、消瘦、黄疸、腹水，舌质紫暗或有瘀斑，脉弦涩。

12. 海带紫草牡蛎肉汤：海带50克，紫草10克，牡蛎肉250克。将海带用水发胀、洗净切细丝，放水中煮至熟软后，再放入紫草牡蛎肉同煮，食盐、油适量调味即可食用。药用价值：主要治疗淋巴癌热痰内蕴型阴虚证：恶性淋巴结肿瘤（网状细胞型肉瘤、淋巴母细胞型肉瘤、恶性淋巴瘤、何杰金氏病、淋巴结转移癌）、伴潮热盗汗、形瘦乏力、纳少口干、尿黄便干、舌光红、脉细数。

13. 台湾名特小吃蚵仔煎：主料为牡蛎30克，鸡蛋1个，红薯粉30克。辅料：发菜。调料：色拉油、番茄酱、甜辣酱。牡蛎在流动水下冲洗干净备用；红薯淀粉加入60克水搅匀备用；发菜洗干净后切去根部留叶子切成粗丝；平底锅中放一点点油，烧热晃匀锅底，倒入红薯粉水，晃动锅子使粉均匀地铺在锅子里；在淀粉中间加入牡蛎，改成中小火慢煎2分钟左右；待牡蛎与红薯糊七八分熟后加入发菜段略煎几十秒，在表面打入一个鸡蛋，用铲子均匀铺在发菜上；小心地翻动饼底，并用锅铲将蚵仔煎翻一面继续煎熟即可盛出，吃时淋上甜辣酱或蕃茄酱均可。

14. 牡蛎炖酸菜：原料为酸菜1000克、鲜活牡蛎肉500克、猪腿肉800克、八角1个、花椒粉1茶匙、西班牙橄榄油2勺、骨汤1千克、盐1茶匙。操作：准备原料；锅中加入油、八角、花椒粉，中火爆香，下入肉片，翻炒到肉变白；加入酸菜丝，翻炒2分钟，加入骨汤，旺火大火煮沸，加入牡蛎，再次煮开；转文火煲煮15分钟，就可以了，最后加盐调味。

食用禁忌

1. 该品多服久服，易引起便秘和消化不良。易出血者禁服，多服久服会导致心脏失血，且较难止血，要用生三七才能止血。

2. 牡蛎恶麻黄、吴茱萸、辛夷。

3. 与啤酒同食易发痛风。

各家论述

1. 张元素：壮水之主，以制阳光，则渴饮不思，故蛤蛎之类能止渴也。

2.《汤液本草》：牡蛎，入足少阴，咸为软坚之剂，以柴胡引之，故能去胁下之硬；以茶引之，能消结核；以大黄引之，能除股间肿；地黄为之使，能益精收涩、止小便，本肾经之药也。

3.《本草纲目》：牡蛎肉多食之，能细活皮肤，补肾壮阳，并能治虚，解丹毒。

4.《本草经疏》：牡蛎味咸平，气微寒，无毒，入足少阴、厥阴、少阳经。其主伤寒寒热、温疟洒洒、惊恚怒气、留热在关节去来不定、烦满、气结心痛、心胁下痞热等证，皆肝胆二经为病。二经冬受寒邪，则为伤寒寒热；夏伤于暑，则为温疟洒洒；邪伏不出，则热在关节去来不定；二经邪郁不散，则心胁下痞；热邪热甚，则惊恚怒气，烦满气结心痛。此药味咸气寒，入二经而除寒热邪气，则营卫通，拘缓和，而诸证无不瘳矣。少阴有热，则女子为带下赤白，男子为泄精，解少阴之热，而能敛涩精气，故主之也。

5.《本草思辨录》：鳖甲、牡蛎之用，其显然有异者，自不致混于所施，惟其清热软坚，人每视为一例，漫无区分，不知此正当明辨而不容忽者，《本经》于鳖甲主心腹症瘕坚积，于牡蛎主惊恚怒气拘缓。仲圣用鳖甲于鳖甲煎丸，所以破症瘕。加牡蛎于小柴胡汤，所以除胁满。由斯以观，凡鳖甲之主阴蚀，痔核，骨蒸者，岂能代以牡蛎。牡蛎之主盗汗，消渴，瘰疬颈核者，岂能代以鳖甲。鳖甲去恶肉而亦敛溃痈者，以阴既益而阳遂和也。牡蛎治惊恚而又止遗泄者，以阳即戢而阴即固也。

6.《神农本草经》：主伤寒寒热，温疟洒洒，惊恚怒气，除拘缓鼠瘘，女子带下赤白。久服强骨节。

7.《名医别录》：除留热在关节荣卫，虚热去来不定，烦满；止汗，心痛气结，止渴，除老血，涩大小肠，止大小便，疗泄精，喉痹，咳嗽，心胁下痞热。

8.《药性论》：主治女子崩中。止盗汗，除风热，止痛。治温疟。又和杜仲服止盗汗。病人虚而多热，加用地黄、小草。

9.《本草拾遗》：捣为粉，粉身，主大人小儿盗汗；和麻黄根、蛇床子、干姜为粉，去阴汗。

10.《海药本草》：主男子遗精，虚劳乏损，补肾正气，止盗汗，去烦热，治伤寒热痰，能补养安神，治孩子惊痫。

11.《珍珠囊》：软痞积。又治带下，温疟，疮肿，为软坚收涩之剂。

12.《医学衷中参西录》：止呃逆。

13.《现代实用中药》：为制酸剂，有和胃镇痛作用，治胃酸过多，身体虚弱，盗汗及心悸动惕。对于怀孕妇及小儿钙质缺乏与肺结核等有效。

83. 阿胶 *Equus asinus L.*

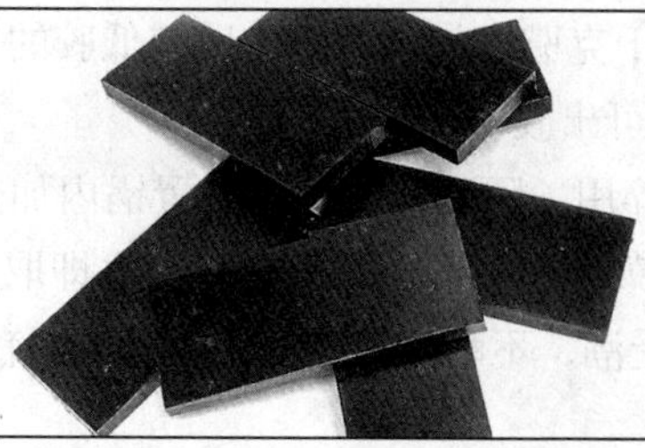

药材概述

阿胶是由马科动物驴的皮去毛后熬制而成的胶。阿胶，其应用已有3000年历史，历来被誉为“补血圣药”“滋补国宝”，与人参、鹿茸一起被誉为“中药三宝”。阿胶的原产地是山东东阿县，东阿阿胶历来名冠天下。

药材性味

【药名】阿胶

【英文名】Ass Hide Glue

【别名】傅致胶、盆覆胶、驴皮胶。

【来源】马科动物驴的干燥皮或鲜皮经煎煮、浓缩制成的固体胶。

【性味】甘，平。

【归经】归肺、肝、肾经。

【功效】补血滋阴，润燥，止血。

【主治】血虚萎黄，眩晕心悸，肌痿无力，心烦不眠，虚风内动，肺燥咳嗽，劳嗽咯血，吐血尿血，便血崩漏，妊娠胎漏。

【用法用量】烊化兑服：取3～9克放入杯中，加冰糖少许，用沸水或药汁适量冲开，搅拌，放冷后即可服用。

【产地】主产于山东聊城东阿、浙江杭州、宁波。在上海、北京、河北、天津、武汉、沈阳等地均有加工生产。

采制、炮制与贮藏

【采制】驴皮全年均可采收。一般在10月至翌年5月为阿胶生产季节。先将驴皮放到容器中用水浸泡2～3天使其软化，除去驴毛，剁成小块，再用水浸泡使之白净，放入沸水中约一刻钟待皮皱缩时捞出，再放入熬胶锅内进行熬炼约三天三夜，待液汁稠厚时取出，加水再煮，如此反复5～6次，直至大部分胶质都已溶出为止。将所得液汁用细铜丝筛过滤，滤液中加入少量白矾粉搅拌，静置数小时，待杂质沉淀后，收取上层溶液加热浓缩。在出胶前2小时加入矫臭剂及矫味剂（500千克驴皮加黄酒3.25千克及砂糖7.5千克），出胶前半小时加入豆油（500千克驴皮加15斤），以减低胶的黏性。至用铲挑取黏成一团不再落入锅中时即可出胶。

【炮制】阿胶：捣碎用。阿胶珠：将蛤粉置锅内加热，至轻松时放入切好的骰形小块阿胶，炒至鼓起成圆珠状、黄白色时立即取出，筛去蛤粉，放凉。

【贮藏】阿胶容易受潮，不耐高温。可将阿胶放入食用包装袋内，扎紧口，然后再放入冰箱内保存。

现代研究

【性状鉴别】本品呈整齐的长方形或方形块。通常长约8.5厘米，宽约3.7厘米，厚约0.7厘米或1.5厘米。表面棕褐色或黑褐色，有光泽。质硬而脆，断面光亮，碎片对光照视呈棕色半透明。气微，味微甘。

【化学成分】阿胶是一类明胶蛋白，水解可产生多种氨基酸，主要有：甘氨酸、脯氨酸、谷氨酸、丙氨酸、精氨酸、天冬氨酸、赖氨酸、苯丙氨酸、丝氨酸、组氨酸、半胱氨酸、缬氨酸、甲硫氨酸、异亮氨酸、亮氨酸、酪氨酸、色氨酸、羟脯氨酸、苏氨酸等。并有近20种金属元素，为钾、钠、钙、镁、铁、铜、铝、锰、锌、铬、铂、锡、银、钼、锶、钡、钛、锆等。

【提取工艺】取经前处理过的驴皮400千克（折干品），置于多能提取罐中，加1.2倍量的水，加0.5千克氢氧化钠，密闭后，开启夹层蒸气及直气共同加热，煮沸大约40分钟，压力升至0.11MPa，反复加水冲洗3～4次，放净，加1.2倍水，再直气夹层共加热，使压力控制在0.11～0.12MPa，第一次提取8小时，第二次提取1小时，每小时打循环1次，每次循环5分钟。胶汽提取结束后，浓缩等后续部分仍按原工艺操作。挥发性碱性物含量为0.92mg/g，凝冻浓度为15%。

药理作用

1. 对造血系统的作用：阿胶有强大的补血作用，疗效优于铁剂。

2. 抗休克作用：阿胶溶液，能使极低水平之血压恢复至正常高度，且作用较为持久。

3. 对进行性营养性肌变性症的影响：阿胶拌入基本食物，能使肌酐与肌酸逐渐恢复正常水平，同时肌肉内肌酸含量明显增加。

4. 对钙代谢的影响：阿胶所含的甘氨酸能促进钙的吸收。服阿胶者血钙浓度有轻度增高，但凝血时间没有明显变化。

食疗选方

1. 阿胶粥：取大米或小米 100 克煮熟，取适量阿胶放入热水里，溶化后加入粥中稍煮，搅拌待其完全烊化后即可。可补血益肾，滋阴润肺安胎，强身健体。

2. 阿胶黄酒：取阿胶 250 克，黄酒 30 毫升，共置锅内，隔水加盖蒸 2 ~ 3 小时，待其全部溶化后取出即可。每日 1 ~ 2 次，每次 2 匙（15 ~ 30 毫升），温开水冲服。此方尤适宜血虚患者。

3. 芝麻核桃阿胶膏：取阿胶 150 克（砸碎），黄酒 350 毫升，共浸泡 1 周，待阿胶呈海绵状，略加水炖化，加入黑芝麻、核桃仁各适量，冰糖 250 克，蒸 1 小时，不断搅拌，晾凉即成冻膏，每天早晚各 1 ~ 2 匙（10 ~ 30 毫升），温开水冲服。此方尤适宜腰酸怕冷、头晕耳鸣者。

4. 人参桂圆阿胶膏：取阿胶 150 克（砸碎），黄酒 350 毫升，共浸泡 1 周，待阿胶呈海绵状，略加水炖化，加入人参煎液或人参粉适量，配入桂圆肉 30 克搅匀，加冰糖 250 克，蒸 1 小时，晾凉即成冻膏，每天早晚各 1 ~ 2 匙（10 ~ 30 毫升），温开水冲服。此方尤适宜气虚疲乏无力兼有心悸畏寒者。

5. 阿胶鸡蛋汤：将阿胶适量炖化加蜂蜜一匙，冲鸡蛋一个，每日早餐前服用效果更佳。可用于治疗咳喘不止、久咳不愈及哮喘等症。

6. 蜂蜜鸡蛋阿胶膏：将阿胶、蜂蜜、鸡蛋配合服用，适量阿胶放入热水中溶化，之后加入鸡蛋一个，蜂蜜一勺，煮熟后冷藏即可呈膏状。每日空腹服用一勺，对于气虚咳嗽疗效较好。

7. 阿胶葱白蜜：用新水煎葱白三片，去葱，入阿胶二钱，加蜂蜜二匙溶开，食前温服。功效：养阴生津，润肠通便。主治：老人虚弱者大便秘涩。

8. 阿胶甜肉：取瘦肉 250 克洗净切块，先炖八成熟时入阿胶 20 克，白糖 50 克、花椒 5 粒炖至熟，火靠浓汁。功用：治贫血。主治：血虚萎黄、虚劳羸瘦、面色无华、眩晕心悸、阴虚咳嗽等。

9. 阿胶炖野雉：将野雉肉块 200 克洗干净，放入沸水中焯去血水，捞起放入炖盅里，加入汤水，阿胶（30 克蒸溶），红枣 12 枚，姜片，葱结，精盐，盖上炖盅盖，上笼旺火炖 2 小时，出笼后，放去姜片、葱结，撒入胡椒粉，淋香麻油即可。

10. 阿胶煮红枣：取大枣 10 枚置锅内，加水适量煮熟，加入捣碎的阿胶 6 克，溶化，红糖适量调味。饮汤食枣。功效：养血健脾。主治：心脾两虚，心悸失眠等。

用药禁忌

阿胶性滋腻，忌油腻食物，同时在患有感冒、咳嗽、腹泻等疾病或月经来潮时，应停服阿胶，待病愈或经停后再继续服用；凡脾胃虚弱、呕吐泄泻、腹胀便溏、咳嗽痰多者慎用；消化不良者不宜服用；小儿应在医师指导下服用；服药二周或服药期间症状无改善，或症状加重，或出现新的严重症状，应立即停药并去医院就诊；对该药品过敏者禁用，过敏体质者慎用；该药品性状发生改变时禁止使用。

服用阿胶期间还需忌口，如萝卜、浓茶等，若同时使用其他药品应先咨询医师或药师。

各家论述

1.《汤液本草》：阿胶益肺气，肺虚极损，咳嗽唾脓血，非阿胶不补。仲景猪苓汤用阿胶，滑以利水道。《活人书》四物汤加减例，妊娠下血者加阿胶。

2.《本草纲目》：阿胶，大要只是补血与液，故能清肺益阴而治诸证。疗吐血、衄血、血淋、尿血，肠风，下痢。女人血痛、血枯、经水不调，无子，崩中，带下，胎前产后诸疾。男女一切风病，骨节疼痛，水气浮肿，虚劳咳嗽喘急，肺痿唾脓血，及痈疽肿毒。和血滋阴，除风润燥，化痰清肺，利小便，调大肠。

3.《本草经疏》：阿胶，主女子下血，腹内崩，劳极洒洒如疟状，腰腹痛，四肢酸疼，胎不安及丈夫少腹痛，虚劳羸瘦，阴气不足，脚酸不能久立等症，皆由于精血虚，肝肾不足，法当补肝益血。

4.《本草述》：阿胶，其言化痰，即阴气润下，能逐炎上之火所化者，非概治湿滞之痰也。其言治喘，即治炎上之火，属阴气不守之喘，非概治风寒之外束，湿滞之上壅者也。其言治血痢，如伤暑热痢之血，非概治湿盛化热之痢也。其言治四肢酸痛，乃血涸血污之痛，非概治外淫所伤之痛也。即治吐衄，可徐徐奏功于虚损，而暴热为患者，或外感抑郁为患者，或怒气初盛为患者，亦当审用。

5.《神农本草经》：主心腹内崩，劳极洒洒如疟状、腰腹痛，四肢酸疼，女子下血。安胎。久服益气。

6.《名医别录》：丈夫小腹痛，虚劳羸瘦，阴气不足，脚酸不能久立，养肝气。

7.《药性论》：主坚筋骨，益气止痢。

8.《千金·食治》：治大风。

9.孟诜：治一切风毒骨节痛，呻吟不止者，消和酒服。

10.《日华子本草》：治一切风，并鼻洪、吐血、肠风、血痢及崩中带下。

11.《本草纲目拾遗》：治内伤腰痛，强力伸筋，添精固肾。

相关故事

唐朝时，阿城镇上住着一对年轻的夫妻，男的叫田铭，女的叫阿桥。两人靠贩驴过日子。阿铭和阿桥成亲五年后，阿桥有了身孕。不料，阿桥分娩后因气血损耗，身体很虚弱，整日卧病在床，吃了许多补气补血的良药，也不见好转。阿铭听人说驴肉能补，心想，让阿桥吃些驴肉，也许她的身体会好起来。于是，就叫伙计宰了一头小毛驴，把肉放在锅里煮。谁知煮肉的伙计嘴馋，肉煮熟了，便从锅里捞出来吃。其他伙计闻到肉香，也围拢来吃，这个尝尝，那个尝尝，一锅驴肉不大会儿全进了伙计们的肚里。这下，煮肉的伙计着了慌，拿什么给女主人吃？无奈，只好把剩下的驴皮切碎放进锅里，倒满水，升起大火煮起来。熬了足有半天工夫才把皮熬化了。伙计把它从锅里舀出来倒进盆里，却是一盆浓浓的驴皮汤。汤冷后竟凝固成黏糊糊的胶块。伙计尝了一块，倒也可口，于是把这驴皮胶送给阿桥吃。阿桥平时喜吃素食，不曾吃过驴肉，尝了一口，直觉得喷香可口，竟然不几餐便把一瓦盆驴皮胶全吃光了。几日后奇迹就出现了，她食欲大增，气血充沛，脸色红润，有了精神。

事隔年余，那位伙计的妻子也分娩了。由于家里贫穷，于怀胎期间营养不足，生产时几次昏倒，分娩后气血大衰，身体十分虚弱。伙计找来了郎中开了许多补药，吃了也不管用。伙计忽然想起阿桥吃驴皮胶那回事儿来。于是，便将头年煮驴肉熬驴皮的事儿向阿铭、阿桥夫妻细说了一遍，并向他们夫妻借头毛驴。阿桥见伙计为妻子重病着急的样子，便给了他一头。伙计牵了匹毛驴回家宰了，把驴皮熬成胶块给妻子吃。果然不几日，妻子便气血回升，肤肌红润，大有起色了。自此后，驴皮胶大补，是产妇良药，便在百姓中间传扬开了。阿铭、阿桥开始雇伙计收购驴皮熬胶出卖，生意十分兴隆。有些庄户，见熬驴皮胶有利可图，也相继熬胶出售。可只有阿城当地熬出的胶才有疗效，其他地区制作的没有滋补功能，引起纠纷。官司打到县里，县太爷带着郎中先生来到阿城调查，经过实地探测，发现阿城镇水井与其他地方水井不同，比一般水井深，水味香甜，水的重量也沉重许多。

县太爷十分惊喜，才知道驴胶补气补血，除驴皮之外，还赖此得天独厚的井水。于是下令：只准阿城镇百姓熬胶，其他各地一律取缔。县令还将驴皮胶进贡唐王李世民。李世民赏给年迈体弱的大臣，他们吃后都夸此胶是上等补品。李世民大喜，差大将尉迟恭巡视阿城镇。尉迟恭来到阿城，赏给阿铭、阿桥金锅银铲，召集匠人将阿城井修葺一新，并在井上盖了一座石亭，亭里竖立了石碑。至今，碑文“唐朝钦差大臣尉迟恭至此重修阿井”的字样，仍依稀可见。

84. 鸡内金 *Gallus gallus domesticus Brisson*

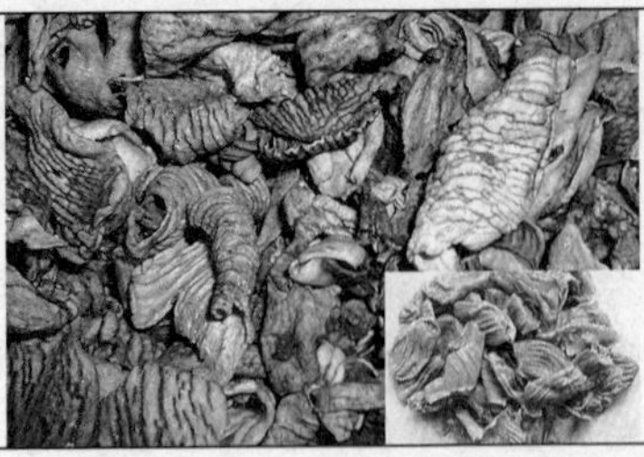

药材概述

鸡内金是雉科动物家鸡的干燥沙囊内壁。鸡内金是家鸡的消化器官，用于研磨食物，该品为传统中药之一，用于消化不良、遗精盗汗等症，效果极佳，故而以“金”命名。杀鸡后，取出鸡肫，立即取下内壁，洗净，晒干，生用或炒用。

药材性味

【药名】鸡内金

【英文名】Inner Membrane of Chicken Gizzard

【别名】鸡肫皮、鸡黄皮、鸡肫、鸡胗。

【来源】雉科动物家鸡的沙囊内壁。

【性味】性甘，寒。

【归经】归脾、胃、小肠、膀胱经。

【功效】有消食健胃，涩精止遗，健脾胃的功效。

【主治】食积胀满，呕吐反胃，泻痢，疳积，消渴，遗溺，喉痹乳蛾，牙疳口疮等症。

【用法用量】煎服，8～10 克；研末服，每次 1.5～8 克。研末用效果比煎剂好。

【产地】全国各地均产。

炮制与贮藏

【炮制】(1) 生鸡内金：将鸡内金净制，除去非药用部位。(2) 醋炒鸡内金：醋用量 100 ： 10，将净制过的鸡内金用文火炒至表面颜色加深，喷淋食醋，待醋被完全吸进鸡内金。(3) 焦内金：用武火炒至表面焦黑内部焦黄，喷淋食醋，吸干后出锅晾凉。

【贮藏】置干燥处，防蛀。

现代研究

【性状鉴别】(1) 鸡内金：本品呈不规则皱缩的囊片状，略卷曲。大小不一，完整者长约 3.5 厘米，宽约 3 厘米，厚 0.1 ～ 0.2 厘米，薄而半透明，有多数明显的条棱状波纹。质脆，易碎，断面色质样，有光泽。气微腥，味微苦以个大、色黄、完整少破碎者佳。(2) 炒鸡内金：为不规则碎片，表面暗褐色至焦黄色，用放大镜观察，显颗粒状或微细泡状。轻折即断，断面有光泽。(3) 醋鸡内金：形同鸡内金，有醋气味。

【化学成分】鸡内金含胃激素、角蛋白、微量胃蛋白酶、淀粉酶及多种维生素。出生 4 ～ 8 星期的小鸡砂囊内膜还含有胆汁三烯和胆绿素的黄色衍生物，并含赖氨酸、组氨酸、精氨酸、谷氨酸、天冬氨酸、亮氨酸、苏氨酸、丝氨酸、甘氨酸等 18 种氨基酸，及铝、钙、铬、钴、铜、铁、镁、锰、钼、铅、锌等微量元素。

【提取工艺】称取一定量的鸡内金，用水浸泡，然后将其绞碎，用 HCl 浸泡 2 小时；过滤，向滤渣中加入 10 倍量的 40%NaOH，室温搅拌 2 小时；过滤，滤液用 2mol/L HCl 调至 pH=4.0，过滤，离心，得沉淀。将沉淀依次用乙醚、无水乙醇脱水，自然干燥 48 小时得成品。测得蛋白质的含水量为 8.93%，扣除水分后的收率为 42.37%。

药理作用

1. 对人体胃功能的影响：鸡内金本身只含微量的胃蛋白酶和淀粉酶，服药后能使胃液的分泌量增加和胃运动增强，可能是鸡内金消化吸收后通过体液因素兴奋胃壁的神经肌肉所致。亦有认为是胃激素促进了胃分泌机能。

2. 加速放射性锶的排泄：鸡内金水煎剂对加速排除放射性锶有一定的作用。鸡内金中的氯化铵为促进锶排出的有效成分之一。

3. 抗癌作用：鸡内金有抑制肿瘤细胞的作用。口服本品后，胃液分泌量、酸度和消化能力均提高，胃运动加强，排空率加快，催泌作用甚至强于肉粉，通过体液因素而兴奋胃壁的神经肌肉装置。

临床应用

1. 治疗溃疡病：大黄 3 克，炮附子、鸡内金各 10 克，丹参 30 克，白芍 18 克，炙甘草 6 克，谷维素片 200 毫克，痢特灵片 2 克。将中药焙干后与西药共研极细粉，炼蜜为 10 丸，每次 1 丸，每日 2 次，米汤或温开水送服，恶心者用生姜汤送服。15 日为一个疗程。治疗十二指肠球部溃疡 30 例，结果痊愈 21 例，显效 7 例，无效 2 例。[《湖北中医杂志》1990，3 (12)：12]

2. 治疗扁平疣：鸡内金 100 克，白米醋 300 毫升，浸泡 30 个小时后，蘸取药液，涂擦患处，日 3 次。治疗 126 例，结果：痊愈 80 例，好转 20 例，无效 26 例。愈后均观察 10 天，未见复发。[《中国中药杂志》1991，16（10）：627]

3. 治疗小儿厌食症：鸡内金 10 克，淡全蝎 8 克，共研极细末，装瓶备用。2 岁以下每次 0.3 克，日服 2 次；3 岁以上每次 0.6 克，日服 2 次。连服 4 天为一个疗程，每个疗程间隔 3 天，服药期间禁食生冷油腻食物。治疗 50 例，结果一个疗程治愈者 43 例，两个疗程治愈者 6 例，1 例经三个疗程治疗无效。[《河北中医》1990，12（6）：20]

4. 治疗小儿腹泻：炒车前子、炒鸡内金各 30 克，共研细末，装瓶备用。用时取药粉适量加蛋清调和如膏状贴于脐中，再用纱布和胶布固定。每日换药 1 次，5 次为一个疗程。治疗 52 例，结果痊愈 37 例，好转 13 例，无效 2 例。[《黑龙江中医药》1991（1）：5]

药用禁忌

（1）忌食生冷及油腻食物；（2）服药二周后症状未见好转，应及时去医院咨询医师；（3）过敏体质者慎用；（4）药品性状发生改变时禁止服用；（5）儿童必须在成人的监护下使用；（6）请将此药品放在儿童不能接触的地方；（7）如正在服用其他药品，使用本品前请咨询医师或药师。

药用配伍

鸡内金配伍金钱草：有消石排石、运脾利水之功效，用于治疗湿热内蕴之结石。鸡内金忌与含鞣酸成分的地榆、石榴皮、五倍子、虎杖、狗脊、扁蓄、大黄、茶叶、儿茶、四季青、仙鹤草、侧柏叶等配伍使用。冲服鸡内金时，也不要同时食用富含鞣酸的柿子、苹果、茶叶、咖啡等。鸡内金可煎服，也可研磨服，研磨服效果好；煎服易导致所含的胃激素等成分受热被破坏而失效。

常用选方

1. 治食积腹满：鸡内金研末，乳服。（《本草求原》）

2. 治痞气积：黄牛脑子一个（同鸡肶胵酒浸一宿），公鸡鸡内金一个，朴硝一碗（提净），轻粉、沉香、砂仁、木香各 5 克。上件牛脑用铜锅焙干，将各项药入杵千下，焙。每服 5 克，烧酒调下，日三服。（《圣惠方》）

3. 治反胃，食即吐出，上气：鸡内金烧灰，酒服。（《千金方》）

4. 治脾胃湿寒，饮食减少，长作泄泻，完谷不化：白术 200 克，干姜 100

克，鸡内金 100 克，熟枣肉 250 克。上药四味，白术、鸡内金各自轧细焙熟；再将干姜轧细，共和枣肉，同捣如泥，作小饼，木炭火上炙干。空心时，当点心，细嚼咽之。(《医学衷中参西录》益脾饼）

5. 治噤口痢疾：鸡内金焙研，乳汁服之。(《本草纲目》)

6. 治小儿疳病：鸡内金廿个（勿落水，瓦焙干，研末），车前子 200 克（炒，研末）。二物和匀，以米糖溶化，拌入与食。忌油腻、面食、煎炒。(《寿世新编》)

7. 治痟肾，小便滑数白浊，令人羸瘦：鸡内金 50 克（微炙），黄芪半两，五味子 25 克。上药，粗捣，以水三大盏，煎至一盏半，去滓，食前分温三服。(《圣惠方》)

8. 治虚劳，上焦烦热，小便滑数，不可禁止：鸡内金 100 克（微炙），菟丝子 100 克（酒浸三宿，曝干，捣为末），鹿茸 50 克（去毛，涂酥炙微黄），桑螵蛸 25 克（微炒）。上药捣细罗为散，每服以沮清粥饮调下 10 克。(《圣惠方》)

9. 治小便淋沥，痛不可忍：鸡内金皮 25 克。阴干，烧存性。作一服，白汤下。(《医林集要》)

10. 治遗精：鸡内金 30 克，炒焦研末，分六包，早晚各服一包，以热黄酒半盅冲服。(《吉林中草药》)

11. 治走马牙疳：鸡内金（不落水者）五枚，枯矾 25 克。研搽。(《经验方》)

12. 治一切口疮：鸡内金烧灰，敷之。(《活幼新书》)

13. 治喉闭乳蛾：鸡内金勿洗，阴干烧末，用竹管吹之。(《青囊杂纂》)

14. 治小儿温疟：烧鸡肶胵中黄皮，末，和乳与服。(《千金方》)

15. 治发背已溃：鸡内金，同绵絮焙末搽之。(《本草纲目》)

16. 治骨结核，肠结核：鸡内金炒焦研末，每次 15 克，日服三次，空腹用温黄酒送下。(《吉林中草药》)

食疗选方

1. 治疗胃炎：炒鸡内金，较粉末的药效快，每天用鸡内金 3 克、蜂蜜 10 克加开水冲一杯，早、晚饭前各一杯。

2. 胆、肾、尿道结石：用鸡内金、玉米须 50 克，煎一碗汤一次服下，一日 2～3 次，连服 10 天。忌吃肝脏、肥肉、蛋黄。

3. 鸡内金粥：鸡内金 5 克，大米 50 克。先将鸡内金择净，研为细末备用。再取大米淘净，放入锅内，加清水适量煮粥，待沸后调入鸡内金粉，煮至粥成服食，每日1剂，连续3～5天。功效：健胃消食，固精止遗。适应证：消化不良，食积不化，小儿疳积、遗尿、遗精及泌尿系结石等。

4. 砂仁内金橘皮粥：鸡内金、陈皮各5克，砂仁3克，粳米60克，白糖适量。将鸡内金、砂仁、干橘皮共研成细末，待粥熬至将熟时下入，直至粥熟烂离火，调入白糖即成。每日1剂，连用7～10日。功效：消食导滞。主治小儿疳积、胃纳减少、恶心呕吐、消化不良、烦躁哭闹等症。

各家论述

1.《本草经疏》：肫是鸡之脾，乃消化水谷之所。其气通达大肠、膀胱二经。有热则泄痢遗溺，得微寒之气则热除，而泄痢遗溺自愈矣。烦因热而生，热去故烦自止也。今世又以之治诸疳疮多效。

2.《要药分剂》：小儿疳积病，乃肝脾二经受伤，以致积热为患。鸡肫皮能入肝而除肝热，入脾而消脾积，故后世以此治疳病也。

3.《神农本草经》：主泄利。

4.《名医别录》：主小便利，遗溺，除热止烦。

5.《日华子本草》：止泄精，并尿血、崩中、带下、肠风、泻痢。

6.《滇南本草》：宽中健脾，消食磨胃。治小儿乳食结滞，肚大筋青，痞积疳积。

7.《本草纲目》：治小儿食疟，疗大人（小便）淋漓、反胃，消酒积，主喉闭、乳蛾，一切口疮，牙疳诸疮。

8.《本草述》：治消瘅。

9.《本经逢原》：治眼目障翳。

10.《本草再新》：化痰，理气，利湿。

11.《医学衷中参西录》：治痃癖症瘕，通经闭。

12.《陆川本草》：生肌收口。治消化性溃疡。

相关故事

相传沈阳城西龚庆龄，三十岁时，胃脘有硬物堵塞，已经好几年了，饮食减少，感觉吃什么东西都“不能下行”。这个时候，他听说有个叫张锡纯的人，在沈阳建立了中国第一家中医院，于是到张锡纯建立的立达中医院求治。

张锡纯给他诊脉，其脉象沉而微弦，右边尤其如此，张锡纯认为这是他的胃中有积，胃气难以下行，所以阻塞了气机的下降。于是，张锡纯开方子，鸡内金一两、生酒曲五钱。就这么个简单的方子，一共就两味药，这哪儿像药啊，一个鸡内金，是食物，一个酒曲，这个大家也熟悉。开完了方子，大家都不相信能治病。结果服了几剂以后，硬物全消，好了。

还有一位叫秦星垣的，也是这个症状，经过很多医生治疗了，分毫无效，脉象沉劳，张锡纯开的方子也是鸡内金打底，加入一些活血化瘀的药物。结果，是连服八剂，痊愈，这下这位秦星垣高兴得不得了。当时的人们有个习惯，就是有什么大事儿都登报声明，这是最隆重的表达方式了。这位秦星垣也是如此，病好以后，登报声明，感谢张锡纯。

以上让大家看到了鸡内金的消食化积的作用。在过去，小儿因为饮食不节，会导致一种病，叫疳积，得这个病的孩子有瘦弱、肚子大、四肢青筋明显、头发成穗、喜欢吃泥土等症状，其中一部分孩子就是脾胃有积滞导致的。而这个鸡内金，就是治疗这个病的一个主要的药物。比如《寿世新编》里面说，治疗小儿疳积，用鸡肫皮廿个（勿落水，瓦焙干，研末），车前子四两（炒，研末），二物和匀，以米糖溶化，拌入与食。忌油腻、面食、煎炒。

在张锡纯的眼里，鸡内金除了消除胃中积滞，脏腑任何地方有积，也都可以消除。

85. 蜂蜜 *Apis cerana Fabricius*

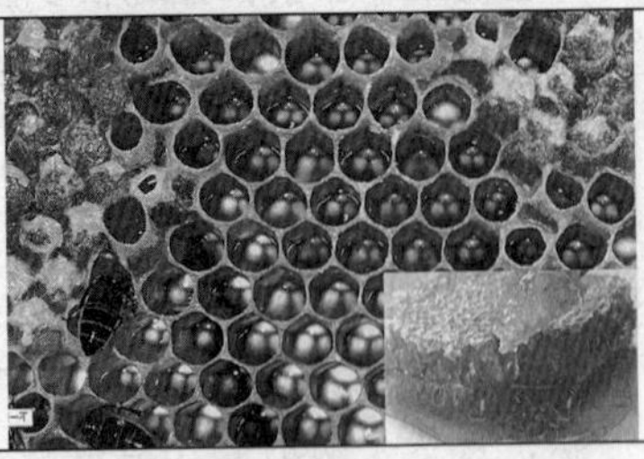

药材概述

蜂蜜又叫冬酿，主要是因为蜜蜂采集和酿造的艰辛。蜂蜜是由蜜蜂采集植物蜜腺分泌的汁液经充分酿造而成。以稠如凝脂、味甜纯正、清洁无杂质、不发酵者为佳。蜂蜜主要作为营养滋补品、药用和加工蜜饯食品及酿造蜜酒之用，也可以替食糖作调味品。蜂蜜可根据采蜜的蜂种、来源、物理状态、生产方式、颜色、功效等份类方式分为多种。

药材性味

【药名】蜂蜜

【英文名】Honey

【别名】冬酿、石蜜、石饴、白沙蜜等。

【来源】中华蜜蜂或意大利蜂所酿的蜜。

【性味】味甘，性平。

【归经】归脾、胃、肺、大肠经。

【功效】调补脾胃，缓急止痛，润肺止咳，润肠通便，润肤生肌，解毒。

【主治】脘腹虚痛，肺燥咳嗽，肠燥便秘，目赤，口疮，溃疡不敛，风疹瘙痒，水火烫伤，手足皲裂。

【用法用量】内服：冲调，15～30克；或入丸剂、膏剂。外用：适量，涂敷。

【产地】全国各地均产。

采制、炮制与贮藏

【采制】蜂蜜采收多在春、夏、秋季进行。取蜜时先将蜂巢割下，置于布袋中将蜜挤出。新式取蜜法是将人工蜂巢取出，置于离心机内，把蜜摇出过滤，除去蜂蜡和碎片及其他杂质即可。

【炮制】取纯净的蜂蜜，用文火熬炼，过滤去沫。

【贮藏】置于阴凉、干燥、清洁、通风处，温度保持在 5～10℃。

现代研究

【性状鉴别】(1) 嗅、闻：开瓶后，新鲜蜂蜜有明显的花香，陈蜜香味较淡。(2) 尝：将蜂蜜置于舌上，以舌抵上鄂，蜂蜜缓缓入喉，会感到微甜而稍有酸味，口感细腻，喉感略有麻辣，余味悠长。(3) 挑：检查蜂蜜的含水量。经筷子或手指挑起蜂蜜，蜂蜜能拉丝者为佳，无拉丝现象说明含水量高。(4) 捻：观察和感觉结晶情况。夏天气温高，蜂蜜不易结晶；冬季气温低，蜂蜜容易结晶。(5) 溶：将蜂蜜溶解在水里，搅拌均匀，静置，若蜂蜜中有杂质则会上浮或下沉。(6) 看：看蜂蜜的色泽。纯正的蜂蜜光泽透明，仅有少量花粉渣沫悬浮其中，色泽均一。(7) 倒：由于含水量较低，优质蜂蜜很黏稠。(8) 烫：好的蜂蜜，烧红的铁丝插进去后有清烟冒出，并能闻到瓜果花朵的香味。(9) 摩：若为"结晶蜜"，将其放在手背上轻轻摩擦片刻，那些比食用精盐略细的颗粒就会溶解。

【化学成分】蜂蜜因蜂种、蜜源、环境之不同，其化学组成有很大差异。其主要成分是果糖和葡萄糖，合计约占 70%。尚含少量蔗糖、麦芽糖、糊精、树胶以及含氮化合物、有机酸、挥发油、色素、蜡、天然香料、植物残片（特别是花粉粒）、酵母、酶类、无机盐等。蜂蜜一般只含微量维生素，如维生素 A，B_1，B_2，B_6，C，D，K，尼克酸，泛酸，叶酸，生物素，胆碱等。尚含转化酶、过氧化氢酶、淀粉酶、氧化酶、还原酶等酶类，并含乙酰胆碱。灰分中主要含镁、钙、钾、钠、硫、磷以及微量元素铁、铜、锰、镍等。有机酸中含有柠檬酸、苹果酸、琥珀酸、乙酸、甲酸等。

药理作用

蜂蜜对创面有收敛、营养和促进愈合作用，并有润滑性祛痰和轻泻作用。

药用禁忌

痰湿内蕴、中满痞胀及大便不实者禁服。未满一岁的婴儿不宜食用。湿阻中焦的脘腹胀满、苔厚腻者不适宜食用。糖尿病患者不宜多吃。

蜂蜜不能用沸水冲饮。

配伍禁忌

1. 蜂蜜不宜与孜然一起吃，易上火伤肝，眼红肿。

2. 蜂蜜不能与豆腐一起吃。豆腐味甘、咸，性寒，能清热散血。与蜂蜜一起吃易导致腹泻，且不利于人体的生化反应。

3. 蜂蜜和鲫鱼同食会中毒，可用黑豆、甘草解毒。

4. 蜂蜜和大米同食会胃痛。

5. 蜂蜜不能与韭菜一起吃。韭菜含维生素 C 丰富，容易被蜂蜜中的矿物质铜、铁等离子氧化而失去作用。另外，蜂蜜可通便，韭菜富含纤维素而导泻，一起吃容易引起腹泻。

6. 蜂蜜的营养成分比较复杂，葱和蜂蜜一起吃后，蜂蜜中的有机酸、酶类遇上葱中的含硫氨基酸等，会发生有害的生化反应，或产生有毒物质，刺激肠胃道而导致腹泻。

7. 豆浆蜂蜜不宜同食。豆浆蛋白质含量比牛奶还高，而蜂蜜主要含有 75% 左右的葡萄糖和果糖，还含少量有机酸，两者冲兑时，有机酸与蛋白质结合产生变性沉淀，不能被人体吸收。

8. 蜂蜜不能和茭白一起吃，会引发痼疾。

9. 蜂蜜不能和茶一起喝，会影响消化吸收。

不同功效

1. 冬蜜：调理肠胃，养气润肺。
2. 桂花蜜：消肿止血，润喉通肠。
3. 龙眼蜜：补脑益智，增强记忆。
4. 柑橘蜜：生津止渴，润肺开胃。
5. 荆条蜜：益气补血，散寒清目。
6. 山花蜜：养肝，治便秘。
7. 桉树蜜：抗菌消毒，预防流行性感冒，治疗喉咙发炎。
8. 洋槐蜜：清热解毒，养颜补气。
9. 枣花蜜：补血安神，健脾养胃。
10. 益母草蜜：调经美白，日常保健。
11. 椴树蜜：清热利尿，养肝明目。

临床应用

1. 治疗胃、十二指肠溃疡：曾观察 20 例，治疗后 15 例壁龛消失，3 例进步（平均为 32 天）；18 例疼痛完全消失，2 例减轻，疼痛消失时间最短 6 天，平均为 22.2 天。国外资料报道治疗数百例的痊愈率为 82%。用法：每日用新鲜蜂蜜 100 克，早、中、晚饭前分服，至第 10 日后，每日增至 150 ~ 200 克。或用蜂蜜 60 毫升和 0.5% 普鲁卡因 40 毫升，混合为 1 次量，日服 3 次。

2. 治疗烧伤：用蜂蜜涂布烧伤创面，能减少渗出液，减轻疼痛，控制感染，促进创面愈合，从而缩短治愈时间。用法：一般Ⅰ，Ⅱ度中小面积烧伤，创面经清洁处理后，用棉球蘸蜂蜜均匀涂布（不宜太厚或太薄），早期每日2～3次或4～5次，待形成胶痂后改为每日1～2次。采用暴露疗法：如痂下积有脓液，可将胶痂揭去，清创后再行涂布，创面可重新结成胶痂，迅速愈合。对已感染的或面积较大的Ⅲ度烧伤则用蜂蜜纱布敷于创面，外用无菌棉垫包扎。本疗法仅限于创面处理，其他如止痛、抗感染、补充液体及控制休克等，均需按常规配合进行。

3. 治疗角膜溃疡及睑缘炎：用蜂蜜制成5%滴眼液滴眼，治疗角膜溃疡29例，治愈22例，进步4例，无效3例。一般在用药一两天后，溃疡即由进行性转为静止，基底清洁，透明度增加，浸润边缘消失。用蜂蜜外涂，每日3次，治疗睑缘炎76例，平均3.5天治愈。

4. 治疗鼻炎和鼻窦炎：对慢性鼻炎采用40%蜂蜜离子透入法治疗，每日1次，电流强度1～5毫安，时间15～20分钟，14次为一疗程。如需行第二疗程时，休息1个月后再继续进行。50例患者经14～24次治疗后，11例痊愈，18例好转，11例减轻，10例无效。对上颌窦炎，经穿刺灌洗后注入20%或40%蜂蜜2毫升，每周2次。观察29例，治愈20例。发病时间愈短，疗效愈好。鼻窦灌洗出的分泌物属于黏液性者效果最佳，黏液脓性者效果最差。又有用蜂蜜涂于鼻腔患处（涂蜜前先洗净鼻腔的结痂及分泌物），早晚各1次，治疗萎缩性鼻炎5例，经8～29天后，鼻部痛痒及前额疼痛均消失，鼻腔无分泌物及结痂。4例嗅觉完全恢复，1例好转。除2例鼻黏膜尚有萎缩现象外，余均恢复正常。

药用选方

1. 治咳嗽：白蜜一斤，生姜二斤（取汁）。上二味，先秤铜挑，知斤两讫，纳蜜复秤知数，次纳姜汁，以微火煎令姜汁尽，惟有蜜斤两在，止。旦服如枣大，含一九，日三服。禁一切杂食。(《千金方》)

2. 治上气咳嗽，喘息，喉中有物，唾血：杏仁、生姜汁各二升，糖、蜜各一升，猪膏药二合。上五味，先以猪膏煎杏仁黄，出之，以纸拭令净，捣如膏，合姜汁、蜜、糖等，合煎令可丸。服如杏核一枚，日夜六七服，渐渐加之。(《千金方》)

3. 治阳阴病，自汗出，若发汗，小便自利者，此为津液内竭，虽鞭不可攻之，当须自欲大便：食蜜七合。于铜器内，微火煎，当须凝如饴状，搅之勿令焦着，欲可丸，并手捻作铤，令头锐，大如指，长二寸许，当热时急作，冷则

鞕。以纳谷道中，以手急抱，欲大便时乃去之。(《伤寒论》)

4. 治高血压，慢性便秘：蜂蜜一两八钱，黑芝麻一两五钱。先将芝麻蒸熟捣如泥，搅入蜂蜜，用热开水冲化，一日二次分服。(《现代实用中药》)

5. 治胃及十二指肠溃疡：蜂蜜一两八钱，生甘草三钱，陈皮二钱。水适量，先煎甘草、陈皮去渣，冲入蜂蜜。一日三次分服。(《现代实用中药》)

6. 治蛔虫病，吐涎心痛，发作有时，毒药不止：甘草二两，粉一两重，蜜四两。上三味，以水三升，先煮甘草取二升，去滓，纳粉、蜜，搅令和，煎如薄粥，温服一升，庭即止。(《金匮要略》甘草粉蜜汤)

7. 治疔肿恶毒：生蜜与隔年葱研膏，先刺破徐之，如人行五里许，则疔出，后以热醋汤洗去。(《济急仙方》)

8. 治口疮：蜜浸大青叶含之。(《药性论》)

9. 治男子阴疮：蜜煎甘草末，涂之。(《肘后方》)

10. 治痘疮痒甚，误搔成疮，及疮疯痂欲落不落者：白蜜不拘多少，涂于疮上，其预自落，且无疤瘢，亦不臭秽。(《普济方》百花膏)

11. 治风疹，风癣：沙蜜一斤，糯饭一斤，面曲五两，熟水五升。同入瓶内封七日成酒，寻以蜜入酒代之，亦良。(《本草纲目》)

12. 治黯：白蜜和茯苓，涂上。(《补缺肘后方》)

13. 解乌头毒：白蜂蜜每次一至四汤匙，温开水冲服。(《上海常用中草药》)

14. 大便不通：用蜜二合，微为煎至饴糖状，乘热做成挺，长一寸们一端尖细。待冷变硬后，寒入肛门中，不久即可通便。

15. 产后口渴：用炼蜜不限量，熟水调服即止。

16. 隐疹作痒：用蜂蜜不限量，好酒调服。

17. 五色丹毒：用蜂蜜调干姜末敷涂。

18. 脸上斑点：用蜂蜜调茯苓末敷搽。

19. 目生珠管：用生蜜涂目。仰卧半日再洗去。每天一次。

20. 肛门生疮（肛门主肺，肺热则肛门肿缩生疮）：用蜂蜜一斤，调入猪胆汁一枚，微火煎浓，做成挺子，塞肛六内，令通泄即愈。

21. 热油烫烧：用蜂蜜涂搽。

22. 疔肿恶毒：用生蜜与隔年葱研成膏。把疔刺破涂上，半小时后，以热醋洗去。

23. 大风癞疮：用生姜二斤，捣取汁，拌入蜂蜜一斤中，微火煎浓，收存。每日清晨服枣大一丸，温酒送下，一天服三次，忌生冷醋滑等物。

食疗选方

1. 蜂蜜萝卜：取鲜白萝卜洗净，切丁，放入沸水中煮沸捞出，控干水分，晾晒半日，然后放锅中加蜂蜜 150 克，用小火煮沸调匀，晾冷后服食。适用于消化不良、反胃、呕吐、咳嗽等。

2. 蜂蜜鲜藕汁：取鲜藕适量，洗净，切片，压取汁液，按 1 杯鲜藕汁加蜂蜜 1 汤匙比例调匀服食。每日 2 ～ 3 次。适用于热病烦渴、中暑口渴等。

3. 鲜百合蜂蜜：鲜百合 50 克，蜂蜜 1 ～ 2 匙。百合放碗中，上屉蒸熟，待温时加蜂蜜拌。睡前服，适宜于失眠患者常食。

4. 芹菜蜜汁：鲜芹菜 100 ～ 150 克，蜂蜜适量。芹菜洗净捣烂绞汁，与蜂蜜同炖温服。每日 1 次。适宜于肝炎患者饮用。

5. 蜂蜜核桃肉：蜂蜜 1000 毫升，核桃肉 1000 克，核桃肉捣烂，调入蜂蜜，和匀。每次服食 1 匙，每日 2 次，温开水送服。适宜于虚喘症。

6. 蜂蜜苹果汁：苹果 250 克，洋槐花蜂蜜，纯净水。苹果去皮，洗净，切小块，把苹果放入搅拌机，放适量纯净水，搅拌 40 秒，把苹果汁过滤出来，加适量蜂蜜搅拌均匀即可。

7. 柠檬蜂蜜泡水：将新鲜柠檬切片装在小玻璃瓶中，放一片柠檬就洒点蜂蜜在上面，至整个柠檬装完，盖好盖然后放冰箱，利于保存。要喝的时候取一片柠檬放在杯中，然后加一勺蜂蜜，用温水冲调。

各家论述

1.《本经》：主心腹邪气，诸惊痫，安五脏诸不足，益气补中，止痛解毒，和百药。

2. 陶弘景：石蜜即崖蜜也，高山岩石间作之。色青赤，味小碱，食之心烦。其蜂黑色似虻。又木蜜呼为食蜜，悬树枝作之。色青白。树空及人家养作之者亦白，而浓厚味美。

3.《名医别录》：石蜜，生武都山谷、河源山谷及诸山石中。色白如膏者良。

4.《本草拾遗》：主牙齿疳疮，目肤赤障，杀虫……按寻常蜜亦有木中作者，亦有土中作者，北方地燥，多在土中，南方地湿，多在木中，各随土地所有而生，其蜜一也。宣州有黄连蜜，色黄味苦，主目热。

5.《本草衍义》：汤火伤涂之痛止，仍捣薤白相和。

6.《本草纲目》：和营卫、润脏腑，通三焦，调脾胃。

相关故事

古城徐州是霸王项羽建立的楚国都城。民间传说，霸王项羽率军与汉刘邦大战于九里山前，在人困马乏、饥渴难耐时，山上牧童用一只羊角盛满野蜂蜜，敬献给楚霸王项羽及妃子虞姬饮用。二人饮后顿觉神清气爽、愉悦无比，霸王大喜，把随身的镶满金银珠宝的佩剑送给牧童。后来，军师范增命御厨坊用面粉制作成羊角形的点心，里面灌制蜂蜜、麦芽糖，成为楚王宫里的一道名点。

随着岁月的变迁，昔日楚王宫的御用名点逐步演化成古城徐州一种著名的特产点心。因为它的形状像绵羊头顶上的那两只犄角，又加上里面是蜂蜜加糖等料调制的糖稀，味道香香甜甜的，所以叫“羊角蜜”。

86. 蝮蛇（蕲蛇） *Agkistrodon acutus*（*Güenther*）

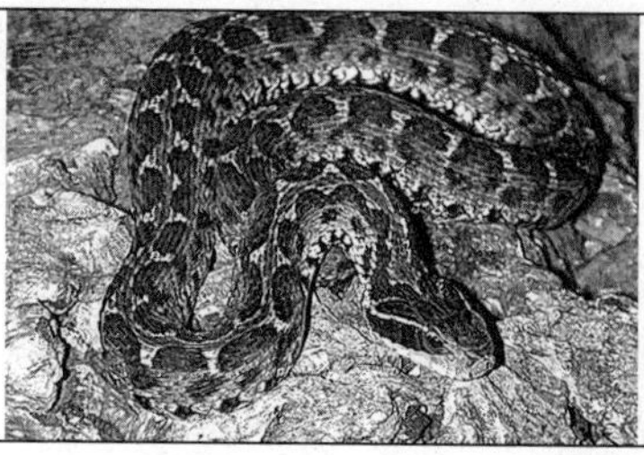

药材概述

蝮蛇，别名土公蛇、草上飞，是中国各地均有分布的一种小型毒蛇，除食用外，有很高的医药价值。头略呈三角形，体粗短，尾短，全背呈暗褐色，体侧各有深褐色圆形斑纹一行。黄黑色像土，有白斑，黄颔尖口的，毒最烈。众蛇之中，只有它是胎生的，它咬人着足断足，着手断手，片刻全身就糜烂。

药材性味

【药名】蝮蛇（蕲蛇）

【英文名】Pallas Pit Viper

【别名】土球子、土谷蛇、土布袋、土狗子蛇、草上飞、七寸子、土公蛇。

【来源】蝰科五步蛇去除内脏的整体。（仅限获得林业部门许可进行人工养殖的蝮蛇）

【性味】肉：味甘，性平，有毒。胆：味苦，性寒，有毒。

【归经】归脾、肝经。

【功效】祛风，通络，止痛，解毒。

【主治】肉：治癞疾诸瘘、心腹痛，除蛊毒。胆：治各种漏疮。皮：治肿、恶疮、骨疽。蜕：治身痒、疥癣。骨：治痢。蝮蛇毒：治冠心病、心肌梗死、脑血栓、血管病、硬皮病。脂肪：治耳聋、肿毒。

【用法用量】内服：浸酒；或烧存性研成细粉，每次 0.5～1.5 克，日服 2 次。外用：适量，油浸、酒渍或烧存性研末调敷。

【产地】广泛分布于中国各地。

采制、炮制与贮藏

【采制】蝮蛇于春夏间捕捉。捕得后剖腹除去内脏，盘成圆盘形，烘干。亦可鲜用。

蝮蛇取毒不可过于频繁，以每月 1 次为宜，1 年可采毒 6～7 次，冬眠期不能采毒。

【炮制】取蝮蛇煅烧存性，研成粉末。

【贮藏】置于通风干燥处。干燥毒粉可用黑色纸或锡箔纸包紧存放干燥处。

现代研究

【性状鉴别】本品呈圆盘状，盘径 6～8 厘米，头居中，体背黑灰色，有的个体有圆形黑斑，背鳞起棱，多脱落。腹面可见剖除内脏的沟槽，脱落的腹鳞长条形，半透明。尾部较短，长 6～8 厘米。质坚韧，不易折断。气腥。骨骼特征：鼻骨前端较突出，躯干椎的棘突较低矮，基本不后倾，椎体不突尖端较平截，多数成长短不等的竖刀状，尾椎脉突侧面观亦成短竖刀状。

【化学成分】蝮蛇全体含胆甾醇、牛磺酸、脂肪、脂质、挥发油等。其中脂肪酸类以油酸、亚油酸、花生四烯酸等不饱和脂肪酸较多，另见微量的奇数（碳）脂肪酸。脂质类成分以磷脂和胆甾醇居多，内脏中以三酰甘油和胆固醇居多。同时在蛇体及内脏中也发现有磷酸乙醇胺、磷酸胆碱、磷酸丝氨酸、磷酸肌醇、神经鞘磷脂等磷脂。蝮蛇肛门腺分泌物有胆甾醇、癸酸、二十一（烷）酸、二十（烷）酸、顺-9-十八烯酸、十七（烷）酸等。

【提取工艺】准确称取一定量的蝮蛇蛇毒冻干粉，用 0.02mol/L pH 值 7.8 的 Tris-HCl 缓冲液溶解，4000r/min 离心 20 分钟，取上清液，透析 12 小时，以 6.0ml/min 的流速上阴离子交换柱，上样完毕后用 0.02mol/L pH 值 7.8 的 Tris-HCl 缓冲液洗去未吸附的杂蛋白。从蛇毒中分离出具有激肽原酶活性的蛋白水解酶，比活性可达 800U/mg。

毒　　性

粗制蛇毒成分复杂，作用亦很复杂。一般局部症状较重，而全身症状较轻，如能及时正确抢救，死亡率较低。

药用禁忌

阴虚血亏者慎服，孕妇禁服。

临床应用

治疗麻风及麻风反应：试用蝮蛇酒治疗各型麻风均有一定效果，尤以合并砜类药治疗者疗效更佳。据 47 例治疗 6 个月的观察，用药后一般情况如精神、体重及食欲都有改善，皮肤反应消退或有进步，知觉恢复或好转，溃疡缩小，性功能改进；在病理改变上炎症细胞浸润减少，细菌检查消失或减少。

药用选方

1. 治大风及诸恶风，恶疮瘰疬，皮肤顽痹，半身柏死，皮肤手足脏腑间重痰并主之：蝮蛇一枚。活着器中，以醇酒一斗投之，埋于马溺处，周年以后开取，酒味犹存，蛇已消化。不过服一升已来，当觉举身习习，服讫，服他药不复得力。亦有小毒，不可顿服。(《本草拾遗》)

2.治白癞：大蝮蛇一枚。切勿令伤，以酒渍之，大者一斗，小者五升，以糖火温，令下，寻取蛇一寸许，以腊月猪膏和，敷疮。(《肘后方》)

3. 治破伤风牙关紧急，口噤不开，口面歪斜，肢体弛缓：土虺蛇一条（去头、尾、肠、皮、骨，醋炙），地龙五条（醋炙），天南星一枚（重三分者，炮）。上为末，醋煮面和丸，如绿豆大。每服三至五丸，生姜酒下，稀葱粥投，汗出瘥。(《普济方》天南星丸)

4. 治一般肿毒，创伤溃烂久远等症：蝮蛇，去其首尾，刳腹除肠，锉，浸油中，五十日后，微蒸取用，外涂。(《外科调宝记》蝮蛇油)

5. 治瘰疬搭背：蝮蛇一条，香油一斤。先将香油放入瓷罐内，而后把蝮蛇放入浸泡，封口，埋地下，百日后取出，晒半干，捣成膏状物，敷患处。(《吉林中草药》)

6. 治胃痉挛：蝮蛇，酒浸一年以上，每食前饮一杯，一日三次，连续二十日有效。(《动植物民间药》)

7. 治遗溺：蝮蛇一钱，鸡舌香二分。上二味细末，临卧白汤送下。七岁至十五岁，每服五分；十五岁以上每服一钱。(《新本草纲目》)

配方举例

1. 蝮蛇霜：取蝮蛇煅烧存性，研成粉末。内服：浸酒，每条蝮蛇用 60 度白酒 1000 毫升浸 3 个月，每次饮 5～10 毫升，日饮 1～2 次；或烧存性研成细粉，每次 0.5～1.5 克，日服 2 次。外用：适量，油浸、酒渍或烧存性研末调敷。

2. 乌木甘木瓜蝮蛇颗粒：传承中华中医药治疗痛风精髓之精华，配方沿用于药王孙思邈《千金要方》中“祛风先活血，血行风自灭，血行需强肾”的理论，已经有 1000 多年历史，精选旅顺口海岛乌梢蛇、黑眉蝮蛇骨、岭南木瓜、宁夏甘草等“药食同源”的上品药材精制而成。适用于：痛风、痛风石、痛风结节、痛风性关节炎、高尿酸症及其引起的关节疼痛肿胀、麻木僵直、屈伸不利等症。

各家论述

1.《别录》: 酿作酒疗癞疾，诸瘘，心腹痛，下结气。

2.《药性论》: 治五痔，肠风泻血。

3.《本草纲目拾遗》: 治风痹。

4. 陶弘景 : 蝮蛇，黄黑色，黄颔尖口，毒最烈 : 虺形短而扁，毒不异于蚖，中人不即疗，多死。蛇类甚众，惟此二种及青蝰为猛，疗之并别有方。

5.《唐本草》: 蝮蛇作地色，鼻反，口又长，身短，头属相似，大毒。一名蚖蛇，无二种也。山南汉、沔间有之。

87. 人参 *Panax ginseng C. A. Mey*

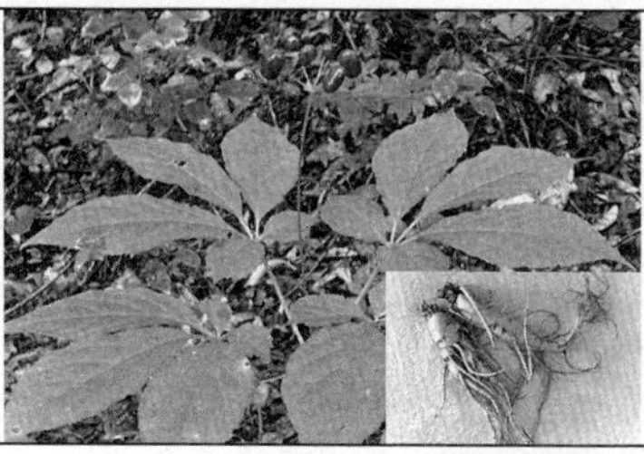

药材概述

人参为第三纪孑遗植物，属五加科多年生草本植物。茎高 40 ~ 50 厘米，轮生掌状复叶。初夏开黄绿色小花，伞顶花序单个顶生，果实呈扁圆形。喜阴凉、湿润的气候，多生长于昼夜温差小的海拔 500 ~ 1100 米山地缓坡或斜坡地的针阔混交林或杂木林中。人参通常 3 年开花，5 ~ 6 年结果，花期 5 ~ 6 月，果期 6 ~ 9 月。由于根部肥大，形若纺锤，常有分叉，全貌颇似人的头、手、足和四肢，故而称为人参。人参被人们称为“百草之王”，是闻名遐迩的“东北三宝”（人参、貂皮、鹿茸）之一，是驰名中外、老幼皆知的名贵药材。长期以来，由于过度采挖，人参成为濒危物种。

药材性味

【药名】人参

【英文名】Ginseng，Ginseng Root

【别名】山参、园参、人衔、鬼盖、土精、神草、黄参、血参、地精、百尺杵、海腴、金井玉阑、孩儿参、棒槌。

【来源】五加科植物人参（5 年及以下人工种植的人参）的干燥根和根茎。

【性味】味甘、微苦，微温。

【归经】归脾、肺、心经。

【功效】大补元气，复脉固脱，补脾益肺，生津止渴，安神益智。

【主治】劳伤虚损，食少，倦怠，反胃吐食，大便滑泄，虚咳喘促，自汗暴脱，惊悸，健忘，眩晕头痛，阳痿，尿频，消渴，妇女崩漏，小儿慢惊及久虚不复，一切气血津液不足之症。

【用法用量】内服：煎汤，3 ~ 10 克，大剂量 10 ~ 30 克，宜另煎兑入；或研末，1 ~ 2 克；或敷膏；或泡酒；或入丸、散。（注：食用量≤ 3 克 / 天；孕妇、哺乳期妇女及 14 周岁以下儿童不宜食用。）

【产地】吉林、辽宁、黑龙江、河北（雾灵山、都山）、山西、湖北。野山参在长白山区以及小兴安岭地区偶尔发现。

采制、炮制与贮藏

【采制】(1) 园参：9～10月间采挖生，长期5年以上者，除去茎叶和泥土。(2) 野山参：5～9月间采挖，将根和须根拔出，去净泥土。

【炮制】用时除去芦头，切成薄片。

【贮藏】置于阴凉干燥处保存。

现代研究

【性状鉴别】(1) 须：长条须，老而韧，清疏而长，其上缀有小米粒状的小疙瘩称之谓“珍珠点”。色白而嫩脆（俗称水须），则不是纯野山参。(2) 芦：芦较长，分为二节芦、三节芦、线芦、雁脖芦。(3) 皮：老皮，黄褐色，质地紧密有光泽。皮嫩而白者，则不是纯山参。(4) 纹：在毛根上端肩膀头处，有细密而深的螺丝状横纹。横纹粗糙，浮浅而不连贯者则不是纯山参。(5) 体：系指毛根。

【化学成分】从红参、生晒参或白参中共分离出30余种人参皂苷（可以分为3组，即齐墩果酸组、原人参二醇组和原人参三醇组）。有机酸及酯类有：柠檬酸、异柠檬酸、延胡索酸、油酸、苹果酸、琥珀酸、人参酸等。维生素类有：维生素B_1、维生素B_2、维生素B_{12}、维生素C；烟酸、叶酸等。甾醇及其苷类有：β-谷甾醇、豆甾醇、胡萝卜苷、人参皂苷P及酯甾醇。此外，人参尚含：腺苷转化酶、L-天冬氨酸酶、β-淀粉酶、蔗糖转化酶；麦芽醇、二十九烷；山奈酚、人参黄酮苷及铜、锌、铁、锰等20多种微量元素。人参茎叶的皂苷成分，基本与根一致。

【提取工艺】将人参药材粉碎，过40目筛。准确称取一定量的人参粉，加入10倍量的70%乙醇浸泡12小时，微波提取4次，每次2分钟。过滤，滤液用正丁醇萃取，氯化钠破乳，浓缩得人参皂苷。人参皂苷的得率为9.02%。

药理作用

1. 对中枢神经系统的作用：人参能调节中枢神经系统兴奋过程和抑制过程的平衡。人参对学习记忆的影响有双向性及成分依赖性。

2. 提高机体的适应性：人参可改变机体的反应性，与刺五加、北五味子等相似，具有“适应原”样作用，即能增强机体对各种有害刺激的反应能力，加强机体适应性。

3. 对心血管系统的作用：人参对多种动物的心脏均有先兴奋后抑制、小量兴奋，大量抑制的作用。人参对心肌有保护作用。一般认为人参为血管扩张药。人参皂苷 Rb1 具有持久降压作用。人参能显著地提高动物耐缺氧的能力，使耗氧速度减慢，存活时间延长，并能使心房在缺氧条件下收缩时间延长。人参是通过增加骨髓 DNA，RNA，蛋白质和脂质的合成，促进骨髓细胞有丝分裂，刺激造血功能的。人参具有抑制血小板聚集，降血脂和抗动脉粥样硬化作用。

4. 对生殖系统的作用：人参有助于缓解疲劳和紧张，还可以增强人的生命力和促进阴部血液循环提高性欲。

5. 抗休克作用：人参提取物（红参、糖参、20% 乙醇渗漉，1 ∶ 1 浓缩）有抗胰岛素休克作用。

6. 对肝脏的作用：人参能增加肝脏代谢各物质的酶活性，使肝脏的解毒能力增强，从而增强机体对各种化学物质的耐受力。

7. 对内分泌系统的作用：人参中多种人参皂苷能增加肾上腺皮质激素分泌活性，其中以人参皂苷 Rb 最强。

8. 对物质代谢的影响：人参对正常血糖及因注射肾上腺素和高渗葡萄糖引起的高血糖病均有抑制作用。人参提取物、人参多糖、人参多肽、人参茎叶多糖、人参非皂苷部分均有降血糖作用，可用于糖尿病的治疗。人参对糖代谢有双向调节作用，既能使葡萄糖性的高血糖症的血糖降低，又可使胰岛素引起的低血糖症的血糖升高。

9. 抗肿瘤作用：人参中的人参皂苷中有抗肿瘤的作用的物质成分，人参皂苷 rh2、人参皂苷 rh1、人参皂苷 rg3 和人参皂苷 rg5 都有一定的抗肿瘤活性。人参皂苷 Rh2 是人参中抗肿瘤功效最好的成分。

药用禁忌

实证、热证而正气不虚者忌服。反藜芦、畏五灵脂、恶皂荚，应忌同用。人参忌与葡萄同吃，会使营养受损。服用人参后，忌吃萝卜（含红萝卜、白萝卜和绿萝卜）和各种海味，忌饮茶，免使人参的作用受损。无论是煎服还是炖服，忌用五金炊具。

临床应用

1. 元气虚脱证：该品能大补元气，复脉固脱，为拯危救脱要药。适用于因大汗、大泻、大失血或大病、久病所致元气虚极欲脱，气短神疲，脉微欲绝的重危证候。单用有效，如独参汤（《景岳全书》）。若气虚欲脱兼见汗出，四肢逆冷者，应与回阳救逆之附子同用，以补气固脱与回阳救逆，如参附汤（《正体类要》)。若气虚欲脱兼见汗出身暖，渴喜冷饮，舌红干燥者，该品兼能生津，常与麦冬、五味子配伍，以补气养阴。

2. 肺脾心肾气虚证：该品为补肺要药，可改善短气喘促，懒言声微等肺气虚衰症状。治肺气咳喘、痰多者，常与五味子、苏子、杏仁等药同用，如补肺汤(《千金方》)。

3. 小儿肺咳颗粒：人参、茯苓、白术、陈皮、鸡内金、酒大黄、鳖甲、地骨皮、北沙参、炙甘草、青蒿、麦冬、桂枝、干姜、淡附片、瓜蒌、款冬花、紫菀、桑白皮、胆南星、黄芪、枸杞子、蔗糖。有健脾益肺，止咳平喘之功效。用于肺脾不足，痰湿内壅所致咳嗽或痰多稠黄，咳吐不爽，气短，喘促，动辄汗出，食少纳呆，周身乏力，舌红苔厚；小儿支气管炎见以上证候者。高热咳嗽慎用。

4. 银参通络胶囊：人参、银杏叶、川芎、五味子。有益气养心，化瘀通络之功效。适用于心气不足血瘀型冠心病，轻中度心绞痛的辅助治疗。对有凝血机制不良或有出血倾向者慎用。

5. 延参健胃胶囊：人参(去芦)、半夏(制)、黄连、干姜、延胡索、黄芩(炒)、甘草(炙)。有健脾和胃，平调寒热，除痞止痛之功效。用于治疗本虚标实，寒热错杂之慢性萎缩性胃炎。症见胃脘痞满，疼痛，纳差，嗳气，嘈杂，体倦乏力等。

药用选方

1. 治营卫气虚：脏腑怯弱，心腹胀满，全不思食，肠鸣泄泻，呕吐逆：人参(去芦)、白术、茯苓(去皮)、甘草(炙)各等份。上为细末，每服10克，水一盏，煎至七分，通口服，不拘时，入盐少许，白汤点亦得。常服温和脾胃，进益饮食，辟寒邪瘴雾气。(《局方》四君子汤)

2. 治阳虚气喘，自汗盗汗，气短头晕：人参15克，熟附子50克。分为四帖，每帖以生姜十片，流水二盏，煎一盏，食远温服。(《济生方》)

3. 糖尿病气阴两伤，体倦乏力：可用人参浸膏，每次5毫升，每日2次。

4. 脾虚食少，倦怠无力，腹泻：人参10克，白术10克，茯苓8克，甘草3克，生姜3片，大枣1枚。水煎服。对重病、久病后体力恢复卓有成效。

5. 止血后此药补之：大人参(去芦)100克，枣五枚。每服水二盏，煎一盏。细呷之，服后熟睡一觉，诸病除根。(《十药神书》独参汤)

6. 治吐血下血，因七情所感，酒色内伤，气血妄行，口鼻俱出，心肺脉散，血如涌泉：人参(焙)、侧柏叶(蒸焙)、荆芥穗(烧存性)各25克。为末，用10克，入飞罗面10克，以新汲水调如稀糊服，少顷再啜。(《中藏经》)

7. 治下痢噤口：人参、莲肉各 15 克。以井华水二盏，煎一盏，细细呷之，或加姜汁炒黄连 15 克。(《经验良方》)

8. 治胸痹心中痞气，气结在胸，胸满，胁下逆抢心：人参、甘草、干姜、白术各 150 克。上四味，以水八升，煮取三升，温服一升，日三服。(《金匮要略》人参汤)

9. 治霍乱心烦躁：桂心 1 克（末），人参 25 克（去芦头）。上以水一大盏，煎至七分，去滓，分温二服。(《圣惠方》)

10. 治虚疟发热：人参 11 克，雄黄 25 克。为末，用粽尖捣丸，梧子大。发日侵晨，井华水吞下七丸，发前再服。忌诸般热物。(《丹溪纂要》)

食疗选方

1. 人参营养饭：大米 3 杯，新鲜人参 2 根，大枣 5 粒，栗子 4 粒，红豆 5 大匙，黑豆 3 匙，水 3 杯。将新鲜人参洗净后按适度切块。大米洗净放在水里泡 30 分钟后沥干水分。大枣去籽后切丝，栗子切厚块。红豆和黑豆泡水待软。红豆煮开后用比较适宜。往锅里放米和准备好的材料后倒水做饭。待米汤开后用微火焖好。

2. 八宝人参汤：人参 1 克，菠萝、苹果、鲜桃、蜜柑、梨、莲子各 15 克，青丝、红丝、瓜条各 5 克，冰糖、香蕉精、水淀粉各适量。将人参放碗内，再加入水和冰糖上笼蒸 4 小时。将莲子泡洗干净，放盆内，加水、冰糖上笼蒸烂取出。将苹果、梨去皮切开去核。青丝、红丝、瓜条用水稍泡一下。桃瓣开去核、剥皮。蜜柑扒去核，将人参、菠萝、苹果、梨、桃、蜜柑、莲子都切成小片。锅内放入开水，将蒸人参的原汁倒入锅内，再将切好的人参、苹果、莲子等各种小片放入锅内，加冰糖用水淀粉勾芡，用筷子蘸一滴香焦精放入锅内，盛在碗内即成。

3. 清蒸人参鸡：人参 15 克，母鸡 1 只，火腿 10 克，水发玉兰片 10 克，水发香菇 15 克，精盐、味精、葱、生姜、鸡汤各适量。将母鸡宰杀后，煺毛去净内脏，放入开水锅里烫一下，用凉水洗净；将火腿、玉兰片、香菇，葱、生姜均切片；人参用开水泡开，上笼蒸 30分钟取出；将母鸡洗净，放在盆内，置入人参、火腿、玉兰片、香菇、葱、生姜、精盐、料酒、味精，添入鸡汤（淹没过鸡），上笼，在大火上蒸至烂熟；再将人参切碎，与火腿、玉兰片、香菇摆在鸡肉上，将蒸鸡的汤倒在勺里，烧开，撇去沫子，调好口味，浇在鸡肉上即成。

4. 气血双补煲鸡汤：当归、玉竹、红枣、枸杞、黄芪、熟地黄、香菇等。可配选人参：野山参 1 支（大小年限皆不限）、种植园参 1 支（生晒、保鲜、红参)、切片人参(7～15克),三者选一即可。煲此汤也可以选用乌鸡来代替。炖材洗净,切块,飞水待用。清水漂洗该品所有材料,漂洗时间3分钟,不宜用温度过高的水,注意不要使小颗粒材料在漂洗过程中流失。香菇用温水泡发,剪去根蒂,泡发后的水沉淀后取干净的部分备用。靓汤下锅炖制,人参、玉竹、当归、黄芪、熟地全数倒入煲汤袋内,其他材料可直接倒入,和炖材同时入锅。锅质首选非金属锅,可用高压锅炖制。炖制用水以矿泉水或纯净水为善,自来水次之。用水量以没过炖制食材为宜。适量加入盐、姜、料酒(凭个人喜好调味)。炖制时间因材料、炖锅不同而各有区别。以炖材炖好为标准即可。起锅成汤。放置于汤碗中,即可品尝。此食疗有益气补血,对气血两虚的病人大有好处,能够缓解乏力、怕冷症状,也能够滋润皮肤。调补气血。适用于气血两虚,面色萎黄、食欲不振、四肢乏力等症也可缓解。因此最适合气虚血弱者食用。

5. 参灵清补汤:灵芝、党参、黄芪、五味子、贝母、天麻、黑木耳等。配选人参:野山参1支(大小、年限皆不限)、种植园参1支(生晒、保鲜、红参)、切片人参(7～15克),三者选一即可。建议炖材:鸡、猪排骨、牛肉、鱼类。功能:大补元气,补脾益肺,生津止渴,提高免疫力。适用人群:睡眠失常者、记忆力减退患者、视力下降者、养颜美容者、雀斑妊娠斑老年斑患者、妇女产后虚弱者、贫血者、抗寒能力差怕冷者、白发者、头皮屑多者、饮酒机会多者和酒瘾者、胃病患者、伤寒病患者、运动员、航天工作者、重体力劳动者、脑力工作者、老年性痴呆患者、经常受凉腹胀者、晕车晕船恶心呕吐者、放射线科医生、常于电脑前工作者、亚健康人群。

6. 虫草花花旗参草菇汤:虫草花、草菇、无花果、绿豆、玉竹、淮山药、扁豆。配选人参:西洋参(花旗参)整只或参片皆可,用量5～15克。建议炖材:乌鸡、老母鸡、鸭、鸽子、排骨、猪肝、牛羊肉、黑鱼等。功能:大补元气,能补气养阴,清热生津,保肝护肝,养阴补肾。花旗参在提高免疫力,保护心血管及中枢神经系统等方面功效尤为突出。有很好的安神、提神、提高记忆力的功效。它的功效跟人参虽然类似,但避免上火燥热。还能补气养阴,清热生津。用于气虚阴亏、内热、咳喘痰血、虚热烦倦、消渴、口燥咽干等。虫草花虽然在药用价值上不及冬虫夏草,但是其成分跟冬虫夏草有很大的类似。对阳痿早泄、补肾养阴、补精髓、保肝、虚喘、止血化痰、耳鸣眩晕、营养不良等功效尤为显著。此汤非常适合大病初愈者、肠胃不好者、糖尿病人、冠心病人、高血压人群、肿瘤病人、营养不良者、白领人群等。它能促进人体新陈代谢,提高机体免疫力,增强抗病能力。并且对将烫、稳压、抗肿瘤等有非常好的突出表现。对于白领人群,特别是研究应酬多的白领人群尤为适合,它能安神、除烦躁、保肝护肝、养阴补肾、提高记忆力、消渴清热等。另外对病人增加营养，以及开刀伤口愈合慢的病人来说也是非常适合的，它能很好地帮助伤口愈合，以及补充营养。

7. 五仁斑龙固本汤：鹿鞭片、鹿茸片、淫羊藿、地骨皮、麦冬、黑木耳、枸杞等。可配选人参：野山参 1 支（大小年限皆不限）、种植园参 1 支（生晒、保鲜、红参）、切片人参（7～15 克），三者选一即可。建议炖材：牛鞭、狗鞭、猪排骨、鹿肉、羊肉、鱼类。此汤是由传统经验之方《寿世保元》卷二中记载演变而来，系男性滋补圣药。原方中有虎胫骨入药，但现虎骨严禁食用，此方从此不全。原方中五仁为人参、鹿角（鹿茸）、枸杞、门冬、地骨皮。功能：大补元气，补肾壮阳，补脾益肺，生津止渴，安神益智。适用人群：男性性功能减退或阳痿者、养颜美容者、肿瘤患者、雀斑妊娠斑老年斑患者、贫血者、抗寒能力差怕冷者、脱发或斑秃患者、白发者、头皮屑多者、饮酒机会多者和酒瘾者、胃病患者、伤寒病患者、运动员、航天工作者、重体力劳动者、脑力工作者、经常受凉腹胀者、晕车晕船恶心呕吐者、放射线科医生、常于电脑前工作者、亚健康人群。

食用禁忌

人参不可滥用。人参是一种补气药，如没有气虚的病症而随便服用，是不适宜的。误用或多用，往往反而导致闭气，而出现胸闷腹胀等症。无论是红参或是生晒参在食用过程中一定要循序渐进、不可操之过急，过量服食。

另外，要注意季节变化，一般来说，秋冬季节天气凉爽，进食比较好；而夏季天气炎热，则不宜食用。

各家论述

1.《本经》：主补五脏，安精神，止惊悸，除邪气，明目，开心益智。

2.《药性论》：主五脏气不足，五劳七伤，虚损瘦弱，吐逆不下食，止霍乱烦闷呕哕，补五脏六腑，保中守神。消胸中痰，主肺痿吐脓及痫疾，冷气逆上，伤寒不下食，患人虚而多梦纷纭，加而用之。

3.《珍珠囊》：养血，补胃气，泻心火。

4.《医学启源》：治脾胃阳气不足及肺气促，短气、少气，补中缓中，泻肺脾胃中火邪。

5.《主治秘要》：补元气，止泻，生津液。

6.《滇南本草》：治阴阳不足，肺气虚弱。

7.《本草蒙筌》：定喘嗽，通畅血脉，泻阴火，滋补元阳。

88. 山银花 *Lonicera confuse DC.*

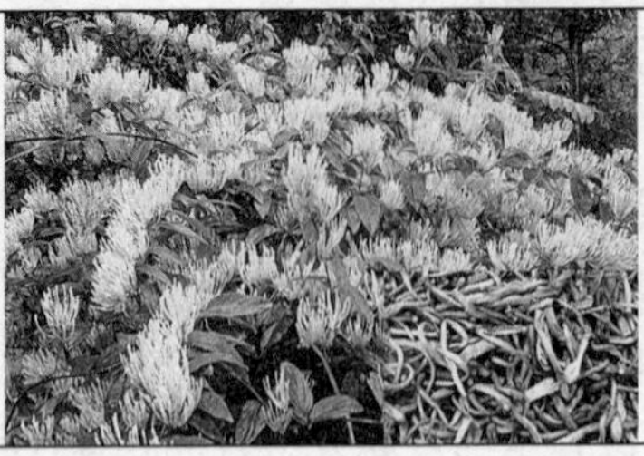

药材概述

山银花被列入 2002 年原卫生部公布的《既是食品又是药品的物品名单》，山银花来源为忍冬科植物忍冬、红腺忍冬、山银花或毛花柱忍冬，金银花和山银花在《中国药典》中未分开，遵循药典的处理方法。后经查阅文献和实地调研，山银花在南方种植时间悠久，在当地有食用历史，且无毒副反应报道，将金银花和山银花分开；并规定金银花来源为忍冬科植物忍冬，山银花来源为华南忍冬、红腺忍冬、灰毡毛忍冬和黄褐毛忍冬。

药材性味

【药名】山银花

【英文名】Lonicera Confusa DC.

【别名】山花、南银花、金银花、土忍冬、土银花。

【来源】忍冬科植物华南忍冬、红腺忍冬、灰毡毛忍冬或黄褐毛忍冬的花蕾或带初开的花。

【性味】甘，寒。

【归经】归肺、胃、心经。

【功效】清热解毒，疏散风热。

【主治】痈肿疔疮，喉痹，丹毒，热毒血痢，风热感冒，温热发病。

【用法用量】6～15 克。

【产地】中国南方各地。

山银花与金银花的区别

1. 气味：金银花比较清香，山银花气味沉着一些。

2. 大小：金银花稍微比山银花大一点，花蕾饱满一点。

3. 颜色：山银花颜色深一些，墨绿可能带一些紫色。

4. 花蕾：金银花茸毛比较多，摸起来很软有弹性，山银花手感很硬，花蕊上的茸毛比较少。

5. 成分：金银花主要成分为木犀草苷、绿原酸。山银花中几乎不含木犀草苷，且绿原酸含量比金银花高。绿原酸有较高清除自由基作用，具有较广泛的抗菌作用。木犀草苷能显著提高自由基。目前，还未见有文献记载木犀草苷是忍冬有效成分的报道。公认的说法是：木犀草苷确实有杀菌与降低胆固醇的作用，但它并非金银花与山银花的主要药用成分，金银花与山银花的药效是绿原酸、挥发油、黄酮类、三萜皂苷等多种成分共同作用的结果。

6. 功效：《药典》中所述金银花与山银花的“性味与归经”“功能与主治”以及“用法与用量”完全一致。对此，有关专家认为，“两种银花在临床应用时是可以相互替代的”“国家《药典》对两种银花是一视同仁的，等同的，没有什么区别”。2005 年版《中国药典》的表述中，“山银花”与金银花的性味与归经（甘，寒。归肺、心、胃经）、功能与主治（清热解毒，疏散风热。用于痈肿疔疮，喉痹、丹毒、热毒血痢，风热感冒，温热发病）、用法与用量（6～15 克）完全一样。两种药材的药理相通、药性相同，可以通用。

现代研究

【性状鉴别】（1）灰毡毛忍冬：腺毛较少，头部大多圆盘形，顶端平坦或微凹，侧面观 5～16 细胞，直径 37～228 μm；柄部 2～5 细胞，与头部相接处常为 2（～3）细胞并列。厚壁非腺毛较多，单细胞，似角状，多数甚短，长 21～240（～315）μm，表面微具疣状突起，有的可见螺纹，呈短角状者体部胞腔不明显；基部稍扩大，似三角状。草酸钙簇晶，偶见。花粉粒，直径 54～82 μm。（2）红腺忍冬：腺毛极多，头部盾形而大，顶面观 8～40 细胞，侧面观 7～10 细胞；柄部 1～4 细胞，极短，长 5～56 μm。厚壁非腺毛长短悬殊，长 38～1408 μm，表面具细密疣状突起，有的胞腔内含草酸钙结晶。（3）华南忍冬：腺毛较多，头部倒圆锥形或盘形，侧面观 20～100 细胞；柄部 2～4 细胞，长 50～176（～248）μm。厚壁非腺毛，单细胞，表面有微细疣状突起，有的具螺纹，边缘有波状角质隆起。（4）黄褐毛忍冬：腺毛有两种类型，一种较长大，头部倒圆锥形或倒卵形，侧面观 12～25 细胞，柄部微弯曲，3～5（～6）细胞；另一种较短小，头部顶面观 4～10 细胞，柄部 2～5 细胞。厚壁非腺毛平直或稍弯曲，长 33～2000 μm，表面疣状突起较稀，有的具薄横隔。

89. 芫荽 *Coriandrum sativum L.*

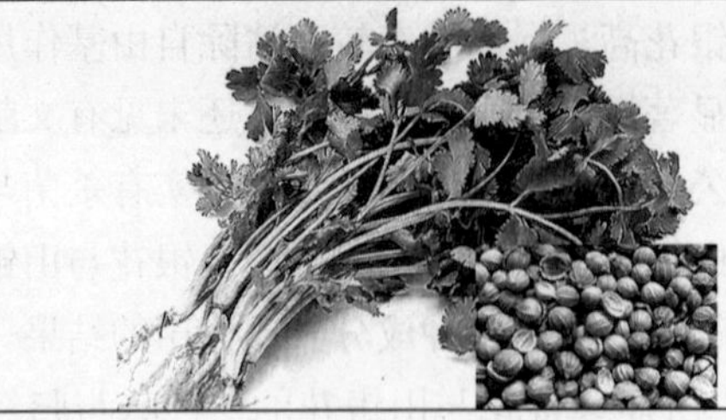

药材概述

芫荽，一二年生草本植物，羽状复叶，小叶卵圆形或条形，茎和叶有特殊香气，花小，白色。果实球形，用作香料，也可入药。嫩茎和叶用来调味。通称香菜，也叫胡荽。芫荽为伞形科植物鞠荽的全草，伞形花笠，芫荽属，是人们熟悉的提味蔬菜，状似芹，叶小且嫩，茎纤细，味郁香，是汤、饮中的佐料，多用于做凉拌菜佐料，或烫料、面类菜中提味用。

药材性味

【药名】芫荽

【英文名】Cilantro

【别名】胡荽、香菜、香荽、延荽。

【来源】伞形科植物芫荽的果实、种子。

【性味】辛，温。

【归经】归肺、胃经。

【功效】发表透疹，健胃。

【主治】全草：麻疹不透，感冒无汗；果：消化不良，食欲不振。

【用法用量】内服，3～9克，常与西河柳、浮萍、升麻、葛根等配合应用。外用全草适量，煎水熏洗或乘热频擦，可助麻疹透发。

【产地】原产欧洲地中海地区，中国西汉时（公元前1世纪）张骞从西域带回，现中国各省区均有栽培。

采制、炮制与贮藏

【采制】全草春夏可采，切段晒干。夏季采果实，去杂质，晒干。

【炮制】鲜用或洗净，晒干，切碎用。

【贮藏】置于阴凉通风处，真空环境更佳。

现代研究

【性状鉴别】双悬果呈圆球形，直径 3~5 毫米，表面淡黄棕色至黄棕色，较粗糙，顶端可见极短的柱头残迹及 5 个萼齿残痕，有不甚明显而呈波浪形弯曲的初生棱脊 10 条及较为明显而纵直的次生棱脊 10 条，主棱脊与次生棱脊相间排列，有时可见长约 1.5 厘米的小果柄或果柄痕。果实较坚硬。气香，味微辣。

【化学成分】芫荽含维生素 C、胡萝卜素、维生素 B_1、维生素 B_2 等，同时还含有丰富的矿物质，如钙、铁、磷、镁等，其挥发油含有甘露糖醇、正葵醛、壬醛和芳樟醇等，可开胃醒脾。香菜（芫荽）中含的维生素 C 的量比普通蔬菜高得多，一般人食用 7～10 克香菜叶就能满足人体对维生素 C 的需求量；香菜中所含的胡萝卜素要比西红柿、菜豆、黄瓜等高出 10 倍多。芫荽种子含挥发油 1%，脂肪 20%～25%，糖类 20%，含氮物质 13%～15%，无机物 7%。挥发油的主要成分（约 70%）是 d－芳樟醇。脂肪酸的组成主要有棕榈酸、油酸、岩芹酸和亚油酸。种子所含磷脂主要成分为：磷脂酰胆碱、磷脂酰己醇胺、磷脂酰肌醇，以及黄酮苷、β－谷甾醇、D－甘露醇和芫荽萜酮二醇。

药用选方

1. 治麻疹初起未透：芫荽子四两。杵后入火瓦罐或铝锅中，盛满清水，置病房（病房宜小，不要通风）内用炭火煮沸，使蒸气充满病室，并随时增加炭、水，待麻疹透齐后，停止使用。[《浙江中医》1959（3）：32]

2. 治痢亦治泻血：芫荽子一合。捣碎，赤者用糖水调，白者用生姜自然汁调，温服。一方酒调服。（《普济方》）

3. 治肠风下血不止，变成痔疾：胡荽子、补骨脂各半两。上二味，捣罗为散。每服二钱匕，陈米饮调下，食前服。（《圣济总录》胡荽子散）

4. 治痔疮：胡荽子炒过，细碾，酒调三五服。（《海上方》）

5. 治脱肛痔瘘：胡荽子一升，乳香少许，粟糠半升或一升。上先泥成炉子，止留一小眼，可抵肛门大小，不令透烟火，熏之。（《儒门亭亲》）

6. 治肠头出：秋冬捣胡荽子，醋煮熨之。（《食疗本草》）

7. 治齿痛：胡荽子，以水五升，煮取一升，含，吐之。（《备急方》）

食用价值

香菜中含有许多挥发油，其特殊的香气就是挥发油散发出来的。它能祛除肉类的腥膻味，因此在一些菜肴中加些香菜，即能起到祛腥膻、增味道的独特功效。香菜提取液具有显著的发汗清热透疹的功能，其特殊香味能刺激汗腺分泌，促使机体发汗，透疹。另具和胃调中的功效，是因香菜辛香升散，能促进胃肠蠕动，具有开胃醒脾的作用。芫荽嫩茎和鲜叶有种特殊的香味，常被用作菜肴的点缀、提味之品，是人们喜欢食用的佳蔬之一。

食用禁忌

芫荽性温，因热毒壅盛而非风寒外来所致的疹出不透者忌食；小儿麻疹已经透发后即不能食用；患有癌症、慢性皮肤病和眼病、气虚体弱和患有胃及十二指肠溃疡之人不宜多食。

各家论述

1.《本草纲目》: 胡荽辛温香窜，内通心脾，外达四肢。

2.《罗氏会约医镜》: 辟一切不正之气，散风寒、发热头痛，消谷食停滞，顺二便，去目翳，益发痘疹。

3.《说文解字》: 芫，鱼毒也。荽，香口也。

4.《医林纂要》: 芫荽，补肝，泻肺，升散，无所不达，发表如葱，但专行气分。

5.《食疗本草》: 利五脏，补筋脉，主消谷能食，治肠风，热饼裹食。

6.《嘉佑本草》: 消谷，治五脏，补不足，利大小肠，通小腹气，拔四肢热，止头痛，疗痧疹、豌豆疮不出，作酒喷之立出，通心窍。

7.《日用本草》: 消谷化气，通大小肠结气。治头疼齿病，解鱼肉毒。

8.《医林纂要》: 升散阴气，辟邪气，发汗，托疹。

9.《分类草药性》: 治小儿痘疹不出，辟四时不正之气，发表散寒，治鼻塞不通。

90. 玫瑰花 *Rosa rugosa Thunb*

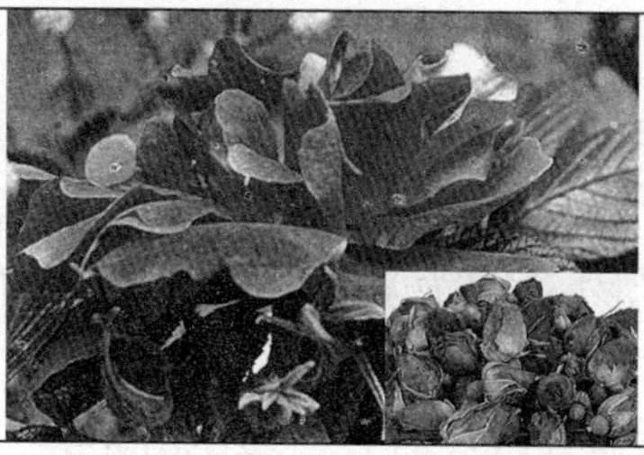

药材概述

玫瑰为蔷薇科蔷薇属灌木。直立灌木，茎丛生，有茎刺。单数羽状复叶互生，小叶 5～9 片，椭圆形或椭圆形状倒卵形，先端急尖或圆钝。基部圆形或宽楔形。边缘有尖锐锯齿，深绿色，叶脉下陷，多皱，下面有柔毛和腺体，叶柄和叶轴有茸毛，疏生小茎刺和刺毛；托叶大部附着于叶柄，边缘有腺点；叶柄基部的刺常成对着生。花单生于叶腋或数朵聚生，苞片卵形，边缘有腺毛，花梗长 5～25 毫米密被茸毛和腺毛，花直径 4～5.5 厘米，上有稀疏柔毛，下密被腺毛和柔毛；花冠鲜艳，紫红色，芳香；花梗有茸毛和腺体。蔷薇果扁球形，熟时红色，内有多数小瘦果，萼片宿存。花期 5～9 月，果期 9～10 月。

药材性味

【药名】玫瑰花

【英文名】Rose Flower

【别名】徘徊花、刺客、穿心玫瑰。

【来源】蔷薇科植物玫瑰的花蕾。

【性味】甘、微苦，温。

【归经】归肝、脾经。

【功效】行气解郁，和血，止痛。

【主治】肝胃气痛，食少呕恶，月经不调，跌扑伤痛。

【用法用量】内服，1.5～6 克。

【产地】原产于亚洲东部地区，主要在中国华北、西北和西南等地分布。

采制与贮藏

【采制】玫瑰花蕾应在未开放前采收，即花蕾纵径是花萼 3 倍时采收最好。花期集中期选择健壮饱满的花蕾采摘；其他细弱花蕾及其他时间零星开放的，待完全开放后采摘花瓣。将其烘干或阴干。

【贮藏】密闭，置于阴凉干燥处。

现代研究

【性状鉴别】本品略呈半球形或不规则团状，直径 1～2.5 厘米。花托半球形，与花萼基部合生；萼片 5，披针形，黄绿色或棕绿色，被有细柔毛；花瓣多皱缩，展平后宽卵形，呈覆瓦状排列，紫红色，有的黄棕色；雄蕊多数，黄褐色。体轻，质脆。气芳香浓郁，味微苦涩。

【化学成分】含挥发油（玫瑰油），主要为香茅醇、橙花醇、丁香油酚、苯乙醇、壬醇、苯甲醇、芳樟醇、乙酸苯乙酯，以及槲皮苷、苦味质、鞣质、没食子酸、胡萝卜素、红色素等成分。

【提取工艺】超临界 CO_2 萃取玫瑰精油的工艺：原料粒度 60 目，流量为 18L/h，萃取时间为 15 小时，温度为 40℃，压力为 16MPa。

药理作用

玫瑰油对大鼠有促进胆汁分泌作用；玫瑰花对实验性动物心肌缺血有一定的保护作用。

药用禁忌

阴虚有火者勿服。

药用选方

1. 治气滞，胸胁胀闷作痛：玫瑰花 6 克，香附 6 克，水煎服。

2. 治肝胃气痛：玫瑰花阴干，冲汤代茶服；治胃痛，玫瑰花 9 克，香附 12 克，川楝子、白芍各 9 克，水煎服。

3. 月经过多：玫瑰花根 9 克，鸡冠花 9 克，水煎去渣，加红糖服。

4. 月经不调：玫瑰花根 6～9 克，水煎后冲入黄酒及红糖，早晚备服 1 次。

5. 赤白痢疾：玫瑰花去蒂，焙燥研细末，黄酒送服。每服 1.5 克，一日 2～3 次。

6. 肝胃气病：玫瑰花研细，开水冲服，每服 1.5 克。

7. 新久风痹（急、慢性风湿痛）：玫瑰花 9 克，红花、当归各 6 克，水煎去渣，热黄酒冲服。

8. 跌打损伤，吐血：玫瑰花根 15 克，用黄酒或水煎，一日分两次服。

9. 治肿毒初期：玫瑰花 18 克，去蒂研细末，每服 3 克，黄酒送服。

10. 治肝郁吐血，月经不调：玫瑰花 300 朵，入砂锅煎取浓汁，滤去渣，再煎，用冰糖500克收膏，存于瓷瓶密闭保存，早晚各1匙，温开水冲服。如专用于调经，可用红糖收膏。

11. 治肺病咳嗽吐血：鲜玫瑰花适量洗净捣汁，加冰糖炖服。

12. 治肝风头痛：玫瑰花5朵、蚕豆花12克，开水冲泡代茶饮。

13. 乳痈：玫瑰花7朵、母丁香7粒，加黄酒适量，水煎服。

食疗选方

1. 玫瑰红花汤：玫瑰花9克，全当归6克，红花3克。加水煎汤取汁，用白酒少量兑服。源于《百草镜》。本方有活血散瘀或通络止痛之效。用于外伤血瘀肿痛，或痹证经络不通，疼痛或肿痛。

2. 玫瑰膏：鲜玫瑰花250克，加水煎汤取汁，煎至浓稠，加等量白糖，煎沸成膏，待冷备用。每次1～2匙，沸水冲服。源于《救生苦海》。此膏有止血益胃之功；玫瑰花经反复煎熬，活血作用甚微。用于呕吐失血，咽干口燥。

3. 玫瑰花茶：玫瑰花6克，佛手10克。沸水浸泡后，代茶饮。本品配佛手以理气解郁，调和肝胃。用于肝胃不和，胁肋胀痛，胃脘疼痛，嗳气少食。或取花蕾3～5朵，沸水冲泡，焖5分钟即可饮用；可边喝边冲，直至色淡无味，即可更换茶。加蜂蜜或冰糖味道更佳。个性饮法：（1）玫瑰花茶配料：茶叶、玫瑰花（茶叶有绿茶、铁观音、碧螺春等为原料加工成的玫瑰花茶）。使用方法：根据个人口味，取适量玫瑰花茶，加入沸水冲泡即可。（2）花果中药一起泡有一个让肌肤细嫩的妙方，就是将大红枣3枚、玫瑰花4朵、枸杞10克、蜂蜜若干，放入杯中，加入开水300毫升，浸泡5分钟后饮用。这种饮用方法可以补充肌肤水分，每天饮用，不但可使皮肤变得越来越光滑细腻，而且可以改善人体的内分泌状况。具有强肝养胃，活血调经，润肠通便，解郁安神之功效，可缓和情绪、平衡内分泌、补血气，对肝及胃有调理的作用，舒缓情绪，并有消炎杀菌、消除疲劳、改善体质、润泽肌肤的功效。

4. 玫瑰饼：玫瑰饼自四月半开始上市，可以吃到端午节，如今五六月份稻香村还有制作，玫瑰饼仍是北京著名的京式四季糕点之一。鲜花玫瑰饼的制法：摘取鲜玫瑰花（最好是京西妙峰山的玫瑰），摘瓣、去蒂用清水洗净后，通过腌制，与炒熟的蜜糖拌在一起，做成玫瑰馅儿，再用富强粉合成的面团，与发酵后的面团，分层折叠后做皮，将馅儿包好，按扁，成圆饼形，上印“玫瑰细饼”四字及鲜花图案。再经过烘炉烤制，玫瑰饼就做成了。

5. 玫瑰花球：胡庄玫瑰花球是以平阴玫瑰为主原料，加入平阴阿胶、芝麻、蜂蜜等，经过细胞破壁技术，融合“胡庄花球”的工艺，做成的球状食品，形似巧克力，是济南平阴当地的一道地方名吃。山东平阴以盛产重瓣玫瑰著称于世，以花大色艳、香气浓郁、香甜四溢、纯正持久、含油量高而闻名于世，素有“平阴玫瑰甲天下”的美誉。胡庄玫瑰花球，一个10克的花球中有6朵玫瑰花，因为玫瑰含量高，吃到的玫瑰花球，有点微苦，这个苦就是玫瑰花本身的苦味。不过加入蜂蜜后，玫瑰的苦味便会荡然无存。

6. 茉莉玫瑰冰糖粥：粳米100克，茉莉花30克，玫瑰花20克，冰糖30克。将茉莉花与玫瑰花分别用冷水漂洗干净。粳米淘洗干净，浸泡半小时，然后将茉莉花和玫瑰花放入锅中，留几片玫瑰花瓣备用。锅中加入约1000毫升冷水，先用旺火煮沸，然后转小火煮至米开汤浓，停火，加入冰糖熬化，食用前撒上玫瑰花瓣即成。该品清香，有美容、明目的功效。唐·孟诜：“粳米不可同马肉食，发瘤疾。不可和苍耳食，令人卒心痛。”清·王孟英：“炒米虽香，性燥助火，非中寒便泻者忌之。”

7. 玫瑰豆腐：鲜玫瑰花1朵，豆腐2块，鸡蛋1枚，面粉、白糖、淀粉、青丝各适量。玫瑰花摘洗干净，切成丝，放在盘内；豆腐切成小块；鸡蛋打入碗内，加上湿淀粉、面粉，搅成鸡蛋糊；炒勺洗净，把豆腐块沾上干淀粉，再挂上蛋糊，下油锅炸至金黄色，捞出，沥去油；炒勺内放少许清水，下入白糖搅炒，使其溶化起大泡，放入炸好的豆腐块翻炒几下，放入鲜玫瑰丝及青丝，见糖发白时盛入盘内，再撒上白糖即成。此菜具有益气和胃、和血散瘀的功效，适用于肝胃气痛、腹胀、消渴、乳痈、肿毒等病症。

使用价值

玫瑰花茶性质温和，男女皆宜。可缓和情绪，平衡内分泌，补血气，美颜护肤，对肝及胃有调理的作用，并可消除疲劳，改善体质。尤其是玫瑰搭配花草茶还有助消化、消脂肪之功效，因而可减肥，最适合因内分泌紊乱而肥胖者，调气血，调理女性生理问题，最重要的是它的养颜美容功效，常饮可去除皮肤上的黑斑，令皮肤嫩白自然，对防皱纹也有帮助。肝郁气滞型的肥胖者可多喝，有助于减肥，有丰胸调经之效，还可润肠通便，是美容养颜瘦身的佳品。

消炎利损：每年五六月玫瑰花开时节，采摘玫瑰花蕾，微火烘干。玫瑰花瓣用开水冲泡，代茶饮，可治疗肝胃气痛；鲜玫瑰花捣成汁，和冰糖一起炖，服用可以润肺止咳；玫瑰花去其芯蒂，焙干研末，取3克和酒服用，能治疗肿毒初起；玫瑰花亦可用来治疗跌打损伤。

玫瑰调味料：将玫瑰花分散于席上，散热，去除花萼、花蕊、花柄，并用簸箕扬筛，只留下花瓣，放置于箩筐内，加糖揉搓，鲜玫瑰花与糖的配比为1∶1，搓制成团，装篓后用纸封口，可作为蜜饯、糕点的最佳调味香料。

护肤价值

1. 玫瑰花水是精油蒸馏后的衍生物，含有大量花中的营养水溶性物质，能非常好地调理皮肤，花水纯露是第一道蒸馏出来的花水，保留了有花水本身的植物精华元素。

2. 玫瑰固态精华是玫瑰花萃取中含有的一种特殊的物质玫瑰鞣酸 G，主要作用是全面激活细胞膜上的转运蛋白，迅速排出细胞内色素毒素和代谢毒素。具有很好的排毒养颜功效。

3. 玫瑰花浆面膜是玫瑰花瓣经过滤有害物质，压榨成花浆的面膜，含有丰富的护肤营养成分，具有抗衰老保湿滋养功效。

4. 玫瑰精油用于美白按摩，孕妇忌用。据市场数据调查研究玫瑰精油数量剧增，但纯浓度精油须在专业美容师指导下使用。

药　浴

1. 治疗更年期综合征：玫瑰花浴可以有效促进血液循环，可以改善体内荷尔蒙失调，对于生理失调、更年期荷尔蒙分泌不足有调理的作用，可用于更年期综合征的辅助治疗。

2. 治疗痛经及经前症候群：玫瑰花浴以其沁人的花香，在泡浴的同时，按摩下腹部可以用于缓解痛经及调理经前症候群。如：月经不调、经前乳房肿痛等，也可用于荷尔蒙失调的更年期障碍。

3. 治疗皮肤松弛、老化：玫瑰花浴能适合于素有类型皮肤的保健，特别对于中老年人干燥硬化或敏感的皮肤更有效。

4. 治疗皮肤炎症：玫瑰花浴对皮肤炎症现象有一定的缓解作用，还能收缩微血管，可治疗小静脉破裂。

5. 治疗各种伤痛：玫瑰花浴能活血，散瘀，消肿，对跌打伤痛的各种原因引起的疼痛均有疗效。

91. 松花粉 *Pinus massoniana Lamb.*

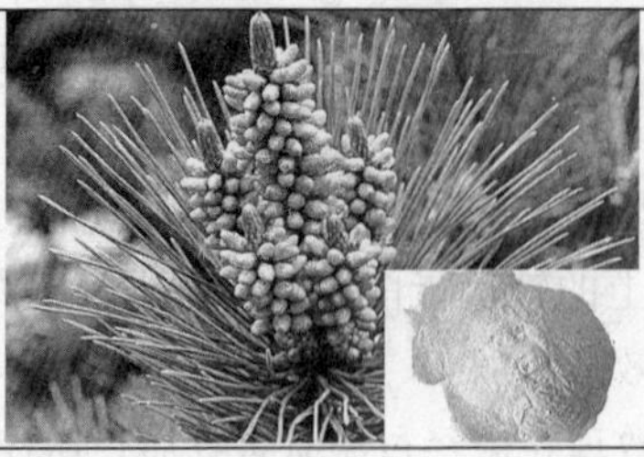

药材概述

松花粉，为松科植物马尾松、油松或同属数种植物的干燥花粉。常绿乔木，高达25米。一年生枝淡红褐色或淡灰色，无毛；二三年生枝上的苞片宿存；冬季红褐色，稍有树脂。树皮纵深裂或不规则鳞片状，少有浅裂成薄片剥落。针叶2针一束，粗硬，长10～15厘米，树脂管约10个，边生；叶鞘宿存。雄球花丛生新枝基部，雌球花生于枝端。球果卵圆形，长4～10厘米，成熟后深褐色。种子长卵圆形，长6～8毫米，种翅长约10毫米。花期4～5月，球果次年10月成熟。世界上有近百种松树，中国有22种，能食用的只有马尾松和油松，大面积分布在中国南方丘陵地带。与蜂源花粉相比，松花粉为人工采集，具有花源单一、品质纯净、成分稳定，无农药残留物，不含动物激素等特点。松花粉较其他任何一种植物花粉口感均好，服用时感到有淡淡香味。古人称“松柏之气可以使人长寿”，所以松花粉堪称“花粉之王”。

药材性味

【药名】松花粉

【英文名】Pine Pollen

【别名】松花。

【来源】松科植物马尾松、油松或同属数种植物的干燥花粉。

【性味】甘，温。

【归经】归肝、脾经。

【功效】收敛止血，燥湿敛疮。

【主治】外伤出血，湿疹，黄水疮，皮肤糜烂，脓水淋漓。

【用法用量】内服：煎汤，3～6克；浸酒或调服。外用适量，撒敷患处。

【产地】辽东半岛、山东、江苏、浙江、福建和台湾等地。

采制、炮制与贮藏

【采制】春季花刚开时，采摘花穗，晒干，收集花粉，除去杂质。

【炮制】取原药材，除去杂质，略烘，过筛。

【贮藏】置干燥处，防潮。

现代研究

【性状鉴别】本品为淡黄色的细粉。体轻，易飞扬，手捻有滑润感。气微，味淡。

【化学成分】松花粉含有生命体所需的全部活性营养成分，其中包括多种蛋白质、氨基酸、矿物质、酶与辅酶、核酸、单糖、多糖等，总含量达 200 余种。另外松花粉中还含有近百种酶、生物素、核酸、纤维素、不饱和脂肪酸、黄酮类物质、芦丁等活性物质。松花粉是一个天然微型“营养库”。

药理作用

1. 抗疲劳：松花粉可直接补充营养，也可通过改善消化功能，从食物中摄取营养，为身体补充能量，增加耐力，使之不易疲劳。松花粉还能调整神经系统，缓解精神和工作压力，解除各种负担造成的疲劳以及中老年人的易疲劳。松花粉可降低体内乳酸水平，适合加班工人、备考学生、赛前运动员等劳动强度大、脑力劳动重者服用。

2. 抗衰老：松花粉所含微量元素、黄酮类、精氨酸、维生素 C、维生素 E、胡萝卜素及硒等，均有清除体内自由基作用，可提高机体抗氧化酶类（如铜锌超氧化物歧化酶等）的活性，抑制脂质过氧化反应，消除老年斑，延缓细胞衰老。松花粉使人“返老还童”的原因还在于，其多样化的活性营养物质相互作用，调整全身功能，保持机体组织青春活力，使智力聪颖不衰，从而延缓衰老，增加寿命。

3. 护肤与美容：松花粉含有丰富的氨基酸和全部天然维生素以及多种酶，能增强皮肤代谢，增加皮肤弹性，延缓皮肤衰老。维生素 C、维生素 E 和 B 族维生素协调作用，能够活化细胞，清除自由基，阻断黄褐斑、蝴蝶斑的产生，消除皮肤黑色素，减少、去除青春痘，使得皮肤洁白美丽；同时，对亮发秀发也有较好的效果。松花粉对皮肤疾患有很好的治疗作用。未破壁的松花粉有很强的吸水性，可燥湿收敛止血，外用可祛风止血、爽身消炎，对皮肤无刺激、无过敏等副作用；对湿疹、黄水疮、皮肤糜烂、浓水淋漓、外伤出血、尿布性皮炎等有很好的治疗作用。尤其用于婴幼儿童护肤爽身，防治小儿皮肤湿疹，疗效佳、见效快。松花粉防治老年人皮肤瘙痒疗效显著，也可防治褥疮。

4. 控制体重：松花粉营养平衡，富纤维而低热量，所含脂肪酸中 72.5% 为不饱和脂肪酸，与维生素 E 协同作用，可双向调节人体胆固醇，使肌肉结实、体态匀称。松花粉中的纤维素含量高达 29%，它另一方面能产生饱腹感，减少食物摄入，避免营养过剩；一方面又能在脂肪代谢过程中抑制和延缓胆固醇与甘油三酯在淋巴中的吸收。同时，纤维素能促进肠道功能，加快粪便排泄，解放军总医院与德国合作进行的研究与实验证实，松花粉使粪便中胆固醇排泄量增加 0.8 倍，甘油三脂排泄量增加 2 倍，从碳 12 到碳 22 的 10 余种脂肪酸排泄量最多增加约 7 倍。松花粉中的卵磷脂还加速体内脂肪的燃烧，它的利尿特性也有助于减肥。

5. 健脑益智：脑细胞比其他体细胞更敏感，其功能无时无刻不受营养的左右。松花粉充满容易吸收的蛋白质、氨基酸和卵磷脂，还有维生素、糖类、各种微量元素和核酸，这些都可滋补大脑和神经系统，为大脑提供能量，使之思维敏捷，注意力集中，提高记忆，长时间学习工作而不累；还能改善睡眠，解除烦躁，缓解压力，调节情绪，对儿童少年智力发展、克服好动，备考学生提高成绩帮助极大。对脑动脉硬化和老年痴呆造成的语迟、消沉、健忘的治疗也十分有益。

6. 心脑血管养护：心脑血管疾病是体内脂质代谢失衡，血脂和胆固醇含量过高所致。松花粉中高达 29% 的纤维素一方面可减少食物摄入，一方面又抑制和延缓胆固醇与甘油三酯的吸收；同时，松花粉又加快粪便排泄，将多余脂肪排出体外。松花粉中的卵磷脂能加速脂肪燃烧，镁可激活酶系统，黄酮类可降血脂和胆固醇；各种维生素可增加血管壁弹性，芦丁能增加毛细血管的通透性，改善心脏和大脑的微循环，食用松花粉可强化机体新陈代谢，增加脑细胞活力，调节内分泌系统，降低血脂水平，改善心脏和大脑的微循环，预防和辅助治疗心脑血管疾病。

7. 调整肠胃功能：松花粉天然含有近百种人体所需的酶和所有矿物质，能促进胃肠蠕动，促进消化和吸收，对食欲不振、胃肠功能紊乱有明显调节作用。松花粉中的镁及维生素 B_6，可镇静不随意肌，消除不随意肌痉挛引起的便秘。松花粉中的泛酸可保护肠道黏膜，愈合溃疡，对胃溃疡、十二指肠溃疡、萎缩性胃炎、腹泻、肠炎等有很好的修复作用，特别是患者对治疗上述疾病的药物过敏或产生抗药性的时候。

8. 保肝护肝：肝脏是人体蛋白质最多的脏器，蛋白质不足易形成脂肪肝，进而发展肝硬化、肝癌。松花粉含有丰富的胆碱，胆碱乙酰化形成乙酰胆碱，可促进磷脂的合成，有效地抗脂肪肝。松花粉中的游离氨基酸，特别是蛋氨酸，是肝脏的特效药；黄酮类对肝脏也十分有益。松花粉能促进肝细胞活性，使胆汁分泌正常，防止肝病发生。松花粉还能提高免疫功能，促进肝脏解毒，对肝细胞有很好的保护作用。此外，松花粉可预防过量饮酒造成的肝脏伤害，有助于受伤肝脏功能的康复。

9. 防癌与抗癌：松花粉营养完全而平衡，可防止癌细胞因营养失衡，免疫力低下而发展成癌症；松花粉可帮助已病患者快速恢复体力，增加抗病能力。松花粉含有多种有效抗癌物质，如 β–胡萝卜素、维生素 E 和微量元素硒、锗、多糖类等，它们协同作用，双向调节低下或亢进的免疫功能，增强细胞的解毒能力，可加强肌体对致癌因素的抵抗力。放化疗对造血系统、消化系统及免疫系统危害很大，松花粉能迅速进入血液提高免疫系统活力，消除放化疗的毒副作用，如疲劳无力、厌食呕吐、泻痢及泌尿紊乱、头疼失眠、心动过速、发热出汗、脱发等。松花粉含有丰富的维生素、活性酶、生物素、微量元素等活性物质，可以协调肠胃功能，刺激骨髓造血，增加细胞解毒能力，使受到损伤的器官恢复正常。

10. 其他作用：前列腺患者服用松花粉症状有明显改善；糖尿病人短期内体力增强，配合药物治疗血糖稳步下降，直至正常并最终停药；松花粉滋阴壮阳、能提高性能力，治疗阳痿；松花粉可以协调肠胃功能，刺激骨髓造血，并提供造血原料。吃两个月松花粉，红血球可上升 25%~30%，血红蛋白上升 15%，并且有提高血浆免疫球蛋白的作用；可清除过敏体质；可缓解关节疼痛，使强直的关节恢复功能；对哮喘、鼻炎、神经衰弱等疾病有意想不到的效果；对孕妇、乳母增加营养，婴幼儿、儿童、青少年成长极为有益，不必担心激素及任何副作用。产后瘦身等有疗效。能迅速止血。

药用选方

1. 治风眩头旋肿痹，皮肤顽疾：松树始抽花心（状如鼠尾者佳，蒸细，切）二升，用绢囊裹，入酒五升，浸五日，空腹饮三合，再服大妙。(《元和纪用经》松花酒)

2. 治酒毒发作，头痛目眩，或咽喉闭闷，或下利清水，日数十行，形神萎顿：松花一两（焙），陈皮五钱，川黄连五钱，甘草二钱。俱微炒磨为末，与松花和匀。每早晚各服二钱，白汤调服。(《本草汇言》)

3. 治胃及十二指肠溃疡，慢性便秘：松花粉一钱，冲服。(广州部队《常用中草药手册》)

4. 治久痢不止，延及数月，缠绵不净：松花每服三钱，食前米汤调下。(《本草汇言》)

5. 治婴儿湿疹：松花粉一钱，炉甘石粉一钱，鸡卵黄三个。先将鸡卵煮熟，去白取黄，再放金属小锅煎熬，即有卵黄油析出，取油去渣，用此油调松花粉、炉甘石粉涂患部，一至三次（已化脓者无效）。

6. 治尿布皮炎：松花粉撒布患处。

7. 外伤出血：松花粉外敷伤口。

用药禁忌

多食发上焦热病。

各家论述

1.《本草纲目》：润心肺，益气，除风止血。……松花，甘、温、无毒。润心肺，益气，祛风止血，亦可酿酒。

2.《本草逢原》：松花润心肺，益气除风湿。今医治痘疮湿烂，取其凉燥也。

3.《本草从新》：润心肺益气。止血除风。

4.《新修本草》：松花名松黄，拂取似蒲黄，久服轻身疗病。

5.《群芳谱》：（松花粉）除风止血，治痢，和砂糖作并甚清香，宜速食不耐久留。

相关故事

由于松花粉具有养颜益寿之功效，历代皆被列为敬君贡品。明代刘若愚在《明官史》中就曾记载："天寿山守备太监，辖十二陵掌印等官，凡每年春季进贡松花粉。"古代文人墨客，云游隐士更是对它情有独钟。白居易："腹空先进松花酒，乐天知命了无忧。"苏东坡："一斤松花不可少，八两蒲黄切莫炒，槐花杏花各五钱，两斤白蜜一起捣，吃也好，浴也好，红白容颜直到老。"张健："客从岳顶来，贻我松花粉。为言服之久，身轻欲飞翔。"

92. 粉葛 *Pueraria thomsonii Benth.*

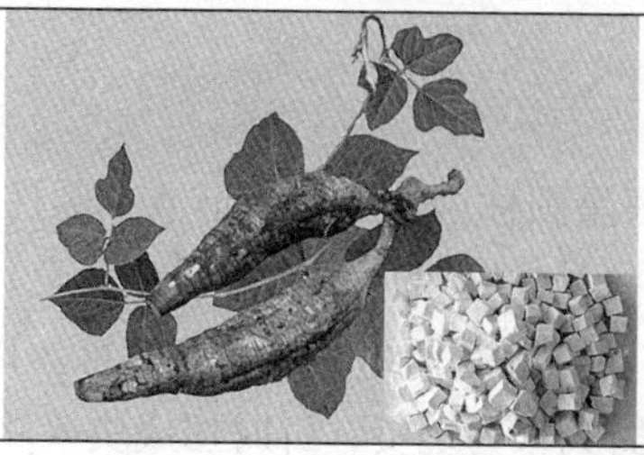

药材概述

粉葛是豆科植物甘葛藤的根，主治外感发热、头项强痛、麻疹初起、疹出不畅、温病口渴、消渴、泄泻、痢疾、高血压、冠心病。甘葛藤：藤本。根肥大。茎枝被黄褐色短毛或杂有长硬毛。三出复叶，具长柄；托叶披针状长椭圆形，有毛；小叶片菱状卵形至宽卵形，有时3裂，长9～21厘米，宽8～18厘米，先端短渐尖，基部图形。总状花序腋生；小苞片卵形；花萼钟状，长1.2～1.5厘米，萼齿5，披针形，较萼筒长，被黄色长硬毛；花冠紫色，长1.3～1.8厘米。荚果长椭圆形，扁平；长10～12厘米，宽1～1.2厘米，密被黄褐色长硬毛。种子肾形或圆形。花期6～9月，果期8～10月。

药材性味

【药名】粉葛

【英文名】Pachyrhizua Angulatus

【别名】干葛、甘葛。

【来源】豆科植物甘葛藤的根。

【性味】甘、辛，凉。

【归经】归脾、胃经。

【功效】解肌退热，生津止渴，透疹，升阳止泻，通经活络，解酒毒。

【主治】外感发热头痛，项背强痛，麻疹不透，口渴，消渴，泄泻，眩晕头痛，中风偏瘫，胸痹心痛，酒毒伤中。

【用法用量】内服：煎汤，9～15克；或捣汁。外用：适量，捣敷。

【产地】广东、广西、湖南、四川、云南等地。

采制、炮制与贮藏

【采制】在秋、冬二季采挖，除去外皮，稍干，截段或再纵切两半或斜切成厚片，干燥。

【炮制】除去杂质后，洗净，润透，切厚片或切块，干燥。

【贮藏】置通风干燥处，防蛀。

现代研究

【性状鉴别】粉葛根呈圆柱形、类纺锤形或半圆柱形，有的为纵切或斜切的厚片，大小不一。除去外皮的表面黄白色或淡黄色，未去外皮的呈灰棕色。质坚硬而重，纤维性较弱，有的呈绵毛状，富粉性。以块大、质坚实、色白、粉性足、纤维少为佳。野葛根为统货，鲜时切成块或片。粉葛根有一、二等之分。一等：粉白色，断面显环纹，粉性足，纤维少。剖瓣长 13～17 厘米，中部直径 5 厘米以上。二等：表皮货白色。断面色白，有环纹，纤维较多，有粉性。中部直径 1.5 厘米以上。间有断根、碎破小块。

【化学成分】甘葛藤根含大豆苷、葛根素、4'–甲氧基葛根素、大豆苷元及痕量大豆苷元–4,7'–二葡萄糖苷。

药理作用

1. 对心血管的作用：（1）改善脑循环：葛根总黄酮可增加脑血流量，血管阻力和流入时间减少；（2）改善冠脉循环：葛根总黄酮可增加血流量，降低血管阻力，葛根能治疗心绞痛可能与此有关；（3）对急性心肌缺血有保护作用；（4）葛根素可影响心脏收缩力和频率；（5）对微循环的影响：葛根素可减轻局部滴注肾上腺素所致的肠系膜微动脉收缩、血液流速减慢和流量减少的微循环障碍。

2. 对中枢神经的作用：（1）解热作用：葛根醇浸剂，对疫苗发热的兔有明显的解热作用；（2）改善学习记忆：葛根醇提物或葛根总黄酮，均能对抗东莨菪碱所致小鼠记忆获得障碍及 40% 乙醇所致的记忆再现障碍，也对抗东莨菪碱降低小鼠大脑皮质和海马乙酰胆碱含量及海马胆碱乙酰转移酶的活性，这可能是葛根改善学习记忆的作用机制之一；（3）平滑肌解痉：大豆素对小鼠离体肠管有解痉作用，并对扩抗乙酰胆引起的痉挛，其作用与罂粟碱相仿，是为葛根的有效成分之一。

临床应用

1. 用于感冒、发热、恶寒、无汗、项强等症。粉葛有发汗、退热作用，与柴胡等配伍可用于表热症；与麻黄、桂枝、芍药同用治风寒表症而见项背强、无汗、恶风者。

2. 用于麻疹透发不畅。粉葛有透发麻疹作用，因其兼有生津、止泻功能，所以麻疹发热口渴，或伴有腹泻等症，常与升麻等配合应用。

3. 用于胃热口渴等症。本品又能生津止渴，对热病口渴或消渴等症，可配麦冬、天花粉等同用。

4. 用于脾虚泄泻、湿热泻痢等症。本品性能升发清阳，鼓舞脾胃阳气上升，有制止泄泻的作用，临床常配合党参、白术等治疗脾虚泄泻；但又可配黄连、黄芩等，用于湿热泻痢等症。

药用禁忌

粉葛多服损胃气。其性凉，易于动呕，胃寒者所当慎用。夏日表虚汗多者忌服。

常用配方

1. 治太阳病，项背强，无汗恶风：葛根四两，麻黄三两（去节），桂枝二两（去皮），生姜三两（切），甘草二两（炙），芍药二两，大枣十二枚（擘）。上七味，以水一斗，先煮麻黄、葛根，减二升，去白沫，纳诸药，煮取三升，去渣，温服一升，覆取微似汗。（《伤寒论》葛根汤）

2. 治太阳病，桂枝证医反下之，利遂不止，脉促（表未解也），喘而汗出：葛根半斤，甘草二两（炙），黄芩三两，黄连三两。上四味，以水八升，先煮葛根，减二升，纳诸，煮取二升，去滓，分温再服。（《伤寒论》葛根黄芩黄连汤）

3. 治伤寒温疫，风热壮热，头痛、肢体痛，疮疹已发未发：升麻、干葛（细锉）、芍药、甘草（锉，炙）各等份。同为粗末，每服四钱，水一盏半，煎至一盏，量大小与之，温服无时。（《阎氏小儿方》升麻葛根汤）

4. 治瘢疹初发，壮热，点粒未透：葛根、升麻、桔梗、前胡、防风各一钱，甘草五分。水煎服。（《全幼心鉴》）

5. 治热毒下血，或因吃热物发动：生葛根二斤；捣取汁一升，并藕汁一升，相和服。（《梅师集验方》）

6. 治心热吐血不止：生葛根汁半大升，顿服。（《广利方》）

7. 治鼻衄，终日不止，心神烦闷：生葛根，捣取汁，每服一小盏。（《圣惠方》）

8. 治妊娠热病心闷：葛根汁二升，分作三服。（《伤寒类要》）

9. 治卒干呕不息：捣葛根，绞取汁，服一升许。（《补缺肘后方》）

10. 治酒醉不醒：葛根汁一斗二升，饮之，取醒，止。（《千金方》）

11. 治食诸菜中毒，发狂烦闷，吐下欲死：煮葛根饮汁。（《补缺肘后方》）

12. 治服药失度，心中苦烦：饮生葛根汗大良。无生者，干葛为末，水服五合，亦可煮服之。(《补缺肘后方》)

13. 治急性肠梗阻：葛根、皂角各1斤，加水4000毫升，煎煮40分钟，去渣，置药汁锅于火炉上保持适当温度（以不致烫伤为度）。另以1市尺见方之10层纱布垫4块，浸以药液后，稍稍除去水分，交替置腹部作持续热敷，每次1小时，每天2至3次。[《河南医学院学报》1965，9（4）：203]

14. 治金疮，中风，痉欲死：捣生葛根一，细切，以水一斗，煮取五升，去滓，取一升服，若干者，捣末，温酒调三指撮，若口噤不开，但多服竹沥，又多服生葛根自愈，食亦妙。(《肘后方》)

93. 布渣叶 *Microcos paniculata L.*

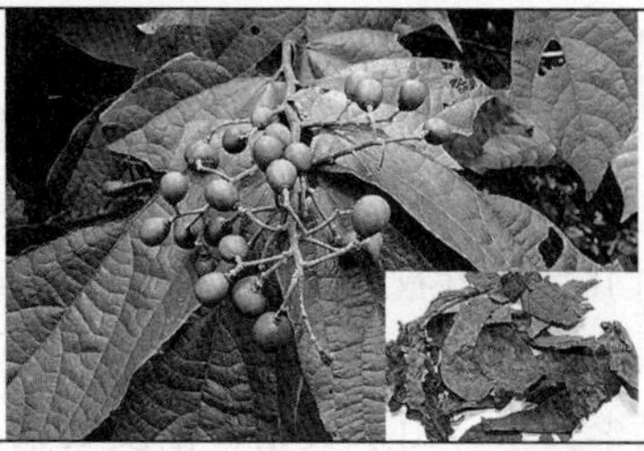

药材概述

布渣叶是椴树科植物破布树的干燥叶。常绿灌木或小乔木，高 3～10 米；树皮灰黑色。幼嫩部分被星状柔毛。花期 6～8 月，果期 8～10 月。生于丘陵、山坡、林缘等处灌丛中或平地路旁或疏林下，少有栽培。清暑，消食，化痰。用于感冒、中暑、消化不良、腹泻。也可配凉茶。全世界有 60 种，分布于非洲、印度、马来西亚。中国产 2 种，为破布叶和海南破布叶。

药材性味

【药名】布渣叶

【英文名】Microcos Paniculata Linn.

【别名】蓑衣子、破布叶、麻布叶。

【来源】椴树科植物破布叶的叶。

【性味】味酸，性凉。

【归经】归脾、胃经。

【功效】消食化滞，清热利湿。

【主治】饮食积滞，感冒发热，湿热黄疸等。

【用法用量】煎服，15～30 克；作凉茶饮料的原料，使用量≤15 克 / 天。

【产地】主要分布于广东、广西、海南、云南等地。尤以广东省分布广，产量大，资源丰富，广西的阳西、湛江是主产地。

采制、炮制与贮藏

【采制】夏秋季采叶，晒干。

【炮制】除去枝梗和杂质，阴干或晒干（不宜曝晒，否则色黄质次）。

【贮藏】置干燥处。

现代研究

【性状鉴别】本品多皱缩或破碎。完整叶展平后呈卵状长圆形或卵状矩圆形，长 8～18 厘米，宽 4～8 厘米。表面黄绿色、绿褐色或黄棕色。先端渐尖，基部钝圆，稍偏斜，边缘具细齿。基出脉 3 条，侧脉羽状，小脉网状。具短柄，叶脉及叶柄被柔毛。纸质，易破碎。气微，味淡，微酸涩。

【化学成分】布渣叶化学成分较复杂，含生物碱，黄酮，挥发油，有机酸，鞣质，酚类等成分，且不同部位成分含量也不相同。其中，叶片总黄酮含量最高，黄酮成分有异鼠李黄素，山奈黄素，槲皮黄素，5,6,4’–三羟基–3’–甲氧基黄酮–7–O–鼠李糖基葡萄糖苷，5,6,8,4’–四羟基黄酮–7–O–鼠李糖苷等。

临床应用

1. 治感冒、消化不良、腹胀：布渣叶 15～30 克，水煎服；或布渣叶、番石榴叶、辣蓼各 18 克，水煎服，每日 2 剂。

2. 治蜈蚣咬伤：布渣叶 15～30 克，水煎服。

3. 治黄疸：布渣叶 60 克，猪血 60 克，水煎服，每日 1 次，连服 6 天；或布渣叶、田基黄、茵陈蒿各 15～30 克，水煎服。

4. 治瓜藤疮：布渣叶、鸭脚木叶、茅瓜蔸、牢牛蔸、食盐，各味适量。捣烂和牛尿炒热，乘稍凉敷患处，再用高粮粟梗煮凫鸭食之。

5. 治热滞腹痛：布渣叶、鸭脚木皮、黄牛木叶、路兜簕根、岗梅根，各药等量。每用 120～320 克，水煎作茶饮。

6. 治疗糖尿病：淫羊藿、黄芪、布渣叶、益母草各 30 克，茯苓 20 克，山茱萸、杜仲、淮牛膝、丹参各 15 克。兼湿热者加白花蛇舌草、蒲公英、黄连；水肿明显者加车前子、猪苓；兼痰浊者加制半夏、葶苈子、桑白皮；伴有血尿者加白茅根、仙鹤草。每天 1 剂，水煎服，1 个月为 1 个疗程，治疗 3 个疗程后进行观察疗效。总有效率治疗组为 86.7%，对照组 65.0%。

7. 广东凉茶的应用：布渣叶现在多用于广东凉茶，如广东著名凉茶“王老吉凉茶”和“仙草爽凉茶”等。仙草爽凉茶除了用仙草外，同时还配以菊花、金银花、甘草、夏枯草、布渣叶、蛋花等药食同源的中草药，这样能增强凉茶的清凉解毒、生津止渴、祛暑利湿、养目护肝的保健功能。

药用禁忌

孕妇慎服。

食疗选方

1. 火炭母布渣叶汤：火炭母 15 克，布渣叶 9 克，山楂 9 克，谷芽 9 克，麦芽 9 克。将药材置煲中，加清水 4 碗，以中火煎 40 分钟，浓缩成一碗温服。本品具有去腻助消化，急性肠胃炎、痢疾、湿热泄泻者，均可服用。此汤适合任何体质人士饮用。

2. 蜜刺布渣茶：布渣叶 50 克，山渣 25 克，蜜枣 4 粒。将材料连同 4 碗半水于茶煲中煲半小时。布渣叶及山渣肉均有去脂的作用，而蜜枣的作用是增加药水的甜味。这 3 种材料性质温和，男女老幼均可服用，而当中有香甜的蜜枣，更适合肥胖的小朋友减肥之用。

3. 布渣脚金鸭肾汤：布渣叶 15 克，独脚金 15 克，小白萝卜 1 个。将布渣叶、独脚金洗净，白萝卜去皮切厚件，备用。将鲜鸭肾洗净，但不要剥去黏附在鸭肾内壁上的一片金黄色的厚膜（鸭内金，俗称鸭肾衣），如果是陈肾的话就用清水浸透，洗干净备用。加水 2 大碗，先用猛火煲至水滚，然后放入所有材料，水开后改用中火煲 1 个半小时，下盐调味即可饮用。本品适合 0 ~ 4 岁小孩饮用，能健脾开胃、去积消滞。如果宝宝呕奶、腹部胀满不思乳食、大便酸臭，可用此汤作食疗。

4. 布渣叶茶：布渣叶 10 克，绿茶适量。将布渣叶和绿茶同置热水瓶内，冲入开水 1000 克，当茶饮用，每日饮数次。布渣叶为消滞开胃的常用药，对食积有较好的疗效；绿茶性凉，去肥腻消滞，瘦胃肠。此茶有较好的消滞除积、和胃降逆的功效，小儿发生呃逆，常饮用此茶可见效。

5. 布渣叶夏枯草雪梨汤：布渣叶半两，夏枯草半两，雪梨四个，木瓜一斤半，瘦肉八两，蜜枣四粒，盐适量，清水八杯。洗净布渣叶、夏枯草和蜜枣，雪梨洗净后切件；木瓜去皮、去核，洗净切件；瘦肉洗净，飞水后再冲洗干净。将清水放入瓦煲内，放入全部材料煲约两小时后，下盐调味即可。此汤水有清肝去热之作用，常饮可避免身体燥热，也适合在夏天饮用。

6. 木棉花布渣叶桑叶水：木棉花 40 克，布渣叶 20 克，桑叶 15 克，冰糖适量。木棉花、布渣叶、桑叶，洗净，加清水 4 碗煲至将好，加入冰糖，片刻汤成，去渣饮汤。凡暑引致之各症，如暑疖疮、湿疹、尿道炎、肠胃炎、小便不通畅等，饮此汤有改善。

各家论述

1.《本草求原》：解一切蛊胀药毒，清热，消积食，黄疸。

2.《陆川本草》：收敛去腐。治小儿盗汗；溃疡，煎汤外洗。

94. 夏枯草 *Prunella vulgaris L.*

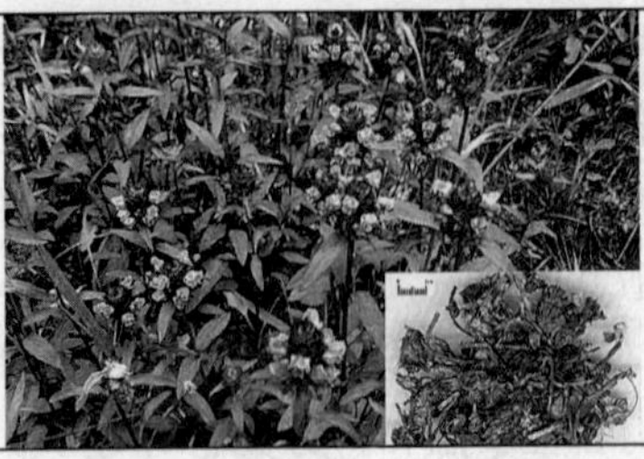

药材概述

夏枯草为多年生草本植物，匍匐根茎，节上生须根。茎高达30厘米，基部多分枝，浅紫色。花萼钟形，花丝略扁平，花柱纤细，先端裂片钻形，外弯。花盘近平顶。小坚果黄褐色，花期4～6月，果期7～10月。夏枯草生长在山沟水湿地或河岸两旁湿草丛、荒地、路旁，广泛分布于中国各地，以河南、安徽、江苏、湖南等省为主要产地。夏枯草适应性强，整个生长过程中很少有病虫害。有清火明目之功效，能治目赤肿痛、头痛等。

药材性味

【药名】夏枯草

【英文名】Spica Prunellae

【别名】麦穗夏枯草、铁线夏枯草、麦夏枯、铁线夏枯、夕句、乃东。

【来源】唇形科植物夏枯草的果穗。

【性味】辛、苦，寒。

【归经】归肝、胆经。

【功效】清热泻火，明目，散结消肿。

【主治】淋巴结核，甲状腺肿，乳痈，头目眩晕，口眼歪斜，筋骨疼痛，肺结核，血崩，带下，急性传染性黄疸型肝炎，细菌性痢疾等。

【用法用量】煎服，9～15克。或熬膏服。作凉茶饮料原料，使用量≤9克/天。

【产地】全国各地均产，主产于江苏、浙江、安徽、河南等地。

采制与贮藏

【采制】夏季果穗呈棕红色时采收，除去杂质，晒干。

【贮藏】置于通风干燥处。

现代研究

【性状鉴别】干燥果穗呈长圆柱形或宝塔形，长 2.5～6.5 厘米，直径 1～1.5 厘米，棕色或淡紫褐色。宿萼数轮至十数轮，作覆瓦状排列，每轮有 5～6 个具短柄的宿萼，下方对生苞片 2 枚。苞片肾形，淡黄褐色，纵脉明显，基部楔形，先端尖尾状，背面生白色粗毛。宿萼唇形，上唇宽广，先端微 3 裂，下唇 2 裂，裂片尖三角形，外面有粗毛。花冠及雄蕊都已脱落。宿萼内有小坚果 4 枚，棕色，有光泽。体轻质脆，微有清香气，味淡。以色紫褐、穗大者为佳。

【化学成分】夏枯草全草含有以齐敦果酸为苷元的三萜皂苷。尚含有芸香苷、金丝桃苷等苷类物质。亦含有熊果酸、咖啡酸及游离的齐敦果酸等有机酸。尚含维生素 B_1、维生素 C、维生素 K、胡萝卜素、树脂、苦味质、鞣质、挥发油、生物碱及氯化钾等无机盐。花穗中含飞燕草素和矢车菊素的花色苷、d-樟脑、d-小茴香酮、熊果酸。果穗含熊果酸、齐敦果酸、熊果酸及齐敦果酸为主要苷元的皂苷、胡萝卜苷、β-香树脂醇及其多种烷酸酯。

药理作用

现代药理研究表明，夏枯草有降低血压的作用，并能扩张血管，其所含芦丁有抗炎作用，并能降低血管通透性，减少脆性，降低肝脂。夏枯草还有抵制癌细胞的作用。

使用禁忌

湿气重，脾胃寒弱者慎用。

药用选方

1. 治瘰疬马刀，不问已溃未溃，或日久成漏：夏枯草六两，水二钟，煎至七分，去滓，食远服。

2. 治乳痈初起：夏枯草、蒲公英各等份。酒煎服，或作丸亦可。(《本草汇言》)

3. 治肝虚目睛疼，冷泪不止，筋脉痛，及眼羞明怕日：夏枯草 25 克，香附子 50 克，共为末。每服 5 克，腊茶调下，无时。

4. 治血崩不止：夏枯草为末。每服方寸匕，米饮调下。(《圣惠方》)

5. 治赤白带下：夏枯草花，开时采，阴干为末。每服 10 克，食前米饮下。(《本草纲目》)

6. 治产后血晕，心气欲绝者：夏枯草捣绞汁，服一盏。(《本草纲目》)

7. 治口眼歪斜：夏枯草5克，胆南星2.5克，防风5克，钓钩藤5克。水煎，点水酒临卧时服。(《滇南本草》)

8. 治头目眩晕：夏枯草（鲜）100克，冰糖25克。开水冲炖，饭后服。(《闽东本草》)

9. 治羊痫风、高血压：夏枯草（鲜）150克，冬蜜50克。开水冲炖服。(《闽东本草》)

10. 预防麻疹：夏枯草25～100克。水煎服，每日1剂，连服3天。

11. 治小儿菌痢：2岁以下，夏枯草50克，半枝莲25克；2至6岁，夏枯草、半枝莲各50克；6至12岁，夏枯草、半枝莲各75克。水煎服。

12. 治急性扁桃体炎，咽喉疼痛：鲜夏枯草100～150克。水煎服。

13. 治扑伤金疮：夏枯草捣烂，署上。(《卫生易简方》)

14. 治疗慢性乙肝：夏枯草12～15克，白花蛇舌草、白茅根各15～30克，甘草6～12克，板蓝根、山豆根各10～15克。每日1剂，水煎服，疗程2～3个月，同时配服维生素C 200毫克，每日3次。(《中西医结合杂志》)

15. 治汗斑白点：用夏枯草煎成浓汁，每天洗患处。

16. 清热解郁，祛痰软坚，主治瘰疬：夏枯草50克，香附20克，昆布20克，海藻20克，牡蛎35克，黄药子25克，射干20克，连翘20克，龙胆草15克，海浮石30克。水煎服，每日1剂，日服2次。方中夏枯草清火、散结。(《孙宜林方》夏枯草汤）

17. 治肝虚目珠疼痛，至夜疼痛：夏枯草30克，香附（童便浸）60克，炙甘草9克。为末，每服12克，茶水调下，每日3次。方中夏枯草清火、明目。(《张氏医通》夏枯草散）

18. 治无名肿：夏枯草、玄参、天花粉各9克，山慈姑、煅牡蛎、海藻、昆布、白芥子、桔梗各6克，生甘草3克。水煎，食后服。方中夏枯草散结、消肿。(《疡科全书》消肿汤）

食疗选方

夏枯草及其花穗均可制作菜肴食用，每年5～7月采集嫩茎叶，焯水后可拌、炝、腌、炒、炖、做汤等。用夏枯草花与猪瘦肉炖汤或与粳米煮粥，风味独特，味道鲜美，营养丰富，还可以防病治病。

1. 夏枯草双花炖猪瘦肉：夏枯草15克，灯芯花5扎，鸡蛋花10克，蜜枣2粒，猪瘦肉400克，生姜3片。将各物分别洗净。药稍浸泡，枣去核。一起下炖盅，加冷开水1250毫升（5碗量），加盖隔水炖3小时，进饮方下盐，为3～4人用。夏枯草是清热泻火类的中药，能清火明目、散结消肿，是广东民间暑夏时入汤入药常用药材。“双花”即性味平和而又甘润的灯芯花和鸡蛋花，均能清心火、利小便、祛湿热、润肺燥。合而炖猪瘦肉，带有中药清香的可口，能清热祛湿、润燥生津，且清心火润心肺，为男女老少皆宜。

2. 夏枯草黑豆汤：黑豆 50 克、夏枯草 30 克、冰糖适量。夏枯草洗净，用纱布包裹；黑豆浸泡半小时，洗净。一起下瓦煲，加清水 1000 毫升（约 4 碗量），武火滚沸后改文火煲 30～40 分钟，下冰糖便可。为 2 人用或 1 人 1 日分 2～3 次进饮。中医认为它可滋肾阴、润肺燥、制风热而又活血解毒。合而为汤，在盛夏秋暑时用有补肾水、平肝火之功，同时血压高和偏高者常饮，能使血压较持久地下降，头昏胀等症状改善，还对风火牙痛有效。

3. 夏枯草煲鸡脚：夏枯草 30 克、鸡脚 6 只、猪瘦肉 250 克、生姜 4 片。将夏枯草稍浸泡、洗净；鸡脚洗净，去甲、切对半；猪瘦肉洗净。一起与生姜下瓦煲，加清水 2500 毫升（约 10 碗量），武火滚沸后改文火煲约 2 小时，下盐便可。为 3～4 人用。夏枯草能清热散结，适用于热结引起的病变，如痰火郁结所致的结核，甲状腺肿大及肿瘤；能明目，可用于各种肝火上炎所致的目赤肿痛、视物不清。鸡脚能滋阴润燥、健脾补益。夏枯草煲鸡脚，清肝泻火、解郁散结，既可为盛夏闷热时的下火靓汤，亦适宜肝气郁结、气郁化火等症的人士。

各家论述

1.《神农本草经》：主寒热、瘰疬、鼠瘘、头疮，破症。散瘿结气，脚肿湿痹。

2.《本草纲目》：夏枯草治目疼，用砂糖水浸一夜用，取其能解内热，缓肝火也。楼全善云，夏枯草治目珠疼至夜则甚者，神效，或用苦寒药点之反甚者，亦神效。盖目珠连目本，肝系也，属厥阴之经。夜甚及点苦寒药反甚者，夜与寒亦阴故也。夏枯禀纯阳之气，补厥阴血脉，故治此如神，以阳治阴也。

3.《重庆堂笔记》：夏枯草，微辛而甘，故散结之中，兼有和阳养阴之功，失血后不寐者服之即寐，其性可见矣。陈久者尤甘，入药为胜。

4. 朱震亨：《本草》言夏枯草大治瘰疬散结气。有补养厥阴血脉之功，而不言及。观其退寒热，虚者可使，若实者以行散之药佐之。外以艾灸，亦渐取效。

5.《本草通玄》：夏枯草，补养厥阴血脉，又能疏通结气。目痛、瘰疬皆系肝症，故建神功。然久用亦防伤胃，与参、术同行，方可久服无弊。

6.《本草求真》：夏枯草，辛苦微寒。按书所论治功，多言散结解热，能愈一切瘰疬湿痹，目珠夜痛等症，似得以寒清热之义矣。何书又言气禀纯阳，及补肝血，得毋自相矛盾乎？讵知气虽寒而味则辛，凡结得辛则散，其气虽寒犹温，故云能以补血也。是以一切热郁肝经等证，得此治无不效，以其得藉解散之功耳。若属内火，治不宜用。

7.《本草正义》：夏枯草之性，《本经》本言苦辛，并无寒字，孙氏问经堂本可证。而自《千金》以后，皆加一寒字于辛字之下，然此草夏至自枯，故得此名。丹溪谓其禀纯阳之气，得阴气而即死，观其主瘰疬，破症散结，脚肿湿痹，皆以宣通泄化见长，必具有温和之气，方能消释坚凝，疏通窒滞，不当有寒凉之作用。石顽《逢原》改为苦辛温，自有至理，苦能泄降，辛能疏化，温能流通，善于宣泄肝胆木火之郁窒，而顺利气血之运行。凡凝痰结气，风寒痹着，皆其专职。

95. 当归 *Angelica sinensis*（*Oliv.*）*Diels*

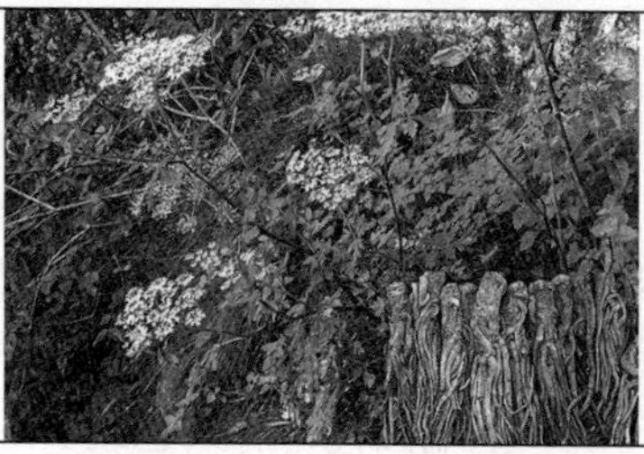

药材概述

当归，根可入药，是最常用的中药之一。多年生草本，茎带紫色。基生叶及茎下部叶卵形，2～3回三出或羽状全裂，最终裂片卵形或卵状披针形，3浅裂，叶脉及边缘有白色细毛；叶柄有大叶鞘；茎上部叶羽状分裂。复伞形花序；伞幅9～13；小总苞片2～4；花梗12～36，密生细柔毛；花白色。双悬果椭圆形，侧棱有翅。花果期7～9月。

药材性味

【药名】当归

【英文名】Chinese Angelica

【别名】干归、马尾当归、秦哪、马尾归、云归、西当归、岷当归、金当归、当归身、涵归尾、土当归。

【来源】伞形科植物当归的根。

【性味】味甘、辛、苦，性温。

【归经】归肝、心、脾经。

【功效】补血，活血，调经止痛，润燥滑肠。

【主治】血虚诸症，月经不调，经闭，痛经，症瘕结聚，崩漏，虚寒腹痛，痿痹，肌肤麻木，肠燥便难，赤痢后重，痈疽疮疡，跌扑损伤。

【用法用量】内服：煎汤，6～12克；或入丸、散；或浸酒；或敷膏。用于香辛料，使用量≤3克/天。

【产地】分布于甘肃、云南、四川、青海、陕西、湖南、湖北、贵州等地，各地均有栽培。

采制、炮制与贮藏

【采制】秋末采挖，除去须根及泥沙，待水分稍蒸发后，捆成小把，上棚，用烟火慢慢熏干。

【炮制】(1)当归：除去杂质，洗净，润透，切薄片，晒干或低温干燥。(2)酒当归：取净当归片，照酒炙法炒干。

【贮藏】置于通风干燥处。

现代研究

【性状鉴别】当归略呈圆柱形，下部有支根3～5条或更多，长15～25厘米。外皮细密，表面黄棕色至棕褐色，具纵皱纹及横长皮孔。根头(归头)直径1.5～4厘米，具环纹，上端圆钝，有紫色或黄绿色的茎及叶鞘的残基；主根(归身)表面凹凸不平；支根(归尾)直径0.3～1厘米，上粗下细，多扭，有少数须根痕。质柔韧，断面黄白色或淡黄棕色，皮部厚。甘、辛，温。柴性大、干枯无油或断面呈绿褐色者不可供药用。

【化学成分】当归根含挥发油和非挥发性成分。挥发油中的中性油成分有：亚丁基苯酞、β-蒎烯、α-蒎烯、莰烯、对聚伞花素、β-水芹烯、月桂烯、别罗勒烯、6-正丁基-环庚二烯-1,4,2-甲基-十二烷-5-酮、苯乙酮、β-甜没药烯、异菖蒲烯、菖蒲二烯、花侧柏烯、α-雪松烯、藁本内酯、正丁基四氢化酞内酯等。尚含其他成分，如豆甾醇、豆甾醇-D-葡萄糖苷、钩吻荧光素等。此外，还含有蔗糖、果糖、葡萄糖；维生素A、维生素B_{12}、维生素E；17种氨基酸以及钠、钾、钙、镁等20余种无机元素。

【提取工艺】将当归烘干，切片。准确称取一定量的当归片，加入15倍量的水，于80℃下回流提取3小时，过滤，浓缩。向浸膏中加入乙醇，使醇浓度为60%，静置，过滤去沉淀物，洗涤干燥。当归多糖的提取率为6.13%。

药理作用

1. 对子宫平滑肌的作用：当归含有兴奋和抑制子宫平滑肌的两种成分，对离体子宫有双向性作用。对在体子宫的作用主要呈兴奋作用。还有调节子宫平滑肌收缩，解除痉挛而达到调经止痛功效。

2. 对心血管系统的作用：当归煎剂或根及叶中所含挥发油可使心肌收缩频率明显受到抑制。当归提取物有抗心律失常作用。当归还有降血脂及抗实验性动脉粥样硬化作用。

3. 对血液系统的作用：当归可抑制血小板聚集；抗血栓；显著促进血红蛋白及红细胞的生成，抗贫血。

4. 抗炎作用：当归对醋酸所致小鼠腹腔毛细血管通透性增高有显著抑制作用；对致炎剂所致大鼠足垫肿胀有明显的抑制作用。当归对去肾上腺大鼠仍有明显的抗炎作用；显著降低炎性组织中PGE2的含量；对大鼠棉球肉芽组织增生有明显的抑制作用；对豚鼠血清补体溶血活性有明显的抑制作用，而不影响补体经典途径的溶血活性。

5. 神经系统抑制作用：当归对中枢神经系统有抑制作用。当归挥发油有镇静、催眠、镇痛、麻醉等作用。藁本内酯可减少小鼠自发活动；减轻氯胺酮兴奋作用；将电刺激诱发小鼠激怒反应时间延长；与巴比妥钠有协同作用。

6. 抗菌作用：当归对体外痢疾，伤寒，副伤寒，大肠杆菌，白喉杆菌，霍乱弧菌及 A，B 溶血性链球菌等均有抗菌作用。

7. 其他作用：当归还有平喘作用；对兔肾热缺血有保护作用；对物质代谢有保护作用；还有抗氧化和清除自由基的作用。

药用禁忌

脾湿中满、脘腹胀闷、大便稀薄或腹泻者慎服；里热出血者忌服。

用药不当会出现不良反应。

药用配伍

1. 血虚肠燥的便秘。常与肉苁蓉、火麻仁等润肠药配伍。

2. 血瘀阻滞的病证，如跌打损伤，瘀肿疼痛；风寒湿痹，肢体麻木、疼痛；肩周炎；血栓闭塞性脉管炎。常与川芎、赤芍等活血药配伍。

3. 血虚或血瘀所致的月经不调、经闭、痛经。常与熟地黄、川芎、丹参等补血活血药配伍。

4. 痈肿疮疡者气血不足，脓成不溃或溃后不易愈合。常与黄芪配伍以扶持正气。

5. 血虚证或贫血，症见眩晕、疲倦乏力、面色萎黄、舌质淡、脉细等，以及血虚腹痛、头痛。常与熟地黄、白芍，或羊肉、黄芪等补血益气之物配伍。

6. 心肝血虚而见面色萎黄、唇爪无华、头晕目眩、心悸肢麻者，可与熟地、白芍、川芎配伍，则补血之力更强。

7. 月经不调，属肝郁气滞，经来先后无定期者，可与柴胡、白芍、白术等同用。

8. 年老体弱、产后以及久病血虚肠燥便秘者，可与火麻仁、枳壳、生地等配伍。

临床应用

1. 治疗肌肉、关节疼痛及神经痛：采用当归液穴位注射，治疗腰肌劳损、肌肉风湿、四肢关节挨伤、关节炎，及各种神经痛（坐骨神经痛、肋间神经痛、枕神经痛等），有较好效果。

2. 治疗慢性气管炎：以 5% 当归液注入膻中、肺俞、定喘、孔最等穴。每次每穴注入 0.5～1 毫升。针刺入（深约 1.5 厘米）后，用摇动针管及轻度提插的手法，使针下产生酸胀感觉，然后缓缓注入药液。治疗 50 岁以上的患者 93 例，结果痊愈 5 例，显著好转 26 例，好转 52 例，无效 10 例，总有效率为 89.3%。

3. 治疗慢性盆腔炎：用当归组织液行穴位注射。治疗 5 例，经一至二疗程，患者症状及体征显著改善或消失，腹痛减轻，月经正常，均在治疗后 6 个月内再次受孕。取穴及用法：穴位分两组，第一组维胞（双）、三阴交（左）、足三里（右）；第二组关元透中极、三阴交（右）、足三里（左）。两组穴位交替注射，每日或隔日 1 次，或每周 2 次，每次一组。每穴注射药液 2～6 毫升，6～10 次为一疗程。注药前先捻转针头，使其“得气”，再注入药液。月经期停止治疗。注射后局部酸胀感向下放射。有 3 例于注药后自觉心跳、发冷，持续 5 分钟即自行消失，不需处理。

4. 治疗月经病：将当归 20 克、红花 10 克分别浸于 50% 酒精 50 毫升中，48 小时后过滤，混匀，加酒精至 100 毫升。每日 3 次饭后服，每次 3 毫升，经期停服。用于治疗月经不调、痛经、子宫发育不全等病 54 例，服药 60～600 毫升不等，除 7 例无进步外，其余均有效果。复查的 11 例痛经患者中有 7 例妊娠；16 例子宫发育不全患者中有 8 例妊娠（大多与性激素合并治疗）；月经异常的 26 例中有 6 例妊娠。

5. 治疗高血压病：用 20% 复方当归注射液（当归、红花、川芎等量）2 毫升加入 10% 葡萄糖液 2 毫升内，或 75% 复方当归注射液 1 毫升加 10% 葡萄糖液 3 毫升，于两侧曲池及足三里交替注射，每穴 2 毫升，10 次为一疗程。一般用四个疗程。第一疗程每日 1 次，第二疗程隔日 1 次，第三疗程每周 2 次，第四疗程隔日 1 次。注射时采用 5 号针头，刺入穴位后，待患者有酸麻胀感时，再缓缓注入药液。初步观察 7 例，用药后均有不同程度的血压下降，其中收缩压下降 16～56 毫米汞柱，舒张压下降 2～30 毫米汞柱；头晕、耳鸣、眼花、失眠等症状也有改善或消失，个别病例还显示出心率减慢的作用。

6. 治疗带状疱疹：将当归研粉，依年龄大小每服 0.5 或 1 克，4～6 小时 1 次。治疗儿童带状疱疹 54 例，服药后 1 天止痛的 22 例；2 天止痛的 32 例。带状疱疹一般在服药后第 3 天有部分枯萎，未再发生新疹，第 4 天结痂。又有用 0.5 克当归浸膏片内服，每次 2～4 片，4 小时 1 次，治疗成人患者 23 例，亦取得相似效果。

7. 骨炎灵片：当归、黄芪、地黄、川芎、菟丝子、枸杞子、玄参、甘草、白芷、骨碎补、延胡索、川楝子、蒲公英、紫花地丁。有补益气血，清热解毒，消肿止痛之功效。用于骨髓炎、开放骨折感染及虚人痈疡。

8. 润肺化核膏：当归、地黄、玄参、黄柏、百部、狼毒（醋制）、板蓝根、黄芩、法半夏、木鳖子、白附子（制）、干蟾（制）、丹参、赤芍、乳香（制）、没药（制）、桃仁、三棱、莪术、黄芪、白芷、冰片、人工麝香、血竭、松香。有养血育阴，解毒化瘀之功效。用于浸润性肺结核、结核型胸膜炎证属阴虚火旺或血虚血瘀者的辅助治疗。孕妇及皮肤过敏者慎用。

药用选方

1. 调益荣卫，滋养气血。治冲任虚损，月水不调，脐腹疞痛，崩中漏下，血瘕块硬，发歇疼痛，妊娠宿冷，将理失宜，胎动不安，血下不止，及产后乘虚，风寒内搏，恶露不下，结生瘕聚，少腹坚痛，时作寒热：当归（去芦，酒浸，炒）、川芎、白芍药、熟干地黄（酒洒蒸）各等份。共为粗末。每服三钱，水一盏半，煎至八分，去渣热服，空心食前。(《局方》四物汤)

2. 治室女月水不通：当归（切，焙）一两，干漆（炒烟出）、芎䓖各半两。上三味捣罗为末，炼蜜和丸如梧桐子大。每服二十丸，温酒下。(《圣济总录》当归丸)

3. 治月经逆行从口鼻出：先以京墨磨汁服止之，次用当归尾、红花各三钱，水一种半，煎八分，温服。(《简便单方》)

4. 治血崩：当归一两，龙骨二两（炒赤），香附子三钱（炒），棕毛灰五钱。上为末，米饮调三四钱，空心服。(《儒门事亲》当归散)

5. 治血瘕痛胀，脉滞涩者：当归三两，桂心两半，白芍两半（酒炒），蒲黄二两（炒），血竭三两，延胡两半。为散，酒煎三钱，去渣温服。(《医略六书》当归蒲延散)

6. 治妇人带下五色，腹痛，羸瘦，食少：当归一两（锉，微炒），鳖甲一两（涂醋炙微黄，去裙襴），川大黄一两（锉碎，微炒），白术三分，胡椒半两，诃黎勒皮三分，槟榔三分，枳壳三分（麸炒微黄去瓤），荜茇半两。上件药捣罗为末，炼蜜和捣三二百杵，丸如梧桐子大，每于食前以温酒下三十丸。(《圣惠方》当归丸)

7. 治妇人怀娠，腹中疞痛：当归三两，芍药一斤，茯苓四两，白术四两，泽泻半斤，芎䓖半斤（"半斤"一作"三两"）。上杵为散，取方寸匕，酒和，日三服。(《金匮要略》当归芍药散)

8. 治妊娠小便难，饮食如故：当归、贝母、苦参各四两。三味末之，炼蜜丸如小豆大，饮服三丸，加至十丸。(《金匮要略》当归苦参丸)

9. 治妊娠胎动不安，腰腹疼痛：当归半两（锉），葱白一分（细切）。上二味，先以水三盅，煎至二盏，入好酒一盏，更煎数沸，去滓，分作三服。（《圣济总录》安胎饮）

10. 治产后败血不散，结聚成块（俗呼儿枕），疼痛发歇不可忍：当归一两（锉，微炒），鬼箭羽一两，红蓝花一两。上药捣筛为散，每服三钱，以酒一中盏，煎至六分，去滓，不计时候温服。（《圣惠方》当归散）

11. 治瘈疭或颤振，或产后不省人事，口吐痰涎：当归、荆芥穗等份。上为细末，每服三钱，水一盏，酒少许，煎至七分，灌下咽，即有生理。（《妇人良方》交加散）

12. 治产后腹中㽲痛，并腹中寒疝虚劳不足：当归三两，生姜五两，羊肉一斤。上三味，以水八升，煮取三升，温服七合，日三服。（《金匮要略》当归生姜羊肉汤）

13. 治大便不通：当归、白芷等份为末，每服二钱，米汤下。（《圣济总录》）

14. 治肌热燥热，困渴引饮，目赤面红，昼夜不息，其脉洪大而虚，重按全无：黄芪一两，当归（酒洗）二钱。上药作一服，水二盏，煎至一盏，去滓，温服，空心食前。（《内外伤辨》当归补血汤）

15. 治白虎风，疼痛不止：当归一两，桂心一两，地龙一两（微炒），白僵蚕一两（微炒），威灵仙一两，漏芦一两，芎䓖一两，白芷一两。上药，捣细罗为散，每服，不计时候，以热酒调下二钱。（《圣惠方》当归散）

16. 治血痢里急后重，肠中疼痛：当归三分（锉，微炒），黄连一两（去须，微炒），龙骨二两。上三味，捣罗为细散。每服二钱匕，粥饮调下，不拘时候，日二服。（《圣济总录》当归散）

17. 治盗汗：当归、生地黄、熟地黄、黄蘗、黄芩、黄连各等份，黄芪加一倍。上为粗末，每服五钱，水二盏，煎至一盏，食前服，小儿减半服之。（《兰室秘藏》当归六黄汤）

18. 治诸疮肿，已破未破，焮肿甚：当归、黄芪、栝蒌、木香、黄连各等份，为粗末，煎一两。（《素问病机保命集》当归散）

19. 治附骨痈及一切恶疮：当归半两，甘草一两，山栀子十二枚，木鳖子一枚（去皮）。上为细末，每服三钱，冷酒调服。（《奇效良方》当归散）

20. 治汤泼火烧疮，疼痛甚者：白蜡一两，麻油四两，当归一两半（生锉）。先将油煎当归令焦黑，滤去滓，次入蜡，候消，相次急搅之，放冷入磁盒中收，以故帛子涂贴。（《圣惠方》神效白膏）

食疗选方

1. 当归土鸡汤：土鸡、当归、花生仁、红枣、黑木耳、姜片。土鸡切块，清水洗净备用。锅内加水烧开，倒入鸡块焯掉血水捞起。将焯好水的鸡块放入高压锅，加水（水没鸡肉约 1 厘米的量），加入姜片、当归、花生仁、黑木耳一起炖。高压锅气阀响约 40 分钟即可关火，食用时加入盐、胡椒、鸡精调味。

2. 当归乳鸽汤：鸽子一只，姜片、大葱段、料酒、红枣、枸杞少许、小人参少许、当归头、制首乌、桑椹、茯苓、莲米、灵芝。鸽子洗净，放入滚水里面，加点料酒，去血，捞出，洗净。放入姜片，葱段，枸杞，红枣，小火炖 2 小时。用筷子刺几下，比较容易熟烂。小火炖 20 分钟，最后再放入枸杞，先放营养容易丢失。最后放盐、鸡精调味。

3. 归芪防风瘦肉汤：猪瘦肉 150 克，黄芪、生姜各 20 克，当归、防风各 10 克，大枣 4 颗，盐适量。当归、防风、黄芪洗净；大枣洗净，去核；生姜洗净，拍烂；猪瘦肉洗净，切块。以上材料放进锅内，加入适量清水，用大火煮沸后，改用小火煮 1 小时 30 分，下盐调味即成。

4. 当归牛筋汤：牛筋 100 克，当归 50 克，姜、葱、盐各适量。当归、姜、葱洗净，姜切片，葱切段，牛筋洗净。当归、牛筋、姜片、葱段放进锅内，加入适量清水，用大火煮沸后，改用小火煮一小时，下盐调味即成。

5. 当归桂圆菊花羊蹄汤：羊蹄 750 克，枸杞子 15 克，桂圆肉 10 克，当归 5 克，陈皮 3 克，白菊花 5 克。料酒、姜片、盐各适量。羊蹄处理干净，切块，焯后捞出；枸杞子、桂圆肉、当归、陈皮、白菊花分别洗净。碗中放入羊蹄、枸杞子、桂圆肉、当归、陈皮、料酒、姜片，加适量水，盖上盖，放入沸水锅中，隔水炖 2 小时，至羊蹄熟烂。打开盖，去掉姜片、陈皮，放入白菊花、盐，煲 5 分钟即可。如果羊蹄用热油炸过后再煲汤，可以使油脂减少，口感更加爽滑。

6. 当归粥：当归洗净后放入砂锅内，用温水约 600 毫升浸泡 10 分钟，在火上煎熬两次，每次煮沸后再慢煎 20 ～ 30 分钟，共收汁 150 毫升。红枣浸泡洗净。粳米淘洗干净。将粳米、红枣、白糖同入锅中，加入药汁，加水适量煮粥。

7. 当归贝母苦参丸：当归 15 克，川贝母粉 3 克（分冲），苦参 15 克，炙百部 15 克，前胡 12 克，白前 10 克，杏仁 10 克，桃仁 10 克，薏米 30 克，桑白皮 10 克。服上方 5 剂后，咳嗽、气急已减大半，黄稠痰、黄腻苔已除，上方加减共服 10 剂，诸症消失，病告而愈。疗效：证属痰热蕴肺，气道瘀阻，宣降失司。治宜清热宣肺，化痰逐瘀。

各家论述

1.《注解伤寒论》：脉者血之府，诸血皆属心，凡通脉者必先补心益血，故张仲景治手足厥寒，脉细欲绝者，用当归之苦温以助心血。

2.《汤液本草》：当归，入手少阴，以其心主血也；入足太阴，以其脾裹血也；入足厥阴，以其肝藏血也。头能破血，身能养血，尾能行血，用者不分，不如不使。若全用，在参、芪皆能补血；在牵牛、大黄，皆能破血，佐使定分，用者当知。从桂、附、茱萸则热；从大黄、芒硝则寒。惟酒蒸当归，又治头痛，以其诸头痛皆属木，故以血药主之。

3.《韩氏医通》：当归主血分之病，川产力刚可攻，秦产力柔宜补。凡用本病宜酒制，而痰独以姜汁浸透，导血归源之理，熟地黄亦然。血虚以人参、石脂为佐，血热配以生地黄、姜黄、条芩，不绝生化之源；血积配以大黄，妇人形肥，血化为痰，二味姜浸，佐以利水药。要之，血药不容舍当归，故古方四物汤以为君，芍药为臣，地黄分生熟为佐，川芎为使，可谓典要云。

4.《本草汇编》：当归治头痛，酒煮服，取其清浮而上也。治心痛，酒调末服，取其浊而半沉半浮也。治小便出血，用酒煎服，取其沉入下极也，自有高低之分如此。王海藏言，当归血药，如何治胸中咳逆上气，按当归其味辛散，乃血中气药也，况咳逆上气，有阴虚阳无所附者，故用血药补阴，则血和而气降矣。

5.《本草汇言》：诸病夜甚者，血病也，宜用之，诸病虚冷者，阳无所附也，宜用之。温疟寒热，不在皮肤外肌肉内，而洗在皮肤中，观夫皮肤之中，营气之所会也，温疟延久，营气中虚，寒热交争，汗出洗洗，用血药养营，则营和而与卫调矣，营卫和调，何温疟之不可止乎。

6.《本草正》：当归，其味甘而重，故专能补血，其气轻而辛，故又能行血，补中有动，行中有补，诚血中之气药，亦血中之圣药也。大约佐之以补则补，故能养营养血，补气生精，安五脏，强形体，益神志，凡有形虚损之病，无所不宜。佐之以攻则通，故能祛痛通便，利筋骨，治拘挛、瘫痪、燥、涩等证。营虚而表不解者，佐以柴、葛、麻、桂等剂，大能散表卫热，而表不敛者，佐以大黄之类，又能固表。惟其气辛而动，故欲其静者当避之，性滑善行，大便不固者当避之。凡阴中火盛者，当归能动血，亦非所宜，阴中阳虚者，当归能养血，乃不可少。若血滞而为痢者，正所当用，其要在动、滑两字；若妇人经期血滞，临产催生，及产后儿枕作痛，具当以此为君。

7.《本草正义》：归身主守，补固有功，归尾主通，逐瘀自验，而归头秉上行之性，便血溺血，崩中淋带等之阴随阳陷者，升之固宜，若吐血衄血之气火升浮者，助以温升，岂不为虎添翼？是止血二字之所当因症而施，固不可拘守其止之一字而误谓其无所不可也。且凡失血之症，气火冲激，扰动血络，而循行不守故道者，实居多数，当归之气味俱厚，行则有余，守则不足。

8.《本草新编》：当归，味甘辛，气温，可升可降，阳中之阴，无毒。虽有上下之分，而补血则一。入心、脾、肝三脏。但其性甚动，入之补气药中则补气，入之补血药中则补血，无定功也。

9.《神农本草经》：味甘，温。主咳逆上气，温疟、寒热，洗在皮肤中（《大观本》，洗音癣），妇人漏下绝子，诸恶创疡、金创。煮饮之。一名干归。生川谷。

10.《吴普》：当归，神农、黄帝、桐君、扁鹊：甘，无毒；岐伯、雷公：辛，无毒；李氏：小温。

96. 山奈 *Kaempferia galanga L.*

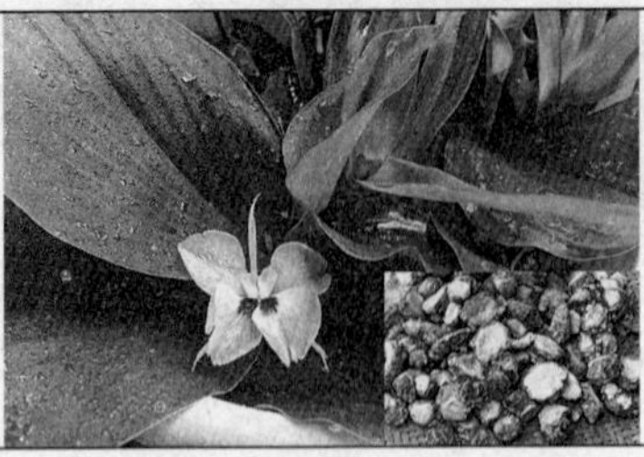

药材概述

山奈，多年生草本，根状茎块状，单生或丛生，淡绿色，芳香，以根茎入药。根从根状茎上生出，粗壮，多数。叶通常2枚，相对而生，几乎无柄，平卧地上，水平开展，质薄，圆形或宽卵形，长7～15厘米，宽5～12厘米，先端急尖或近纯形，基部圆形或心形，下延成鞘，表面绿色，背面淡绿色，有时叶缘及先端染有紫色。8～9月开花，穗状花序从两叶间生出，有花4～12朵；花白色，芳香，花管筒细长；每花有技外形苞片1片，长约2.5厘米，绿色。果为蒴果。

药材性味

【药名】山奈

【英文名】Rhizoma Kaempferiae

【别名】沙姜、山辣、三奈子、三赖、三藾、三奈。

【来源】姜科植物山奈的根茎。

【性味】辛，温。

【归经】归胃经。

【功效】行气温中，消食，止痛。

【主治】急性胃肠炎，消化不良，胃寒疼痛，牙痛，风湿关节痛，跌打损伤。

【用法用量】煎汤，6～9克；或入丸散。外用适量，研末撒；或捣敷；或搐鼻。作调味品使用，使用量≤6克/天，且标明“根、茎”。

【产地】主产于广东、广西和云南，四川从广西引种种在米易县，试种成功。

采制、炮制与贮藏

【采制】于栽种当年的12月中、下旬叶片变黄时收获。挖起全株，挖去泥沙，去掉地上部分和须根。

【炮制】将山奈洗去泥土，切片，晒干或用硫黄熏 1 天后晒干即成。

【贮藏】置阴凉干燥处。

现代研究

【性状鉴别】本品多为圆形或近圆形的横切片，直径 1 ～ 2 厘米，厚 0.3 ～ 0.5 厘米。外皮浅褐色或黄褐色，皱缩，有的有根痕或残存须根；切面类白色，粉性，常鼓凸。质脆，易折断。气香特异，味辛辣。

【化学成分】根茎含挥发油，其主要成分是对－甲氧基桂皮酸乙酯、顺式及反式桂皮酸乙酯、顺式及反式桂皮酸乙酯、龙脑、樟烯、3－蒈烯、对－甲氧基苏合香烯，还含 α－侧柏烯、α－及 β－蒎烯、香桧烯、对－聚伞花素、柠檬烯、茴香醛等。又含黄酮类成分：山奈酚和山奈素。还含维生素 P。

药理作用

1. 抗癌作用：山奈根茎中的反式－对甲氧基桂皮酸酯是一种细胞毒素成分，对人宫颈癌传代细胞具有较强的抑制作用。

2. 对肠道平滑肌的作用：根茎煎剂及挥发油对豚鼠离体肠管呈兴奋作用，而浓度增大则会出现抑制作用。

3. 抑菌作用：根煎剂在试管内对许蓝氏毛癣菌及其蒙古变种、共心性毛癣菌、堇色毛癣菌等 10 种常见致病真菌均有不同程度的抑制作用。

4. 其他作用：山奈酚对动物有消炎作用及维生素 P 活性。其效力与槲皮苷相似，而较山奈苷为差。

使用禁忌

阴虚血亏及胃有郁火者禁服。

药用选方

1. 治心腹冷痛：山奈、丁香、当归、甘草等份。为末，醋糊丸，梧子大。每服三十丸，酒下。(《濒湖集简方》)

2. 治一切牙痛：山奈子 10 克（用面裹煨热），麝香 0.25 克。为细末，每用三字，口噙温水，随牙痛处一边鼻内搐之，漱水吐去，便可。(《海上方》麝香一字散）

食疗选方

山奈可单独使用、整用、碎用、加工制成粉状用，也可与其他原料配成新的调味品进行使用，常用于煮、卤、酱、烧、扒、焖、烩、蒸、炸、烤、腌等多种烹调方法，如扒鸡、熏鸡、沙姜粉蒸肉等。中医认为，山奈味辛，性温，无毒，具有增进食欲、调节口味、行气化痰、温中散寒、开胃消食、理气止痛、健脾消水、去湿防疫的功效，可用于治疗胸膈胀满，肠胃冷痛，饮食不消。与其他苦香型的调味料一样，山奈的用量不能太多，比如用于烧、卤、麻辣火锅，用量多在 5～10 克之间。

1. 沙姜粉蒸肉：粉料用山姜 25 克、山奈 15 克、糯米 500 克，一同炒熟至干脆不焦，取出晾凉后磨成粉末即可。这款粉料用来蒸制各种荤料，能使肉质肥而不腻、香味浓郁。

2. 沙姜盐焗猪肚：猪肚 1 个，鲜山奈 50 克，葱粒、香菜各 10 克，纱纸 1 张，锡纸 1 张，粗盐 1000 克。调料：A 料（山奈粉 30 克，盐 50 克，冰糖 100 克，清水 1 千克，八角 5 粒）；B 料（山奈粉、盐、白砂糖、味精各 5 克，鸡粉 3 克，香油 1 克，玖瑰露酒 2 克）。将猪肚用生粉反复搓揉，洗净后用干布擦净，加 A 料拌匀后放入盘中，入蒸柜大火蒸 90 分钟取出；猪肚切长 6 厘米、宽 2.5 厘米的骨排形，鲜山奈切薄片；锅内放入色拉油，烧至七成热时放入山奈片、葱粒、香菜，中火煸香，入猪肚、B 料大火翻匀，出锅备用；用纱纸包好猪肚，再包上一层锡纸放入煲内；锅内放入粗盐，大火翻炒至热，出锅放入煲内，再用小火煲 5～10 分钟，离火后打开锡纸纱纸即可。提示：成菜配合沙姜粉、玖瑰露酒一起食用，有独特浓香味。

97. 西红花 *Crocus sativus L.*

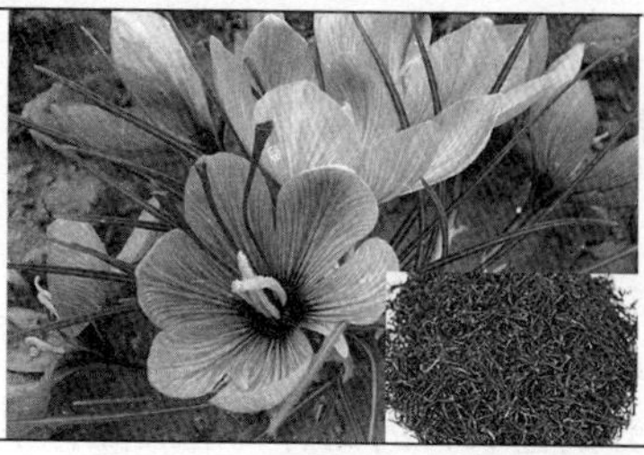

药材概述

西红花，多年生草本。球茎扁圆球形，直径约 3 厘米，外有黄褐色的膜质包被。叶基生，9～15 枚，条形，灰绿色，长 15～20 厘米，宽 2～3 毫米，边缘反卷；叶丛基部包有 4～5 片膜质的鞘状叶。花茎甚短，不伸出地面；花 1～2 朵，淡蓝色、红紫色或白色，有香味；花被裂片 6，2 轮排列，内、外轮花被裂片皆为倒卵形，顶端钝；雄蕊直立，长 2.5 厘米，花药黄色，顶端尖，略弯曲；花柱橙红色，长约 4 厘米，上部 3 分枝，分枝弯曲而下垂，柱头略扁，顶端楔形，有浅齿，较雄蕊长，子房狭纺锤形。蒴果椭圆形，长约 3 厘米。西红花是一种鸢尾科番红花属的多年生花卉，也是一种常见的香料。若以重量衡量，西红花是世界上最昂贵的香料。

药材性味

【药名】西红花

【英文名】Crocus Sativus

【别名】番红花、藏红花。

【来源】鸢尾科植物藏红花的柱头。

【性味】味甘，性平。

【归经】归心、肝经。

【功效】活血化瘀，凉血解毒，解郁安神。

【主治】经闭症瘕，产后瘀阻，温毒发斑，忧郁痞闷，惊悸发狂。

【用法用量】1～3 克，煎服或沸水泡服。作调味品使用，使用量≤1 克 / 天。

【产地】主要分布在欧洲、地中海及中亚等地。中国引入，现北京、山东、浙江、四川等地有栽培。

采制、炮制与贮藏

【采制】秋季花开时，摘下柱头，阴干即成。

【炮制】拣去杂质，并除去黄色毛须。

【贮藏】置通风阴凉干燥处，避光，密闭。

现代研究

【性状鉴别】本品呈线形，三分枝，长约3厘米。暗红色，上部较宽而略扁平，顶端边缘显不整齐的齿状，内侧有一短裂隙，下端有时残留一小段黄色花柱。体轻，质松软，无油润光泽，干燥后质脆易断。气特异，微有刺激性，味微苦。

【化学成分】主要成分是苦藏花素。着色物质为藏花素。化学成分含番红花苷-1,2,3,4，番红花苦苷，番红花酸二甲酯，α-番红花酸，番红花醛，挥发油等。其柱头含多种胡萝卜素类化合物，含量约2%，有番红花苷-1,2,3,4，反式和顺式番红花二甲酯，α-、β-胡萝卜素，玉米黄质，番红花苦苷等。另含挥发油0.4%～1.3%，油中主要含番红花醛，为番红花苦苷的分解产物，其次含桉油精、蒎烯等；此外，还含异鼠李素、山奈素及维生素 B_1 和维生素 B_2。

药理作用

1. 对血液系统的作用：番红花热水提取物具有显著的抗血凝作用。能延长血浆凝血酶原时间及活化部分凝血活酶时间，抑制ADP和胶原诱导的血小板聚集，加速尿激酶及纤维蛋白溶酶的纤溶作用。

2. 对子宫的作用：煎剂对小鼠、豚鼠、兔、犬及猫的离体、在体子宫均有兴奋作用。可引起子宫节律性收缩，提高子宫的紧张性与兴奋性，大剂量时可出现痉挛性收缩，已孕子宫更为敏感。

3. 对循环系统的作用：煎剂0.24g/kg静脉注射，可使麻醉猫、狗血压维持较长时间下降，并有兴奋呼吸作用。亦有报道，花被、雄蕊和花粉对离体冠状血管均有不同程度的扩张作用。

4. 对实验性肾小球肾炎的治疗作用：番红花注射液0.5ml/kg。lml/kg（lml相当于1g生药）静脉注射，连续6星期，对阳离子化牛血清白蛋白引起的家兔原位性肾小球肾炎，能使尿蛋白量明显减少，病理组织损害显著减轻，肾小球中免疫复合物溶解和吸收加快。

5. 抗肿瘤作用：番红花提取物200mg/kg灌胃，对小鼠移植性S180肉瘤、埃氏腹水癌和道氏淋巴瘤腹水型均有显著的抑制作用，其机制是抑制肿瘤细胞

DNA 合成。

6. 对学习记忆的影响：乙醇提取物（CSE）对乙醇诱发的学习和记忆障碍有改善作用，能改善 30% 乙醇处理小鼠记忆获得障碍和 40% 乙醇处理小鼠记忆再现缺失。

7. 其他作用：煎剂可使小白鼠、豚鼠、家兔及狗的离体肠管兴奋性增强，产生节律性收缩，但时间不长。番红花能延长小鼠动情周期。番红花花瓣多糖有增强免疫应答的作用。藏红花酸有降血脂作用，肌内注射，能抑制饲喂高胆固醇饲料引起的家兔胆固醇和三酰甘油的升高。藏红花酸钠盐及藏红花苷均有利胆作用，静脉注射能增加兔胆汁分泌，使血中胆红素有明显减少。动物试验证明，杧果苷－6'－O－藏红花酰基－1''－O－β－葡萄糖苷酯具适应原活性，口服后产生抗应激、抗疲劳等作用。

使用禁忌

月经过多者及孕妇慎用。

药用选方

1. 治经闭经痛，产后腰痛：番红花 2 克、丹参 15 克、益母草 30 克、香附 12 克，水煎服。(《青岛中草药手册》)

2. 治产后瘀血：丹皮、当归各 6 克，大黄 4.5 克，番红花 2 克，干荷叶 6 克，研末，调服，每日 3 次，每次 6 克，开水送下。(《青岛中草药手册》)

3. 治月经不调：番红花 3 克、黑豆 150 克、红糖 90 克，水煎服。(《青岛中草药手册》)

4. 治跌打损伤：番红花 3 克，煎汁，加白酒少许，外洗患处。(《青岛中草药手册》)

5. 治吐血，不论虚实何经所吐之血：藏红花一朵，无灰酒一盏，将花入酒炖出汁服之。(《本草纲目拾遗》引王士瑶方)

6. 治各种痞结：(藏红花) 每服一朵，冲汤下，忌食油荤、盐宜食淡粥。(《本草纲目拾遗》)

药用配伍

1. 治瘀血引起的月经不调，痛经，经闭，可配益母草、丹参等品；治产后恶露不尽，可佐当归、赤芍等药。

2. 凡由忧思郁结所致胸膈满闷，惊恐恍惚者，可与郁金、香附等同用，以行气解郁。

3. 治麻疹热盛血瘀，疹透不快，疹出过密，或疹色晦暗不鲜者，可与紫草、赤芍配伍，以增活血凉血透疹之效。

现代用法

西红花辛辣的金色柱头很名贵，用于食品调色和调味佐料。西红花为法国式烹调饮食的常用香料，用于鱼虾类食物的调制。地中海沿岸居民多用以烹制贝类食品，亦用于菜肴的着色。也是法式菜浓味炖鱼的重要成分。

另外，西红花又用作染料。古代印度蒸馏西红花柱头得到一种金色水溶性布匹染料。在释迦牟尼去世后，其弟子以西红花为他们法衣的正式颜色。在几种文化中，王室服装均用这种染料染色。在希腊和罗马，西红花作为香料撒在会堂、宫廷、剧场和浴室。

各家论述

1.《本草纲目》：列入草部湿草类。译名“泊夫蓝”“撒法郎”，为该品英文名之译音。番红花出西番回回地面及天方国，即彼地红蓝花也，其附图均极似菊科植物红花。气味：甘，平，无毒。主治：心忧郁积，气闷不散，活血。久服令人心喜。又治惊悸。

2. 张华《博物志》：张骞得红蓝花种于西域，则此即一种，或方域地气稍有异耳。

3. 赵学敏《本草纲目拾遗》：出西藏，形如菊。试验方法：将一朵入滚水内，色如血，又入色亦然，可冲四次者真。（对番红花有了基本概念，但其产地有误。实际原产地为西班牙等国，经印度转入西藏，再销往内地之故。）

98. 草果 *Amomum tsao-ko Crevost et Lemaire*

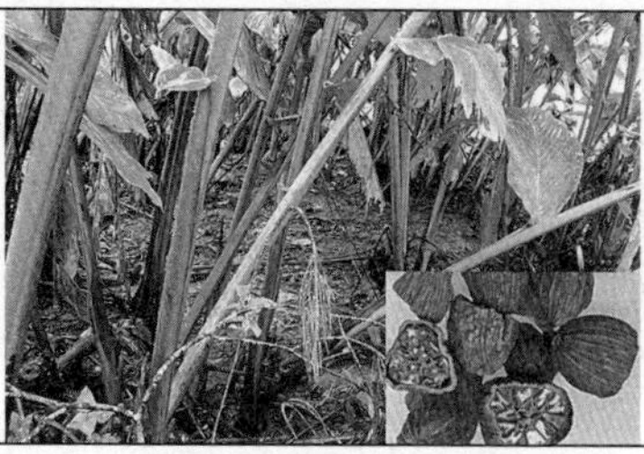

药材概述

草果是姜科豆蔻属植物草果的果实，多年生草本，高 2～2.5 米。全株有辛辣气味。茎基部膨大；叶 2 列，11～14 枚，无叶柄，或上部叶有短柄；叶舌带紫色，膜质，被疏柔毛；叶鞘具条纹，叶舌及叶鞘边缘近革质；叶片长圆状披针形至卵形，长 20～83 厘米，宽 5～19 厘米，先端长渐尖，基部楔形，全缘，两面无毛。花葶从茎基部抽出，长渐尖，基部楔形，全缘，两面无毛。花浅橙色，小花梗长不超过 5 毫米，花萼 3 齿裂，雄蕊长 2～2.5 厘米，花柱被疏短毛，柱头漏斗状；子房无毛。蒴果成熟时暗紫色，近球形，长 2.5～4.5 厘米，直径 2～2.5 厘米，干时变橄榄形，黑褐色，先端具残存的花被管，基部有短柄。种子多数。花期 4～5 月，果期 9～11 月。

药材性味

【药名】草果

【英文名】Tsaoko Amomum Fruit

【别名】草果仁、草果子。

【来源】姜科植物草果的果实。

【性味】味辛，性温，无毒。

【归经】归脾、胃经。

【功效】燥湿除寒，祛痰截疟，消食化食。

【主治】疟疾，痰饮痞满，脘腹冷痛，反胃，呕吐，泻痢，食积。

【用法用量】内服：煎汤，4～7.5 克；或入丸、散。作调味品使用，使用量≤ 3 克 / 天。

【产地】主产于云南、广西、贵州等地。

采制、炮制与贮藏

【采制】10～11 月果实开始成熟，变为红褐色而未开裂时采收，晒干或微火烘干。

【炮制】(1)草果仁：拣净杂质，置锅内文火炒至外壳焦黄色并微鼓起，取出稍凉，碾去壳，过筛取仁。(2)姜草果仁：取草果仁，加姜汁与水少许，拌匀，微炒，取出，放凉(每草果仁100斤，用鲜姜10斤取汁)。

【贮藏】于干燥容器内，密闭，置阴凉干燥处。

草果与草豆蔻的区别：性味皆辛，温，归脾胃经；功效燥湿温中。草豆蔻具有行气作用，草果行气作用几无；草果功能截疟，可用以寒湿偏盛之疟疾。而草豆蔻则无此作用。

1. 表面颜色：草果灰棕色至红棕色；草豆蔻灰黄色至灰褐色。

2. 种子团瓣间隔膜颜色：草果的为黄棕色；草豆蔻的为白色。

3. 种子团每瓣种子数：草果的为8～11枚；草豆蔻的为22～100枚。

4. 种子破开时气味：草果的为特异臭气；草豆蔻气香。

现代研究

【性状鉴别】干燥果实呈椭圆形，具三钝棱，长2～4厘米，直径1～2.5厘米。顶端有一圆形突起，基部附有节果柄。表面灰棕色至红棕色，有显著纵沟及棱线。果皮有韧性，易纵向撕裂。子房3室，每室含种子8～11枚，集成长球状。种子四至多面形，长宽均为5毫米，表面红棕色，具灰白色膜质假种皮，有纵直的纹理，在较狭的一端有一凹窝状的种脐，合点在背面中央，成一小凹穴，合点与种脐间有一纵沟状的种脊。质坚硬，破开后内为灰白色。气微弱，种子破碎时发出特异的臭气，味辛辣。个大、饱满，表面红棕色者为佳。

【化学成分】果实含挥发油，油中的主要成分为α-蒎烯，β-蒎烯，1,8-桉叶素，ρ-聚伞花烃，芳樟醇，α-松油醇，橙花叔醇，壬醛，癸醛，反-2-十一烯醛(为本品中的辛辣成分)，橙花醛，牻牛儿醇；另含锌、铜、铁、锰、钴等微量元素。种子中挥发油有21种成分：主要为1,8-桉叶素、2-癸烯醛、牻牛儿醛、橙花醛。

药理作用

1. 镇咳祛痰作用：本品所含的α-蒎烯和β-蒎烯有镇咳祛痰作用。1,8-桉油素有镇痛、解热、平喘等作用。

2. 抗炎、抗菌作用：β-蒎烯有较强的抗炎作用，并有抗真菌作用。香叶醇有抗细菌和真菌作用。

3. 其他作用：小剂量香叶醇能抑制大鼠的自发活动。大鼠口服香叶醇能抑制胃肠运动，小量口服有轻度利尿作用。香叶醇还有驱豚鼠蛔虫作用。

临床应用

1. 用草果配柴胡、桂枝等 14 味中药组成柴桂草果汤，治疗流感行性感冒 300 例，总有效率为 95.31%。(《浙江中医杂志》1993（1）：65）

2. 草果 15 克，诃子 5 克，山奈 5 克，官桂 5 克，焙干研细末，再以樟脑 5 克，一起入香油 125 克中，装入盐水瓶，密封浸泡 3 天后，外擦用治斑秃，治疗 30 例，均愈。(《中医药学报》1987（3）：53）

3. 配知母，具有调寒热，和表里之功，善治疟证。

4. 配常山，可加强截疟之药力，免除常山涌吐之弊。

5. 配砂仁，增强化湿浊，温脾阳，和胃气的功效。

6. 配厚朴，化湿浊，健脾胃，行气和胃。

7. 配白豆蔻，二药相使配对，各取所长，具有较强的化湿醒脾，暖胃散寒，行气止痛，调中止呕作用。

使用禁忌

气虚或血亏、无寒湿实邪者忌服。

药用选方

1. 治疟疾，胃中寒痰凝结，不易开解：草果、常山、知母、乌梅、槟榔、甘草、穿山甲。水煎服。(《慈幼新书》草果饮）

2. 治瘅疟，脉采弦数，但热不寒，或热多寒少，膈满能食，口苦舌干，心烦，渴水，小便黄赤，大腑不利：青皮（去白）、厚朴（姜制炒）、白术、草果仁、柴胡（去芦）、茯苓（去皮）、半夏（汤泡七次）、黄芩、甘草（炙）各等份。细锉。每服 20 克，水一盏半，姜五片，煎至七分，去滓，温服，不拘时候。(《济生方》清脾汤）

3. 治肿寒疟疾不愈，振寒少热，面青不食，或大便溏泄，小便烦多：草果仁、附子（炮，去皮脐）。上等份，细锉。每服 25 克，水二盏，生姜七片，枣一枚，煎至七分，去滓温服，不拘时候。(《济生方》果附汤）

4. 治脾痛胀满：草果仁二个。酒煎服之。(《仁斋直指方》)

5. 治肠胃冷热不和，下痢赤白，及伏热泄泻，脏毒便血：草果子、甘草、地榆、枳壳（去穰，麸炒）。上等份为粗末。每服 10 克，用水一盏半，煨姜一块，拍碎，同煎七分，去滓服，不拘时候。(《传信适用方》草果饮）

6. 治瘟疫初起，先憎寒而后发热，日后但热而无憎寒，初起二三日，其脉不浮不沉而数，昼夜发热，日哺益甚，头身疼痛：槟榔 10 克，厚朴 5 克，草果仁 2.5 克，知母 5 克，芍药 5 克，黄芩 5 克，甘草 2.5 克。用水一盅，煎八

分，午后温服。(《瘟疫论》达原饮)

食疗选方

草果赤豆炖青鸭：鸭1500克、草果15克、赤小豆250克、盐10克、大葱25克。将鸭毛拔净，除去头、尾和内脏，洗净；将赤小豆淘洗干净；赤小豆同草果、食盐、葱装入青鸭腹内；将鸭放入锅内，加清水适量；置武火烧沸，改文火炖2小时至鸭熟即成。草果具有特殊浓郁的辛辣香味，能除腥气，增进食欲，是烹调佐料中的佳品，被人们誉为食品调味中的“五香之一”。草果用来烹调菜肴，可去腥除膻，增进菜肴味道。在调制精卤水、烹制鱼类和肉类时，有了草果其味更佳，如草果煲牛肉和云南特产封鸡中采用草果增香。

各家论述

1.《品汇精要》：草果，生广南及海南。形如橄榄，其皮薄，其色紫，其仁如缩砂仁而大。又云南出者，名云南草果，其形差小耳。

2.《本草从新》：草果，面裹煨熟，取仁用。

3.《本草纲目》：草果，与知母同用，治瘴疟寒热，取其一阴一阳无偏胜之害，盖草果治太阴独胜之寒，知母治阳明独胜之火也。

4.《本草求真》：草果与草豆蔻，诸书皆载气味相同，功效无别，服之皆能温胃逐寒。然此气味浮散，凡冒巅雾不正瘴疟，服之直入病所而皆有效。

5.《本草正义》：草果，辛温燥烈，善除寒湿而温燥中宫，故为脾胃寒湿主药。按岚瘴皆雾露阴湿之邪，最伤清阳之气，故辟瘴多用温燥芳香，以胜阴霍湿浊之蕴祟。草果之治瘴疟，意亦犹是。然凡是疟疾，多湿痰蒙蔽为患，故寒热往来，纠缠不已，治宜开泄为先。草果善涤湿痰，而振脾阳，更以知母辅之，酌量其分量，随时损益，治疟颇有妙义，固不必专为岚瘴立法。惟石顽所谓实邪不盛者，当在所禁耳。

99. 姜黄 *Curcuma Longa L.*

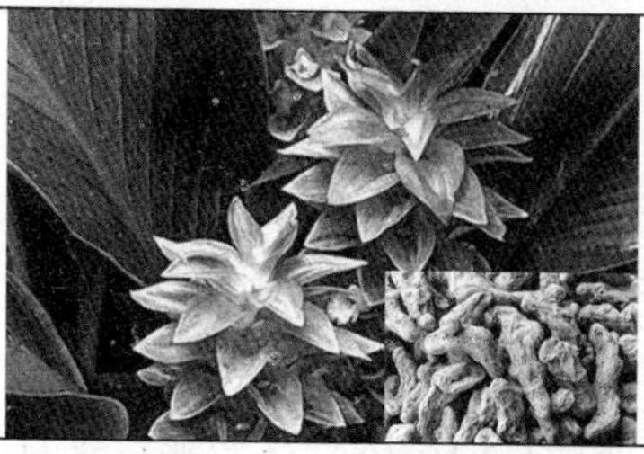

药材概述

姜黄，多年生草本，高 1～1.5 米。根茎发达，成丛，分枝呈椭圆形或圆柱状，橙黄色，极香；根粗壮，末端膨大成块根。叶基生，5～7 片，2 列；叶片长圆形或窄椭圆形，上面黄绿色，下面浅绿色。花葶由叶鞘中抽出，总花梗长 12～20 厘米，穗状花序圆柱状；上部无花的苞片粉红色或淡红紫色，长椭圆形，中下部有花的苞片嫩绿色或绿白色，卵形至近圆形；花萼筒绿白色，具 3 齿；花冠管漏斗形，淡黄色，喉部密生柔毛，裂片 3；能育雄蕊 1，花丝短而扁平，花药长圆形，基部有距；子房下位，外被柔毛，花柱细长，基部有 2 个棒状腺体，柱头稍膨大，略呈唇形。花期 8 月。

药材性味

【药名】姜黄

【英文名】Turmeric

【别名】宝鼎香、黄姜、毛姜黄、黄丝郁。

【来源】姜科植物姜黄的根茎。

【性味】辛、苦，温。

【归经】归脾、肝经。

【功效】破血行气，通经止痛。

【主治】胸胁刺痛，闭经，症瘕，风湿肩臂疼痛，跌扑肿痛。

【用法用量】内服：煎汤，3～10 克；或入丸、散。外用：适量，研末调敷。作调味品使用，使用量≤ 3 克 / 天，且标示“根、茎”。

【产地】主产于台湾、福建、广东、广西、云南、西藏等省区。

采制、炮制与贮藏

【采制】冬季茎叶枯萎时采挖，洗净，煮或蒸至透心，晒干，去须根。主根茎称“母姜”，侧根茎称“白三色”。

【炮制】姜黄切片，生用。片姜黄原品入药。

【贮藏】置于阴凉干燥处，防蛀。

现代研究

【性状鉴别】本品呈不规则卵圆形、圆柱形或纺锤形，常弯曲，有的具短叉状分枝，长2～5厘米，直径1～3厘米。表面深黄色，粗糙，有皱缩纹理和明显环节，并有圆形分枝痕及须根痕。质坚实，不易折断，断面棕黄色至金黄色，角质样，有蜡样光泽，内皮层环纹明显，维管束呈点状散在。气香特异，味苦、辛。

【化学成分】根茎含姜黄素类化合物——姜黄素，双去甲氧基姜黄素，去甲氧基姜黄素，二氢姜黄素；倍半萜类化合物：姜黄新酮，姜黄酮醇A，B，大牻牛儿酮-13醛等；酸性多糖：姜黄多糖A，B，C，D。挥发油（4.2%），其主要成分有姜黄酮、芳香-姜黄酮、姜黄烯、大牻牛儿酮等。还含菜油甾醇、豆甾醇、β-谷甾醇、胆甾醇、脂肪酸及金属元素钾、钠、镁、钙、锰、铁、铜、锌等，锌/铜=3.7。

【提取工艺】取姜黄药材，净选干燥，粉碎成粒径为5厘米的颗粒。准确称取一定量的姜黄粉，用10倍量的80%乙醇回流提取2次，每次1.5小时，过滤，合并滤液浓缩。姜黄中姜黄素的提取量为13.25mg/g。

药理作用

1. 降血脂作用：姜黄醇或醚提取物、姜黄素和挥发油灌胃，对实验性高脂血症大鼠和家兔都有明显的降血浆总胆固醇和β-脂蛋白的作用，并能降低肝胆固醇，纠正α-脂蛋白和β-脂蛋白比例失调，但对内源性胆固醇无影响；能使血浆中甘油三酯降低至正常水平以下。

2. 抗肿瘤作用：姜黄醇提物能抑制鼠Dalton氏淋巴腹水瘤细胞的生长。在巴豆油促进下，7,12-二甲基苯蒽能诱发小鼠产生乳头癌，姜黄素可明显减少在此情况下乳头癌产生的机会；也能抑制由2O-甲基氯蒽诱导的肿瘤形成；减少突变原致癌的可能性；还能抑制TPA的诱癌作用。姜黄素可能作为一种抗癌剂。

3. 抗炎作用：姜黄素能对抗角义菜胺诱发的大鼠脚趾肿胀，在30mg/kg内有剂量依赖性，而在60mg/kg时，则抑制该抗炎作用。姜黄素钠可逆地抑制尼古丁、乙酰胆碱、5-羟色胺、氯化钡及组胺诱发的离体豚鼠回肠收缩，类似于非固醇类抗炎药。

4. 抗病原微生物作用：姜黄素对细球菌有抑制作用。挥发油有强力抗真菌作用。姜黄能延长接种病毒小鼠的生存时间。

5. 对心血管系统的影响：姜黄素静脉注射对血压无明显影响。用姜黄素灌胃能对抗垂体后叶素静脉注射引起的大鼠心电图 S-T，T 波变化，灌胃还能增加小鼠心肌营养性血流量。姜黄素对血小板聚集及血液黏度有明显影响，正常人体外实验姜黄素浓度为 1×10^{-4}mol/L，显著抑制血小板聚集，抑制率为 35.4%。

6. 利胆作用：姜黄提取物、姜黄素、挥发油、姜黄酮以及姜烯、龙脑和倍半萜醇等，都有利胆作用，能增加胆汁的生成和分泌，并能促进胆囊收缩，而以姜黄素的作用为最强。

7. 对终止妊娠的作用：姜黄制成 100%（生药 1g/ml）和 200% 水煎剂，腹腔注射或皮下注射给药对小鼠各期妊娠都有明显作用（口服 50g/kg 无效），终止妊娠率为 90% ～ 100%，而对照组胚胎发育正常。姜黄 10g/kg 所致的终止动物早期妊娠作用可被黄体酮（1mg/ 鼠）拮抗，姜黄 10g/kg 还可明显抑制假孕小鼠创伤性子宫蜕膜瘤的生长，因此推测姜黄引起动物早期流产作用的机理，可能是由于它具有抗孕激素活性和宫缩作用。

8. 抗氧化作用：以 NIH 小鼠脑、心、肝、肾、脾等器官制成一定浓度匀浆液，姜黄素对五大脏器的脂质过氧化作用都有明显对抗作用。姜黄素的抗氧作用比维生素 E 强。

9. 光效应作用：姜黄素在通常情况下杀菌能力较弱，但当给予光照射时，微克量的姜黄素就显示出很强的光毒性反应。姜黄素的这种光毒性只有在有氧情况下才能产生。因此姜黄素可能作为一种光敏化药物应用于牛皮癣、癌症、细菌和病毒性疾病的光疗。姜黄素还能对易光解的药物起稳定的作用。如对硝苯吡啶的光稳定作用特别强，使它半衰期延长 6 倍，可增强其疗效。

10. 其他作用：姜黄素可抑制 PGS 的生物合成。姜黄还可杀蝇。姜黄的氯仿和乙醚提取物对发癣菌和石膏样小孢子菌有抑制作用。

药用选方

1. 姜黄治心痛不可忍：姜黄（微炒）、当归（切，焙）各一两，木香、乌药（微炒）各半两。上四味，捣罗为散，每服二钱匕，煎茱萸醋汤调下。(《圣济总录》姜黄散)

2. 姜黄治诸疮癣初生时痛痒：姜黄敷之。(《千金方》)

3. 姜黄治九种心痛，发作无时，及虫痛不可忍者：姜黄三分，槟榔半两，干漆（捣碎，炒令烟出）半两，石灰（炒令黄色）一两。上药为细末，每服二钱，温酒调下，不拘时候。(《杨氏家藏方》姜黄散)

4. 姜黄治牙痛不可忍：姜黄、细辛、白芷等份。上为细末，并擦二三次，盐汤漱。(《百一选方》姜黄散)

5. 姜黄治胃炎，胆道炎，腹胀闷，疼痛，呕吐，黄疸：姜黄一钱五分，黄连六分，肉桂三分，延胡索一钱二分，广郁金一钱五分，绵茵陈一钱五分。水煎服。(《现代实用中药》)

6. 姜黄治一切跌打：桃仁、兰叶、丹皮、姜黄、苏木、当归、陈皮、牛膝、川芎、生地、肉桂、乳香、没药。水、酒、童便煎服。(《伤科方书》姜黄汤)

7. 姜黄治臂背痛，非风非痰：姜黄、甘草、羌活各一两，白术二两。每服一两，水煎。腰以下痛，加海桐皮、当归、芍药。(《赤水玄珠》姜黄散)

8. 姜黄治产后腹痛：姜黄二分，没药一分。上为末，以水及童子小便各一盏，入药煎至一盏半，分作三服，通口服，约人行五七里，再进一服。(《普济方》姜黄散)

9. 姜黄治室女月水滞涩，调顺营气：姜黄、丁香、当归（切，焙）、芍药各半两。上四味，捣细罗为散，每服二钱匕，温酒调下。经脉欲来，先服此药，不拘时候。(《圣济总录》姜黄散)

10. 姜黄治妊娠胎漏，下血不止，腹痛:姜黄一两，当归一两（挫，微炒），熟干地黄一两，艾叶一两（微炒），鹿角胶一两（捣碎，炒令黄燥）。上药，捣筛为散，每服四钱，以水一中盏，入生姜半分，枣三枚，煎至大分，去滓，每于食前温服。(《圣惠方》姜黄散)

11. 姜黄治经水先期而至，血涩少，其色赤者：当归、熟地、赤芍、川芎、姜黄、黄芩、丹皮、延胡索、香附（制）各等份。水煎服。(《医宗金鉴》姜芩四物汤)

12. 姜黄治心疼：姜黄、玄索、乳香、没药。上各等份为末，好酒用一盏，（心疼如手捉，一方用水煎）。每服 6 克，不拘时温酒调服。方中姜黄破血行气，通经止痛，为君药。(《奇效良方》)

13. 瑞金散，治妇人血气撮痛，月经不行，经先呕吐疼，及月信不通：姜黄 120 克，牡丹皮、莪术、红花、桂心、当归、芍药、川芎、延胡索各 15 克。上为末，每服 6 克，水一盏，酒三分，煎七分温服。方中姜黄破血行气，通经止痛，为君药。(《妇人良方大全》)

14. 姜黄散治风热虫牙痛：姜黄、细辛、白芷。上为末，擦牙，须臾吐出，盐汤漱口。方中姜黄止痛，为君药。(《杂病源流犀烛》)

各家论述

1.《本草拾遗》：姜黄，性热不冷，《本经》云寒，误也。

2.《本草纲目》：姜黄、郁金、莪药三物，形状功用皆相近，但郁金入心治血，而姜黄兼入脾，兼治气，莪药则入肝，兼治气中之血，为不同尔。古方五痹汤，用片子姜黄治风寒湿气手臂痛。戴原礼《要诀》云，片子姜黄能入手臂治痛，其兼理血中之气可知。

3.《本草经疏》：姜黄，其味苦胜辛劣，辛香燥烈，性不应寒。苦能泄热，辛能散结，故主心腹结积之属血分者。兼能治气，故又云下气。总其辛苦之力，破血除风热，消痈肿，其能事也。《日华子》谓其能治症瘕血块，又通月经及扑损瘀血，苏颂谓其祛邪辟恶，治气胀及产后败血攻心，何莫非下气破血辛走苦泄之功欤。察其气味治疗，乃介乎京三棱、郁金之药也。

4.《本草述》：姜黄，试阅方书诸证之主治，如气证、痞证、胀满、喘、噎、胃脘痛、腹胁肩背及臂痛、痹、疝，虽所投有多寡，然何莫非以气为其所治之的，未有专为治血而用兹味，如《本草》所说也。且此味亦不等于破决诸剂，此味能致血化者，较与他血药有原委，不察于是，而漫谓其破血，讵知姜黄不任受“破”之一字也。

5.《本草求真》：姜黄，功用颇类郁金、三棱、蓬术、延胡索，但郁金入心，专泻心胞之血；莪术入肝，治气中之血；三棱入肝，治血中之气；延胡索则于心肝血分行气，气分行血；此则入脾，既治气中之血，复兼血中之气耳。陈藏器曰：此药辛少苦多，性气过于郁金，破血立通，下气最速，凡一切结气积气，症瘕瘀血；血闭痈疽，并皆有效，以其气血兼理耳。

6.《本草求原》：姜黄，益火生气，辛温达火化气，气生化则津液行于三阴三阳；清者注于肺，浊者注于经、溜于海，而血自行，是理气散结而兼泄血也。

7.《本草正义》：姜黄始见《唐本草》，称其辛苦大寒，藏器已辨其非，谓辛少苦多，性热不冷，则《唐本》寒字，盖亦传写之误。石顽谓有二种。按：今市肆姜黄，确有二种，名片姜黄者，是本已切为厚片，而后晒干，形似干姜，色不黄，质亦不坚，治风寒湿者即此。又一种则坚实光亮，其色深黄，乃如郁金，是为染色之用，不入药剂者。《唐本》谓治心腹结积，疰忤，下气破血，盖辛能散，温能通，故可破结辟恶，消痰下气，是物功用，即在此数者之中。然又谓除风热，消痈肿，功力烈于郁金，则正以入血泄散，故痈疡之坚肿可消，疡科普通敷药之如意金黄散用之，即是此意。固非疏风清热之作用，而乃竟以为除风热，宜乎有辛苦大寒之误矣。

100. 荜茇 *Piper longum L.*

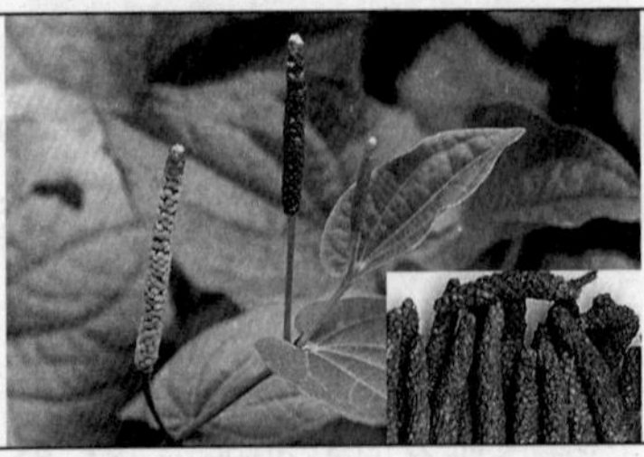

药材概述

荜茇为胡椒科植物荜茇的未成熟果穗。多年生草质藤本，根状茎直立，多分枝。茎下部匍匐，枝横卧，质柔软，有纵校和沟槽，幼时被粉状短柔毛。叶在生；下部的叶卵圆形，具较长的柄，向上的叶渐成为卵状长圆形，柄较短，顶端叶无柄，基部抱茎，下面脉上被短柔毛；掌状腺7条，全部基出。花单性异株，无花被；穗状花序与叶对生；雄花序长4～5厘米；总花梗长2～3厘米，被短柔毛；苞片近圆形，盾状；雄蕊2，花丝极短；雌花序长1.5～2.5厘米，于果期延长；子房卵形，柱头3。浆果下部与花序轴合生，先端有脐状凸起。花期春季，果期7～10月。

药材性味

【药名】荜茇

【英文名】Fructus Piperis Longi，Long Pepper

【别名】荜拨、荜拨梨、阿梨诃他、椹圣、蛤蒌、鼠尾。

【来源】胡椒科植物荜茇的果实或成熟果穗。

【性味】辛，热。

【归经】归脾、胃、大肠、肺、膀胱、肝、肾经。

【功效】温中散寒，下气止痛。

【主治】心腹冷痛，呕吐吞酸，肠鸣泄泻，冷痢，阴疝，头痛，鼻渊，齿痛。

【用法用量】内服：煎汤，2.5～5克；或入丸、散。外用：研末嗅鼻或纳蛀牙孔中。作调味品使用，使用量≤1克/天。

【产地】分布于云南东南至西南部，福建、广东和广西也有栽培。

采制、炮制与贮藏

【采制】9月果穗由绿变黑时采收，除去杂质，晒干。

【炮制】除去杂质。用时捣碎。

【贮藏】包装后放阴凉干燥处，注意防止霉变或虫蛀。

现代研究

【性状鉴别】呈圆柱形，稍弯曲，由多数小浆果集合而成，长 1.5 ~ 3.5 厘米，直径 0.3 ~ 0.5 厘米。表面黑褐色或棕色，有斜向排列整齐的小突起，基部有果穗梗残存或脱落。质硬而脆，易折断，断面不整齐，颗粒状。小浆果球形，直径约 0.1 厘米。有特异香气，味辛辣。

【化学成分】荜茇果实含胡椒碱、棕榈酸、四氢胡椒酸、十一碳－1－烯－3，4－甲撑二氧苯、哌啶、挥发油、N－异丁基癸二烯－反2－反4－酰胺、芝麻素、荜茇壬二烯哌啶、荜茇明宁碱、二氢荜茇明宁碱、胡椒酰胺、N－异丁基十八碳－2,4－二烯酰胺、N－异丁基二十碳－2,4－二烯酰胺、荜茇壬三烯哌啶等。茎含荜茇明宁碱。种子中含长柄胡椒碱和双异桉脂素。

【提取工艺】将超临界 CO_2 萃取荜茇中胡椒碱的工艺：萃取压力 27.5MPa，萃取温度为 50℃，夹带剂为 50% 药材量的乙醇，动态萃取 4 小时。解析压力为 6MPa，解析温度为 50℃。

药理作用

1. 抗菌作用：该品所含的挥发油对金黄色葡萄球菌、枯草杆菌、蜡样芽胞杆菌、结核杆菌、痢疾杆菌、伤寒沙门氏菌 T 和 B、卵黄色八叠菌等和流感病毒均有抑制作用。

2. 抗惊厥作用：大鼠腹腔注射 150mg/kg，有明显的抗戊四唑的惊厥作用，对电惊厥和听源性发作亦有明显对抗作用。抗惊厥作用强度可与苯妥英钠与三甲双酮相比。

3. 镇静作用：有明显的镇静作用，小鼠注射 25mg/kg，5 分钟后即闭目、低头、伏卧、很少活动。与硫喷妥钠有协同作用，有对吗啡戊巴比妥对呼吸的抑制作用，这种对抗作用比戊四唑或尼可刹米强而且安全。

4. 对小鼠心肌营性血流量的影响：在不同剂量下荜茇可分别作为 B－受体阻滞剂和 B－受体激动剂。故临床用药时需要严格控制剂量。

5. 对耐缺氧和抗急性心肌缺血的作用：荜茇挥发油能提高减压条件下小鼠的耐缺氧能力。常压耐缺氧试验表明，荜茇挥发油，能延长小鼠的存活时间 37.8%；提高异丙肾腺素所致的氧耗量增加的小鼠生存时间，可比对照组提高 30%。对亚硝酸钠所致缺氧小鼠，可提高 64% 的生存时间。延长氰化钾中毒小鼠的死亡时间，与对照组比较提高 66.6%。对夹闭小鼠两侧颈总动脉造成的组织缺氧死亡时间，与对照组比较，可延长 58.3%。荜茇挥发油还能显著对抗由垂体后叶素引起的家兔 T 波变化和心率减慢作用。

6. 舒张冠状动脉作用：荜茇所含的荜茇壬三烯哌啶可抑制 KCl40mM 引起的兔离体冠状动脉收缩作用，具有浓度依赖性，在浓度为 10^{-5}M 可完全对抗 KCl 引起的收缩作用。

7. 对小鼠胆固醇代谢的影响：荜茇油非皂化物 40mg/kg，灌胃给药 20 天，可显著降低喂饲含 2% 胆固醇饲料诱发的外源性高胆固醇血症小鼠 TC、(LDL+VLDL)-C 及肝脏胆固醇，并明显增加胆汁胆固醇。荜茇油非皂化物还能显著降低喂饲 5% 猪油饲料诱发的内源性高胆固醇血症小鼠血清总胆固醇及肝脏胆固醇含量，显著抑制 Triton 诱发的小鼠血清总胆固醇的升高。

8. 其他作用：荜茇酰胺 0.lmg/kg 有明显降低犬血压的作用。对兔和大鼠回肠可抑制其张力和收缩力。

药用禁忌

实热郁火、阴虚火旺者均忌服。

药用配伍

1. 脾胃阳虚，久寒积冷，脘腹冷痛、脾性鸣泄泻者，可与高良姜、干姜、肉桂、人参等配伍。

2. 阴寒凝滞经络，症见头痛，牙痛者，内服可与细辛、升麻、白芷、胡椒等配伍，亦可外用搐鼻、含漱或研末涂患处。

3. 荜茇与牛奶同食，中医认为，牛奶除含有丰富的营养外，还有滋润阴液的作用，二者同食对食管癌、贲门癌、胃癌、肠癌、虚而泻者都有一定疗效。

药用选方

1. 治伤寒积冷，脏腑虚弱，心腹疞痛，胁肋胀满，泄泻肠鸣，自利自汗，米谷不化：荜拨四斤，高良姜、干姜（炮）各六斤，肉桂（去粗皮）四斤。上为细末，水煮面糊为丸，如梧桐子大。每服二十粒，米饮汤下，食前服之。(《局方》大巳寒丸)

2. 治飧泄气痢，腹胀满，不下食：荜拨半两，肉豆蔻（去壳，半生半煨）50 克，干姜（炮）25 克，诃黎勒（半生半炮，去核）50 克，白术 1.5 克，甘草（半生半炙，锉）25 克，木香（半生半炒）50 克。上七味，捣罗为散。每服 10 克，空心米饮调下，日晚再服。(《圣济总录》荜拨散)

3. 治气痢：牛乳 250 克，荜拨 15 克。同煎减半，空腹顿服。(《独异志》)

4. 治脾虚呕逆，心腹痛，面色青黄，腰胯冷疼：荜拨、木香、附子（炮裂，去皮脐）、胡椒、桂（去粗皮）、干姜（炮）、诃黎勒皮（焙）各25克，厚朴（去粗皮、生姜汁炙）75克。上八味，捣罗为末，炼蜜和丸如梧桐子大。每服空心粥饮下十五丸，日三。（《圣济总录》荜拨丸）

5. 治虚劳脾胃宿冷，不思饮食，四肢怠惰，心下胀满，脐下结痛，及痃癖气块等病：荜拨（炒）、诃子（煨，去子核）、干姜（炮裂）、人参各50克，桂（去粗皮）、白茯苓（去黑皮）、胡椒各25克。上七味，捣罗为末，炼蜜和丸梧桐子大。每服二十丸，米饮下，空心食前。（《圣济总录》荜拨丸）

6. 治痰饮恶心：荜茇，捣细罗为散，每于食前，用清粥饮调下半钱。（《圣惠方》）

7. 治妇人血气不和，疼痛不止，及下血无时，月水不调：荜茇（盐炒）、蒲黄（炒）。上等份，为末，炼蜜和丸梧桐子大。每服三十丸，空心温酒吞下；如不能饮，米汤下。（《普济方》二神丸，一名荜拨丸）

8. 治瘴气成块，在腹不散：荜茇50克，大黄50克。并生为末，入麝香少许，炼蜜丸梧桐子大。每冷酒服三十丸。（《永类钤方》）

9. 治牙齿疼痛：荜拨、胡椒。上二味等份，捣罗为末，化蜡丸，如麻子大。每用一丸，内蛀孔中。（《圣济总录》荜拨丸）

10. 治偏头痛：荜拨为末，令患者口中含温水，左边疼令左鼻吸一字，右边疼令右鼻吸一字。（《经验后方》）

11. 治鼻塞脑流清涕：荜拨、香附、大蒜。杵作饼，纱衬炙热贴囟门上，用熨斗火熨透，其涕自止。（《医学入门》荜拨饼）

各家论述

1.《本草纲目》：荜茇，为头痛、鼻渊、牙痛要药，取其辛热能入阳明经散浮热也。

2.《本草正》：荜茇，其味大辛，须同参、术、归、地诸甘温补剂用之尤效。

3.《本草便读》：荜拨，大辛大热，味类胡椒，入胃与大肠，阳明药也。温中散寒，破滞气，开郁结，下气除痰，又能散上焦之浮热，凡一切牙痛、头风、吞酸等症，属于阳明湿火者，皆可用此以治之。

4.《本草正义》：荜茇，脾肾虚寒之主药。惟濒湖谓是头痛、鼻渊要药，取其辛热能入阳明而散浮热。按头痛固有真寒一症之宜用大辛大温者，但鼻渊、牙痛，本皆火症，古人偶用辛散之药，盖亦反佐之义，用作向导，濒湖竟以为散浮热，恐是误会，石顽和之，非也。

5.《本草拾遗》：温中下气，补腰脚，消食，除胃冷，阴疝，痃癖。

6.《海药本草》：主老冷心痛，水泻，虚痢，呕逆醋心，产后泄利。

7.《日华子本草》：治霍乱，冷气，心痛血气。

8.《本草图经》：治气痢。

9.《本草衍义》：走肠胃中冷气，呕吐，心腹满痛。

10.《本草纲目》：治头痛、鼻渊、牙痛。

11.《天宝本草》：治跌打损伤，腰脚痛。

参考文献

[1] 国家药典委员会 . 中华人民共和国药典 : 一部 [M]. 北京 : 中国医药科技出版社，2010.

[2] 李时珍 . 本草纲目 (绣像本) [M]. 哈尔滨 : 北方文艺出版社，2007.

[3] 谢宗万 . 全国中草药汇编 [M]. 北京 : 人民卫生出版社，1996.

[4] 南京中医药大学 . 中药大辞典 [M]. 上海 : 上海科学技术出版社，2006.

[5] 国家中医药管理局 . 中华本草 : 第八册 [M]. 上海 : 上海科学技术出版社，1999.

[6] 国家药监局执业药师资格认证中心 . 中药学专业知识一 [M]. 北京 : 中国医药科技出版社，2011.

[7] 国家药监局执业药师资格认证中心 . 中药学专业知识二 [M]. 北京 : 中国医药科技出版社，2011.

[8] 山东省卫生厅 . 山东省中药炮制规范 [M]. 济南 : 山东科学技术出版社，1990.

[9] 韩山，丁利君 . 乌梢蛇蛋白质的水解条件研究 [J]. 食品工业科技，2002，23 (8) : 22-24.

[10] 刘梦茵，刘芳，周涛，等 . 乌梅乙醇提取物抑菌作用及其抑菌成分分析 [J]. 食品科学，2011，32 (17) : 190-193.

[11] 郭长涛，李娟，王红，等 . 乌梅二氯甲烷提取物化学成分的 GC/MS 分析 [J]. 分析试验室，2008 (27) : 97-99.

[12] 万婧 . 番木瓜中木瓜蛋白酶的提取工艺研究 [D]. 海口 : 海南大学，2010.

[13] 姜明华，姜建国，杨丽 . 不同方法提取代代花中挥发油成分 [J]. 现代食品科技，2010，26 (11) : 1271-1276.

[14] 吕晓茜，包京珊，张蕾，等 . 玉竹总皂苷超声波提取工艺研究 [J]. 中国现代中药，2012，14 (5) : 45-47.

[15] 索建兰，袁佳姝 . 白芷的提取工艺 [J]. 光谱实验室，2012，29 (3) : 1620-1623.

[16] 李玲，李祖伦，何宇新，等 . 白芷提取工艺研究 [J]. 时珍国医国药，2008，19 (2) : 374-375.

[17] 袁子明，王静，吕佳，等. 正交法优选肉豆蔻挥发油提取工艺 [J]. 时珍国医国药，2005，16(11)：1063-1064.
[18] 张福平，连少虹，陈蔚辉. 佛手柑黄酮类化合物提取工艺研究 [J]. 食品研究与开发，2005，26(6)：99-101.
[19] 张守平，刘瑛丽，曹洪锦. 苦杏仁 3 种提取工艺中苦杏仁苷提取率的比较 [J]. 齐鲁药事，2010，29(11)：656-659.
[20] 陈恺. 苦杏仁油、苦杏仁苷提取工艺参数的研究 [D]. 乌鲁木齐新疆农业大学，2010.
[21] 张艳军，李超柱，彭重威，等. 牡蛎多糖提取工艺的研究 [J]. 食品研究与开发，2012，33(1)：26-28.
[22] 娜仁图雅，李正英，李艳梅，等. 红小豆蛋白质提取工艺的优化 [J]. 粮食工程，2011(7)：112-114.
[23] 唐琰琰，王一飞，门晓媛，等. 昆布多糖提取工艺及理化性质分析 [J]. 食品研究与开发，2006，127(1)：59-62.
[24] 亓树艳，王荔，莫晓燕. 大枣多糖的提取工艺及抗氧化作用研究 [J]. 食品与机械，2012，28(4)：117-120.
[25] 胡震，杨广德，罗国安，等. 栀子中栀子苷提取工艺及 HPLC 分析 [J]. 中成药，2006，28(3)：336-338.
[26] 唐灿，李云鹏，吴仕财，等. 砂仁挥发油的提取工艺 [J]. 华西药学杂志，2008，23(1)：125-126.
[27] 刘强，吴艳，吴金鸿，等. 超声波辅助提取胖大海多糖工艺优化 [J]. 食品科学，2012，33(20)：99-103.
[28] 丁玉萍，韩玲，邱琴，等. 超临界 CO_2 流体萃取法提取香橼挥发油化学成分的研究 [J]. 精细化工，2005，22(10)：770-773.
[29] 蒋红梅，卢向阳，方俊，等. 石香薷挥发油提取工艺研究 [J]. 中药材，2007，30(9)：1135-1139.
[30] 刘胜利，刘晓露，黄锁义，等. 桑椹多糖提取方法的比较 [J]. 安徽农业科学，2012，40(5)：2699-2700，2705.

[31] 陈永刚，刘晓涵，林励，等．超声波提取法提取化橘红中黄酮类物质的工艺优选 [J]. 中药材，2009，32(1)：138-141.

[32] 罗琴，李星，谭睿，等．益智仁挥发油的水蒸气蒸馏法提取工艺优化及其体外抑菌活性的研究 [J]. 华西药学杂志，2011，26(2)：147-149.

[33] 沈祥春，陶玲，彭佼．正交实验法优选炒酸枣仁的提取工艺 [J]. 陕西中医，2007，28(9)：1236-1238.

[34] 王明雷，王素贤，孙启时．白茅根化学成分的研究 [J]. 中国药物化学杂志，1996，6(3)：192-194.

[35] 田素英，曾聪彦，梅全喜，等．布渣叶的化学成分、药理作用与临床研究进展 [J]. 亚太传统医药，2009，5(1)：134-136.

索　　引

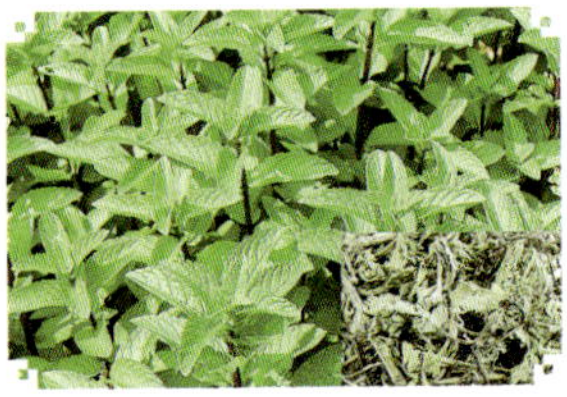
76. 薄荷 385

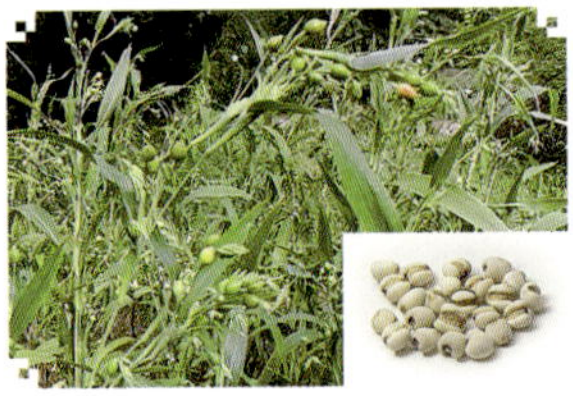
77. 薏苡仁 392

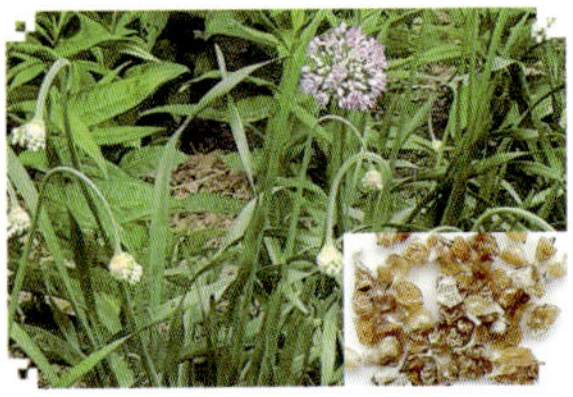
78. 薤白 398

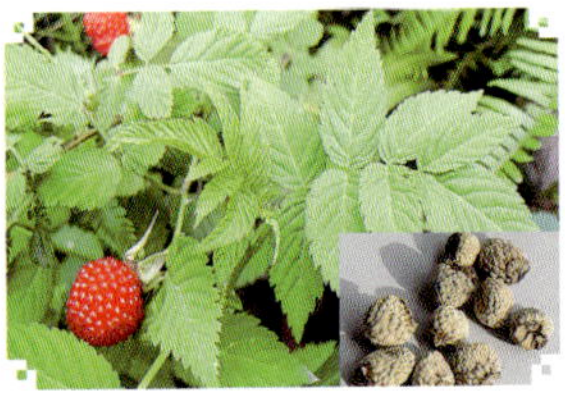
79. 覆盆子 403

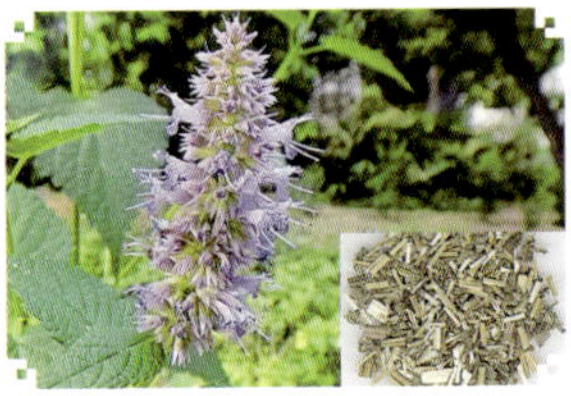
80. 藿香 408

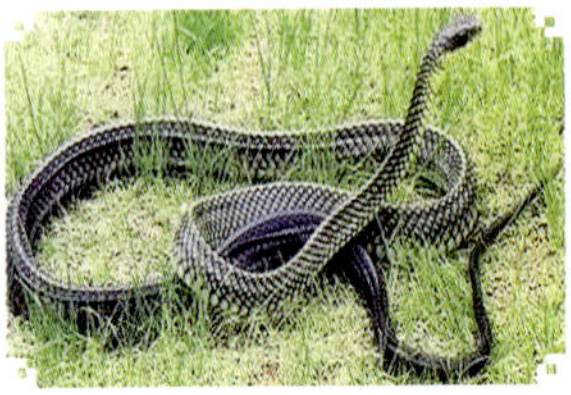
81. 乌梢蛇 415

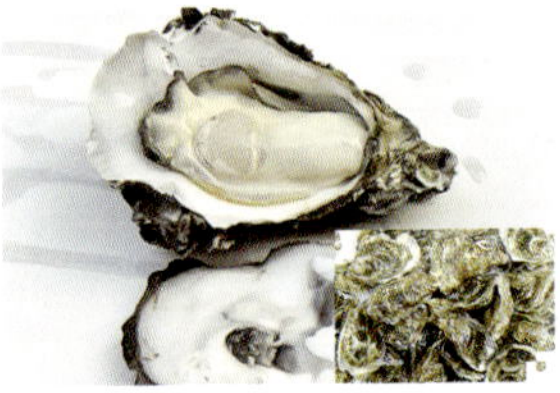
82. 牡蛎 419

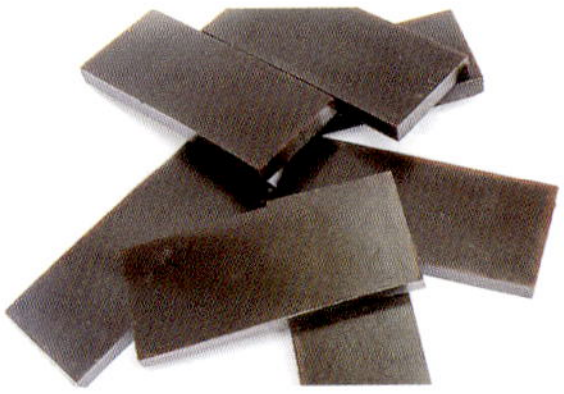
83. 阿胶 427

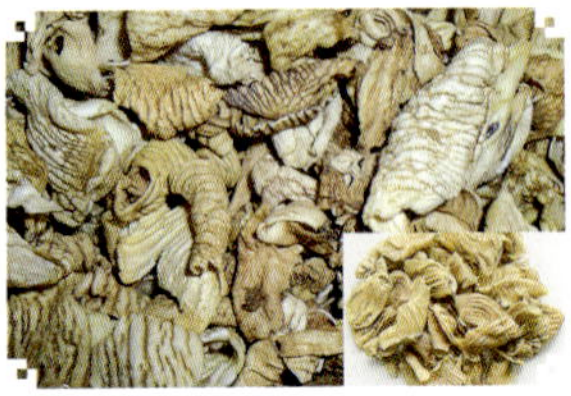
84. 鸡内金 432

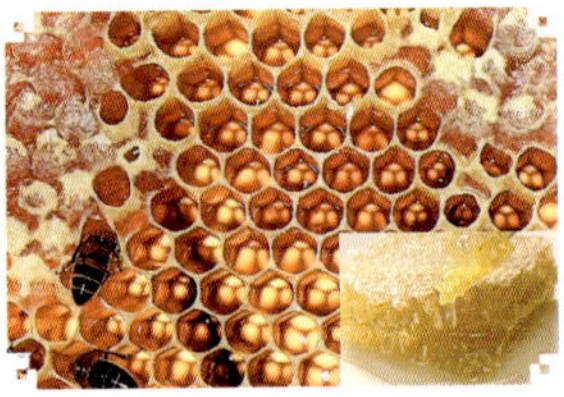
85. 蜂蜜 438

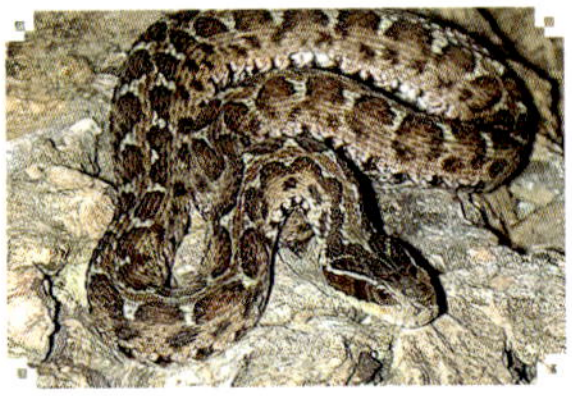
86. 蝮蛇（蕲蛇） 445

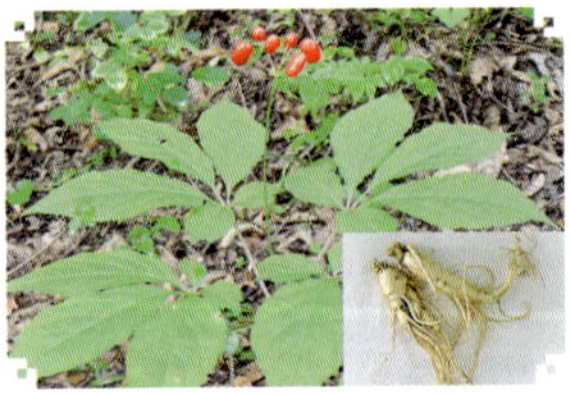
87. 人参 449

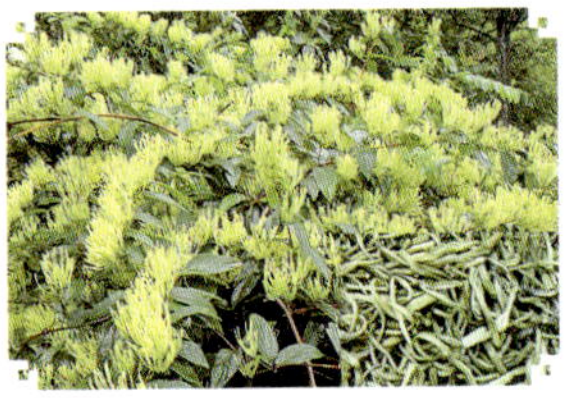
88. 山银花 456

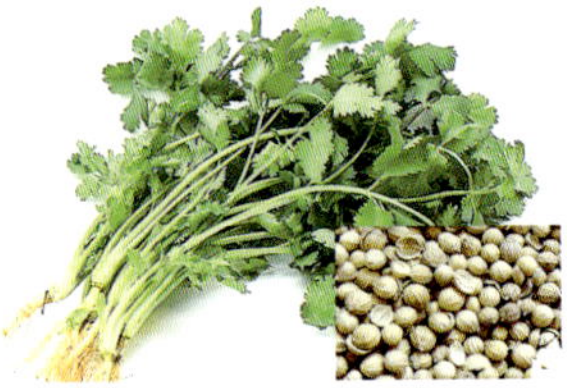
89. 芫荽 458

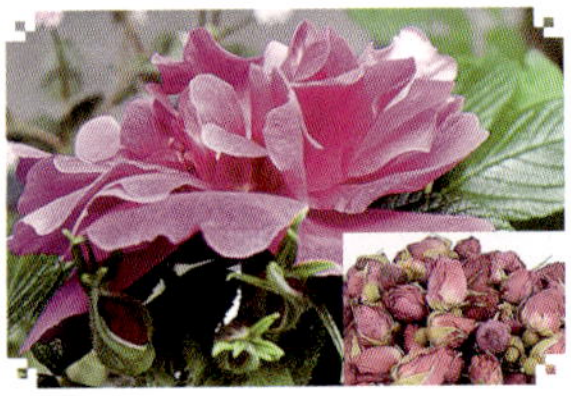
90. 玫瑰花 461

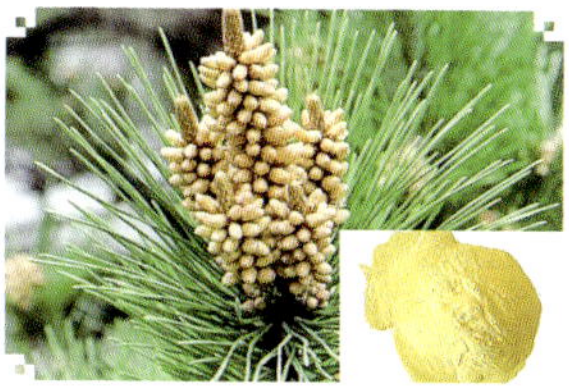

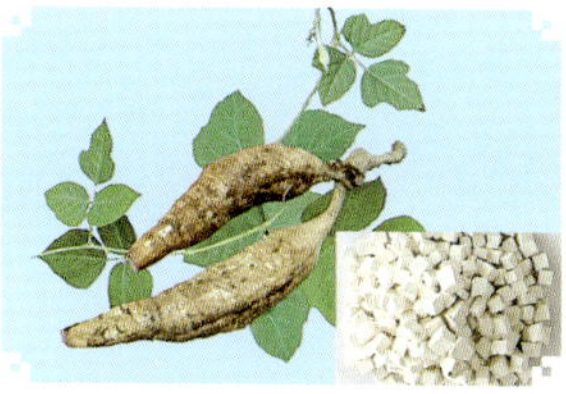

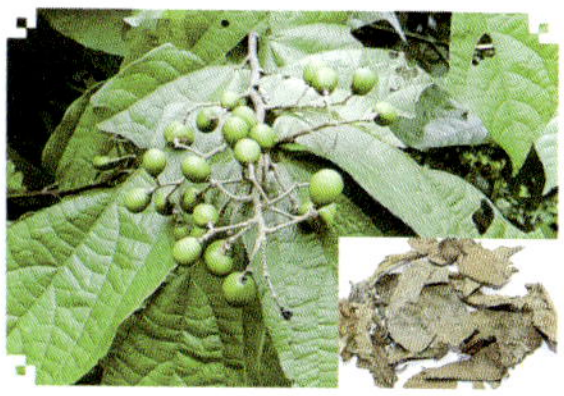

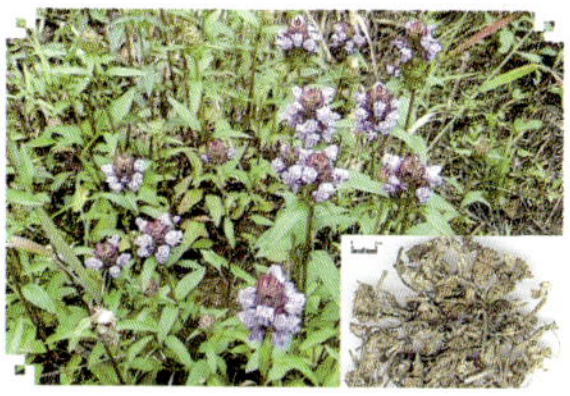

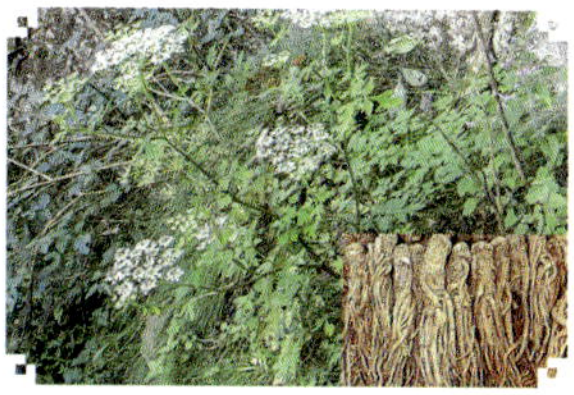

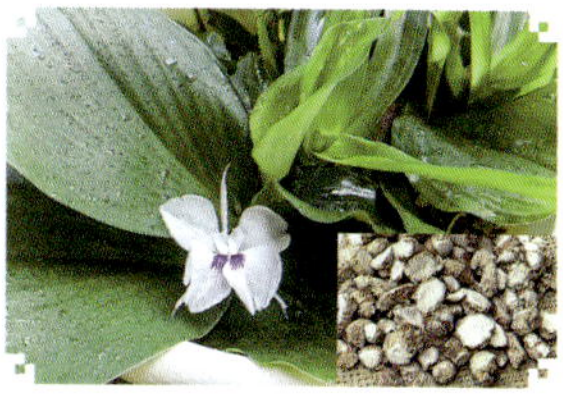

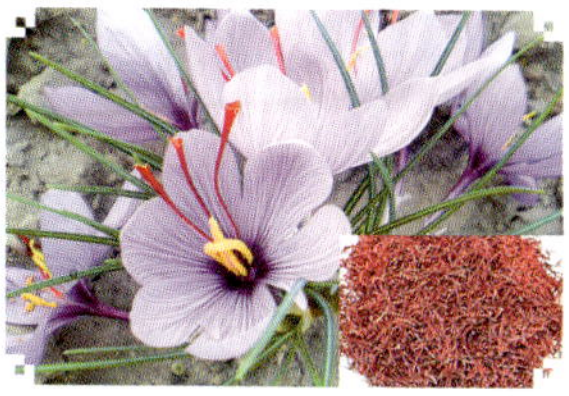

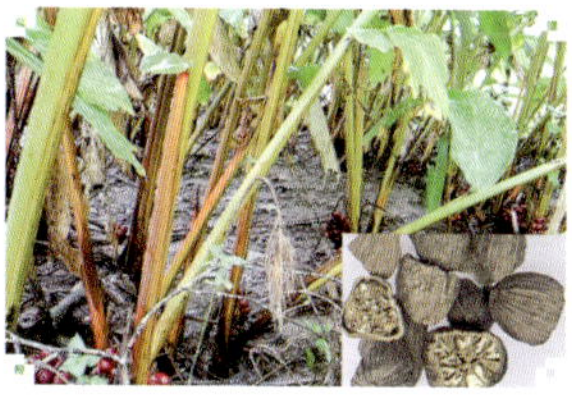

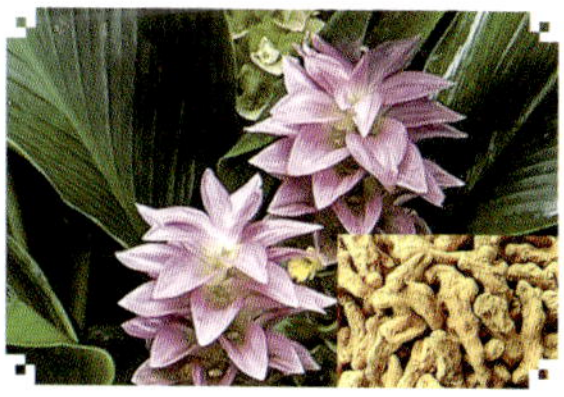

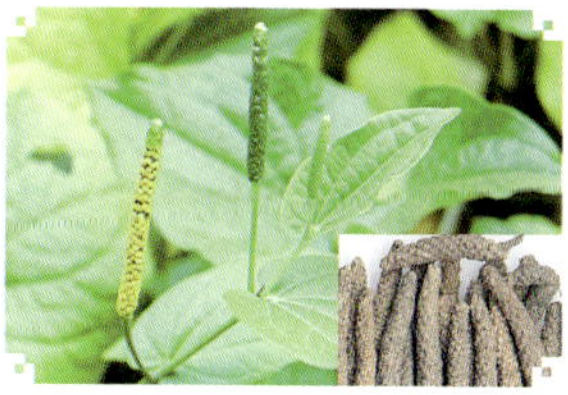